Manual de Sobrevivência na **Anestesiologia**

Manual de Sobrevivência na **Anestesiologia**

Editores
Bruno Francisco de Freitas Tonelotto
Claudia Marquez Simões

manole
editora

Projeto gráfico: Departamento Editorial da Editora Manole
Editoração eletrônica: Formato Editoração
Ilustrações: Ribak Ilustrações e Formato Editoração
Capa: Departamento de Arte da Editora Manole
Imagem de capa: istockphoto.com

CIP-BRASIL. CATALOGAÇÃO NA PUBLICAÇÃO
SINDICATO NACIONAL DOS EDITORES DE LIVROS, RJ

M251

Manual de sobrevivência na anestesiologia / editores Bruno Francisco de Freitas Tonelotto, Claudia Marquez Simões. - 1. ed. - Santana de Parnaíba [SP] : Manole, 2024
23 cm.

ISBN 978-85-204-6511-0

1. Anestesia. 2. Anestesiologia. I. Tonelotto, Bruno Francisco de Freitas. II. Simões, Claudia Marquez.

24-87795 CDD: 617.96
CDU: 616-089.5

Gabriela Faray Ferreira Lopes - Bibliotecária - CRB-7/6643

1ª edição – 2024

Direitos adquiridos pela:
Editora Manole Ltda.
Alameda América, 876 – Tamboré
Santana de Parnaíba
06543-315 – SP – Brasil
Tel.: (11) 4196-6000
www.manole.com.br | https://atendimento.manole.com.br

Impresso no Brasil | *Printed in Brazil*

Editores

Bruno Francisco de Freitas Tonelotto
Doutor em Anestesiologia pela Faculdade de Medicina da Universidade de São Paulo (FMUSP). Anestesiologista da SPSMA. Membro do Comitê Científico da Society of Cardiovascular Anesthesiologists. Membro do Comitê Cardiovascular da Sociedade de Anestesiologia do Estado de São Paulo (SAESP).

Claudia Marquez Simões
Médica Anestesiologista pelo Hospital das Clínicas da Faculdade de Medicina da Universidade de São Paulo (HCFMUSP). Título Superior em Anestesiologia pela Sociedade Brasileira de Anestesia (TSA-SBA). Especialista em Medicina Intensiva pela Associação de Medicina Intensiva Brasileira (AMIB). Doutora em Ciências pela FMUSP. Supervisora do Serviço de Anestesia do Instituto do Câncer do Estado de São Paulo (ICESP-HCFMUSP). Diretora de Educação Médica Serviços Médicos de Anestesia Ltda. Vice-Presidente da Sociedade de Anestesiologia do Estado de São Paulo (SAESP) (gestão 2024/25).

Autores

Bruno Francisco de Freitas Tonelotto
Doutor em Anestesiologia pela Faculdade de Medicina da Universidade de São Paulo (FMUSP). Anestesiologista da SPSMA. Membro do Comitê Científico da Society of Cardiovascular Anesthesiologists. Membro do Comitê Cardiovascular da Sociedade de Anestesiologia do Estado de São Paulo (SAESP).

Carlos Darcy Alves Bersot
Título Superior em Anestesiologia – SBA. Responsável pelo Programa de Residência Médica em Anestesiologia (CET/SBA) do Hospital Federal Lagoa. Mestrando em Medicina Translacional/Universidade Federal de São Paulo (UNIFESP).

Cinthia Martins Leite
Médica formada pela Faculdade de Medicina de Marília (FAMEMA). Residência médica em Anestesiologia pelo Hospital Sírio-Libanês. Anestesiologista no Departamento de Cirurgia do Aparelho Digestório, Urologia e Ginecologia – Hospital Universitário de Aarhus – Dinamarca.

Claudia Marquez Simões
Médica Anestesiologista pelo Hospital das Clínicas da Faculdade de Medicina da Universidade de São Paulo (HCFMUSP). Título Superior em Anestesiologia pela Sociedade Brasileira de Anestesia (TSA-SBA). Especialista em Medicina Intensiva pela Associação de Medicina Intensiva Brasileira (AMIB). Doutora em Ciências pela FMUSP. Supervisora do Serviço de Anestesia do Instituto do Câncer do Estado de São Paulo (ICESP-HCFMUSP). Diretora de Educação Médica Serviços Médicos de Anestesia Ltda. Vice-Presidente da Sociedade de Anestesiologia do Estado de São Paulo (SAESP) (gestão 2024/25).

Elaine Gomes Martins

Professora da Pós-graduação em Anestesia Regional/Hospital Sírio-Libanês. Título de Dor – AMB. Título Internacional de Intervenção em Dor Guiada por Ultrassonografia –*Certified Interventional Pain Sonologist* (CIPS) – World Institute of Pain – Miami, EUA. Médica Anestesiologista – Unitá Anestesia.

Eva Marquez Flores

Anestesista dos Serviços Médicos de Anestesia e do Hospital Infantil Menino Jesus. Pós-graduação em Anestesia Regional pelo Instituto Sírio-Libanês de Ensino e Pesquisa. Pós-graduação em Anestesia e Terapia Intensiva Pediátrica pelo Instituto Sírio-Libanês de Ensino e Pesquisa. Mestrado em Ciencias da Saúde pelo Instituto Sírio-Libanês de Ensino e Pesquisa.

Gabriel Soares de Sousa

Médico pela Universidade Federal do Rio de Janeiro (UFRJ). Anestesista pelos Serviços Médicos de Anestesia/Hospital Sírio-Libanês. Auditor de qualidade e segurança da Smile Train. Instrutor SAAPed. Anestesista do Instituto da Criança e do Adolescente do Hospital das Clínicas da Faculdade de Medicina da Universidade de São Paulo (ICr-HCFMUSP). Membro da Equipe do Transplante Hepático Infantil do Hospital Sírio-Libanês.

Guilherme H. S. Moura

Médico e anestesiologista formado pela Escola Paulista de Medicina da Universidade Federal de São Paulo (EPM-UNIFESP). Título de Especialização em Anestesiologia pela Sociedade Brasileira de Anestesia, MBA em Gestão de Saúde pelo Insper/Einstein. Diretor de Qualidade e Segurança dos Serviços Médicos de Anestesia (SMA). Coordenador do Núcleo de Inovação Tecnológica da Sociedade de Anestesiologia do Estado de São Paulo (SAESP). *Heathcare Leader* pela Universidade de Stanford (USA).

Ivo Carelli Neto

Residência pelo Hospital Sírio-Libanês. Atuando como anestesista nos Hospitais Albert Einstein, Santa Joana e Sírio-Libanês.

João Valverde Filho

Anestesiologista da SPSMA. Coordenador da Pós-graduação em Dor do Hospital Sírio-Libanês. Doutor pelo Hospital das Clínicas da Faculdade de Medicina da Universidade de São Paulo (HCFMUSP).

José Leonardo Izquierdo
Fellow em Anestesia para Cirurgia Cardiovascular. Anestesiologista do Hospital do Coração de São Paulo/SPSMA.

Josiane Maria de Freitas Tonelotto
Psicóloga pela Universidade São Francisco. Mestre e Doutora em Ciências Médicas – Neurologia Infantil pela Universidade Estadual de Campinas (UNICAMP). Superintendente Acadêmica do Centro Universitário Belas Artes de São Paulo.

Luana Carmélia de Lira Fernandes
Anestesiologista e membro do Grupo de Dor da Clínica de Anestesia de Salvador (CAS). Pós-graduação em Cuidados ao Paciente com Dor e Intervencionismo – IEP/Hospital Sírio-Libanês. Professora Voluntária da disciplina de Anestesiologia.

Lucas Rodrigues de Farias
Médico formado pelo Centro Universitário Christus (CE). Residência médica em Anestesiologia pelo Hospital Sírio-Libanês (SP). Preceptor da Residência de Anestesiologia do Hospital Sírio-Libanês. Título Superior de Anestesia pela Sociedade Brasileira de Anestesia (SBA).

Marcella Marino Malavazzi Clemente
Anestesiologista dos Serviços Médicos de Anestesia (SMA). Anestesiologista do Grupo de Transplante Hepático Infantil do Hospital Sírio-Libanês. Coordenadora do Curso de Especialização em Anestesia e Terapia Intensiva Pediátrica – IEP, Hospital Sírio-Libanês.

Marilia Bonifácio Baranauskas
Médica Anestesiologista dos Serviços Médicos de Anestesia (SMA) do Hospital Sírio-Libanês, Hospital Alemão Oswaldo Cruz, HCor e Hospital Samaritano – São Paulo/SP.

Nicole Panzuto Djabraian
Residência Médica em Anestesiologia MEC/SBA pelo Hospital Alemão Oswaldo Cruz. Anestesista no Instituto do Câncer do Estado de São Paulo (ICESP-HCFMUSP).

Paolla da Glória Campelo Cavalcante
Médica Anestesiologista TEA/SBA – Hospital Sírio-Libanês. Pós-graduação em Cuidados ao Paciente com Dor – IEP/Hospital Sírio-Libanês. Vice-supervisora do

Programa de Residência Médica em Anestesiologia CET – Hospital Universitário Getúlio Vargas HUGV-AM.

Pedro Paulo Kimachi
Doutor em Anestesiologia pelo Hospital Sírio-Libanês. Anestesiologista da São Paulo Serviços Médicos de Anestesiologia. Coordenador da Pós-graduação de Aperfeiçoamento em Anestesia Regional do Hospital Sírio-Libanês.

Rafael José Nalio Grossi
Médico pela Universidade Estadual de Maringá. Residência em Anestesiologia pelo Hospital Sírio-Libanês (HSL). Preceptor do Programa de Residência do HSL e da São Paulo Serviços Médicos de Anestesia (SMA). Especialista em Anestesiologia e Dor (AMB). Título Superior de Anestesiologia (TSA-SBA).

Rafael Romaro Schaustz
Residência em Anestesiologia pelo Hospital Sírio-Libanês. Título Superior em Anestesiologia pela Sociedade Brasileira de Anestesia (TSA-SBA). Integrante do Núcleo Cardiovascular da Sociedade de Anestesiologia do Estado de São Paulo (SAESP). Anestesiologista da SPSMA.

Regiane Xavier Dias
Diretora de Qualidade e Segurança dos Serviços Médicos de Anestesiologia (SMA). Coordenadora do Núcleo de Qualidade e Segurança da Sociedade de Anestesiologia do Estado de São Paulo (SAESP). Pós-graduação em Gestão da Qualidade e Segurança nas Organizações de Saúde pelo Instituto Israelita de Ensino e Pesquisa Albert Einstein. Especialista em Experiência do Paciente e Cuidado Centrado na Pessoa pelo Instituto de Ensino e Pesquisa Sírio-Libanês.

Victória Zanuto Bianchi Monteiro
Médica anestesiologista TEA/SBA. Pós-graduada em Dor pelo IEP/Hospital Sírio-Libanês. Preceptora da Residência Médica em Anestesiologia do CET – Hospital Municipal Miguel Couto/RJ. Anestesiologista do Serviço de Transplante Renal do Hospital Estadual São Francisco da Providência de Deus/RJ.

Sumário

Prefácio

Em uma manhã fria em outubro de 1846, frente a um grupo de jovens estudantes, W. Morton ao administrar éter a um paciente permitiu aos cirurgiões J. Warren e H. Bigelow realizarem a primeira cirurgia sem dor para o paciente.

Iniciava-se uma nova era para a medicina. A anestesia, bem como o reconhecimento sobre a importância da antissepsia e o surgimento dos antibióticos, permitiram ampliar a cirurgia muito além do que era possível antes do seu advento.

A ampliação do uso dos agentes anestésicos rapidamente mostrou que sua administração não era isenta de possíveis consequências adversas.

Precocemente, a segurança do paciente passou a ser preocupação dos que administravam anestésicos e é hoje pilar do exercício profissional.

Os conhecimentos de fisiologia e a capacidade de avaliar os efeitos dos anestésicos à época faziam da administração de anestesia algo de ciência e muito de arte.

Se no século XIX houve o desenvolvimento da química, a primeira metade do século XX assistiu a avanços na física. O avanço do conhecimento e os investimentos em pesquisas propiciaram o surgimento de novos fármacos e a revolução digital, que trouxe grande desenvolvimento à monitorização, tornando a anestesia cada vez mais ciência.

O conhecimento que se exige para o bom exercício da anestesiologia é vasto. Hoje a informação está facilmente disponível. Contudo, nem sempre contextualizada e devidamente valorada. Este livro preenche a necessidade de uma condução segura, mas não apenas, aos que se iniciam na especialidade.

Os autores reúnem extenso conhecimento, acurado espírito científico, clareza expositiva e dedicação ao ensino e exercício da profissão de anestesiologista.

A anestesiologia exige conhecimento e apuro técnico. A escolha da melhor estratégia considerando a condição clínica, a execução meticulosa dos procedimentos, a ação corretiva frente a respostas e eventos, sempre associadas à vigilância obsessiva, são elementos essenciais para alcançar os objetivos almejados. Exige também comportamento ético, relações respeitosas com outros profissionais, habilidade emocional e o exercício da tolerância.

Mas a anestesiologia só atinge a integralidade quando todas essas e outras qualidades se abrigam sob o manto do cuidado.

Cuidar é respeitar a vida. É identificar-se com aquele que nos confiou o bem precioso que é o seu viver. É fazer de cada momento profissional um exercício do mais profundo humanismo.

A ciência nos guia e a tecnologia nos auxilia. Mas é no propósito do cuidar que emana da alma, que a vida profissional encontra a sua máxima realização.

Desejo que a jornada profissional dos leitores seja trilhada com sucesso e que lhes proporcione alegria e satisfação. Unindo humanismo, ciência e arte.

Fabio Henrique Gregory
Médico Anestesiologista da SMA.

Prefácio

A evolução incessante do conhecimento, da área médica e mais especificamente da anestesiologia, intercalada com os avanços tecnológicos e científicos, faz com que a prática médica seja revisitada continuamente. Este manual, ao mesmo tempo abrangente e meticuloso, busca ser uma fonte respeitável de conhecimento e atualização, constituindo-se numa resposta direta à necessidade de profissionais e estudantes de medicina de permanecerem à frente nesse campo dinâmico e desafiador.

A anestesiologia é uma área de atuação médica muito mais ampla e complexa do que a simples administração de anestésicos. Engloba uma compreensão profunda de diversas áreas, como farmacologia, fisiologia, cuidados críticos e manejo da dor. Pressupõe um entendimento holístico do paciente cirúrgico, com ênfase não apenas durante o ato cirúrgico, mas também no gerenciamento do pré e do pós-operatório. Para o exercício dessas tarefas tão diferentes e complementares, a aquisição de novos conhecimentos ou revisão dos já adquiridos é mandatória.

À medida que avançam pelos diversos capítulos deste manual, é possível encontrar temas que abordam competências e habilidades técnicas essenciais. Além disso, são abordados aspectos muitas vezes subestimados da anestesiologia, como a necessidade de comunicação eficaz com a equipe cirúrgica, manejo do estresse, importância do autocuidado na profissão e relação com o paciente. Profissionais de saúde devem se comprometer com a atualização, tendo em vista a prática baseada em evidências. Diante de constantes inovações e de protocolos que se modificam rapidamente, manter-se informado é crucial. Aprender ao longo, e para a vida toda, é fundamental para garantir a segurança do paciente e a eficácia dos procedimentos anestésicos. O conceito de "life long learning" (aprendizado ao longo da vida) assume um papel central na manutenção da competência profissional.

A abordagem de todo conhecimento disposto neste manual foi enriquecida com estudos de caso e cenários reais, proporcionando uma visão prática que vai além da teoria. Esses exemplos são destinados a preparar seus leitores para as complexidades e nuances da vida real na sala de cirurgia, incentivando a tomada de decisões informadas e a resolução de problemas em situações de alta pressão.

Para estudantes de medicina, interessados em anestesiologia, este material se configura como uma ponte indispensável entre o conhecimento teórico e a aplicação clínica. Oferece uma visão abrangente da anestesiologia, preparando-os para uma carreira desafiadora e recompensadora. Além disso, complementa o processo ensino/aprendizagem, reforçando os conceitos e as práticas fundamentais para uma formação constante e eficiente.

Cabe destacar que não se trata apenas de um compêndio de informações, mas sim uma plataforma, de uma base que de fato estimula a educação contínua. O objetivo de fornecer um recurso não apenas informativo, mas capaz de incentivar o pensamento crítico foi atingido. No entanto, a aplicação prática do conhecimento, que é aspecto essencial para o exercício da medicina, depende do leitor com espírito aguçado e disposto a aprender sempre. Com a esperança de que este livro se torne uma ferramenta valiosa na jornada educacional e prática clínica, espera-se ter contribuído para o avanço contínuo da anestesiologia e, consequentemente, para a melhoria da prática médica como um todo.

Josiane Maria de Freitas Tonelotto

Psicóloga pela Universidade São Francisco. Mestre e Doutora em Ciências Médicas – Neurologia Infantil pela Universidade Estadual de Campinas (UNICAMP). Superintendente Acadêmica do Centro Universitário Belas Artes de São Paulo.

1

A história da anestesia: da Antiguidade à medicina moderna

Bruno Francisco de Freitas Tonelotto

A anestesia, que possibilita a realização de procedimentos cirúrgicos sem dor e desconforto para o paciente, é uma das maiores conquistas da medicina moderna. Antes do advento da anestesia, as cirurgias eram extremamente dolorosas e arriscadas, com altos índices de mortalidade.

ANTIGUIDADE E MEDICINA PRIMITIVA

Na Antiguidade, a dor era uma experiência inevitável e muitas vezes assustadora para os seres humanos. Os registros históricos revelam que a compreensão da dor e de suas causas variava amplamente entre diferentes civilizações. Desde o início dos tempos, as pessoas desenvolveram várias práticas e remédios para aliviar a dor, mas muitos desses métodos eram baseados em crenças supersticiosas e tinham eficácia limitada.

A civilização egípcia, por exemplo, considerava a dor, uma punição divina por ações malignas ou um desequilíbrio nos humores do corpo. Acreditava-se que os deuses podiam causar ou curar a dor, e muitos rituais religiosos envolviam pedidos de cura para a dor. De maneira oposta, na Grécia Antiga, a dor era considerada uma parte inevitável da vida humana. Hipócrates, frequentemente referido como o pai da medicina, desenvolveu a teoria dos quatro humores, em que um desequilíbrio entre sangue, bile negra, bile amarela e fleuma era a causa de doenças, incluindo a dor. Outros filósofos gregos, como Sócrates e Platão, discutiram a natureza da dor como uma experiência física e psicológica.

Os tratamentos para aliviar a dor eram baseados em plantas medicinais, cirurgias traumáticas, rituais religiosos e outros métodos empíricos. Conhecimentos sobre fisiologia e patologia eram limitados, restringindo as possibilidades terapêuticas a crenças, suposições místicas e observações empíricas.

A falta de compreensão científica e a ausência de métodos de anestesia eficazes tornavam as experiências médicas extremamente dolorosas para os pacientes. Apesar das limitações, muitas práticas primitivas, como o uso de plantas medicinais e terapias naturais, influenciaram o desenvolvimento da medicina e da anestesiologia, preparando o caminho para a revolução na história da anestesia que viria a seguir.

ANESTESIA NA IDADE MÉDIA E RENASCENÇA

Durante a Idade Média, as práticas médicas eram marcadas pela superstição e crenças místicas. A dor era vista como um aspecto inevitável da vida e, em muitos casos, era considerada uma punição divina pelos pecados cometidos. Os procedimentos cirúrgicos eram raros e realizados em condições precárias.

O uso de substâncias narcóticas e ervas continuou a ser a principal forma de analgesia, mas muitas vezes os pacientes eram submetidos a procedimentos cirúrgicos sem nenhum tipo de alívio da dor. Algumas substâncias naturais, como o ópio e outras ervas narcóticas, eram ocasionalmente usadas. No entanto, a eficácia dessas substâncias era limitada, e os procedimentos cirúrgicos ainda eram extremamente dolorosos para os pacientes.

Foi apenas no Renascimento que a ciência médica começou a progredir, com anatomistas e cirurgiões pioneiros como Andreas Vesalius e Ambroise Paré fazendo avanços significativos na compreensão do corpo humano e no tratamento de feridas e lesões.

No início do Renascimento, algumas tentativas de utilizar agentes anestésicos locais foram propostas: óleos e bálsamos contendo narcóticos eram aplicados topicamente para aliviar a dor em feridas e incisões. O uso de bebidas alcoólicas e até mesmo a tentativa da inalação de vapores anestésicos foram aventadas. No entanto, a anestesia ainda era praticamente inexistente, e a dor durante as cirurgias era uma realidade para os pacientes.

DESCOBRINDO A ANESTESIA LOCAL

A descoberta dos anestésicos locais foi um marco revolucionário na história da medicina, permitindo a realização de procedimentos cirúrgicos e odontológicos sem dor. O primeiro anestésico local eficaz descoberto foi a cocaína, isolada pela primeira vez por Albert Niemann em 1860. A cocaína é derivada das folhas da planta de coca e tem um efeito anestésico potente quando aplicada em uma área específica do corpo. Sua eficácia foi demonstrada pelo médico austríaco Carl Koller em 1884, quando ele realizou a primeira anestesia local bem-sucedida em cirurgia ocular.

No entanto, a cocaína tinha algumas desvantagens significativas, incluindo a possibilidade de toxicidade e potencial para dependência. Em busca de anestésicos locais mais seguros, os pesquisadores começaram a sintetizar novas substâncias. Em 1905, o médico austríaco Karl Landsteiner e o cirurgião alemão Heinrich Braun descobriram a procaína, comercialmente conhecida como novocaína. A procaína era mais segura e menos tóxica do que a cocaína, tornando-se rapidamente o anestésico local mais amplamente utilizado na época.

Posteriormente, foram desenvolvidos outros anestésicos locais, como a lidocaína, a bupivacaína e a ropivacaína. Esses anestésicos apresentavam diferentes durações de ação e perfis de segurança, permitindo uma escolha mais adequada para diferentes procedimentos cirúrgicos e situações clínicas.

A DESCOBERTA DO CLOROFÓRMIO

Historicamente, a data de 16 de outubro de 1846 é um marco considerado o momento em que foi realizada a primeira intervenção cirúrgica com anestesia geral. Nesse dia, às dez horas da manhã, no anfiteatro cirúrgico do Massachusetts General Hospital, em Boston, o cirurgião John Collins Warren executou a extirpação de um tumor no pescoço de um jovem de dezessete anos chamado Gilbert Abbot. O paciente foi anestesiado com éter pelo dentista William Thomas Green Morton.

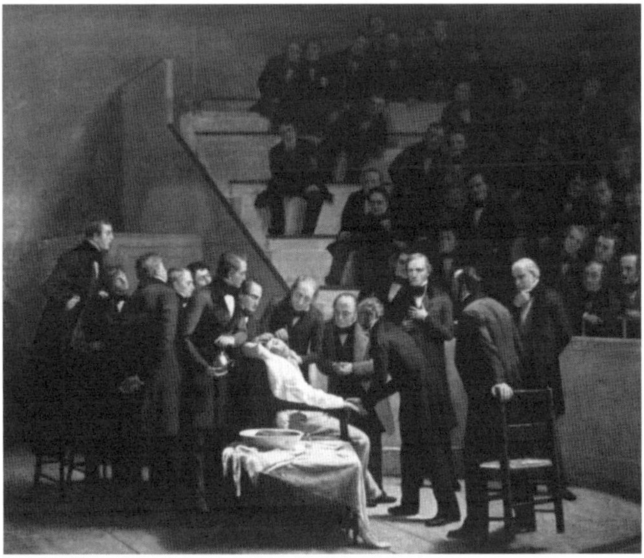

FIGURA 1 Quadro do pintor Robert Hinckley, de 1882, reproduzindo cena da operação com anestesia geral pelo éter realizada em 16 de outubro de 1846.

Essa intervenção cirúrgica com anestesia geral foi um marco histórico na medicina e mudou para sempre a forma como procedimentos cirúrgicos eram realizados. Antes desse momento, a cirurgia era um procedimento doloroso e muitas vezes traumático para os pacientes, limitando as possibilidades de tratamento e cirurgias mais complexas. Com a descoberta do uso do éter como anestésico, a dor pôde ser efetivamente controlada, permitindo cirurgias mais extensas e complexas com maior segurança e conforto para os pacientes.

O primeiro passo significativo em direção à anestesia geral foi dado por Joseph Priestley em 1773, quando descobriu o óxido nitroso (N_2O). No entanto, foi Humphry Davy, em 1796, que experimentou os efeitos da inalação do óxido nitroso e percebeu que esse gás produzia uma sensação agradável, acompanhada de riso incontrolável, o que lhe rendeu o apelido de "gás hilariante". Ele também notou que o óxido nitroso suprimia a dor e, assim, sugeriu seu uso no tratamento de dores cirúrgicas. No entanto, a medicina oficial não deu muita importância à sua sugestão na época.

O N_2O não foi reconhecido pela medicina oficial e, portanto, a primeira intervenção cirúrgica realizada com anestesia geral ocorreu somente em 16 de outubro de 1846. Um ano mais tarde, Simpson e seus colegas experimentaram diferentes substâncias para o alívio da dor durante o parto e cirurgias. Após falhas em procedimentos anteriores com o uso de éter, eles descobriram que o clorofórmio tinha propriedades anestésicas eficazes, proporcionando um estado de inconsciência temporária e aliviando a dor. O sucesso dessa demonstração chamou a atenção da comunidade médica e rapidamente se espalhou pelo mundo.

O clorofórmio era mais fácil de administrar e, em muitos casos, mais eficaz que o éter, embora também apresentasse alguns riscos de toxicidade. A popularidade do clorofórmio e do éter cresceu rapidamente, e os médicos começaram a utilizar a anestesia geral com maior frequência, tornando as cirurgias menos traumatizantes para os pacientes. Posteriormente, em 1930, foi introduzido o ciclopropano, e em 1956, o halotano.

A anestesia geral chegou ao Brasil em 1847. A primeira anestesia geral pelo éter foi realizada no Hospital Militar do Rio de Janeiro pelo médico Roberto Jorge Haddock Lobo, em 25 de maio de 1847. Logo após, Domingos Marinho de Azevedo Americano utilizou o éter em dois soldados, sendo o médico Leslie Castro o anestesista. Um dos soldados foi operado com sucesso, sem dor, enquanto o outro, devido ao alcoolismo, não apresentou insensibilidade.

Posteriormente, o éter foi substituído pelo clorofórmio, introduzido como anestésico na Inglaterra por James Simpson em 1847. A primeira anestesia geral com clorofórmio no Brasil foi realizada pelo professor Manuel Feliciano Pereira de Carvalho na Santa Casa de Misericórdia do Rio de Janeiro, em 18 de fevereiro de 1848, para uma amputação da coxa em um rapaz de quinze anos

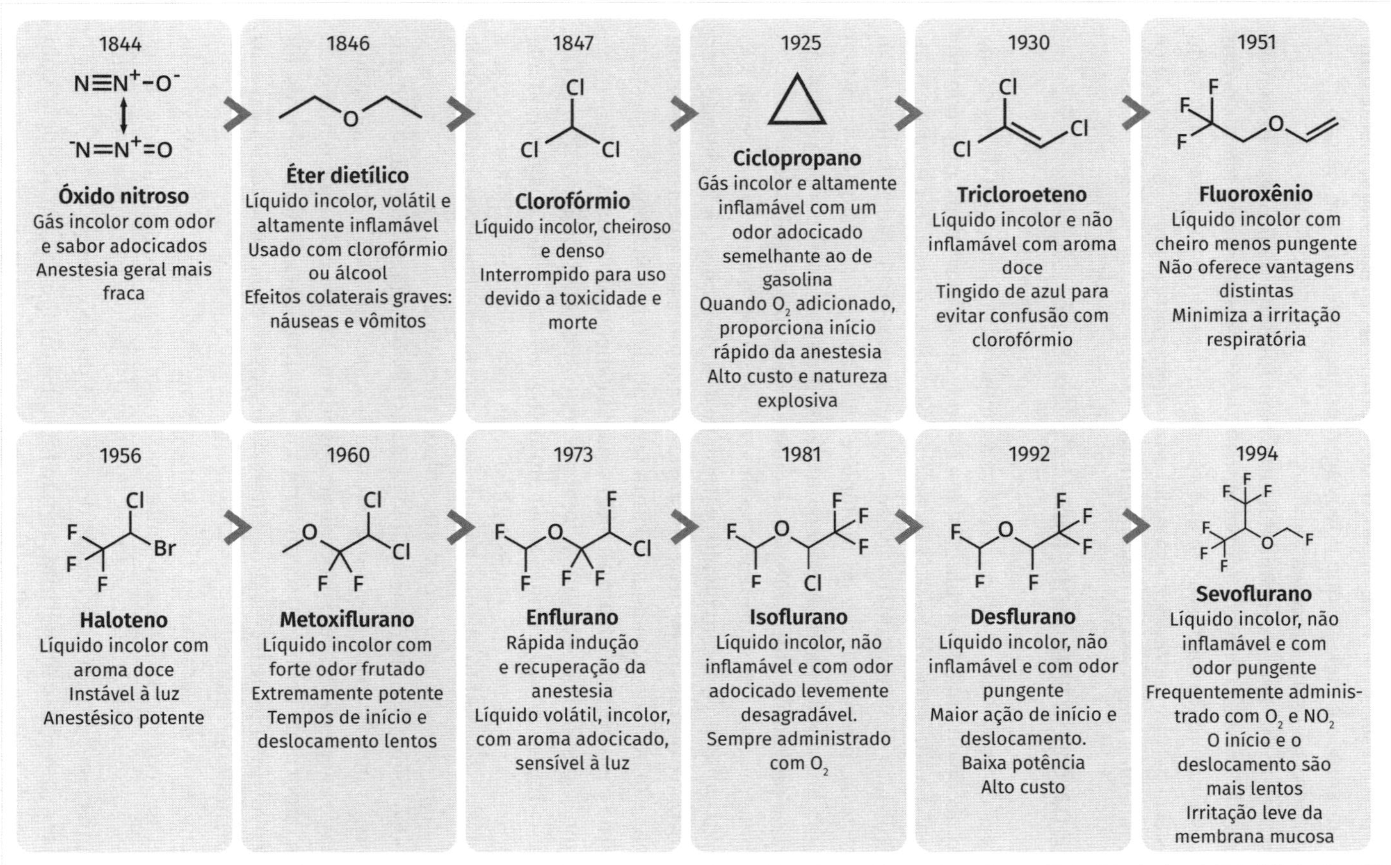

FIGURA 2 Desenvolvimento da anestesia ao longo do tempo.

com tuberculose. A partir de então, o clorofórmio se tornou amplamente utilizado, superando o éter, até que novos agentes anestésicos foram descobertos e introduzidos na prática médica.

Essas descobertas e experimentações foram fundamentais para o desenvolvimento da anestesia como a conhecemos hoje. Com o passar do tempo, novos avanços foram feitos na busca por anestésicos mais seguros e eficazes, tornando a anestesia geral uma prática essencial e rotineira na realização de cirurgias e procedimentos médicos em todo o mundo.

A ERA DA ANESTESIA MODERNA

A era da anestesia moderna refere-se a um período na história da medicina que começou no final do século XIX e se estende até os dias atuais, marcado por avanços significativos na prática da anestesiologia. Durante esta época, foram desenvolvidos e aprimorados os anestésicos modernos, técnicas de administração de anestesia, monitorização do paciente e cuidados perioperatórios, transformando a anestesia em uma especialidade médica essencial para a realização segura de procedimentos cirúrgicos e outros tratamentos médicos.

Como relatado anteriormente, no final do século XIX e início do século XX, foram descobertos e desenvolvidos vários anestésicos modernos, incluindo éter, clorofórmio e outros anestésicos inalatórios. A anestesia inalatória se consolidou durante este período, tornando-se um marco no desenvolvimento da anestesia moderna e permitindo cirurgias mais seguras e menos dolorosas.

Ainda no início do século XX, foram desenvolvidas as primeiras técnicas de anestesia intravenosa, permitindo a administração de anestésicos diretamente na corrente sanguínea. Isso possibilitou uma indução mais rápida e precisa e permitiu o uso combinado de diferentes agentes, possibilitando maior controle sobre a dor, a imobilidade e a profundidade anestésica.

Pouco tempo depois, o anestesiologista austríaco Karl Landsteiner descobriu o primeiro anestésico local seguro e eficaz, a procaína em 1905, revolucionando a prática da anestesia local em procedimentos odontológicos e cirúrgicos menores. Outra importante evolução, secundária à introdução dos anestésicos locais, foi o desenvolvimento de técnicas de anestesia regional, como bloqueios nervosos e raquianestesia/epidural.

Mais tarde, na década de 1950, foram desenvolvidos os anestésicos voláteis modernos, como o halotano, o enflurano, o isoflurano e o sevoflurano. Esses agentes anestésicos são mais seguros, têm menos efeitos colaterais e proporcionam uma recuperação mais rápida do que seus predecessores.

Mas a inovação e modernização não foi só no campo da farmacologia, com o avanço da tecnologia médica, foram desenvolvidos equipamentos e técnicas de monitorização para avaliar constantemente a função cardiorrespiratória e outras funções vitais do paciente durante o procedimento cirúrgico. Isso permitiu uma anestesia mais segura, com detecção precoce de quaisquer complicações ou alterações na condição do paciente.

A anestesia, como muitos outros campos da medicina, tem se beneficiado enormemente dos avanços tecnológicos e científicos das últimas décadas. Novas técnicas e abordagens têm permitido um controle mais preciso da dor, uma recuperação mais rápida e uma maior segurança para os pacientes.

Um dos avanços mais significativos são os protocolos de rápida recuperação, também conhecida como anestesia de recuperação acelerada. Esta abordagem utiliza uma combinação de medicamentos para minimizar os efeitos colaterais da anestesia e permitir que os pacientes se recuperem mais rapidamente após a cirurgia. Isso não só melhora a experiência do paciente, mas também pode reduzir os custos de saúde, permitindo que os pacientes deixem o hospital mais cedo.

Além disso, tem havido um foco crescente na personalização. Reconhecendo que cada paciente é único, os anestesistas estão cada vez mais adaptando a anestesia às necessidades individuais do paciente. Isso pode incluir a consideração de fatores como a idade do paciente, a condição geral de saúde e a natureza da cirurgia.

Olhando para o futuro, é provável que a anestesia continue a evoluir. A inteligência artificial e o *machine learning*, por exemplo, têm o potencial de transformar a anestesia, permitindo um controle ainda mais preciso e maior personalização. Além disso, a pesquisa contínua sobre novos medicamentos e técnicas promete melhorar ainda mais a segurança e a eficácia da anestesia.

A ERA DA ANESTESIA SEGURA

O termo anestesia (do grego *an*, privado de, e *aísthesis*, sensação) foi sugerido pelo médico e poeta norte-americano Oliver Wendel Holmes. No entanto, a palavra já existia na língua grega e foi empregada no sentido de insensibilidade dolorosa pela primeira vez por Dioscórides, no século I d.C. Em 1902, Seifert criou o termo anestesiologia, que atualmente define uma das mais importantes especialidades médicas.

A história da anestesia é uma história de inovação e avanço. Um período na história da medicina que se refere ao desenvolvimento e aprimoramento das técnicas e práticas de anestesia com o objetivo de tornar a administração de anestésicos mais segura e eficiente. Essa era começou a ganhar forma no final do século XIX e se estendeu ao longo do século XX, com avanços significativos na farmacologia, no monitoramento dos pacientes e técnicas de anestesia.

Desde as primeiras tentativas de aliviar a dor até as técnicas modernas de anestesia, a anestesia transformou a prática da medicina e melhorou a experiência do paciente. Um dos marcos fundamentais da era da anestesia segura foi a introdução do conceito de anestesia inalatória. Com a descoberta e utilização do éter, do clorofórmio e de outros gases anestésicos, os médicos puderam induzir a inconsciência de maneira controlada, tornando as cirurgias menos dolorosas e mais seguras para os pacientes.

Outro avanço importante foi a adoção de técnicas de intubação endotraqueal para garantir a via aérea permeável durante o procedimento cirúrgico. A introdução de tubos endotraqueais permitiu que os profissionais de saúde controlassem melhor a ventilação pulmonar e evitassem complicações respiratórias durante a anestesia.

Além disso, a era da anestesia segura viu o desenvolvimento de monitores de sinais vitais e equipamentos para avaliar a oxigenação do sangue, o ritmo cardíaco, a pressão arterial e outras funções fisiológicas dos pacientes. Esses monitores permitiram um acompanhamento mais preciso do estado do paciente durante todo o procedimento cirúrgico, ajudando a evitar complicações e permitindo uma resposta rápida a qualquer problema que surgisse.

Ao longo do século XX, a prática da anestesiologia tornou-se uma especialidade médica estabelecida, com médicos anestesiologistas dedicados exclusivamente a fornecer anestesia e cuidados perioperatórios. Esses profissionais passaram por um treinamento extenso e especializado para garantir a administração se-

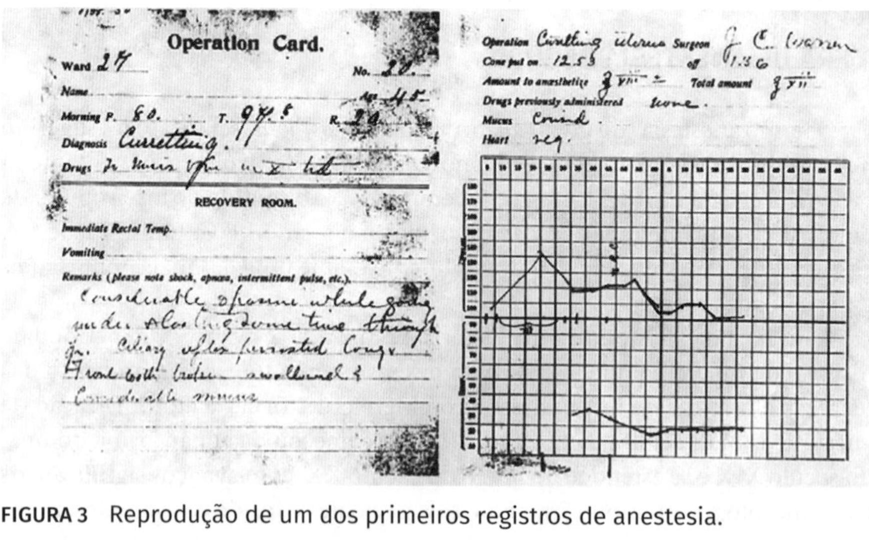

FIGURA 3 Reprodução de um dos primeiros registros de anestesia.
Fonte: Wood Library-Museum of Anesthesiology, Park Ridge, IL.

gura dos anestésicos e a gestão adequada das complicações que possam surgir durante o procedimento cirúrgico. Rigorosos protocolos de segurança foram incorporados, como a verificação de identidade e a lista de verificação pré-operatória, para garantir que os pacientes recebam a anestesia adequada e que os procedimentos sejam realizados com o máximo de segurança.

Em suma, os avanços recentes na anestesia têm melhorado significativamente a experiência do paciente e a prática médica. À medida que continuamos a avançar na medicina, a anestesia certamente continuará a desempenhar um papel crucial na prática médica. Com o contínuo avanço da tecnologia e da ciência, o futuro da anestesia parece brilhante.

BIBLIOGRAFIA RECOMENDADA

1. Bobbio A. História sinóptica da anestesia. São Paulo: Nobel; 1969.
2. Fülop-Miller R. O triunfo sobre a dor: história da anestesia, 2.ed. Rio de Janeiro: José Olympio; 1951.
3. Grant J. Hackh's chemical dictionary, 4.ed. Nova York: McGraw-Hill Book; 1972.
4. Lee JA, Atkinson RS. Manual de anestesiologia. Rio de Janeiro: Livraria Atheneu; 1976.
5. Major RH. A history of medicine. Oxford: Blackwell; 1954.
6. Rutkov IM. American surgery: an illustrated history. Philadelphia: Lippincott-Raven; 1998.
7. Santos Filho L. História geral da medicina brasileira. São Paulo: Edusp/Hucitec; 1991.
8. Villegas ZC. Historia de la anestesia: Louis ombredanne. Disponível em: https://www.imbiomed.com.mx/articulo.php?id=53281. Acesso em: 10 set. 2023.

2

A importância da relação médico-paciente: de Hipócrates às orientações virtuais

Bruno Francisco de Freitas Tonelotto
Josiane Maria de Freitas Tonelotto

A RELAÇÃO MÉDICO-PACIENTE

O processo de restabelecimento da saúde depende de um conjunto de variáveis que inclui a qualidade do relacionamento mantido entre aquele que a perdeu e aquele que supostamente será responsável por resgatá-la. Essa é uma relação que se apresenta sob duas dimensões: a de ajuda e a técnica, que são igualmente importantes e fundamentais para que seja bem-sucedida. Por ser uma relação, inclui necessariamente um conjunto de sentimentos como medo, compaixão, aversão, empatia, antipatia e outros decorrentes do contato entre pessoas em uma determinada situação.

Dizer que afetos estão presentes durante todo o tempo não implica dizer que esse relacionamento pode ser resumido a uma relação afetiva. Precisa necessariamente ser um relacionamento ético e, para tal, não pode ser anônimo. O anonimato facilita, de certa maneira, ou a negação das responsabilidades envolvidas ou a autoproteção que exime muitas vezes o profissional médico de assumir a parte que lhe cabe.

Em um momento em que a humanidade experimenta tantas crises de relacionamentos e de toda ordem, seria uma exceção se as relações médico-paciente não fossem evidenciadas. A má qualidade de grande parte dos serviços de saúde de nosso país é destaque nos veículos de comunicação diariamente. Além disso, observa-se falta de investimento em prevenção, falta de profissionais qualificados e um sem-número de motivos que faz com que o dia a dia do profissional da saúde torne-se um desafio de superação.

Erros médicos, atendimentos relâmpagos e falta de contato visual no momento da consulta são as queixas mais comuns daqueles que, chamados de pacientes, por esses motivos e tantos mais tornam-se a cada dia mais impacientes. Um dos aspectos que pode justificar esse distanciamento é a ideia de que ele proporcione ao médico maior possibilidade de acerto e uso da lógica. Estar isento das emoções e do envolvimento deveria garantir maior exatidão de diagnóstico e conduta, mas será mesmo? Se de um lado esse raciocínio parece razoável, de outro configura um dos piores empecilhos para o cuidadoso processo de reconquistar a saúde.

Desde a origem da medicina, a importância da relação médico-paciente vem sendo discutida. Sabe-se que ela é fundamental para a melhora dos serviços prestados em saúde e satisfação do paciente de modo geral, além de configurar-se como elemento definitivo para melhorar os resultados e a adesão aos tratamentos propostos pelo médico.

Uma pesquisa em qualquer base de dados, e não exclusiva da área médica, remete a um grande conjunto de referências sobre o assunto. A diversidade de enfoques torna rica essa discussão que remonta aos primórdios da medicina e que traz uma visão que já foi mais humanizada e é a definitiva para uma profissão tão importante para a manutenção da vida.

O modelo hipocrático, baseado na visão humanista da profissão médica, era abrangente e concebia as doenças como tendo suas origens e curso para além dos limites biológicos. Havia uma constante busca das questões psicossociais para que os agravantes ou determinantes dos quadros patológicos fossem identificados. O modelo inspirado nos estudos e na atuação de Hipócrates apoiava-se em dois pilares essenciais: o exame físico e a qualidade da relação desenvolvida entre o médico e seu paciente. Pode-se dizer que esse período foi identificado como o de cura, como uma operação humano-científica em que a relação sujeito-sujeito era o ponto principal.

Durante muito tempo perdurou na relação médico-paciente que a autoridade profissional conferia ao médico a capacidade de decidir o melhor. Não era necessário informar ou detalhar aspectos do tratamento. Existia uma verdade, ela pertencia ao médico, e ao paciente cabia a missão de aceitá-la e de cumprir determinações.

Com o passar do tempo e à medida que os avanços tecnológicos foram se concretizando e, mais precisamente na área médica, foram se configurando, os exames laboratoriais e de imagem ganharam um espaço de vital importância nas consultas médicas. Assim, iniciava-se um período em que a conversa e o entendimento da queixa foram substituídos, totalmente ou em parte, por um conjunto de auxílios que permite ao médico ver além do que seu paciente relata.

A partir desse momento a medicina passou a ser vista como uma prática menos humanista e muito mais lógica e exata. A relação médico-paciente deixou de ser enfocada como ponto imprescindível para o processo de cura, que por sua vez foi entendido como cientificista e passou a se configurar como uma relação de sujeito-objeto.

Essa evolução que define dois extremos ainda contempla um ponto importante a ser refletido e considerado: a utilização da internet como provedora de informações sobre saúde. Hoje os pacientes são muito bem-informados sobre as doenças que os acometem. O acesso à informação é fácil e, portanto, eles passam a ser possuidores de um conjunto de conhecimentos sobre as doenças que nele se manifestam. Esse fato, sem dúvidas, torna os pacientes mais curiosos e mais questionadores, a ponto de muitas vezes causar desconforto ao médico, que por sua vez é mais questionado sobre seu conhecimento e recomendações.

Assim, vivemos uma reconfiguração da relação médico-paciente mediada pelos *sites* de ajuda disponíveis hoje na área médica. Isso não necessariamente se configura como ponto negativo, mas como aspecto que merece cuidado. Desde meados dos anos 2000, diversos periódicos apontavam a internet como meio de alterar definitivamente as relações pessoais entre aquele que cura e o que é curado. Atualmente, a maior parte da população hoje dispõe de um número de informações que permite que o médico seja mais e mais questionado sobre o curso das doenças, tratamentos, medicações e seus efeitos.

De acordo com alguns autores é possível falar sobre modelos de interação médico-paciente. Em 1994, Emanuel e Emanuel propuseram quatro modelos para explicar os tipos de interação existentes entre médico e pacientes. O primeiro deles é o paternalista e define que o médico é quem decide o melhor para seu paciente, independentemente das vontades e dos valores deste último. O segundo é o modelo informativo, que define que o médico é o provedor das informações e o paciente aplica seus valores para poder decidir. O terceiro modelo é o interpretativo, que define a atuação do médico como conselheiro que auxilia e orienta um paciente com muitas dúvidas. O quarto e último é o deliberativo, que supõe uma atuação médica que tem como missão ensinar valores desejáveis ao paciente para que ele atinja seus objetivos.

Tanto no modelo interpretativo quanto no deliberativo o ponto-chave é a comunicação. Dessa maneira, comunicar-se bem é sinônimo de estabelecer uma relação empática e produtiva com o paciente, que lhe permita ter a capacidade de refletir e decidir sobre o curso do seu tratamento. Identificar que a questão principal é a comunicação não resolve a maioria dos problemas dessa relação. Se assim fosse, os currículos para formação médica eficiente estariam repletos de técnicas de comunicação e o sucesso profissional estaria garantido.

Há que se reconhecer, no entanto, que durante a formação do futuro médico o aprendizado não pode se limitar a aprender como se faz um diagnóstico e se é utilizado um tratamento eficaz. Cabe ao menos uma pergunta importante a ser feita: diagnóstico de que para quem? Temos que necessariamente considerar a cultura em que um paciente está inserido e suas condições biopsicossociais e econômicas. Os currículos não podem ignorar esses fatores ao supor que a comunicação entre o médico e seu paciente deve ser mais eficiente.

Apesar da didática desses modelos há que se considerar que a questão vai além de pressupostos teóricos, há necessidade de mudança de postura por parte do médico diante do seu paciente. Hoje se observa uma tentativa de reumanizar a medicina e resgatar a ideia da visão integral do ser humano, na qual a valorização dos detalhes é evidenciada sem a perda do todo, em que a empatia é tão necessária quanto o conhecimento das condições sociais e emocionais do paciente. É viável, prudente e necessária a ressignificação da relação médico-paciente como uma relação que se dá sujeito-sujeito.

Reumanizar a relação médico-paciente exclui a relação de compaixão e pena daquele que está em situação de desvantagem. Supõe sim uma relação de compreensão e atenção livre voltada para a história que o paciente traz consigo, de modo que o cuidado é o ponto mais relevante. Cuidar de um paciente é respeitar a sua subjetividade, é conhecer seus valores e a cultura em que se insere, é valorizar as expectativas que ele tem, é considerar suas necessidades de informação, além de dimensionar seus desejos e sentimentos em relação ao processo de obtenção ou reobtenção da saúde. Destaque-se aqui que o ser humano tem direito à saúde e ela é indubitavelmente o maior e melhor recurso para o desenvolvimento social de uma nação.

Praticar saúde no sentido amplo como proposto pela Organização Mundial da Saúde (OMS), como condição de bem-estar físico, mental e social é um grande desafio. Por mais que essa definição seja refutada ou questionada deve nortear o dia a dia dos profissionais médicos e de outros da mesma área, principalmente porque concebe o ser humano como algo além do biológico.

A RELAÇÃO MÉDICO-PACIENTE NA ANESTESIOLOGIA

A compreensão dos sujeitos sociais a respeito dos anestesiologistas sofre constante influência da impessoalidade do atendimento médico em serviços de saúde públicos e privados, dos meios de comunicação de massa e da rápida e contínua difusão do "des" conhecimento pela internet. Não raro, em diversos momentos nos deparamos com a pergunta: "o anestesiologista é médico?".

Diante deste cenário, o anestesiologista deve nortear sua conduta em atitudes éticas exigidas pela profissão e trabalhar arduamente para desfazer a imagem ruim, deixada por nossos antecessores. Conhecimento científico amplo, habilidade, pontualidade, bom senso, disciplina e principalmente respeito ao paciente. O respeito inclui o dever de cumprir com as exigências e as normas estabelecidas para o ato anestésico.

A relação médico-paciente na anestesiologia é elemento crucial para o sucesso da prática anestésica e da experiência do paciente. Comunicação, confiança e empatia são fundamentais. Previamente à anestesia, é essencial que o anestesiologista converse detalhadamente, obtendo informações médicas relevantes (histórico de saúde, alergias, medicações em uso e qualquer condição preexistente que possa afetar o procedimento anestésico), anseios, medos e perspectivas.

Ainda durante a consulta pré-anestésica, o anestesiologista deve explicar os diferentes tipos de anestesia, seus benefícios e riscos, e principalmente a segurança destes. É essencial que o paciente compreenda completamente o que está sendo proposto e esteja confortável com a técnica escolhida. Neste momento as necessidades individuais devem ser levadas em consideração e qualquer recusa do paciente merece atenção especial. A confiança é essencial para diminuir a ansiedade e garantir uma experiência positiva.

Nem sempre esta relação é fácil. Pode ser desafiadora, especialmente em pacientes com altos níveis de ansiedade, fobias ou experiências negativas anteriores. Nestes casos, a empatia e o cuidado são ainda mais importantes. E, possivelmente, a identificação prévia destes pacientes possibilitaria uma conversa franca e elucidativa pré-cirúrgica, antes mesmo da internação do paciente.

A anestesiologia moderna enfatiza o conceito de cuidados centrados no paciente, no qual o paciente é visto como um indivíduo único, com necessidades e preferências específicas. Não se deve negligenciar solicitações individuais e preferências, podendo ser necessário adaptar o plano anestésico.

Outra prática pouco comum e que gera um alto índice de satisfação é solicitar a um membro da família que forneça seu número de telefone, para que informações a respeito do procedimento possam ser passadas ao longo do tempo cirúrgico. Cuidar dos familiares, enquanto seu paciente está anestesiado, é dever de todos os membros da equipe cirúrgica.

Após a anestesia, a relação não termina. O anestesiologista deve acompanhar o paciente na fase de recuperação pós-anestésica, garantindo que ele se recupere adequadamente e que não haja complicações. Uma visita pós-anestésica é desejável, além de auxiliar a equipe clínico-cirúrgica no manejo pós-operatório.

A relação médico-paciente na anestesiologia é parte fundamental do cuidado perioperatório. Comunicação aberta, confiança, empatia e cuidados centrados no paciente são elementos-chave para garantir uma experiência positiva e segura durante o procedimento anestésico.

A ERA DIGITAL: DIMINUINDO DISTÂNCIAS E ESTREITANDO LAÇOS POR MEIO DA TELECONSULTA

A teleconsulta é uma modalidade de consulta médica realizada de forma remota, por meio de tecnologias de comunicação, como videochamadas ou chamadas de áudio, em que o médico e o paciente interagem a distância. Essa prática tem se tornado cada vez mais comum e relevante, especialmente em cenários em que o acesso à assistência médica presencial pode ser limitado, como em áreas remotas, situações de emergência ou durante crises de saúde pública, como a pandemia da covid-19.

Na anestesiologia, a teleconsulta pode ser utilizada em várias situações:

- Avaliação pré-anestésica: antes de um procedimento cirúrgico, o anestesiologista pode conduzir uma consulta prévia com o paciente para avaliar o estado de saúde, revisar o histórico médico, realizar exames físicos virtuais e solicitar exames laboratoriais ou de imagem, a fim de planejar o tipo de anestesia mais adequado para o paciente.
- Avaliação de pacientes com condições crônicas: estes pacientes requerem acompanhamento frequente e podem se beneficiar da teleconsulta para acompanhar seu estado de saúde, fazer ajustes na medicação ou discutir eventuais problemas que possam surgir.
- Acompanhamento pós-anestésico: após um procedimento, o anestesiologista pode acompanhar o progresso do paciente durante a recuperação pós-operatória, responder a perguntas e fornecer orientações para os cuidados em casa.
- Educação e aconselhamento: pode-se fornecer educação ao paciente sobre o procedimento anestésico, seus riscos e benefícios.

É importante ressaltar que a teleconsulta na anestesiologia tem suas limitações, especialmente em relação à avaliação física completa, que pode ser necessária para algumas decisões clínicas mais complexas. Em casos em que a avaliação presencial é indispensável, a teleconsulta pode ser complementada com a consulta presencial, quando possível. Além disso, a privacidade e a segurança das informações do paciente são fundamentais na teleconsulta. É importante que as plataformas de comunicação utilizadas sejam seguras e estejam em conformidade com as regulamentações de proteção de dados.

A teleconsulta na anestesiologia tem se mostrado uma opção valiosa para melhorar o acesso à assistência médica, proporcionar conveniência aos pacientes e garantir uma comunicação eficaz entre o anestesiologista e o paciente. No entanto, seu uso deve ser realizado de forma criteriosa e com responsabilidade, buscando sempre oferecer a melhor qualidade de cuidados aos pacientes.

BIBLIOGRAFIA RECOMENDADA

1. Caprara A, Rodrigues J. A relação assimétrica médico-paciente: repensando o vínculo terapêutico. Ciência e Saúde Coletiva (Fortaleza). 2004;9(1).
2. Clarke G, Hall RT, Rosencrance Greg. Physician-patient relations: no more models. The Am J Bioetics. 2004;4(2):16-9.
3. Fernandes JCL. Who cares how doctors and patients relate?. Cad. Saúde Pública. 1993; 9(1):21-7.
4. Filho JMC. Physician-patient relationship: the lost essence. Interface (Botucatu). 2007; 11(23):631-3.
5. Grosseman S, Patrício ZM. A relação médico-paciente e o cuidado humano: subsídios para promoção da educação médica. Rev Bras Educ Méd. 2004;28(2):99-105.
6. Morinaga CV, Konno SN, Aisawa RK, Vieira JE, Martins MAM. Frases que resumem os atributos da relação médico-paciente. Rev Bras Educ Méd (Rio de Janeiro). 2002;26(1).
7. Ruiz-Moral R. Relación médico-paciente: desafíos para la formación de profesionales de la salud. Interface (Botucatu). 2007;11(23):619-23.
8. Sucupira AC. A importância do ensino da relação médico-paciente e das habilidades de comunicação na formação do profissional de saúde. Interface (Botucatu). 2007;11(23):624-7.
9. Santos MFO, Fernandes MGM, Sousa ESS, Oliveira HJ, Ramalho GL. (2013). Aspectos éticos considerados na relação médico-paciente: vivências de anestesiologistas. Rev Bras Anestesiol. 2013;63(5):398-403.

3

Como sobreviver na anestesia: autocuidado e comunicação

Claudia Marquez Simões
Bruno Francisco de Freitas Tonelotto

INTRODUÇÃO

Todo anestesiologista se lembra da primeira vez que esteve em uma sala de cirurgia, muitas vezes durante a graduação, nos estágios ligados à cirurgia e depois durante a especialização ou residência médica. É impossível não lembrar da insegurança e angústia de não saber ao certo o que fazer e como se comportar neste ambiente durante o início da formação. Ao longo do tempo aprendemos a dinâmica da sala de cirurgia e a insegurança vai desaparecendo, mas isso não significa que a vivência no ambiente cirúrgico e na especialidade se torna tranquila após a formação. A alta demanda de produtividade e outros fatores do ambiente cirúrgico são estressores com os quais precisamos aprender a lidar e existem ferramentas para isso que abordaremos neste capítulo. Outro ponto muito importante que pode reduzir o estresse e melhorar nossa "sobrevivência" em qualquer local é aprimorar a comunicação, garantindo que sejamos bem compreendidos e usando princípios de comunicação não agressiva. Então, vamos entender um pouco mais o que acontece com os anestesiologistas e conhecer algumas ferramentas que podem auxiliar em nosso cuidado e, assim, no cuidado cada vez melhor de nossos pacientes.

ESPECIALIZAÇÃO: UM PERÍODO DESAFIADOR

O período da especialização ou residência médica pode levar a altos níveis de esgotamento e estresse por diversos motivos, que podem variar desde uma nova rotina e o desafio do aprendizado, o que envolve uma enorme autocobrança, como também inúmeros desafios de relação interpessoal e alto volume de trabalho.

O estresse pode ser descrito como um estado de tensão mental decorrente de inúmeras circunstâncias exigentes, enquanto o esgotamento ou *burnout* inclui três componentes: exaustão emocional, redução do senso de realização pessoal e despersonalização. Diversos estudos revelam altos índices de esgotamento e estresse entre residentes em diversos países como Estados Unidos, Austrália e Canadá, com 50% de esgotamento e 80% dos residentes relatando alto nível de estresse[1,2].

TABELA 1 Fatores relativos a estresse e *burnout* relacionados ao trabalho durante a formação

Desequilíbrio vida/trabalho
Preocupações com o cuidado do paciente
Volume de trabalho
Senioridade e hierarquia
Ambiente de trabalho ruim
Trabalhar em serviços muito grandes

TABELA 2 Fatores relativos a estresse e *burnout* não relacionados ao trabalho durante a formação

Preocupações financeiras
Dados demográficos, por exemplo ser do sexo feminino
Saúde mental ou física percebida/relatada como ruim
Fatores pessoais, até mesmo fatores genéticos
Autocobrança

O esgotamento/estresse em médicos em formação está predominantemente associado a fatores relacionados ao ambiente de trabalho, como demandas de jornada de trabalho extensa e ambiente de trabalho desfavorável, em vez de fatores não modificáveis e não relacionados ao trabalho. Intervenções organizacionais em diversos níveis, direcionadas ao ambiente de trabalho desfavorável e às demandas laborais, têm o potencial de reduzir o esgotamento e o estresse em médicos em formação e melhorar o ambiente de trabalho de maneira geral.

APÓS A ESPECIALIZAÇÃO

A pressão constante para tomar decisões rápidas e precisas, juntamente com a necessidade de lidar com situações imprevisíveis como complicações intraoperatórias, adiciona uma carga significativa ao trabalho do médico anestesiologista mesmo após o término da especialização. Além disso, a natureza crítica de sua função impõe a necessidade de manter uma concentração extrema e um alto nível de habilidade técnica, principalmente em pacientes ou procedimentos de alto risco. O estresse do médico anestesiologista não está apenas relacionado às demandas técnicas, mas também ao equilíbrio emocional necessário para lidar com as ansiedades dos pacientes, colegas de equipe e o ambiente cirúrgico que vive em constante mudança. O gerenciamento eficaz do estresse torna-se, assim, essencial para garantir o bem-estar desses profissionais e a segurança dos pacientes sob seus cuidados.

O autocuidado vem sendo cada vez mais abordado e é essencial para o médico anestesiologista. A rotina de trabalho intensa pode resultar em fadiga. Podemos classificar a fadiga em dois tipos: a fadiga mental e a fadiga física.

A fadiga física pode ser definida como a incapacidade de continuar funcionando no nível de habilidades normais, geralmente tornando-se mais perceptível durante exercícios intensos. A fadiga física pode variar de um estado de letargia a uma sensação de queimação específica nos músculos. Embora anestesistas possam experimentar fadiga física ao longo de um dia de trabalho agitado, é a fadiga mental que atua como o principal problema na especialidade.

A fadiga mental se manifesta como sonolência, com a incapacidade de se concentrar ou realizar avaliações e decisões rápidas. Esse estado mental impacta o desempenho dos anestesistas e pode colocar em risco a segurança dos pacientes cirúrgicos. Por décadas, o trabalho de um anestesista tem sido descrito como horas de tédio, intercaladas com momentos de terror. O ponto crucial é determinar quais as ações que possam ser adotadas pelos anestesiologistas na sua rotina para evitar que horas de tédio interfiram no bom julgamento médico quando ocorrem estes momentos críticos, que demandam grande foco, atenção e tomada de decisão rápida[3].

Na Tabela 3 podem ser encontrados alguns pontos que frequentemente são afetados em médicos anestesiologistas para então conferir suas possíveis consequências.

Outro ponto importante para manter a atenção é a alimentação. Comer bem e de maneira saudável pode manter a energia e trazer benefícios a longo prazo. Planeje sua alimentação, com isso você poderá fazer refeições altamente nutritivas e com altos níveis de proteínas antes do plantão, o que te dará energia e saciedade. Além disso, você conseguirá levar comidas saudáveis e assim evitar uma alimentação inadequada durante o período que estiver no hospital. Lembre-se: as calorias à noite também contam. Quem nunca esteve em um plantão corrido e estressante e em um determinado momento decidiu comer um chocolate ou qualquer outro doce como recompensa? A privação de sono afeta

TABELA 3 Situação de risco alterada em anestesiologistas

Sono	A maioria dos adultos necessita de 7 a 8 horas de sono restaurador ininterrupto por noite, o que muitas vezes não é possível em virtude do trabalho em períodos noturnos ou por 24 horas sequenciais.
Privação ou débito do sono	Um débito de sono ocorre após sono restrito por 2 ou mais noites em uma semana. A restrição moderada do sono com 6 horas por noite durante 2 semanas prejudica o desempenho equivalente a uma noite de privação completa de sono.
Vigília prolongada	A função cognitiva fica prejudicada após 16-18 horas de vigília.
Direção perigosa	20 horas de vigília podem causar comprometimento do desempenho equivalente a ultrapassar o limite legal de ingestão de álcool para condução de veículos.
Idade	Os padrões de sono são alterados e a capacidade de recuperação da falta de sono é reduzida com a idade.
Recuperação após cansaço extremo ou privação do sono	São necessárias 2 noites consecutivas de sono restaurador para se recuperar de uma situação de cansaço extremo ou privação de sono.

Fonte: adaptada de Association of Anaesthetists, 2024.

nossas escolhas alimentares – há evidências de que temos maior probabilidade de desejar carboidratos, alimentos açucarados e lanches salgados. A privação do sono aumenta a resistência à insulina, aumenta os níveis de triglicerídeos, a leptina (o hormônio da saciedade) cai, enquanto a grelina (o hormônio da fome) aumenta. Algumas pesquisas mostram que a ingesta de calorias extras aumenta por estar cansado em até 40%. Não é de se admirar que a obesidade, as doenças cardíacas e a diabetes tipo 2 sejam mais elevadas em pessoas que trabalham no turno da noite[4]. Tenha cuidado com a ingesta de cafeína; bebidas adoçadas com cafeína contribuem para a ingestão de calorias e podem interferir no tão necessário descanso no final do turno. E não esqueça: mantenha-se hidratado! Tenha uma garrafa de água à mão e não se esqueça de beber ao longo do dia e da noite.

Existem recursos que podemos aprender e lançar mão para tentar reduzir os níveis de estresse? Sim, vários!

"Não é o que acontece com você, mas como você reage a isso que importa", talvez esta célebre frase do filósofo Epiteto possa nos trazer alguns indícios de que desde a Grécia antiga o homem convivia com estresse e *burnout* e precisou desenvolver ferramentas para lidar com isso.

Fatores organizacionais podem contribuir para a redução do estresse e da incidência de *burnout*, ao produzir um ambiente mais acolhedor, de não culpabilidade, com uma rede de apoio para condições adequadas de assistência aos pacientes, no entanto esses fatores fogem do nosso controle pessoal e devem ser estimulados de maneira corporativa e coletiva, mas dependem de mudanças culturais[5].

Já os fatores individuais estão ao nosso alcance para serem modificados. Buscar uma vida saudável, com alimentação adequada, atividade física, boa qualidade de sono e balanço entre a vida pessoal e o trabalho, com adequados períodos de descanso, é uma das estratégias essenciais. Não esquecer a essência do seu trabalho e suas motivações para ter entrado na área médica. Motivação e significado no trabalho com uma atitude positiva, ao mesmo tempo que alimenta um sentido de vocação, também protegem o indivíduo. Outro ponto muito importante é melhorar as habilidades de comunicação e incentivar os médicos a funcionarem em equipe, com apoio mútuo. No entanto, muitas vezes apenas estimular esses pontos pode não ser suficiente. Nesses casos, também é essencial orientar e esclarecer que todos nós podemos em algum momento necessitar de ajuda especializada. O controle das nossas emoções e do estado mental são essenciais não apenas para nossa vida pessoal e bem-estar como também nas tomadas de decisões para o cuidado clínico ao paciente. Demonstrou-se que a atenção plena (*mindfulness*), a autocompaixão e a aceitação são abordagens com evidências científicas para a redução do estresse e prevenção do *burnout*.

A atenção plena, muito conhecida pelo termo em inglês *mindfulness*, é uma ferramenta introduzida por Jon Kabat-Zinn na década de 1980. Ela possui evidências científicas hoje já robustas e deriva do budismo, que cultiva a consciência do momento presente. O seu objetivo é libertar-se do forte apego a crenças, pensamentos ou emoções, desenvolvendo maior equilíbrio emocional e bem-estar nas mais diversas situações. Existem evidências neurocientíficas de alterações nos processos mentais e nos circuitos neurais envolvidos na meditação. É importante lembrar que a atenção plena é hoje uma ferramenta com embasamento científico e não está ligada a nenhuma religião, podendo ser aplicada por qualquer um que assim deseje. Existem inúmeras ferramentas para ensinar a aplicar a técnica no seu dia a dia e hoje em dia essas ferramentas são muito acessíveis. Confira algumas dicas de materiais se quiser conhecer mais o tema e comece a aplicar em sua rotina.

É importante lembrar que a realização profissional impacta de maneira direta em nosso bem-estar e a Universidade de Stanford desenvolveu um modelo de realização profissional que possui três pilares: cultura de bem-estar, eficiência de prática e resiliência pessoal. Foi desenvolvido um instrumento com 16 itens para avaliar a realização profissional e o esgotamento dos médicos, projetado

TABELA 4 Sugestões de materiais para conhecer mais e aplicar a atenção plena na sua rotina

Headspace	Aplicativo com meditações guiadas e uma série de vídeos educacionais. Há duas minisséries explicando a atenção plena disponíveis em redes de *streaming* (Netflix®)
Webinar IARS – International Anesthesia Research Society, "Creating mindfulness and wellness in academic anesthesia"	Neste webinar, a Dra Heather King da Universidade de Stanford fala sobre diversas estratégias para combater o estresse com foco na atenção plena. Disponível em: https://www.youtube.com/watch?v=ZJ2Ybc38Xrk
"Mindful relaxation" – episódio do *podcast The Awakened Anesthetist*	Prática de relaxamento adaptada de Barlow DH, Craske MG. Mastery of your anxiety and panic, 4.ed. Oxford University Press; 2007. p. 86-87.
Exercícios de relaxamento e atenção plena da Universidade de Alberta	https://www.ualberta.ca/anesthesiology-pain-medicine/multidisciplinary-pain-clinic/for-patients-and-families/tips-and-exercises/relaxation-and-mindfulness-exercises.html
Iniciativa *Mindfulness*	Site brasileiro que busca divulgar a prática com exercícios disponíveis logo na página de apresentação. Tem a vantagem de ser em português. Disponível em: https://www.iniciativamindfulness.com.br/fundadores
Jon Kabat Zinn – *site* voltado para *mindfulness*	*Site* do chamado "pai" do *mindfulness*. Disponível em: https://jonkabat-zinn.com

para avaliar a sensibilidade às mudanças atribuíveis a intervenções e variações que sofremos periodicamente, sendo uma excelente ferramenta para avaliar as diferentes dimensões na nossa vida[6]. Quer conhecer? Confira o instrumento e faça sua autoavaliação: https://wellmd.stanford.edu/self-assessment.html?tab=proxy.

O uso de escalas de autoavaliação de maneira periódica pode ser uma importante ferramenta a ser utilizada não só ao longo da nossa formação (residência), mas também ao longo de nossa vida profissional, para auxiliar a identificar as áreas passíveis de melhoria e que necessitam de maior atenção. Outro ponto muito importante da autoavaliação é também reforçar e identificar os aspectos positivos. A realização profissional pode ser uma importante ferramenta para mitigar o estresse e o *burnout*.

É importante destacar que muito há de ser feito de maneira institucional e com as pessoas que atuam com educação de maneira geral para que compreendam que hoje o ensino vai muito além das competências técnicas e cognitivas, classicamente conhecidas. Abrange também o bem-estar e o autocuidado, visando prevenir questões de saúde mental e garantir o bem-estar global dos profissionais de saúde. Devemos nos lembrar da premissa de que precisamos estar bem para cuidar bem do próximo.

COMUNICAÇÃO

A comunicação eficaz melhora os resultados, a satisfação do paciente e reduz erros, mal-entendidos, angústia e reclamações[7]. Então, por que não melhoramos nossas habilidades de comunicação? Provavelmente porque até bem pouco tempo esta habilidade não técnica não era percebida como uma necessidade, na visão da necessidade de formação técnica tradicional de todas as especialidades médicas.

Muitas falas que temos no dia a dia funcionam como sugestões negativas não intencionais, com possíveis alternativas e uma possível explicação de mecanismos psicológicos. Vejamos alguns exemplos na Tabela 5 adaptados do artigo de Cyna et al.[8].

TABELA 5 Mecanismos psicológicos

Sugestão negativa não intencional	Explicação	Alternativa possível	Explicação
"Você gostaria de dar um beijo de despedida em seu filho?"	Sugestiona morte/ separação	"Você gostaria de beijar seu filho? Você o verá assim que ele estiver pronto para retornar ao quarto"	Sugere que a criança será devolvida em segurança após a cirurgia
"O anestesista vai colocar você para dormir"	Sugestiona morte/ desligamento	"O anestesista está aqui para garantir sua segurança e conforto e estará com você quando acordar"	Sugere segurança e conforto e que o paciente acordará após o procedimento

Muitas vezes cometemos erros, pois acabamos "aprendendo" essas habilidades de comunicação simplesmente replicando o que observamos de colegas mais experientes. No entanto, hoje sabemos que se pode desenvolver essa habilidade utilizando por exemplo fundamentos de programação neurolinguística. A comunicação dos anestesiologistas é caracterizada por padrões de linguagem repetitivos, profundamente integrados na prática anestésica.

A comunicação não violenta é uma abordagem de comunicação baseada nos princípios da não violência. Esse tipo de comunicação já demonstrou que pode aumentar a empatia dos profissionais de saúde e parece ter efeitos positivos de médio e longo prazo no ambiente de trabalho e nas pessoas que utilizam essa técnica[9].

Na Figura 1 podemos encontrar algumas sugestões do que fazer e não fazer de acordo com as premissas da comunicação não violenta.

Usando os princípios da comunicação não violenta, você pode expressar seus desejos sem criticar, insultar ou rebaixar outras pessoas.

CONCLUSÃO

Para sobreviver na anestesiologia, podemos concluir que algumas habilidades como a comunicação podem ser grandes aliadas para criar um ambiente e uma percepção pessoal favorável para o ambiente de trabalho, seja com outros colegas ou com nossos pacientes.

Além disso, fica claro que o autocuidado hoje faz-se cada vez mais necessário para que possamos nos manter bem para oferecer uma boa qualidade de assistência segura a nossos pacientes. Tudo isso pode ser aprendido, devendo começar no próprio período de formação da especialidade (residência), no entanto, ainda existem muitas resistências na abordagem dessas habilidades não técnicas que tanto podem nos auxiliar no dia a dia.

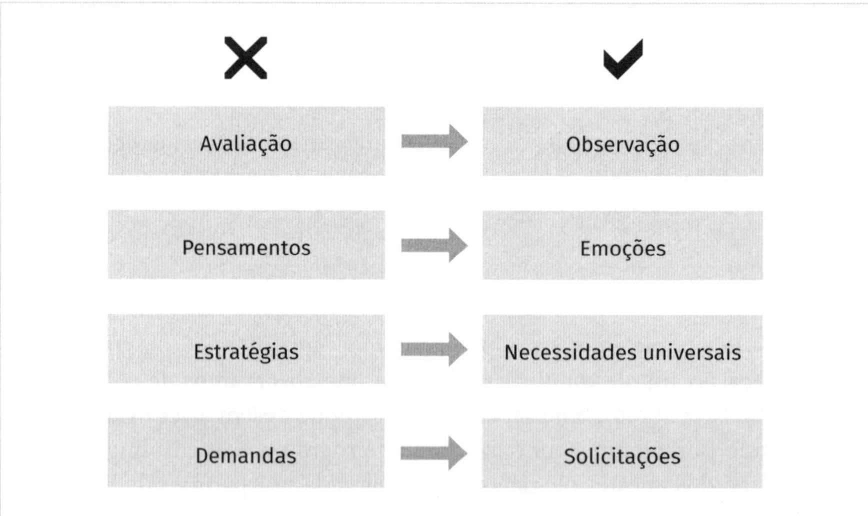

FIGURA 1 O que fazer e não fazer de acordo com as premissas da comunicação não violenta.

BIBLIOGRAFIA RECOMENDADA

1. Zhou AY, Panagioti M, Esmail A, Agius R, Van Tongeren M, Bower P. Factors associated with burnout and stress in trainee physicians: a systematic review and meta-analysis. JAMA Netw Open. 2020; 3:e2013761.
2. Castanelli DJ, Wickramaarachchi SA, Wallis S. Burnout and the learning environment of anaesthetic trainees. Anaesth Inten Care. 2017;45:744-51.
3. Moore R, Gupta P, Duval Neto GF. Occupational fatigue: impact on anesthesiologist's health and the safety of surgical patients: as anesthesiologists we are frequently working in a stressful environment. Do you disagree with this? Braz J Anesthesiol. 2013;63:167-9.
4. Rimmer A: What should I eat on my night shift? BMJ. 2019;365.
5. Lapa TA, Madeira FM, Viana JS, Pinto-Gouveia J. Burnout syndrome and wellbeing in anesthesiologists: the importance of emotion regulation strategies. Minerva Anestesiol. 2017;83:191-9.
6. Trockel M, Bohman B, Lesure E, Hamidi MS, Welle D, Roberts L, et al. A brief instrument to assess both burnout and professional fulfillment in physicians: reliability and validity, including correlation with self-reported medical errors, in a sample of resident and practicing physicians. Acad Psychiatry. 2018;42:11-24.
7. Kumar M, Chawla R. Communication skills and anesthesiologists. Anesth Essays Res. 2013;7:145-6.
8. Cyna AM, Andrew MI, Tan SGM. Communication skills for the anaesthetist. Anaesthesia. 2009;4:658-65
9. Epinat-Duclos J, Foncelle A, Quesque F, Chabanat E, Duguet A, Van der Henst JB, et al. Does nonviolent communication education improve empathy in French medical students? Int J Med Educ. 2021;12:205-18.

4

Avaliação pré-anestésica

Paolla da Glória Campelo Cavalcante

INTRODUÇÃO

A avaliação pré-anestésica consiste na avaliação clínica realizada antes do ato anestésico e é de responsabilidade do médico anestesiologista[1]. Tem como objetivo principal conhecer o histórico de saúde do paciente por meio da anamnese, do exame físico e quando necessário, de exames complementares com o intuito de identificar fatores que interfiram no cuidado perioperatório. A partir dessas informações, é possível estratificar o risco cirúrgico, esclarecer as principais dúvidas do paciente, aplicar o termo de consentimento e estabelecer o plano de cuidado anestésico, visando otimizar as condições clínicas necessárias e minimizar os riscos associados.

Segundo a força-tarefa (TF – *Task Force*) da American Society of Anesthesiologists (ASA), o momento adequado para a realização da avaliação pré-anestésica depende principalmente das características clínicas do paciente, do tipo e grau de invasividade do procedimento cirúrgico (Tabela 1). Deve ser sempre realizada antes do dia da cirurgia em pacientes com doenças clínicas graves e para procedimentos de alta invasividade. Para procedimentos de médio ou baixo grau de invasividade em pacientes com doenças clínicas não graves a avaliação pré-anestésica pode ser realizada antes ou no dia da cirurgia.

ANAMNESE E EXAME FÍSICO

Na anamnese, busca-se documentar o histórico médico completo e atual da patologia que está indicando o procedimento cirúrgico, bem como a presença de comorbidades, o histórico pessoal e familiar de antecedentes anestésicos-cirúr-

TABELA 1 Estimativa do risco cirúrgico#

Pequeno porte	Médio porte	Grande porte
Baixo risco (<1%)	Risco intermediário (1-5%)	Alto risco (>5%)
Mama	Abdominal	Cirurgia aórtica de emergência
Odontológica	Carótida	Intestino grosso: urgência ou emergência, grandes cirurgias do aparelho digestivo*
Endócrina	Reparo de aneurisma endovascular ou angioplastia arterial periférica	Procedimentos gerais abdominais de grande porte em pacientes com mais de 69 anos*
Oftálmica	Cirurgia de cabeça e pescoço	Cirurgia vascular abdominal eletiva
Ginecológica	Neurocirurgias – maiores	Cirurgia arterial de membros inferiores
Reconstrutiva	Ortopédicas maiores (quadril e coluna vertebral)	Revisões complexas de quadril ou joelho
Ortopédica menor (cirurgia de joelho)	Transplante renal	Fratura de pescoço ou fêmur em pacientes com mais de 69 anos*
Urológica menor	Urológicas maiores (cistectomias, grandes ressecções urológicas)	Esôfago, procedimentos complexos
		Estômago, duodeno, procedimentos complexos
		Transplante de fígado

Risco de infarto agudo do miocárdio e/ou morte após 30 dias do procedimento cirúrgico. *Ou condições clínicas descompensadas. Fonte: adaptada de Renner et al., 2016[2].

gicos indagando sobre eventuais complicações e intercorrências associadas, uso de medicações de uso contínuo, presença de alergias e hábitos como: tabagismo, etilismo e uso ou abuso de substâncias ilícitas. Na presença de comorbidades é necessário avaliar a gravidade, o histórico de exacerbações, o grau de limitação imposto nas atividades de vida diária, os tratamentos utilizados e o controle clínico atual[3]. Um histórico de manejo de vias aéreas prévio deve ser realizado em todos os pacientes com o intuito de detectar fatores médicos, cirúrgicos e anestésicos que possam inferir a presença de uma via aérea difícil[4]. Uma revisão dos sistemas pode levar à identificação de patologias ainda não diagnosticadas.

A mensuração da aptidão cardiovascular ou capacidade funcional pode guiar sobre a necessidade de avaliação adicional por meio de medidas de tolerância ao exercício. Equivalentes metabólicos de tarefa (MET) é uma medida de volume de oxigênio consumido durante uma atividade física, uma medida de 4 ou mais MET (Tabela 2) denota capacidade de atingir um nível moderado de atividades sem sintomas, o que prediz um baixo risco de complicações perioperatórias[3,5].

TABELA 2 Equivalentes metabólicos de tarefa (MET)

MET	Níveis de exercícios
1	Comer, trabalhar no computador, vestir
2	Descer pelas escadas ou caminhar em casa, cozinhar
3	Andar de um a dois quarteirões em terreno plano
4	Recolher folhas ou fazer serviços de jardinagem
5	Subir 1-2 lances de escadas, dançar, andar de bicicleta
6	Jogar golfe, carregar tacos
7	Jogar tênis individual
8	Subir escadas rapidamente, correr devagar
9	Pular corda devagar, andar de bicicleta moderadamente rápido
10	Nadar rapidamente, correr rápido
11	Esquiar *cross country* ou jogar basquete em quadra profissional
12	Correr rapidamente por moderadas a longas distâncias

Fonte: adaptada de Gerlach et al., 2018[6].

O exame físico pré-anestésico deve ser composto pela inspeção global do paciente, *status* funcional, obtenção dos sinais vitais, peso, altura e é direcionado para três sistemas orgânicos principais: vias aéreas e sistema respiratório; sistema cardiovascular e sistema nervoso central. A avaliação adicional de outros sistemas orgânicos pode ser necessária com base na história clínica e no procedimento cirúrgico ao qual o paciente será submetido[6-7].

O exame físico das vias aéreas deve ser realizado, sempre que possível, em todos os pacientes antes do início de qualquer ato anestésico e manejo de vias aéreas (Tabela 3) incluindo a classificação de Mallampati (Figura 1). O objetivo dessa avaliação é detectar características físicas que possam indicar dificuldades para a ventilação com dispositivo bolsa-válvula-máscara e/ou intubação endotraqueal (Tabela 4).

TABELA 3 Componentes do exame físico pré-operatório das vias aéreas

Componente para exame das vias aéreas	Achados não seguros
Comprimento dos incisivos superiores	Relativamente longo
Relação dos incisivos superiores e inferiores durante o fechamento normal da mandíbula	Não desejável "sobremordida" (incisivos superiores anteriores aos incisivos inferiores)
Relação dos incisivos superiores e inferiores durante a protrusão voluntária da mandíbula	O paciente não consegue projetar os incisivos inferiores para a frente dos superiores
Distância interincisivo	Menor que 3 cm
Visibilidade da úvula	Não visível quando a língua está protrusa com o paciente sentado (ex.: Mallampati > 2)
Forma do palato	Altamente arqueado ou muito estreito
Conformidade do espaço mandibular	Rígido, endurecido, ocupado por massa ou não resiliente
Distância tireomento	Menor que três dedos comuns de largura
Comprimento do pescoço	Curto
Espessura do pescoço	Grosso
Amplitude de movimento da cabeça e do pescoço	O paciente não pode tocar a ponta do queixo no peito ou não pode estender o pescoço

Fonte: adaptada de Apfelbaum et al., 2013[4].

TABELA 4 Características pré-operatórias associadas a possível difícil manejo de vias aéreas

Dificuldade na ventilação sob máscara	Dificuldade na laringoscopia direta
Idade > 55 anos	Relato de história de intubação difícil, pneumonia aspirativa após intubação, trauma oral ou dental após intubação
Histórico de apneia obstrutiva do sono (AOS) ou ronco	AOS ou ronco
Radiação anterior da cabeça/pescoço, cirurgia ou trauma	Radiação anterior da cabeça/pescoço, cirurgia ou trauma
Falta de dentes	Doença congênita: síndrome de Down, síndrome de Treacher-Collins, síndrome de Pierre Robin

(continua)

TABELA 4 Características pré-operatórias associadas a possível difícil manejo de vias aéreas (*continuação*)

Dificuldade na ventilação sob máscara	Dificuldade na laringoscopia direta
Presença de barba	Doença inflamatória/artrítica: artrite reumatoide, espondilite anquilosante, esclerodermia
Índice de massa corporal (IMC) > 26 kg/m^2	Obesidade Doença da coluna cervical ou cirurgia prévia

Fonte: adaptada de Gerlach et al., 2018[6].

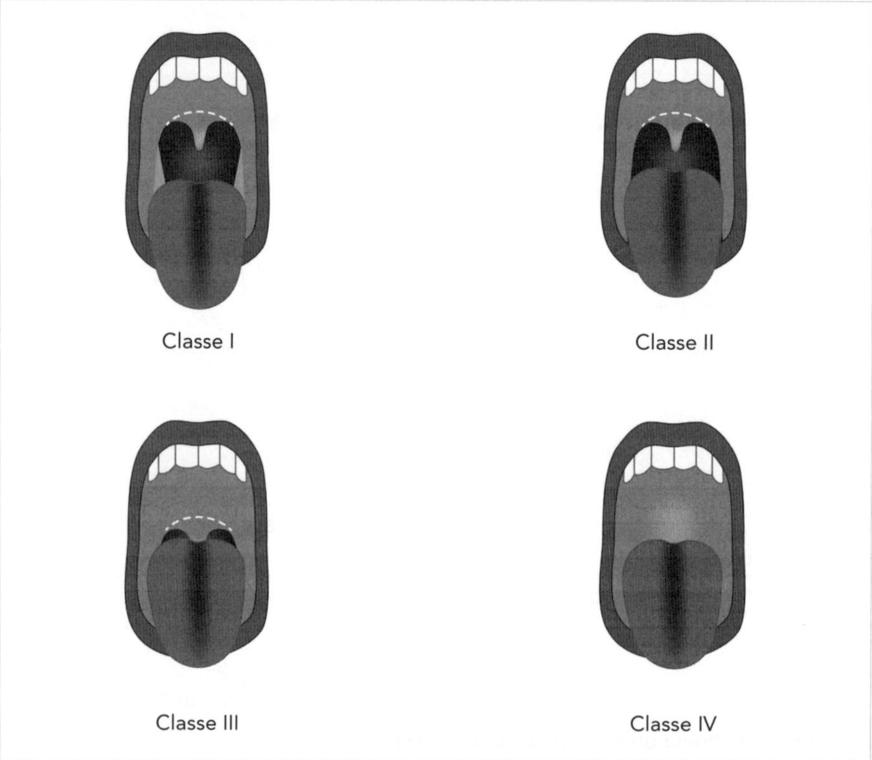

FIGURA 1 Classificação de Mallampati. Na classe I, a orofaringe, os pilares tonsilares e toda a úvula são visíveis. Na classe II, os pilares não são visíveis. Na classe III, apenas uma mínima porção da parede orofaríngea é visível. Na classe IV, a língua está pressionada contra o palato duro.

Fonte: Adaptada de Brown et al., 2019[8].

No sistema respiratório deve-se incluir a ausculta pulmonar e a inspeção geral com identificação de cianose, baqueteamento digital, uso da musculatura respiratória acessória ou esforço respiratório. Obesidade (IMC > 30 kg/m^2), hipertensão arterial e aumento da circunferência cervical estão associados a um risco aumentado de AOS.

No sistema cardiovascular, deve-se avaliar a ausculta cardíaca com atenção à presença de sopros, alteração de ritmo e sinais de sobrecarga volêmica. Checagem de pulsos arteriais e de edema de extremidades fazem parte da avaliação.

No sistema nervoso central deve-se observar a presença e documentação de déficits prévios: mentais, na fonação, em nervos cranianos, na marcha, na função motora e sensitiva. Ausculta de sopros carotídeos é importante, principalmente em pacientes com histórico de irradiação cervical, acidentes vasculares cerebrais ou ataques isquêmicos transitórios[3].

INVESTIGAÇÕES E EXAMES COMPLEMENTARES

O ASA *Practice Advisory for Preanesthesia Evaluation* recomenda que não sejam realizados rotineiramente exames pré-operatórios. Os exames pré-operatórios devem ser solicitados de forma individualizada para orientar ou otimizar o manejo perioperatório com base nas informações obtidas na história clínica, no exame físico e no tipo e na invasividade do procedimento cirúrgico planejado[1,3,9,10].

As avaliações clínicas mostraram ser eficazes em termos de custo, reduzindo as despesas laboratoriais e de diagnóstico sem afetar adversamente o resultado[9].

Em muitas situações, principalmente nas quais o paciente é saudável ou o procedimento é relativamente não invasivo, nenhuma investigação pré-operatória é necessária[1,3,9,10]. A Tabela 5 resume as principais recomendações sobre a solicitação de exames pré-operatórios.

TABELA 5 Recomendações sobre solicitação de exames pré-operatórios

Exames	Indicação
Eletrocardiograma	Avaliar solicitação na presença de: doença cardiocirculatória, respiratória, tipo ou invasividade da cirurgia.
	Doença cardíaca coronariana conhecida ou outra doença cardíaca estrutural significativa, exceto para cirurgia de baixo risco; doença cardiovascular, renal ou diabetes, exceto para cirurgia de baixo risco. Pode ser considerado em pacientes assintomáticos, exceto em cirurgias de baixo risco.
	A idade sozinha não é uma indicação para o ECG.

(continua)

TABELA 5 Recomendações sobre solicitação de exames pré-operatórios (*continuação*)

Exames	Indicação
Radiografia de tórax	Avaliar solicitação na presença de: tabagismo, infecção respiratória superior recente, doença pulmonar obstrutiva crônica (DPOC) e doença cardíaca.
	Sintomas pulmonares significativos ativos, agudos ou crônicos, como tosse ou dispneia; achados físicos inexplicáveis anormais no exame torácico; insuficiência cardíaca descompensada; neoplasia torácica; terapia com radiação torácica.
	Não são consideradas indicações inequívocas de solicitação de radiografia de tórax: extremos de idade, tabagismo, DPOC estável, doença cardíaca estável ou infecção recente do aparelho respiratório resolvida.
Hemoglobina e hematócrito	Avaliar solicitação na presença de: tipo e grau de invasividade do procedimento, pacientes com doença hepática, idade avançada e história de anemia, sangramento e outros distúrbios hematológicos.
	Pacientes assintomáticos submetidos a procedimento de grande porte.
	Abuso de álcool; anemia; dispneia; doença hepática ou renal; malignidade; desnutrição; baixa tolerância ao exercício; quimioterapia ou radioterapia recente.
	Solicitação de hemograma de rotina para procedimento de baixo risco não é indicada.
Coagulograma	Avaliar solicitação na presença de: distúrbios hemorrágicos, disfunção renal, disfunção hepática e tipo e invasividade do procedimento.
	Não é indicado de forma rotineira antes de cirurgias.
	Abuso de álcool; doença hepática; desnutrição; distúrbio hemorrágico (história pessoal ou familiar); uso de anticoagulantes e terapias alternativas; estado hipercoagulável não diagnosticado.
	Se o *status* da coagulação precisar ser testado antes da cirurgia, usar o teste *point of care*.
Contagem de plaquetas	Doença hepática; distúrbio hemorrágico (história pessoal ou familiar); malignidade hematológica; quimioterapia ou radioterapia recente; histórico de trombocitopenia.

(continua)

TABELA 5 Recomendações sobre solicitação de exames pré-operatórios (*continuação*)

Exames	Indicação
Função renal	Considerar em pacientes com risco de lesão renal aguda pós--operatória: cirurgia de emergência, especialmente quando paciente séptico ou hipovolêmico, cirurgia intraperitoneal, doença renal crônica (adultos com TFGe inferior a 60 mL/min/1,73 m2 estão em risco particular), diabetes, insuficiência cardíaca, 65 anos ou mais, doença hepática, uso de drogas que podem causar ou exacerbar lesão renal no período perioperatório (em particular, AINE após a cirurgia).
Eletrólitos	Abuso de álcool; doença cardiovascular, hepática, renal ou tireoide; diabetes; desnutrição; uso de digoxina ou diuréticos.
Urinálise	Procedimentos específicos (por exemplo, implante de prótese, procedimentos urológicos) ou quando há sintomas do trato urinário.
Teste de gravidez	No dia da cirurgia, pergunte com sensibilidade a todas as mulheres em idade fértil se existe alguma possibilidade de estarem grávidas.
	Certifique-se de que as mulheres que possam estar grávidas estejam cientes dos riscos do anestésico e do procedimento para o feto.
	Documente todas as discussões com as mulheres sobre a realização ou não de um teste de gravidez.
	Realize um teste de gravidez com o consentimento da mulher, se houver alguma dúvida sobre a possibilidade de ela estar grávida.

Fonte: Apfelbaum et al., 2012[1]; Gerlach et al., 2018[6], Fleisher et al., 2014[5]; NICE, 2016[11].

Pacientes com comorbidades de maior impacto sistêmico podem ter o melhor plano anestésico com a avaliação pré-operatória adicional do médico especialista, com intuito de diagnóstico, avaliação e melhora de uma condição nova ou mal controlada e formação de um perfil de risco clínico que possa ser utilizado para tomadas de decisões da equipe cirúrgica e anestésica.

AVALIAÇÃO PRÉ-ANESTÉSICA DE PACIENTES COM DOENÇA CARDÍACA ISQUÊMICA

O risco de um evento cardíaco adverso importante após cirurgia não cardíaca é frequentemente associado a eventos de doença arterial coronariana (DAC) prévios[5]. Um dos objetivos da avaliação pré-operatória é verificar se o paciente possui DAC significativa não diagnosticada. Na presença de DAC, caracterizar quanto a gravidade, limitações funcionais, terapia e investigações anteriores; determinar se são necessárias intervenções pré-operatórias adicionais e verificar a possibilidade de reduzir o risco perioperatório relacionado à DAC[4].

A base primária da avaliação cardíaca é a anamnese, o exame físico e avaliação da capacidade funcional. Nos pacientes sem histórico de DAC mas com fatores de risco tradicionais (tabagismo, hipertensão, idade > 55 anos, sexo masculino, hiperlipidemia, histórico familiar) ou sintomas suspeitos (desconforto no peito ou dispneia) devem ser solicitados ECG, principalmente para procedimentos cirúrgicos de médio a grande porte, hemoglobina e creatinina sérica. Tanto a insuficiência renal crônica quanto a anemia são fatores de risco para complicações cardíacas perioperatórias. Em pacientes com DAC conhecida, deve-se avaliar o histórico de desconforto precordial e classificar quanto ao grau de limitação funcional.

A estabilidade e o momento de um infarto do miocárdio (IM) recente (< 6 meses) afetam a incidência de morbidade e mortalidade perioperatória, dependendo da intervenção realizada. Os dados sugerem adiar por 60 dias uma cirurgia eletiva não cardíaca na ausência de uma intervenção coronariana[4].

O objetivo principal da avaliação cardíaca pré-operatória é identificar pacientes que têm alto risco cardíaco perioperatório ou aqueles que apresentam um risco modificável.

O risco de um evento cardíaco adverso importante após cirurgia não cardíaca pode ser medido por calculadoras *online* idealizadas pelo Programa Nacional de Melhoria da Qualidade Cirúrgica do Colégio Americano de Cirurgiões que são ajustadas de acordo com o procedimento cirúrgico e as características clínicas do paciente. Alternativamente, pode-se usar o Índice de Risco Cardíaco Revisado (IRCR), que é uma ferramenta simples e validada para avaliar o risco de complicações cardíacas graves (IM, edema agudo de pulmão, fibrilação ventricular, bloqueio cardíaco completo e parada cardiorrespiratória) (Tabela 6). Nem todo paciente com DAC precisa de investigação adicional, a diretriz do American College of Cardiology/American Heart Association (ACC/AHA) sobre avaliação cardiovascular perioperatória e manejo de pacientes submetidos à cirurgia não cardíaca orienta quanto a avaliação para DAC e testes apropriados para identificar pacientes com risco de eventos cardiovasculares adversos maiores (Figura 2)[4-5]. Apenas os pacientes com doença coronariana grave que sofreriam revascularização independente da cirurgia não cardíaca provavelmente se beneficiarão da revascularização pré-operatória. O manejo de agentes antiplaquetários é complexo em pacientes com intervenção coronariana percutânea pré-operatória, especialmente com *stents* farmacológicos, pois requerem meses, se não uma vida inteira, de terapia antiplaquetária para prevenir reestenose catastrófica do *stent* ou trombose aguda (Tabela 7).

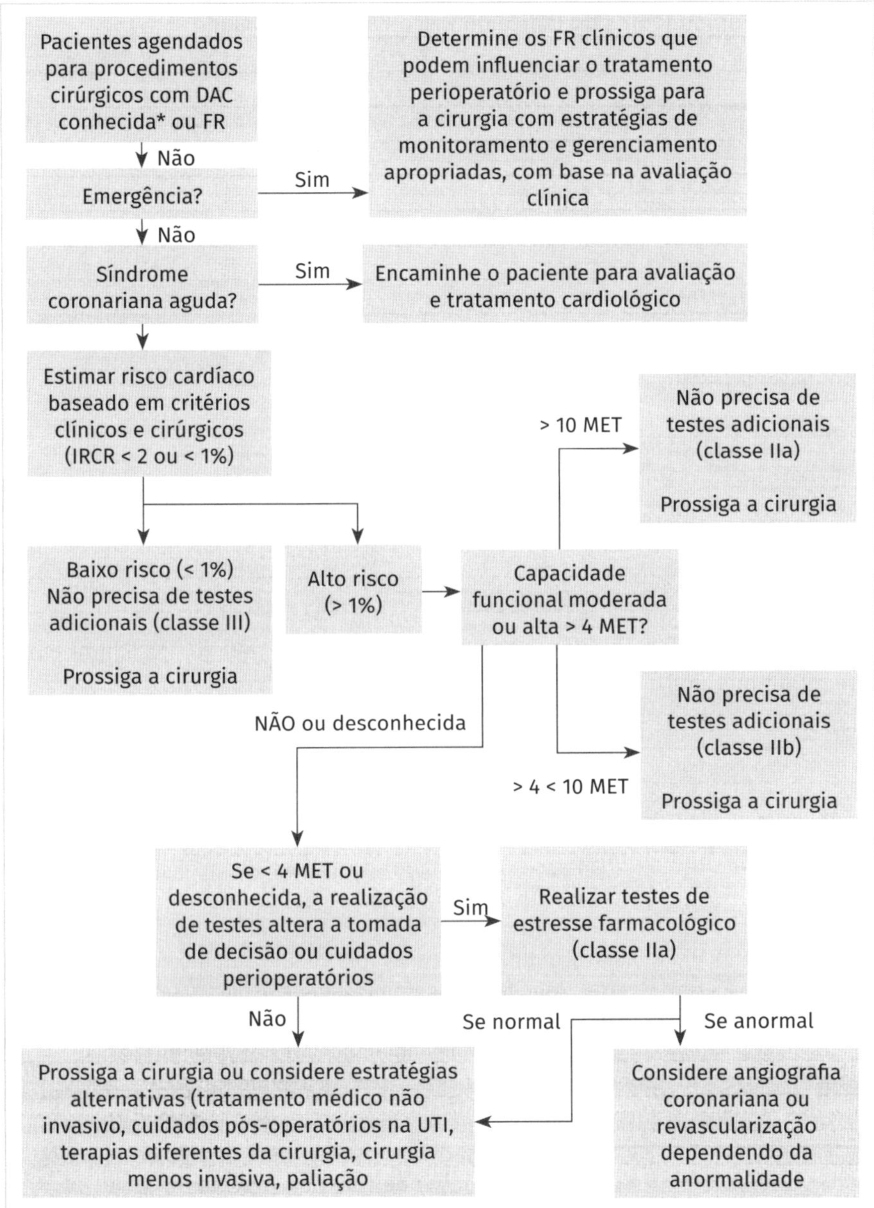

FIGURA 2 Avaliação cardíaca simplificada para cirurgias não cardíacas em pacientes com fatores de risco ou doença arterial coronariana (DAC) conhecida.

*Para pacientes com insuficiência cardíaca, doença valvar ou arritmia sintomática, consulte diretriz para melhor manejo. FR: fatores de risco; IRCR: Índice de Risco Cardíaco Revisado; MET: equivalentes metabólicos de tarefa. Fonte: modificada de Fleisher et al., 2014[5].

TABELA 6 Componentes do Índice de Risco Cardíaco Revisado

Componentes	Pontos
Doença cardíaca isquêmica	1
Histórico de insuficiência cardíaca	1
Histórico de doença cerebrovascular	1
Diabetes mellitus com insulinoterapia	1
Creatinina de 2 mg/dL ou mais	1
Procedimentos cirúrgicos de alto risco (intratorácicos, intraperitoneal ou vascular suprainguinal)	1
Pontuação do IRCR	Risco de eventos cardíacos graves
0	0,4%
1	1%
2	2,4%
Maior igual a 3	5,4%

TABELA 7 Recomendações para manejo de antiplaquetários em pacientes com *stents* submetidos a cirurgia eletiva não cardíaca

Classe	Recomendação
I (benefício >>> risco)	A cirurgia deve ser adiada 30 dias após o implante de *stent* metálico e, otimamente, por 6 meses após o implante de *stent* farmacológico.
I (benefício >>> risco)	Em pacientes tratados com dupla antiagregação após implante de *stent* coronário que devem ser submetidos a procedimentos cirúrgicos que determinam a descontinuação da terapia com inibidores de P2Y12, recomenda-se a continuação da aspirina, se possível, e que o inibidor do receptor de plaquetas P2Y12 seja reiniciado o mais rápido possível após a cirurgia.
IIa (benefício >> risco)	Quando a cirurgia não cardíaca é necessária em pacientes que atualmente tomam um inibidor de P2Y12, pode ser útil uma decisão de consenso entre os médicos quanto aos riscos relativos da cirurgia e a descontinuação ou continuação da terapia antiplaquetária.

(continua)

TABELA 7 Recomendações para manejo de antiplaquetários em pacientes com *stents* submetidos a cirurgia eletiva não cardíaca (*continuação*)

Classe	Recomendação
IIb (benefício ≥ risco)	A cirurgia não cardíaca eletiva após o implante de *stent* farmacológico em pacientes para os quais a terapia com inibidor de P2Y12 precisará ser descontinuada pode ser considerada após 3 meses se o risco de mais atraso da cirurgia for maior do que o risco esperado de trombose do *stent*.
III (risco > benefício)	A cirurgia não cardíaca eletiva não deve ser realizada dentro de 30 dias após o implante de *stent* metálico ou dentro de 3 meses após o implante de *stent* farmacológico em pacientes nos quais a dupla antiagregação precisará ser descontinuado no período perioperatório.

Fonte: adaptada de Levine et al., 2016[12].

MEDICAÇÕES

As orientações sobre a manutenção ou interrupção dos medicamentos de uso contínuo são parte importante do plano anestésico e dependem das comorbidades e da natureza do procedimento cirúrgico. Um resumo das orientações sobre os medicamentos de uso contínuo no período perioperatório está na Tabela 8.

TABELA 8 Orientações sobre os medicamentos de uso contínuo no período perioperatório

Medicamentos anti-hipertensivos	Continuar no dia da cirurgia, exceto IECA e BRA.
Medicamentos para doença cardíaca (por exemplo, betabloqueadores, digoxina)	Continuar no dia da cirurgia.
Antidepressivos, ansiolíticos e outros medicamentos psiquiátricos	Continuar no dia da cirurgia.
Medicamentos para a tireoide	Continuar no dia da cirurgia.
Contraceptivos orais	Continuar no dia da cirurgia.

(*continua*)

TABELA 8 Orientações sobre os medicamentos de uso contínuo no período perioperatório (*continuação*)

Colírio	Continuar no dia da cirurgia.
Medicamentos para pirose ou refluxo	Continuar no dia da cirurgia.
Medicamentos opioides	Continuar no dia da cirurgia.
Medicamentos anticonvulsivantes	Continuar no dia da cirurgia.
Medicamentos para asma	Continuar no dia da cirurgia.
Corticosteroides (orais e inalados)	Continuar no dia da cirurgia.
Estatinas	Continuar no dia da cirurgia.
Aspirina	Continuar a aspirina em pacientes com intervenção coronária percutânea prévia, DAC de alto grau e DCV significativa. Caso contrário, interrompa a aspirina 3 dias antes da cirurgia.
Inibidores de P2Y12 (por exemplo, clopidogrel, ticagrelor, prasugrel, ticlopidina)	Pacientes submetidos à cirurgia de catarata com anestesia tópica ou geral não precisam parar de tomar tienopiridinas. Se for necessária a reversão da inibição plaquetária, o intervalo de tempo para descontinuar esses medicamentos antes da cirurgia é de 5 a 7 dias para o clopidogrel, 5 a 7 dias para o ticagrelor, 7 a 10 dias para o prasugrel e 10 dias para a ticlopidina. Não interromper os inibidores de P2Y12 em pacientes que possuem *stents* farmacológicos até que completem 6 meses de terapia antiplaquetária dupla, a menos que pacientes, cirurgiões e cardiologistas discutam os riscos de descontinuação. Isso se aplica a pacientes com *stents* metálicos até que completem 1 mês de terapia antiplaquetária dupla.
Insulina	Para todos os pacientes, interrompa toda a insulina de ação curta (p. ex., regular) no dia da cirurgia (a menos que a insulina seja administrada por bomba contínua). Os pacientes com diabetes tipo 2 não devem tomar nenhuma, ou até a metade da dose de insulina de ação prolongada ou combinada (p. ex., 70/30 preparações) no dia da cirurgia. Pacientes com diabetes tipo 1 devem tomar uma pequena quantidade (geralmente um terço) da dose habitual de insulina prolongada pela manhã no dia da cirurgia. Os pacientes com uma bomba de insulina devem continuar apenas sua taxa basal.

(*continua*)

TABELA 8 Orientações sobre os medicamentos de uso contínuo no período perioperatório (*continuação*)

Medicamentos tópicos (por exemplo, cremes e pomadas)	Interromper no dia da cirurgia.
Medicamentos antidiabéticos não insulínicos	Descontinuar no dia da cirurgia (exceção: os inibidores de SGLT2 devem ser descontinuados 24 horas antes da cirurgia eletiva).
Diuréticos	Interromper no dia da cirurgia (exceção: diuréticos tiazídicos administrados para hipertensão, que devem ser continuados no dia da cirurgia).
Sildenafil (Viagra®) ou medicamentos similares	Interromper 24 horas antes da cirurgia.
Inibidores de COX-2	Continuar no dia da cirurgia, a menos que o cirurgião esteja preocupado com a cicatrização óssea.
Anti-inflamatórios não esteroides	Suspender 48 horas antes do dia da cirurgia.
Varfarina (cumarínicos)	Interromper 5 dias antes da cirurgia, exceto para pacientes submetidos à cirurgia de catarata sem bloqueio bulbar.
Inibidores da monoamina oxidase	Continuar com esses medicamentos e ajustar o plano de anestesia de acordo.

BRA: bloqueadores de receptores da angiotensina; COX-2: ciclooxigenase-2; DAC: doença arterial coronariana; DCV: doença cerebrovascular; IECA: inibidores da enzima conversora da angiotensina; P2Y12: receptor de difosfato de adenosina; SGLT2: inibidores do cotransportador de sódio-glicose 2.
Fonte: adaptada de Duminda, et al., 2020[3].

AVALIAÇÃO PRÉ-OPERATÓRIA DE RISCOS E CONSENTIMENTO INFORMADO

Com base na avaliação pré-operatória e na identificação de condições clínicas preexistentes, é atribuída uma classificação de *status* físico ASA (Tabela 9), uma ferramenta simples e muito usada para estimar risco perioperatório, no entanto, ela só analisa critérios clínicos. Riscos adicionais relacionados ao procedimento também devem ser considerados. O IRCR possui 5 critérios clínicos e 1 cirúrgico (Tabela 6). A calculadora de risco cirúrgico do Programa Nacional de Melhoria da Qualidade Cirúrgica do Colégio Americano de Cirurgiões fornece uma estimativa mais completa do risco do paciente e do procedimento (www.surgicalriskcalculator.com).

TABELA 9 Classificação do *status* físico da American Society of Anesthesiologists (ASA), revisada em 2014

Classe	Definição	Exemplos
1	Saúde normal	Saudável, não fumante, sem uso ou uso mínimo de álcool.
2	Doença sistêmica leve	Doenças sistêmicas leves sem limitações funcionais substanciais. Os exemplos incluem (mas não se limitam a): tabagista, etilista social, gravidez, 30 < IMC < 40, DM, HAS, doença pulmonar leve bem controlados.
3	Doença sistêmica grave	Há limitação funcional substancial. Uma ou mais doenças moderadas a graves. Os exemplos incluem (mas não se limitam a): DM ou HAS mal controlados, DPOC, obesidade mórbida (IMC ≥ 40), hepatite ativa, dependência ou abuso de álcool, implante de marca-passo, redução moderada da fração de ejeção, DRC submetida a diálise programada regularmente, prematuridade IPC < 60 semanas, história (> 3 meses) de IAM, AVC ou AIT ou DAC/*stents*.
4	Doença sistêmica grave com ameaça constante à vida	Os exemplos incluem (mas não se limitam a): IAM recente (< 3 meses), AVC, AIT ou DAC/*stents*, isquemia cardíaca contínua ou grave, disfunção valvar, redução severa da fração de ejeção, sepse, CIVD, IRA ou DRC não submetida a diálise programada regularmente.
5	Moribundo: sobrevivência não esperada sem cirurgia	Os exemplos incluem (mas não se limitam a): ruptura de aneurisma abdominal ou torácico, trauma maciço, sangramento intracraniano com efeito de massa, isquemia intestinal em face de patologias cardíacas significativas ou disfunção de múltiplos órgãos.
6	Doador de órgãos com morte cerebral	

A adição de "E" indica cirurgia de emergência. AIT: ataque isquêmico transitório; AVC: acidente vascular cerebral; CIVD: coagulação intravascular disseminada; DAC: doença arterial coronariana; DM: diabetes melito; DPOC: doença pulmonar obstrutiva crônica; DRC: doença renal crônica; HAS: hipertensão arterial sistêmica; IAM: infarto agudo do miocárdio; IMC: índice de massa corporal; IPC: idade gestacional pós-conceptual; IRA, insuficiência respiratória aguda. Fonte: Adaptada de Mayhew et al., 2019[13].

JEJUM PRÉ-OPERATÓRIO

O objetivo geral das recomendações de jejum pré-operatório é reduzir o risco de aspiração pulmonar. A ASA publicou em 2017 um *guideline* para manejo de jejum pré-operatório e uso de agentes farmacológicos[14]. Na história pré-anestésica deve-se indagar a presença de fatores que possam contribuir para aumentar o risco de regurgitação e aspiração pulmonar como: doença do refluxo gastroesofágico, sintomas de disfagia, outros distúrbios da motilidade gastrointestinal e distúrbios metabólicos (por exemplo, *diabetes mellitus*). Os pacientes devem ser orientados sobre os tempos de jejum (Tabela 10) com antecedência suficiente dos seus procedimentos.

TABELA 10 Orientação sobre o período mínimo de jejum em pacientes saudáveis

Alimento	Tempo mínimo de jejum	Exemplos
Líquidos claros	2 horas	Água, sucos de frutas sem polpa, bebidas esportivas, bebidas gaseificadas, chá e café (sem leite)
Leite materno	4 horas	
Fórmula infantil, leite não humano e refeição leve	6 horas	Leite de vaca, cabra ou soja Torradas, líquidos claros, bebidas não alcoólicas
Refeição completa	8 horas	Alimentos fritos ou gordurosos, carne, bebidas alcoólicas

Fonte: Modificada de Gerlach et al., 2018[6].

BIBLIOGRAFIA RECOMENDADA

1. Apfelbaum JL, et al. Practice advisory for preanesthesia evaluation. Anesthesiology. 2012;116(3):522-38.
2. Renner J, et al. Monitoring high-risk patients: minimally invasive and non-invasive possibilities. Best Practice & Research Clinical Anaesthesiology. 2016;30(2):201-16.
3. Duminda N, et al. Preoperative evaluation and medication. In: Gropper MA, et al. Miller's anesthesia, 9. ed. Philadelphia: Elsevier; 2020. p. 918-94.
4. Apfelbaum JL, et al. Practice guidelines for management of the difficult airway. Anesthesiology. 2013;118(2):251-70.
5. Fleisher LA, et al. 2014 ACC/AHA Guideline on perioperative cardiovascular evaluation and management of patients undergoing noncardiac surgery. J Am Coll Cardiol. 2014;64(22):77-137.

6. Gerlach RM, et al. Preoperative evaluation and medication. In: Miller RD, et al. Basics of anesthesia, 7. ed. Philadelphia: Elsevier; 2018. Cap. 13. p. 189-212.
7. Tobias JD, et al. Preoperative anesthesia evaluation. Seminars In Pediatric Surgery. 2018;27(2):67-74.
8. Brown III, Calvin A, et al. Identificação das vias aéreas difícil e falha. In: Brown III, Calvin A, et al. Manual de Walls para o manejo da via aérea na emergência, 5. ed. Porto Alegre: Artmed; 2019. Cap. 2. p. 9-24.
9. Finegan BA, et al. Selective ordering of preoperative investigations by anesthesiologists reduces the number and cost of tests. Can J Anesthesia/J Can D'Anesthésie. 2005;52(6):575-80.
10. Johansson T, et al. Effectiveness of non-cardiac preoperative testing in non-cardiac elective surgery: a systematic review. Brit J Anaesthesia. 2013;110(6):926-39.
11. National Institute for Health and Care Excellence (NICE). Preoperative tests (update). Routine preoperative tests for elective surgery. London: NICE; 2016.
12. Levine GN, et al. 2016 ACC/AHA Guideline focused update on duration of dual antiplatelet therapy in patients with coronary artery disease. J Am Coll Cardiol. 2016;68(10):1082-115.
13. Mayhew D, et al. A review of ASA physical status: historical perspectives and modern developments. Anaesthesia. 2019;74(3):373-9.
14. Apfelbaum JL, et al. practice guidelines for preoperative fasting and the use of pharmacologic agents to reduce the risk of pulmonary aspiration. Anesthesiology. 2017;126(3):376-93.

5

Anatomia do aparelho de anestesia

Bruno Francisco de Freitas Tonelotto

INTRODUÇÃO

O conjunto de equipamentos utilizado na anestesia, conhecido como estação de trabalho anestésica, representa um sistema integrado e multifuncional. Esse sistema desempenha um papel vital na administração de gases anestésicos durante procedimentos cirúrgicos e médicos, exigindo compreensão detalhada de suas múltiplas funções para uso eficiente e seguro.

Dentro desse sistema, encontram-se componentes como o mecanismo de distribuição de gases, vaporizadores, ventiladores, sistemas de minimização de emissões poluentes e uma variedade de monitores. Esses monitores são essenciais para avaliar a condição fisiológica do paciente sob anestesia, permitindo o acompanhamento de diversos parâmetros respiratórios e a análise de aspectos elétricos do equipamento.

Os elementos que compõem a estação de trabalho anestésica variam desde componentes pneumáticos e mecânicos até sistemas eletrônicos e controlados por microprocessadores, todos projetados para maximizar a segurança do paciente. A presença de tecnologia avançada não diminui a importância do conhecimento e da habilidade do anestesiologista em operar esses equipamentos, sejam eles de modelos mais simples ou complexos.

No contexto hospitalar brasileiro, com equipamentos de diferentes gerações e capacidades tecnológicas, é fundamental que os anestesiologistas estejam bem versados nos princípios operacionais desses dispositivos. A manutenção e o suporte técnico devem estar em conformidade com as normas da ABNT, assegurando a segurança dos equipamentos. Esse entendimento é crucial para que, em situações de falha, as soluções sejam implementadas de maneira rápida e eficiente.

Assim, o domínio dos componentes e das funcionalidades da estação de trabalho anestésica é essencial para assegurar a execução segura e eficaz da anestesia. Os profissionais responsáveis devem estar capacitados para operar esses sistemas adequadamente, priorizando sempre a segurança e o bem-estar dos pacientes durante os procedimentos anestésicos.

SEÇÃO DE FLUXO CONTÍNUO

Conceitualmente, a seção de fluxo contínuo é a parte do aparelho de anestesia com função de misturar gases ou vapores anestésicos a serem fornecidos ao cliente. O sistema respiratório é o conjunto através do qual os gases ou vapores anestésicos podem ser direcionados de forma controlada por dispositivos em conexões com a via aérea do cliente a ser anestesiado. Finalmente, o respirador, também conhecido como ventilador, é o aparelho com função de complementar ou fornecer a ventilação pulmonar.

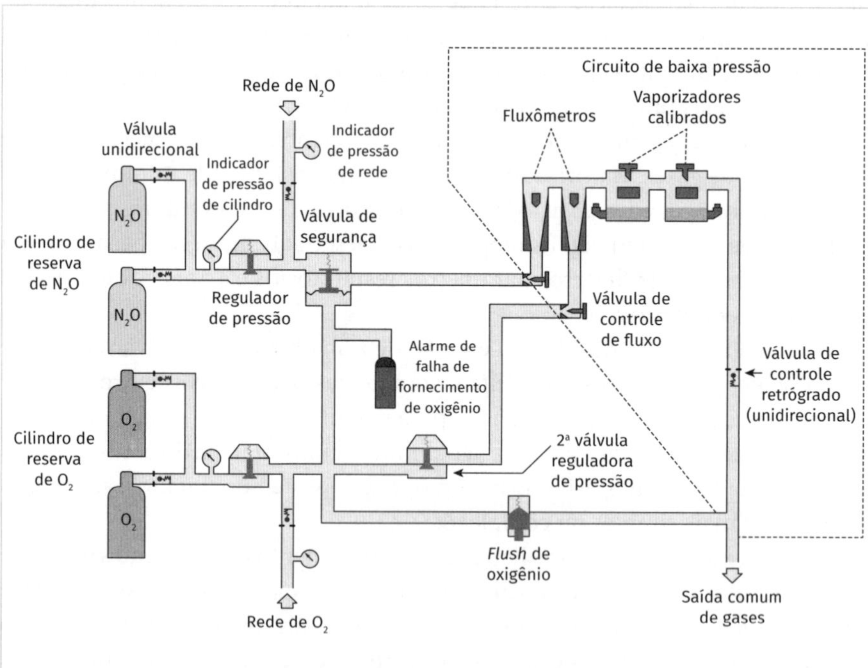

FIGURA 1 Esquema de distribuição e abastecimento de gases.

Abastecimento de gases

O fornecimento de gases para os aparelhos de anestesia pode ser realizado através de uma central de gases ou cilindros. Esse processo utiliza extensões equipadas com conectores rosqueados que seguem o sistema DISS (*Diameter Indexed Safety System*) ou NIST (*Non-Interchangeable Screw Threaded*), ou ainda conectores rápidos não intercambiáveis. Todos esses componentes devem atender estritamente às normas técnicas brasileiras para evitar a troca incorreta de gases.

Nos hospitais, o abastecimento de gases geralmente é feito por uma rede pressurizada. Os gases comprimidos mais comuns são oxigênio e óxido nitroso (N_2O). Existem também geradores de oxigênio, mas estes tendem a ser mais caros e exigem manutenção frequente. À medida que o gás é distribuído pela rede, ele passa por um medidor de pressão e um regulador. O medidor de pressão serve para monitorar a pressão na rede de gases e para reduzir e manter os gases em um nível seguro de operação. Os gases desta rede devem ter um sistema de manometria ajustável entre 3,5 e 4,5 $kgf.cm^{-2}$.

Em situações normais, pode haver um suprimento auxiliar de cilindros de reserva, funcionando como uma linha de segurança em caso de falha no fornecimento principal. Esses cilindros são geralmente fixados na parte traseira do equipamento. Para evitar a instalação incorreta de um cilindro de gás, sua cabeça é codificada com um arranjo específico de furos que se alinham com pinos de segurança.

A conexão dos gases ao aparelho de anestesia, ou a interligação entre a rede de gases e o equipamento, é feita por meio de mangueiras flexíveis permanentemente fixadas a conectores de entrada e saída específicos para cada tipo de gás. Essas mangueiras são projetadas para conduzir gás sob pressões inferiores a 1.400 kPa e são identificadas por símbolos e cores específicas para cada gás.

TABELA 1 Descrição do gás, símbolo e cor específica a cada gás conforme NBR 11906

Gás	Símbolo	Cor
Ar comprimido	Ar	Cinza claro/amarelo
Oxigênio	O_2	Verde
Óxido nitroso	N_2O	Azul marinho
Dióxido de carbono	CO_2	Alumínio
Nitrogênio	N_2	Cinza claro

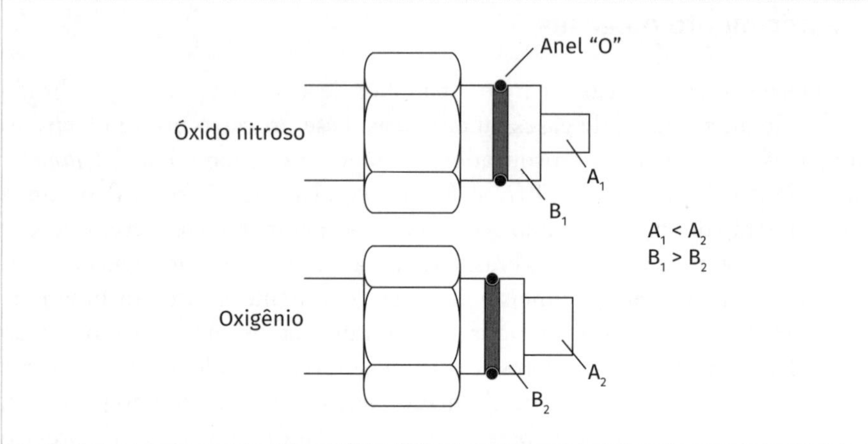

FIGURA 2 Representação de conectores de engate rápido.
Fonte: adaptada de Ward, 2000.

Tubos, conexões e válvulas

É essencial que cada tipo de gás seja claramente identificado em um aparelho de anestesia, seja pelo nome, símbolo ou cor específica. Ao serem introduzidos no equipamento, os gases passam por um sistema de tubulação que regula tanto o tipo quanto a quantidade de gás fornecido ao paciente. Esse sistema inclui válvulas reguladoras de pressão, cuja função é manter a pressão de trabalho em um nível estável.

Os reguladores de pressão são fundamentais, pois a alta pressão dos gases na rede, se não controlada, pode ser perigosa para o paciente, aumentando o risco de lesões pulmonares. Sem a redução da pressão, os fluxômetros que ajustam finamente o fluxo de gás teriam que suportar altas pressões, comprometendo a precisão no controle do fluxo de gases e a manutenção da pressão de trabalho constante.

Equipamentos de anestesia modernos estão equipados com reguladores de pressão primários, projetados para cada tipo de gás, com o objetivo principal de diminuir as altas pressões provenientes dos cilindros. Reguladores de pressão secundários são empregados internamente para otimizar a distribuição de gases. Isso é particularmente importante quando uma saída auxiliar do aparelho é usada para operar um respirador que demanda alto consumo intermitente de gases, assegurando que não haja variações na performance de outros componentes, como os fluxômetros.

Sistemas de controle de fluxo

No *design* de um aparelho de anestesia, é crucial a inclusão de um sistema de controle de fluxo dedicado para cada tipo de gás. A válvula de controle de fluxo é um componente chave, pois ela divide o sistema de anestesia em duas seções distintas: a de alta pressão e a de baixa pressão. Essa válvula permite que o anestesiologista regule de maneira precisa o fluxo de gás que é administrado ao circuito do paciente, com ajustes que podem variar conforme a necessidade.

Após serem regulados a uma pressão segura, os gases provenientes das linhas de fornecimento ou dos cilindros são direcionados através dos fluxômetros. Esses dispositivos são fundamentais para controlar de forma exata o fluxo de gás dentro do aparelho de anestesia. Cada aparelho possui um conjunto de fluxômetros para os diferentes gases que serão utilizados. Um fluxômetro típico é composto por uma válvula de agulha, uma válvula de selamento e um tubo graduado com um indicador de fluxo, conhecido como rotâmetro.

De acordo com a norma NBR 60601:2004, todos os fluxômetros e sistemas de controle de fluxo devem ser únicos e independentes para cada gás, graduados em litros por minuto. Eles devem apresentar uma precisão dentro de uma margem de erro aceitável de até 10% do valor indicado. O controle de fluxo rotatório para o oxigênio deve ter um *design* físico distinto dos controles para outros gases, conforme especificado na norma. Além disso, os botões de ajuste de fluxo rotatório para gases diferentes do oxigênio devem ser de formato redondo, facilitando a identificação e manipulação segura por parte dos profissionais de saúde.

Fluxômetros

Um fluxômetro é essencialmente um dispositivo que mede a velocidade do fluxo de gases através de um sistema. O gás entra em um tubo específico, impulsionando um flutuador (indicador de volume) que se move proporcionalmente à velocidade do fluxo de gás. A maioria dos fluxômetros é composta por um tubo de vidro e uma esfera metálica leve, que funciona como boia.

À medida que o fluxo de gás aumenta, a boia se eleva, ampliando o espaço entre ela e o tubo de vidro. Isso cria um orifício variável ao redor da boia, cujo tamanho depende da velocidade do fluxo de gás. Fluxômetros que operam com pressões diferenciais constantes e áreas variáveis ajustam o tamanho desses orifícios em resposta às mudanças na velocidade do fluxo. Essa variação mantém o diferencial de pressão constante e indica a velocidade do fluxo por meio do movimento do flutuador, que se ajusta livremente dentro do fluxômetro conforme as velocidades de fluxo variam.

Para uma velocidade de fluxo específica, o flutuador permanece estacionário, desde que as forças de pressão diferencial, gravidade, viscosidade, densidade e flutuação estejam equilibradas. Quando o gás entra na base do fluxômetro, o flutuador sobe devido à força de deslocamento do gás, criando um espaço anular entre ele e a parede do fluxômetro. Fluxos maiores exigem espaços anulares mais amplos do que fluxos menores, permitindo assim a regulação da passagem de gás pelo fluxômetro. Para que o processo funcione corretamente, é vital que o flutuador esteja na posição vertical, adaptando-se ao formato do tubo.

A calibração do fluxômetro pode ser realizada utilizando a fórmula de cálculo de vazão: $Q = V \times A$, em que Q representa o fluxo, V a velocidade e A a área. Para medir a velocidade do gás, pode-se utilizar um anemômetro, um instrumento específico para essa finalidade. A precisão dessa calibração é fundamental para garantir a eficácia e segurança do fluxômetro em contextos clínicos, como na administração de anestésicos.

Em um aparelho de anestesia, cada gás pode ser medido por um ou dois fluxômetros, cada um consistindo em colunas de vidro. Comumente, quando duas colunas estão presentes, a primeira é destinada à medição precisa de fluxos baixos, geralmente até 1 litro por minuto, enquanto a segunda mede fluxos mais altos, em torno de 10 a 12 litros por minuto. Os fluxômetros para diferentes gases são organizados lado a lado, conectados a uma estrutura comum conhecida como câmara de mistura. Os tubos dos fluxômetros podem ser dispostos em arranjos em série ou em paralelo.

No arranjo em paralelo, existem dois conjuntos completos de indicadores de fluxo, cada um com sua própria válvula de controle de fluxo. O fluxo total de gás para o coletor comum é a soma dos fluxos em ambos os indicadores. Atualmente, esse arranjo é menos comum em decorrência da possibilidade de confusão na administração de altos ou baixos fluxos.

No arranjo em série, há apenas uma válvula de controle de fluxo para os dois tubos indicadores de fluxo. O gás passa primeiro pelo fluxômetro de baixo fluxo

TABELA 2 Princípios de *design* de um fluxômetro

A calibração do tubo de vidro leva em conta a viscosidade e a densidade dos gases que por ele passam	
Baixo fluxo	Alto fluxo
A viscosidade é importante, pois o fluxo de gás em torno da boia a mantém no centro (diâmetro menor que o comprimento do canal)	A densidade é importante por que o gás flui em torno da bobina através de um orifício (diâmetro é maior que o comprimento do canal)
O fluxo de gás é laminar	O fluxo de gás é turbulento

e, em seguida, pelo de alto fluxo. O fluxo total não é a soma dos dois, mas sim o indicado no fluxômetro de alto fluxo. As leituras são feitas a partir da superfície superior da bobina ou no meio de uma esfera.

Alguns equipamentos modernos utilizam o princípio fluídico para medir o fluxo, em que os gases geram oscilações cuja frequência é proporcional à taxa de fluxo. Essa oscilação pode ser detectada pela rotação de uma ventoinha proporcional ao fluxo. Um fluxo laminar de gases passa por um tubo liso com um desviador que cria uma pequena obstrução, induzindo a formação de redemoinhos proporcionais à taxa de fluxo.

Os fluxômetros de diferentes gases em um equipamento de anestesia são geralmente organizados em um bloco, com o fluxômetro de oxigênio posicionado à direita (mais distal) do bloco, a jusante dos outros medidores e mais próximo da saída de gás comum. Isso é feito para evitar a mistura hipóxica em caso de interrupção do fluxo anterior a este. Eles são montados próximos uns dos outros, de modo que suas saídas desaguem em uma única tubulação, facilitando a gestão e o controle do fluxo de gases durante os procedimentos anestésicos.

Injeção direta de oxigênio

O aparelho de anestesia deve estar equipado com uma válvula de fluxo de oxigênio independente e manual para fornecimento direto de oxigênio à saída comum de gases. Esta válvula, que deve fechar automaticamente quando não estiver em uso, é claramente marcada como "oxigênio direto", "fluxo direto de oxigênio" ou "O+", conforme estipulado pela norma NBR 60601:2004. Este componente é a última etapa do sistema pneumático do equipamento de anestesia, localizado entre a válvula unidirecional de gases (que previne o fluxo retrógrado) e a saída comum de gases. A válvula é projetada para fornecer oxigênio puro em alto fluxo, capaz de encher rapidamente o sistema respiratório a uma taxa de 60 a 100 litros por minuto.

O uso inadequado desse dispositivo pode resultar em barotrauma. Por exemplo, se for utilizado durante a fase inspiratória do ventilador, quando a válvula de liberação de gases estiver fechada, pode ser perigoso. Isso é crítico, pois durante a fase inspiratória um fluxo adicional de pelo menos 1 litro por segundo é introduzido. Se o *flush* da válvula for ativado enquanto o ventilador estiver no ciclo inspiratório, o volume de ar elevado pode causar lesão pulmonar, como pneumotórax.

Além disso, o uso excessivo desse dispositivo pode afetar negativamente a concentração do agente anestésico no sistema respiratório. O oxigênio fornecido por essa válvula é puro, ou seja, não contém anestésico. Portanto, a introdução de uma alta fração desse gás adicional pode resultar em uma redução inadequada

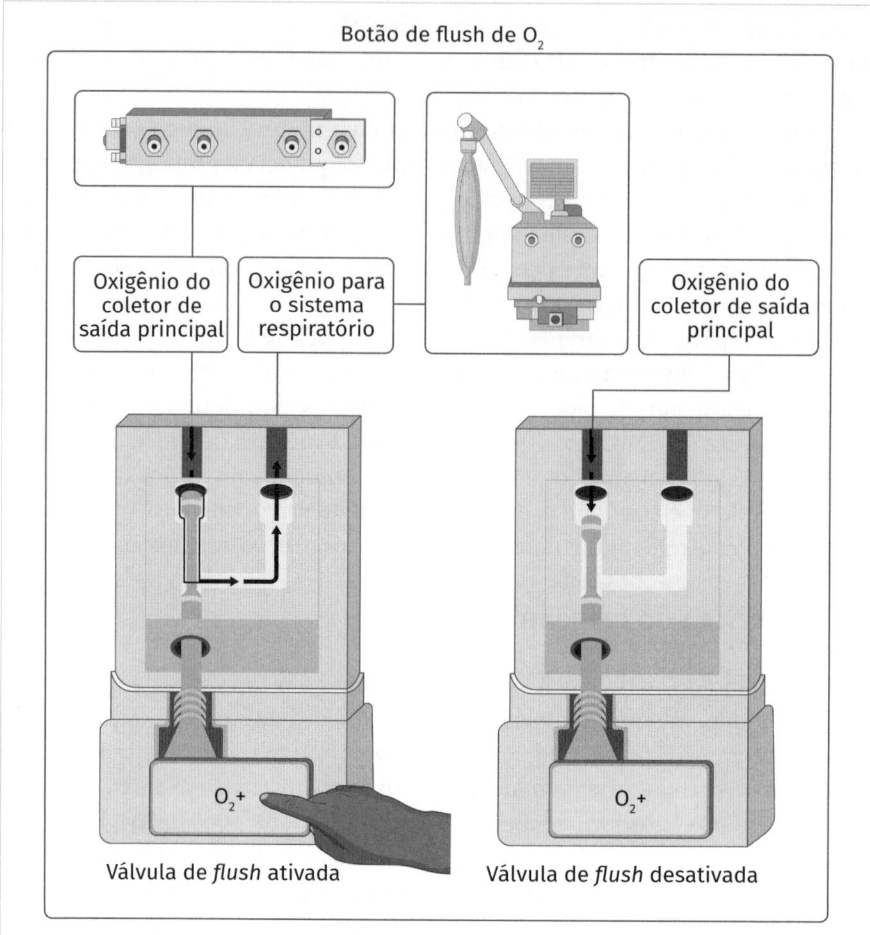

FIGURA 3 Injeção manual de oxigênio.

da concentração do agente anestésico, comprometendo a eficácia da anestesia. É fundamental que os profissionais de saúde utilizem esse recurso com cautela e conhecimento, para garantir a segurança e eficácia do procedimento anestésico.

Sistema de segurança

A fabricação de equipamentos de anestesia segue rigorosos padrões de segurança, conforme estabelecido pelas Normas Técnicas Brasileiras e pelas normas internacionais da ISO. Esses padrões são essenciais para padronizar os equipamentos e minimizar o risco de eventos adversos durante procedimentos anestésicos.

Os sistemas de alarme presentes nos equipamentos de anestesia são projetados de acordo com uma hierarquia de prioridades definida pela norma brasileira (NBR). Cada tipo de alarme indica um nível de urgência, classificado como de alta, média ou baixa prioridade, dependendo do risco potencial para o paciente. Pesquisas recentes focam em aprimorar a eficácia dos alarmes, sugerindo que a capacidade humana de reconhecer sons de alarme é otimizada quando limitada a no máximo seis tipos diferentes.

Além disso, é fundamental que os aparelhos de anestesia incluam um sistema que interrompa automaticamente o fluxo de todos os gases, exceto o oxigênio, caso a pressão de trabalho deste último caia abaixo de um nível seguro. Esse mecanismo de segurança garante que a proporção de oxigênio não seja comprometida, reduzindo o risco de hipóxia. O sistema de proporção, especialmente no que diz respeito à relação entre oxigênio e óxido nitroso, é projetado para evitar a administração de uma mistura gasosa com concentração de oxigênio inferior à do ar ambiente. Esse recurso é crucial para prevenir a seleção acidental de uma mistura de gases que possa ser prejudicial ao paciente. A implementação dessas medidas de segurança é vital para garantir a eficácia e a segurança dos procedimentos anestésicos.

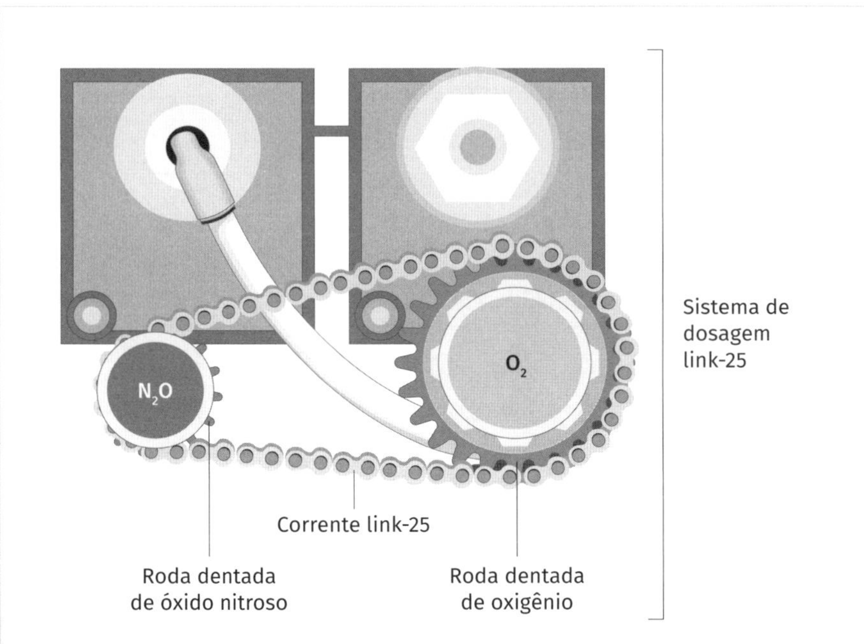

FIGURA 4 Sistema de segurança de administração de protóxido.

Vaporizadores

Define-se como vapor a fase gasosa de um agente que normalmente é líquido em temperatura ambiente e pressão atmosférica. Já o vaporizador é um dispositivo para a adição de concentrações clinicamente úteis de vapor anestésico a um fluxo de gás de arraste. São verdadeiros facilitadores da passagem de um líquido anestésico para a sua fase de vapor.

A adição de uma quantidade controlada de oxigênio/mistura de gases medicinais para o líquido anestésico o muda para a forma de um vapor que, em seguida, é fornecido ao paciente numa determinada porcentagem. A porcentagem do agente entregue é determinada pelas configurações no mostrador do vaporizador que é definido pelo anestesista.

TABELA 3 Características de um vaporizador ideal

Seu desempenho não é afetado por mudanças no fluxo de gás fresco, volume do agente líquido, temperatura e pressão ambiente, diminuição da temperatura em decorrência da vaporização e flutuação da pressão devido ao modo de respiração
Baixa resistência ao escoamento
Ser leve com pouco líquido dentro
Economia e segurança na utilização dos requisitos de manutenção mínimos
Construção anticorrosão e resistente a solventes

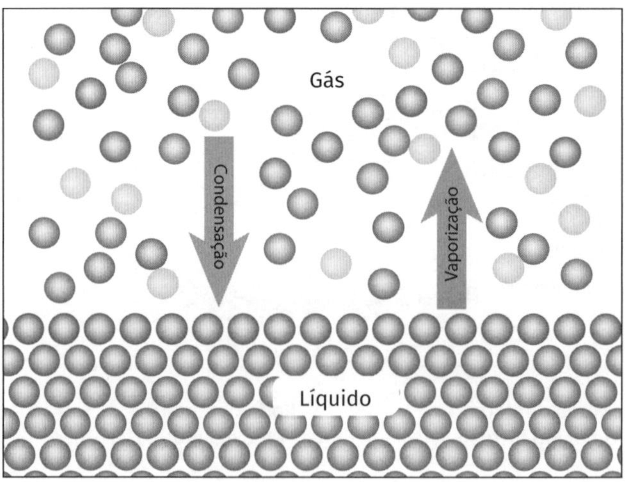

FIGURA 5 Estado de equilíbrio líquido/gás.

A classificação na Tabela 4 descreve a maioria das características importantes dos diferentes vaporizadores atuais

SISTEMA RESPIRATÓRIO

O sistema circular é amplamente adotado em equipamentos de anestesia, provavelmente decorrente de sua simplicidade e eficiência operacional. Esse sistema oferece várias vantagens, como economia de agentes anestésicos, redução

TABELA 4 Tipos de vaporizadores

Regulagem da concentração de saída	Calibrado
	Universal
Método de vaporização	*Flow-over*
	Bolha
	Injeção
Compensação de temperatura	Termocompensação

*Lembre-se de que nenhum método de classificação é completo.

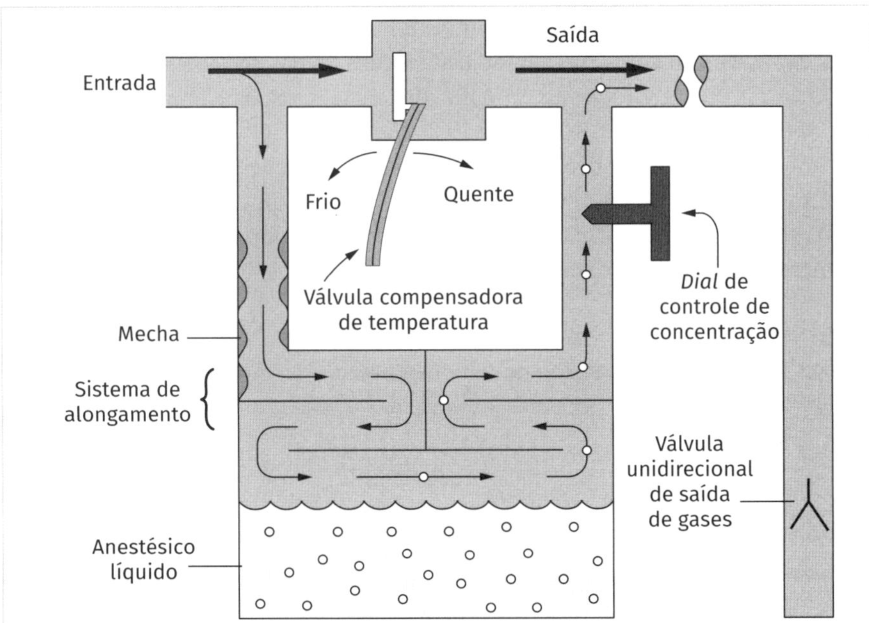

FIGURA 6 Esquema geral de funcionamento de um vaporizador.

da poluição ambiental, aquecimento e umidificação dos gases inspirados, além de manter estável a concentração desejada de anestésicos inalatórios. As normas técnicas nacionais, como a NBR 10012, classificam os sistemas respiratórios com base em sua estrutura, diferenciando-os em tipos com ou sem absorvedor de CO_2 e com válvulas ou sem válvulas.

Alguns especialistas também os classificam funcionalmente como sistemas semiabertos, semifechados ou fechados, baseando-se na proporção de gases frescos utilizados. Em um sistema considerado fechado, a quantidade de gás fresco introduzida deve ser igual à consumida pelo paciente. Para evitar a hipercarbia, é essencial o correto funcionamento do absorvedor de CO_2, como a cal sodada.

Para fins didáticos, podemos dividir os sistemas respiratórios em dois tipos principais: de reinalação (circular/fechado) e sistemas de não reinalação. Até a saída do gás do fluxo de gás fresco, o sistema é comum a ambos. A escolha entre esses sistemas geralmente depende da idade do paciente, mas outras considerações incluem a conveniência, o custo e o controle da rapidez com que a profundidade da anestesia pode ser alterada. Essa flexibilidade permite que os anestesistas escolham o sistema mais adequado para cada procedimento, garantindo a segurança e eficácia da anestesia.

Sistema fechado

O sistema de respiração fechado ou em círculo permite a reinalação dos gases expirados. O CO_2 é removido e a mistura de gás fresco é continuamente adicionada. Fundamenta-se no princípio de que se o oxigênio contido na mistura é capaz de suprir as necessidades basais corporais e o CO_2 é absorvido, a mesma mistura de gases pode ser repetidamente inalada. Vale lembrar que no adulto o consumo basal de oxigênio varia entre 200 e 400 mL/min.

Os sistemas de reinalação são mais econômicos porque os fluxos de gases são menores e consequentemente o consumo de anestésico também. Mudanças

TABELA 5 Princípios de *design* de um fluxômetro

Modo	Reservatório	Reinalação	Exemplo
Aberto	Não	Não	Mappleson
Semiaberto	Sim	Não	Sistema circular com FGF alto
Semifechado	Sim	Parcialmente	Sistema circular com FGF baixo
Fechado	Sim	Sim	Sistema circular com válvula de APL fechada

APL: pressão ajustável de limitação; FGF: fluxo de gás fresco.

TABELA 6 Componentes do sistema circular

Fonte de entrada de gás fresco
Válvulas unidirecionais inspiratória e expiratória
Tubos corrugados inspiratório e expiratório
Conector em Y
Válvula *pop-off* (ou de APL)
Reservatório respiratório
Canister – recipiente contendo absorvedor de CO_2

APL: pressão ajustável de limitação

na profundidade da anestesia são relativamente lentas em decorrência da taxa de fluxo mais baixa da mistura gasosa.

Uma variedade de arranjos é possível no sistema circulatório. O mais eficiente desenho é aquele que permite alta conservação de gás fresco. Isso é possível quando as válvulas unidirecionais estão fechadas para o paciente e a válvula de escape de gases está localizada após a válvula expiratória. Este arranjo no

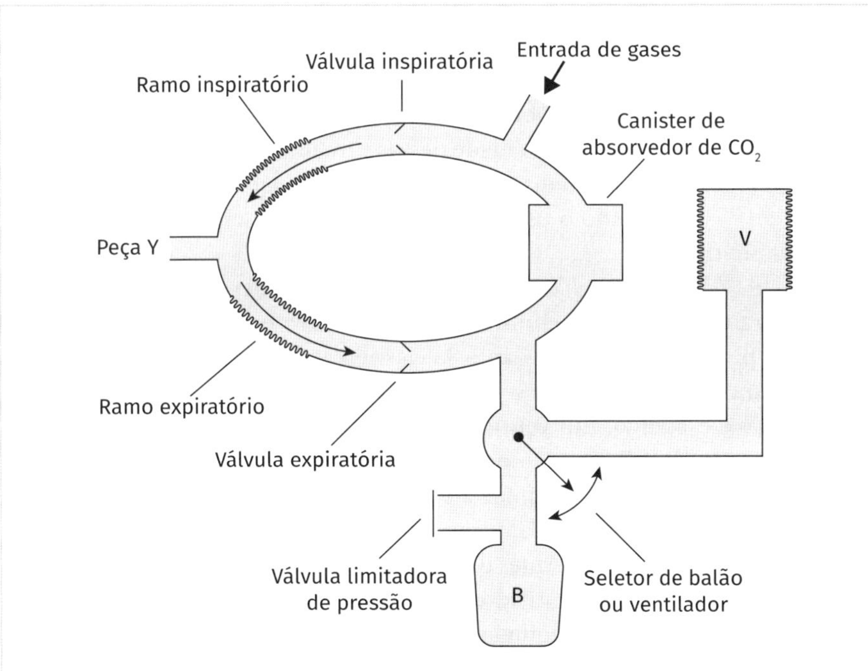

FIGURA 7 Sistema fechado de administração de gases.

sistema permite melhor ventilação alveolar enquanto minimiza o espaço morto. A grande desvantagem do sistema circular relaciona-se à grande quantidade de componentes. São aproximadamente 10 locais em que podem ocorrer desconexões com risco potencial ao indivíduo anestesiado. Provavelmente a verificação da integridade do sistema de anestesia esteja entre uma das mais críticas avaliações pré-operatórias, necessária antes e durante o procedimento anestésico. A completa avaliação deverá ser certificada com testes de vazamento.

O aprimoramento das válvulas representou um avanço significativo para o funcionamento dos componentes pneumáticos em equipamentos de anestesia. Atualmente, prefere-se o uso de membranas em disco de "próprio peso", pois oferecem menor resistência e uma vedação mais eficaz. A pressão necessária para abrir a válvula e permitir o fluxo de gás depende de fatores relacionados à equação $R = 4W$ ðd^2, em que R é a resistência ao fluxo, W é o peso da membrana e d é o diâmetro do diafragma. Avanços nesse aspecto foram alcançados com a utilização de materiais mais leves nas membranas das válvulas.

No sistema circular, existem basicamente dois tipos de válvulas: as unidirecionais e a válvula de pressão ajustável de limitação (APL), também conhecida como válvula *pop-off*. As válvulas unidirecionais, presentes em pares no sistema circular, asseguram que o fluxo de gases se direcione ao paciente por uma mangueira e retorne por outra. Elas são compostas por um disco fino, ligeiramente maior que o orifício da lâmina circular, e se apoiam sobre um mecanismo de gaiola ou guia para evitar deslocamentos laterais ou verticais. Além disso, é importante que sejam hidrofóbicas para evitar resistência à abertura em caso de condensação. A unidirecionalidade dessas válvulas limita o espaço morto do aparelho à região distal ao ponto de mistura dos gases inspiratórios e expiratórios na peça em Y, permitindo o uso de tubos mais longos sem risco significativo de reinalação de CO_2.

A válvula APL ou *pop-off* é ajustável pelo usuário e libera gases para a atmosfera ou para um sistema de eliminação. Seu objetivo é controlar a pressão no sistema respiratório para evitar danos às vias aéreas do paciente. Ela permanece fechada durante a inspiração e se abre durante a expiração, quando a pressão estabelecida é excedida. Em ventilação espontânea, se parcialmente fechada, pode resultar em PEEP (pressão positiva no final da expiração).

Para realizar ventilação manual, a válvula é fechada até o limite de pressão desejado. A bolsa é comprimida durante a inspiração, e a pressão aumenta até atingir o limite estabelecido. Antes disso, o paciente recebe todo o gás deslocado da bolsa. Com o uso de um ventilador, as pressões são automaticamente ajustadas conforme a programação do equipamento, tanto em volume quanto em pressão.

Os sistemas circulares projetados para crianças, com dimensões reduzidas e baixa complacência, enfrentam desafios por causa da resistência dos compo-

TABELA 7 Vantagens e desvantagens do sistema fechado

Vantagens do sistema fechado	Desvantagens do sistema fechado
Permite baixos fluxos de gás fresco – econômico	Muitos componentes – pode haver falha em algum
Reduz a poluição da sala de operação	Com baixos fluxos é mais difícil de prever a fração expirada do anestésico
Conserva o calor e a umidade	Maior resistência à ventilação
Relativa constância da concentração inspirada	Reação da cal sodada com alguns agentes anestésicos pode produzir compostos tóxicos
$PaCO_2$ depende apenas da ventilação e não do FGF	Pode ocorrer reinalação de CO_2 se a cal sodada estiver mal funcionante
Em fluxos elevados o sistema torna-se semifechado	
O CO_2 é removido pela cal sodada	Pó alcalino pode passar para o paciente

FGF: fluxo de gás fresco.

nentes, especialmente das válvulas. Ajustes são necessários para compensar a complacência do sistema, além de considerar a compressão dos gases durante a ventilação controlada, o que pode afetar o volume corrente calculado. Idealmente, um ventilômetro deve ser conectado ao sistema respiratório para ajudar o anestesiologista a corrigir o efeito da compressão dos gases e a redução do volume corrente, ou para avaliar parâmetros fisiológicos da ventilação, o que pode ser auxiliado pela capnografia.

Três regras básicas devem ser seguidas para evitar a reinalação de CO_2 em um sistema circular:

- Uma válvula unidirecional deve estar localizada entre o paciente e o saco reservatório.
- O fluxo de gás renovado não pode entrar no circuito entre a válvula de expiração e o paciente.
- A válvula de descarga (*pop-off*) não pode ser localizada entre o paciente e a válvula inspiratória.

Sistema aberto

Os sistemas abertos ou de não reinalação diferem significativamente dos sistemas circulares no que diz respeito ao tratamento do gás exalado. Nesses sistemas,

TABELA 8 Vantagens e desvantagens do sistema aberto

Vantagens do sistema aberto	Desvantagens do sistema aberto
Rápida indução anestésica	Mau controle da concentração de gás inspirado
Não apresenta resistência em relação à ventilação do paciente	Não conserva calor e umidade
	Poluição da sala de operações
	Manejo difícil da via aérea em cirurgias de cabeça e pescoço

pouco ou nenhum gás exalado é recirculado, sendo frequentemente utilizado em pacientes pediátricos. Uma característica notável dos sistemas unidirecionais é a baixa resistência que oferecem durante a respiração, o que é particularmente benéfico para pacientes mais jovens e de menor porte. Comparativamente, um sistema unidirecional apresenta menos resistência do que um sistema fechado ou circular, especialmente no que se refere ao tubo endotraqueal (ET).

No entanto, em decorrência das taxas de fluxo mais elevadas necessárias, o uso de sistemas unidirecionais pode resultar em custos operacionais mais altos em comparação com os sistemas circulares. Os componentes de um sistema unidirecional também diferem dos sistemas circulares: eles não possuem válvulas unidirecionais, manômetros ou circuitos absorvedores. Esta simplificação do *design* contribui para a redução da resistência respiratória, mas também implica uma maior utilização de gases frescos e, consequentemente, um aumento do custo operacional. É importante avaliar esses fatores ao escolher o sistema mais adequado para cada paciente, especialmente no contexto pediátrico.

Sistemas semiabertos

Os principais representantes desta classe são os sistemas de Mapleson (Figura 8 e Tabela 9).

Ventiladores mecânicos

Na anestesia, assim como em outras áreas da medicina, a ventilação mecânica é um método essencial para substituir a ventilação natural do paciente. Durante a anestesia geral, o paciente perde a capacidade de manter o ciclo respiratório autônomo, composto pelos processos de inspiração e expiração. A ventilação mecânica, que impõe uma pressão positiva nas vias aéreas, permite a manutenção artificial desses ciclos vitais, assegurando a oxigenação adequada do sangue.

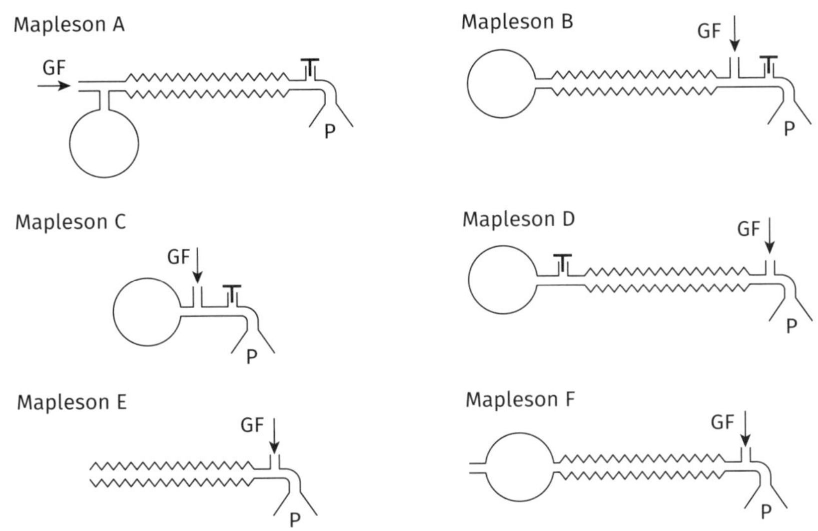

FIGURA 8 Sistemas de Mapleson.

GF: gás fresco; P: paciente.

TABELA 9 Sistemas de Mapleson

Nome	Características
Mapleson A	Caracteriza-se por uma entrada de gás fresco a partir do paciente, com uma bolsa reservatório no braço aferente e uma válvula de escape perto da via aérea.
Mapleson B	Entrada de gás fresco perto do paciente, distal à válvula expiratória. A válvula expiratória abre quando a pressão aumenta no circuito, e uma mistura de gás alveolar e do gás fresco é descarregado. Durante a inspiração seguinte, uma mistura de gás renovado e retido do gás alveolar é inalado.
Mapleson C	Também chamado Waters (vai e vem do sistema); o arranjo de componentes é semelhante ao Mapleson B, mas são tubos de diâmetro reduzido e sem ondulações. Um absorvedor de CO_2 pode ser incorporado.
Mapleson D	Pode ser descrito como uma modificação coaxial da peça T com o intuito de facilitar a eliminação dos gases expirados. O circuito Bain (D modificado) é um Mapleson A modificado funcionalmente. É coaxial: gases frescos são fornecidos através de um tubo estreito, central, que se estende na proximidade de vias aéreas do paciente enquanto os gases expirados são conduzidos por um tubo corrugado, de 22 mm, disposto no exterior do tubo aferente.

(continua)

TABELA 9 Sistemas de Mapleson (*continuação*)

Nome	Características
Mapleson E	O sistema de "E" ou Ayre não tem saco de reservatório ou válvula. O expiratório termina em um reservatório aberto para a atmosfera.
Mapleson F	Os gases frescos entram no circuito perto do paciente e o tubo ondulado feito do ramo eferente termina num reservatório cego. O "F" (ou Jackson Rees) não tem válvula na extremidade distal da bolsa.

TABELA 10 Mínimo fluxo de gás fresco (FGF) necessário para evitar a reinalação

Equipamento	FGF mínimo
Mapleson A	Ventilação alveolar
Mapleson B	2 x ventilação/minuto do paciente
Mapleson C	2 x ventilação/minuto do paciente
Mapleson D	2 x ventilação/minuto do paciente
Sistema Bain (coaxial Mapleson D)	3 x ventilação/minuto do paciente
Mapleson E	3 x ventilação/minuto do paciente
Mapleson F (Jackson-Rees)	2 x ventilação/minuto do paciente

A reinalação depende da ventilação-minuto do paciente, do padrão de ventilação, do FGF, se a ventilação for espontânea ou controlada.

Eficiência relativa dos sistemas de Mapleson (no que diz respeito à prevenção de reinalação). Durante a ventilação espontânea: A > D (F/E) > C > B. Durante a ventilação controlada: D (F/E) > B > C > A.

Os ventiladores mecânicos, de forma simplificada, podem ser classificados com base em vários critérios: a fonte de alimentação (gás, eletricidade ou ambos), o mecanismo de acionamento, o mecanismo de ciclagem (tempo, pressão, fluxo) e o tipo de gerador de fluxo (fole, turbina, pistão). Os ventiladores mecânicos integrados aos aparelhos de anestesia estão cada vez mais avançados, assemelhando-se aos utilizados em unidades de terapia intensiva.

Muitos ventiladores em equipamentos de anestesia hospitalares seguem o princípio do sistema *bag-in-bottle* (fole dentro de uma caixa). Este sistema inclui um saco de reservatório em forma de fole, acoplado a uma válvula APL (*pop-off*), que funciona como uma válvula de alívio de pressão. Durante a inspiração, o gás comprimido entra no compartimento do fole, comprimindo-o e mantendo a válvula PRV fechada. O gás dentro do fole, juntamente com o gás fresco do circuito do paciente, é forçado para os pulmões do paciente. Quando a pressão no compartimento do fole diminui, o fole se recarrega e a válvula PRV pode abrir, liberando o excesso de gás do circuito do paciente para o sistema de eliminação de gases residuais.

Em nossa instituição, a maioria dos ventiladores disponíveis são do tipo pistão ou turbina. Um exemplo de ventilador a pistão é o Primus® (Drager), que possui um ventilador de pistão eletrônico de alta frequência E-Vent®, oferecendo um fluxo máximo comparável ao de um ventilador de UTI e dispensando o uso de gás para acionamento. Este modelo permite uma ampla gama de modos de pressão e volume, adaptáveis a diversas situações clínicas. Já o ventilador à turbina Zeus® (Drager) apresenta um conceito inovador de ventilação impulsionada pela turbina TurboVent®, que proporciona vantagens como respiração espontânea e PEEP ativa com um fluxo inspiratório praticamente ilimitado, independentemente do modo de ventilação escolhido.

Absorvedor de CO_2

O absorvedor de CO_2 é um componente crucial em um sistema circular de anestesia. Consiste em um recipiente de grande capacidade, projetado para acomodar um volume de gás igual ou superior ao volume corrente do paciente. Isso permite o uso de baixos fluxos de gás fresco sem comprometer a eficiência do sistema. O recipiente é preenchido com cal sodada, uma mistura de hidróxido de sódio (NaOH) a 5% e hidróxido de potássio (KOH) a 1%. Para aumentar a dureza dos grânulos, utiliza-se sílica; no entanto, como a eficácia da cal sodada na absorção de CO_2 é inversamente proporcional à sua dureza, atualmente usa-se menos sílica. Os grânulos de cal sodada têm um tamanho de 3-6 mm (4-8 mesh) para minimizar a resistência à respiração e maximizar a superfície de absorção.

Esses grânulos não possuem capacidade de regeneração. A retenção de calor e umidade dentro do sistema é benéfica, pois a água é necessária tanto para dissipar o calor quanto para umidificar os gases. Se não houver geração de calor no recipiente, é provável que a neutralização do CO_2 não esteja ocorrendo eficientemente. A área de superfície de absorção e o fluxo de gás através do absorvente dependem do tamanho dos grânulos: quanto menor o tamanho, maior a área de absorção, mas também maior a resistência ao fluxo de gás. A capacidade máxima de absorção é de aproximadamente 26 litros de CO_2 por 100 gramas de material absorvente.

Para indicar a necessidade de substituição da cal sodada, adiciona-se um indicador sensível ao pH que é incolor em seu estado original. O violeta de etila é o indicador mais comum, que se torna roxo ao absorver CO_2, sinalizando que a cal sodada está saturada e precisa ser trocada. Este sistema de indicação ajuda a garantir a eficácia e a segurança do processo de absorção de CO_2 no sistema circular de anestesia.

TABELA 11 Indicadores de absorção disponíveis

Indicador	Cor quando novo	Cor após a utilização
Fenoftaleína	Branco	Rosa
Violeta de etila	Branco	Roxo
Amarelo Clayton	Vermelho	Amarelo
Laranja de etila	Laranja	Amarelo
Mimosa Z	Vermelho	Branco

TABELA 12 Sinais de esgotamento dos absorventes

Mudança na cor dos grânulos
Monitoramento: aumento de CO_2 inspirado medido pela capnografia
Clinicamente: aumento de pressão arterial, eventualmente seguido por queda
Aumento da frequência cardíaca
Aprofundamento da respiração espontânea (se for o caso)
Outros: sangramento excessivo, sudorese, aumento de temperatura corporal

SISTEMAS ANTIPOLUIÇÃO

Historicamente, a sala cirúrgica tem sido considerada um local de riscos tanto para pacientes quanto para profissionais de saúde. Apesar das melhorias significativas na mitigação desses riscos, um desafio persiste para o anestesiologista: a poluição ambiental causada pelos agentes anestésicos, tanto na sala de operações quanto na área de recuperação pós-anestésica.

O objetivo principal no controle da poluição em ambientes cirúrgicos é reduzir ao mínimo possível a concentração de gases anestésicos. Para alcançar esse objetivo, quatro áreas principais devem ser priorizadas: a coleta e remoção eficaz dos gases não absorvidos pelo paciente, a eliminação de vazamentos nos equipamentos, a adoção de técnicas anestésicas que minimizem a poluição e a garantia de um sistema de ventilação eficiente na sala de operações. O controle efetivo da poluição ambiental cirúrgica depende de uma abordagem integrada que envolva todas essas quatro áreas.

Um dos componentes mais cruciais nesse processo é o sistema de eliminação de gases, que remove os gases anestésicos residuais do sistema respiratório anestésico e diminui a contaminação do ambiente de trabalho. Existem dois tipos principais de sistemas de eliminação: ativo e passivo. O sistema ativo, mais comum, utiliza um sistema de aspiração central. Esse sistema de vácuo, um dispositivo de fluxo induzido mecanicamente, remove os gases residuais.

Uma interface com uma válvula de alívio de pressão negativa é essencial, pois a pressão dentro do sistema é negativa.

Um reservatório é recomendado, pois quanto maior for o reservatório, menor será a taxa de fluxo de sucção necessária. Por outro lado, o sistema passivo, menos comum, usa a pressão positiva do equipamento anestésico para expulsar o gás para fora do sistema. Ambos os sistemas são fundamentais para manter um ambiente cirúrgico seguro e livre de poluentes.

BIBLIOGRAFIA RECOMENDADA

1. Andrews JJ, Johnston Jr RV. The new Tec6 desflurane vaporizer. Anesth Analg. 1993;76:1338.
2. Andrews JJ. Delivery systems for inhaled anesthetics. In: Barash PG, Cullen BF, Stoelting RK – Clinical Anesthesia, 3.ed., New York, Lippincott-Raven; 1996. p. 535-572.
3. Associação Brasileira de Normas Técnicas – Equipamento eletromédico: Prescrições particulares para segurança de ventilador pulmonar – Ventiladores para cuidados críticos. NBR 60601-2-12. Rio de Janeiro; 2004. 40p. Associação Brasileira de Normas Técnicas – Equipamento eletromédico: Prescrições particulares para segurança e desempenho essencial de sistemas de anestesia. NBR 60601-2-13, Rio de Janeiro; 2004. 40p.
4. Associação Brasileira de Normas Técnicas – Equipamento respiratório e de anestesia - Vocabulário. NBR 26:060.01-001. Rio de Janeiro; 2005. 23p.
5. Associação Brasileira de Normas Técnicas – Conexões e roscas para válvulas de cilindros para gases comprimidos. NBR 11725. Rio de Janeiro; 1986.
6. Associação Brasileira de Normas Técnicas. Conexões roscadas e de engate rápido para postos de utilização dos sistemas centralizados de gases de uso medicinal sob baixa pressão. NBR 11906. Rio de Janeiro; 1992.
7. Associação Brasileira de Normas Técnicas – Sistemas centralizados de oxigênio, ar, óxido nitroso e vácuo para uso medicinal em estabelecimentos assistenciais de saúde. NBR 12188. Rio de Janeiro; 2003.
8. Associação Brasileira de Normas Técnicas – Válvula plana de cilindros para gases medicinais: sistema de pinos indicadores de segurança. NBR 12510. Rio de Janeiro; 1992.
9. Associação Brasileira de Normas Técnicas – Conectores e intermediários de sistemas respiratórios. NBR 13475. Rio de Janeiro, 1995.
10. Associação Brasileira de Normas Técnicas. Sinais de alarme para anestesia e cuidados respiratórios. Parte 3: Guia para aplicação de alarmes. Projeto 26:002.02-013/2. Rio de Janeiro; 2001.
11. Dorsch JA, Dorsch SE. Understanding anesthesia equipment, 4th ed. Baltimore: Williams & Wilkins; 1999.
12. Edworthy J, Hellier E. Alarms and human behaviour: implications for medical alarms. Br J Anaesth. 2006;97:12-7.
13. Fonseca NM, Manhães WL, Andrade Jr DA. Anestesia quantitativa com enflurano: comparação entre injeção em bolus e com bomba de infusão em fluxos basais de oxigênio. Rev Bras Anestesiol. 1997;47:108-16.
14. Fonseca NM, Goldemberg S. An evaluation of new circle system of anesthesia: quantitative anesthesia with isoflurane in New Zealand Rabbits. Acta Cirúrgica Brasileira. 1997;12:240-5.

15. Moyle JTB, Davey A Equipamentos em anestesia de Ward, 4.ed. Porto Alegre: Artmed; 2000. p.381-92.
16. Fortis EAF. O aparelho de anesthesia. In: Manica J et al. Anestesiologia, princípios e técnicas, 3.ed. Porto Alegre: Artmed; 2004. p. 358-93.
17. Torres MLA, Mathias RS. Aparelhos de anestesia: componentes e normas técnicas. In: Yamashita AM et al. Anestesiologia, 5.ed. São Paulo: Atheneu; 2001. p. 99-119.
18. Schwartz AJ, Matjasko MJ, Otto CW. Understanding your anesthesia machine. ASA. 2002;30:41-59.
19. Davis PD, Pabrook, Kenny GNC (eds.). Basic physics and measurement in anaesthesia, 4th.ed. New York: Butterworth Heinemann; 1995.
20. Explore: the anesthesia system – Aestiva/5. Datex-Ohmeda Inc. Madison, WI. USA; 2003.
21. Dorsch JA, Dorsch SE (eds.). Understanding anesthesia equipment, 4th.ed. Philadelphia: Williams and Wilkins; 1999.
22. Longnecker DE, Tinker JH, Morgan G (eds.). Principles and practice of anesthesiology, 2nd.ed. New York: Mosby; 1998.
23. Barash PG, Cullen BF, Stoelting RK (eds.). Clinical anesthesia, 5th.ed. Philadelphia: Lippincott, Williams, and Wilkins; 2006.
24. Morgan GE, Mikhail MS, Murray MJ (eds.). Clinical anesthesiology, 4th.ed. New York: Lange Medical Books/McGraw Hill; 2006.
25. Miller RD (ed.). Miller's anesthesia. New York: Elsevier Churchill Livingstone; 2005.
26. Stoelting RK, Miller RD (eds.). Basics of anesthesia. New York: Churchill Livingstone; 1994.
27. Sosis MB (ed.). Anesthesia equipment manual. Philadelphia: Lippincott-Raven; 1997.
28. Davey AJ, Diba A (eds.). Ward's anaesthetic equipment, 5th.ed. Philadelphia: Saunders;2005.
29. Al-Shaikh B, Stacey S (eds.). Essentials of anaesthetic equipment, 2nd.ed. New York: Churchill Livingstone; 2002.
30. Faust R (ed.) Anesthesiology review, 2nd.ed. New York: Churchill Livingstone; 1994.
31. Loeb RG. Preventing anesthesia machine-induced hypoxemia. Wellcome Trends Anesthesiol. 1990;8:2-10.

6

Checagem do aparelho de anestesia

Bruno Francisco de Freitas Tonelotto

INTRODUÇÃO

Talvez, este seja um dos capítulos mais importantes deste livro. Isso se deve ao fato de que os principais livros de anestesia não descrevem detalhadamente o assunto e quando o fazem, é de maneira confusa e inconclusiva. A intenção dos autores é tornar o procedimento de checagem do aparelho de anestesia algo corriqueiro, claro e fácil.

Uma falha no aparelho de anestesia pode ser fatal. No entanto, algumas falhas podem ser evitadas se o aparelho for devidamente checado antes de ser utilizado. Um estudo realizado na Inglaterra encontrou como causa mais comum de falhas os vazamentos, e o principal motivo para esses vazamentos é o encaixe das mangueiras de maneira inadequada, levando a desconexões. A escassez de manutenção foi a segunda causa responsável pelos problemas. Dessa forma, lembre-se desde já do conceito mais importante: antes de qualquer procedimento, teste o aparelho de anestesia!

É preciso dizer ainda que, em nossa instituição, muitos procedimentos são realizados fora do centro cirúrgico, como transporte de pacientes, tomografia, endoscopia, colonoscopia. Recomenda-se a testagem do aparelho que fornecerá o oxigênio em todos os casos, seja ele: máscara/cateter oxigênio, ventilador mecânico, aparelho de anestesia.

Neste capítulo, utilizaremos as recomendações mais atuais da Sociedade Americana de Anestesiologia (ASA).

PERIODICIDADE

Pelas recomendações da ASA, algumas checagens devem ser realizadas diariamente e outras devem ser realizadas antes de cada procedimento.

Verificar diariamente:

- Se o cilindro de oxigênio auxiliar e o dispositivo de ventilação manual estão funcionando.
- Se os monitores estão funcionando, incluindo os alarmes.
- Se a pressão dos gases nos tubos é maior ou igual a 50 psi.
- Se os vaporizadores estão preenchidos com anestésico e se estão devidamente fechados.
- Se não existem vazamentos no sistema de baixa pressão.
- A calibração do monitor de oxigênio e o alarme de baixo teor de oxigênio.
- Se o absorvedor de gás carbônico não está esgotado.
- Realização de um teste de vazamento com pressão positiva no sistema respiratório.
- Se o gás flui apropriadamente através da parte inspiratória e expiratória.
- Documentação da conclusão dos procedimentos de checagem.
- Confirmação dos ajustes do ventilador.

Verificar antes de cada procedimento anestésico:

- Se os monitores estão funcionando, incluindo os alarmes.
- Os vaporizadores (seu preenchimento e se está fechado adequadamente).
- Se o absorvedor de gás carbônico não está esgotado.
- Um teste com pressão positiva no sistema respiratório para verificar vazamentos.
- Se o gás flui apropriadamente através da parte inspiratória e expiratória.
- Documentar a conclusão dos procedimentos de checagem.
- Confirmar os ajustes do ventilador.

CHECAGEM DIÁRIA DO APARELHO – PASSO A PASSO GERALMENTE REALIZADO PELA ENGENHARIA CLÍNICA DO HOSPITAL

- Os passos a seguir devem ser realizados todos os dias antes de administrar anestesia para o primeiro paciente e sempre que qualquer alteração for feita no sistema, por exemplo, mover a máquina, mesmo dentro da sala (recomendações baseadas em manuais da ASA e do Food and Drugs Administration – FDA).

1. Verificar se o equipamento de ventilação de *backup* está disponível e funcionando corretamente. Ex.: dispositivo contendo bolsa e máscara, conhecido popularmente como ambu.

2. Verificar a alimentação do cilindro de oxigênio reserva. Abrir o cilindro de oxigênio e verificar se há pelo menos metade da carga (cerca de 1.000 psi). Fechar o cilindro após a verificação.
3. Verificar o fornecimento de gases central. As mangueiras devem estar conectadas e cada manômetro apresentar leitura de cerca de 50 psi.
4. Verificar o *status* inicial do sistema de baixa pressão. Fechar as válvulas de controle de fluxo e, por sua vez, o vaporizador. Verificar o nível de enchimento do vaporizador e apertar sua tampa de enchimento.
5. Ligar o interruptor principal da máquina e todos os equipamentos elétricos necessários.
6. Para testar os fluxômetros, quando existentes, ajustar o fluxo de gases desejado e verificar se não há danos.
7. Tentar criar uma mistura O_2/N_2O hipóxica e verificar as alterações corretas no fluxo e/ou alarme.
8. Ajustar e verificar o sistema de retirada de CO_2 e de limpeza do aparelho. Certificar-se de que as conexões estão colocadas de maneira apropriadas entre o sistema de limpeza e o aparelho de anestesia. Checar se a mangueira de evacuação de gases está conectada ao sistema de efluentes gasosos.
9. Com a válvula APL totalmente aberta, ocluir a peça Y; com a vazão mínima de O_2 o dispositivo de bolsa permanecerá vazio. Verificar se o manômetro de pressão do absorvedor (quando houver) oferece leitura zero. Ainda com a APL aberta acionar o autofluxo do aparelho e verificar se o manômetro marca uma pressão < 10 cmH_2O.

CHECAGEM ANTES DE CADA PROCEDIMENTO – PASSO A PASSO REALIZADO PELO ANESTESISTA

- Recomenda-se que os próximos passos sejam realizados antes de cada procedimento anestésico, mesmo naqueles em que o profissional não pretenda usar o aparelho de anestesia. Ex.: sedação.

1. Executar a verificação de vazamento do sistema de respiração:
   A. Definir todos os fluxos de gás para zero (ou mínimo).
   B. Fechar APL (*pop-off*) da válvula e ocluir a peça Y.
   C. Pressurizar o sistema de respiração para cerca de 30 cmH_2O com o autofluxo de O_2.
   D. Certificar-se de que a pressão permanece fixa por pelo menos 10 segundos.
   E. Abrir APL (*pop-off*) da válvula e garantir que a pressão diminui.
2. Sistemas de ventilação de teste e válvulas unidirecionais:
   A. Colocar um pulmão teste na peça Y.
   B. Definir os parâmetros de ventilação adequados para o próximo paciente.

C. Alternar para o modo automático de ventilação (ventilador).
D. Preencher foles e saco de respiração com a O_2 *flush* e depois virar para ventilador *ON*.
E. Definir o fluxo de O_2 para o mínimo, outro gás flui a zero.
F. Verificar se durante a inspiração o fole proporciona apropriado volume corrente e que durante a expiração o fole preenche completamente.
G. Definir fluxo de gás fresco para cerca 5 L/min.
H. Verificar se o fole do ventilador e os pulmões simulados enchem e esvaziam adequadamente sem pressão sustentada no vencimento final.
I. Verificar a existência de ação própria de válvulas unidirecionais e acessórios do circuito de respiração exercício, para assegurar o funcionamento adequado.
J. Virar para ventilador *OFF* e mudar para o modo de ventilação manual (saco/APL).
K. Ventilar manualmente e assegurar a inflação e a deflação dos pulmões artificiais e sensação adequada de resistência do sistema e conformidade. Remover o pulmão teste.

3. Verificar o calibre e/ou definir os limites de alarme de todos os monitores:
   A. Capnômetro.
   B. Analisador de gases.
   C. Monitor de pressão com alarmes de alta e baixa das vias aéreas.
   D. Oxímetro de pulso.

TESTE DE FUGAS AUTOMÁTICO – REALIZADO PELO APARELHO DE ANESTESIA NAQUELES QUE HOUVER

- Os aparelhos mais modernos como o Primus® e o Zeus® possuem um sistema eletrônico de teste de fugas que é bastante fácil de ser realizado, no entanto, recomenda-se que um teste manual também seja realizado em conjunto.
- Sempre ao ligar o aparelho de anestesia um teste completo será realizado pelo aparelho. Este teste não é necessário a todo momento, apenas ao ligar o aparelho ou quando houver troca de posição do aparelho na sala, substituição de mangueiras etc. Já o teste rápido deve ser realizado antes de qualquer procedimento.
- Os aparelhos são bastante intuitivos e é muito fácil acionar o menu para o teste. Após entrar no menu principal, siga as instruções dadas pelo aparelho e depois aperte o botão. Iniciar o teste rápido. Aproximadamente 1 minuto após, o aparelho de anestesia exibirá uma tela com o diagnóstico.
- Esse tipo de teste possui vantagens e desvantagens:

- Vantagens: pode ser realizado rapidamente, é extremamente sensível a pequenos vazamentos, pode não detectar vazamentos no vaporizador.
- Desvantagens: por ser muito sensível pode ter resultados falso-positivos.

RESUMO

Calibração do sistema de oxigênio

Um dos monitores mais importantes. Avalia a integridade do circuito de baixa pressão de maneira contínua. Para testar o sensor de concentração de oxigênio, ele deve ser exposto ao ar ambiente para se realizar uma calibração com 21%. A função de alarme de baixo nível de oxigênio deve ser verificado.

Teste de vazamento no circuito de baixa pressão

O circuito de baixa pressão tem vários componentes. Começa nas válvulas de controle de fluxo e termina na saída de gás comum. Também fazem parte os fluxômetros e os vaporizadores. Esses componentes são sujeitos a quebra e consequentemente a vazamentos. Ao testar o circuito de baixa pressão, estamos checando se não há vazamentos desde as válvulas de controle de fluxo até a saída de gás comum. As tampas dos vaporizadores parcialmente abertas são uma fonte comum de vazamentos, o que pode levar a uma entrega de doses menores dos anestésicos inalatórios aos pacientes, o que pode causar consciência durante a cirurgia.

Opções para testar o circuito de baixa pressão

Pode-se dividir o aparelho de anestesia em dois tipos para sabermos qual teste será usado: os aparelhos que possuem uma válvula de retenção próximo da saída de gás comum e os que não têm essa válvula. Essa válvula fica aberta quando há um fluxo de gás no sentido normal, indo do circuito de baixa pressão para a saída de gás comum e ela se fecha quando há retorno de gás no sentido inverso e isso ocorre quando se faz um jato de oxigênio, quando se utiliza um teste com pressão positiva ou em momentos durante a ventilação mecânica com pressão positiva. Em suma, nos aparelhos que têm essa válvula é feita uma pressão negativa para testar o circuito de baixa pressão e nos que não têm é feita uma pressão positiva.

Aparelhos com a válvula de retenção

Para testar vazamentos em aparelhos que têm essa válvula de retenção, deve-se utilizar pressão negativa. Isso pode ser feito com uma simples bomba de sucção. Conectamos a bomba de sucção na saída de gás comum e fazemos uma sucção até que ela fique colabada. Isso cria um vácuo e, se não houver vazamento no sistema, a bomba permanecerá vazia por pelo menos 10 segundos. Se ela encher de ar antes disso significa que há vazamentos e o aparelho não pode ser utilizado.

Aparelhos sem a válvula de retenção

É feito um teste com pressão positiva para esse tipo de aparelho. Pode-se fazer isso pressurizando o sistema de baixa pressão com a válvula de jato de alto fluxo de oxigênio e verificando se tem vazamentos. O teste é feito ao mesmo tempo que se testa o sistema circular, o que facilita o procedimento.

Avaliação do sistema circular

O teste no sistema circular avalia desde a saída de gás comum até a peça em Y (no caso dos aparelhos que não têm a válvula de retenção testa-se também o circuito de baixa pressão). Para testar vazamentos deve-se fechar a válvula APL, ocluir a peça em Y e pressurizar o sistema até 30 cmH_2O com a válvula de alto fluxo de oxigênio. O valor da pressão não cairá com o passar do tempo; se começar a cair é porque há um vazamento no sistema. Depois, deve-se fazer um teste de fluxo unidirecional para checar a integridade das válvulas na parte inspiratória e expiratória. Para fazer isso, basta remover a peça em Y e checar as duas mangueiras de forma individual.

BIBLIOGRAFIA RECOMENDADA

1. James RH. 1000 anaesthetic incidents: experience to date. Anaesthesia. 2003;58:856.
2. Riutort TK, Brockwell RC, Brull SJ, Andrews JJ. The anesthesia workstation and delivery systems. In: Barash PG, Cullen BF, Stoelting RK, Cahalan MK, Stock MC. Clinical anesthesia, 6th ed. Philadelphia: Lippincott Williams & Wilkins; 2009. p. 644-94.
3. Roth P. Sistemas de anestesia. In: Miller RD, Pardo Jr MC. Bases da anestesia, 6.ed. Rio de Janeiro: Elsevier; 2011. p. 184-203.
4. Davis PD, Parbrook GD, Kenny GNC (eds.). Basic physics and measurement in anaesthesia, 4th ed. London: Butterworth Heinemann; 1995.
5. Explore: the anesthesia system – Aestiva/5. Datex-Ohmeda Inc. Madison, WI. USA 2003.
6. Dorsch JA, Dorsch SE (eds.). Understanding anesthesia equipment, 4th ed. Philadelphia: Williams and Wilkins; 1999

7. Longnecker DE, Tinker JH, Morgan G (eds.). Principles and practice of anesthesiology, 2nd ed. New York: Mosby; 1998.
8. Barash PG, Cullen BF, Stoelting RK, et al. (eds.). Clinical anesthesia, 8th ed. Philadelphia: Lippincott, Williams, and Wilkins; 2017.
9. Morgan GE, Mikhail MS, Murray MJ (eds.). Clinical anesthesiology, 4th ed. New York: Lange Medical Books/McGraw Hill; 2006.
10. Miller RD (ed.). Miller's anesthesia. New York: Elsevier Churchill Livingstone; 2005.
11. Stoelting RK, Miller RD (eds.). Basics of anesthesia, 4th ed. New York: Churchill Livingstone. 2000.
12. Sosis MB (ed.). Anesthesia equipment manual. Philadelphia: Lippincott-Raven; 1997.
13. Moyle JTB, Davey A (eds.). Ward's anaesthetic equipment, 4th ed. New York: WB Saunders; 1998.
14. Al-Shaikh B, Stacey SG (eds.) Essentials of anaesthetic equipment, 2nd ed. New York: Churchill Livingstone; 2002.
15. Faust R (ed.). Anesthesiology review, 2nd ed. New York: Churchill Livingstone; 1994.
16. Association of Anaesthetists of Great Britain and Ireland. Checking anaesthetic equipment 3. AAGBI, London; 2004. Disponível em: www.aagbi.org/pdf/Check_Anae_Equip.pdf.
17. Webb RK, et al. The Australian incident monitoring study. An analysis of 2000 incident reports. Anaesthesia and Intensive Care. 1993;21:520-8.
18. March MG, Crowley JJ. An evaluation of anesthesiologists; present checkout method and validity of FDA checklist. Anesthesiology. 1991;75:724-9.
19. Kimmer M, Lake AP, Wrav I. Covers for anaesthetic machines: an audit and standard. Euro J Anaesthesiology. 1997;14:505-13.
20. Department of Health. Protecting the breathing circuit in anaesthesia. Report to the Chief Medical Officer. DH, London; 2004. Disponível em: www.dh.gov.uk/PublicationsAndStatistics/Publications/ PublicationsPolicyAndGuidance/PublicationsPolicyAndGuidanceArticle/fs/en?CONTENT_ ID=4081825&chk=rFCDhz.

7

Monitorização básica e avançada

Bruno Francisco de Freitas Tonelotto

INTRODUÇÃO

A monitorização é algo que deve ser feito em todos os pacientes anestesiados e é definido como o ato de vigiar, observar ou verificar. Independentemente do estado físico do paciente, devemos ter o cuidado de monitorar mesmo em procedimentos mais simples. O emprego de vários métodos de monitorização é justificado pelo aumento do fator segurança da anestesia, pois permite identificação a tempo de uma eventual alteração fisiológica que coloque em risco a vida do paciente.

Durante a monitorização devemos eficientemente avaliar a circulação, a oxigenação tecidual, a ventilação e a temperatura de forma a identificar e registrar todas as funções fisiológicas do paciente. Como os anestésicos interferem na função cardiorrespiratória e neuronal, os sinais físicos correspondentes a essas funções devem ser priorizados quando se está monitorando o paciente anestesiado.

O objetivo primordial da monitorização é ajudar o anestesiologista a conduzir de maneira segura o procedimento anestésico, minimizando ou excluindo possíveis complicações.

MONITORES BÁSICOS

Pressão arterial não invasiva

Talvez a pressão arterial não invasiva, junto com a cardioscopia e a oximetria de pulso, sejam os monitores mais comumente utilizados tanto na terapia intensiva como na anestesiologia. Atualmente, o método mais utilizado é o método de mensuração automática da pressão arterial. Este é o método que tem como base a medida da pressão arterial por meio de curvas de medidas, realizado por *software* validado para tal fim.

Para que se possa utilizar este método é necessário o uso de um monitor paramétrico. Coloca-se um manguito enrolado em volta da parte superior do braço e inflado após o acionamento do módulo de pressão não invasivo. A pressão no manguito é aumentada até que o pulso radial desapareça. Quando o manguito for desinsuflado progressivamente, um microprocessador, que interpreta as oscilações dentro do manguito, fornecerá os valores pressóricos e estabelecerá os valores sistólico, médio e diastólico.

O uso do manguito de tamanho adequado é fundamental para uma medida fidedigna neste método; caso seja utilizado o manguito inadequado podem ocorrer os mesmos falsos resultados do método auscultatório. Tamanho do manguito ideal: a largura da bolsa de borracha deve corresponder a 40% da circunferência do braço e o seu comprimento deve envolver pelo menos 80%.

Em crianças, a largura da bolsa de borracha do manguito deve corresponder a 40% da circunferência do braço. O comprimento da bolsa de borracha do manguito deve envolver 80 a 100% da circunferência do braço. A pressão diastólica deve ser determinada na fase V de Korotkoff.

Um dos aspectos mais importantes para garantir a acurácia das medidas de pressão arterial é a utilização de manguitos de dimensões recomendadas para o uso nas diversas faixas etárias e locais de medida da PA. A utilização de aparelhos de pressão com manguitos de dimensões fora das recomendadas acarretará imprecisão dos resultados obtidos.

Quadro 1 Problemas potenciais provenientes da mensuração automática da pressão arterial
Dor
Petéquias e equimose
Edema
Estase venosa e tromboflebite
Neuropatia periférica
Síndrome compartimental

Cardioscopia

Desde a sua introdução, há mais de 100 anos, por Willem Einthoven, a eletrocardiografia tem sido parte fundamental na avaliação não invasiva do sistema cardiovascular. O eletrocardiograma (ECG) representa o registro das variações do potencial elétrico do meio extracelular decorrente da atividade do músculo cardíaco.

Nesse contexto, por causa de sua praticidade, baixo custo, ausência de contraindicações e diversas informações apresentadas ao anestesiologista, o ECG é monitor essencial no auxílio à tomada de decisão no período perioperatório. A resolução CFM 1.802 de dezembro de 2006 convalida a obrigatoriedade de seu uso no intraoperatório, em paciente sob anestesia ou cuidados anestésicos, já expressos desde 1993 (Resolução CFM 1.363).

A monitoração eletrocardiográfica tem como objetivo detectar, por meio de eletrodos fixados na pele, os sinais elétricos gerados pelo coração e mostrá-los sob forma de um eletrocardiograma contínuo. Por meio da análise das ondas eletrocardiográficas pode-se detectar muitas alterações na frequência, no ritmo ou na condução cardíaca. Além disso, a determinação do ritmo e da frequência cardíacos são parâmetros importantes na avaliação do plano anestésico e no consumo metabólico de oxigênio.

Basicamente, são necessários três eletrodos para a monitoração cardíaca: dois servem para captar a atividade elétrica cardíaca e o terceiro é o eletrodo "terra", que retira do circuito as correntes elétricas provenientes de outras fontes que não o coração. Eles são previamente cobertos por uma película de gel para que haja um bom contato com a pele e são fixados de modo a evitar qualquer deslocamento.

Na prática utilizam-se cinco eletrodos para a monitorização da cardioscopia, correspondentes a: braço direito, perna direita, braço esquerdo, perna esquerda, eletrodo para derivação precordial colocado no lugar de V5 (o eletrodo precodial pode ser colocado em qualquer lugar do precódio, no entanto indica-se a colocação em V5 ou V6).

No tocante à detecção de arritmias, os livros de anestesia diferem um pouco dos livros de clínica: nos de anestesia orienta-se a leitura da derivação V1, nos de clínica orienta-se a leitura das derivações D1, D2, D3. No entanto, o mais importante é sempre monitorizar o paciente, para que seja possível detectar alterações de maneira precoce.

Oximetria de pulso

O princípio de funcionamento da oximetria de pulso baseia-se na transmissão, absorção ou dispersão de luz através da hemoglobina. O corar sanguíneo depende dos níveis de oxigenação do sangue. Dessa forma, o sangue com alta concentração de oxigênio apresenta um corante vermelho mais forte e mais brilhante, em função da alta concentração de moléculas de oxi-hemoglobina. Quando a concentração está reduzida, o sangue adquire uma coloração mais

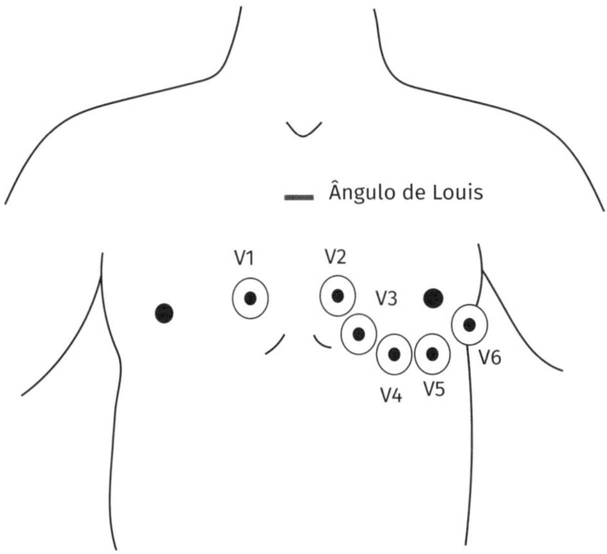

FIGURA 1 Posição dos eletrodos para monitoração eletrocardiográfica.

azulada, em função de uma maior presença de moléculas de desoxi-hemoglobina (combinação de moléculas de hemoglobina com gás carbônico).

Sendo assim, o funcionamento de um oxímetro de pulso baseia-se na espectrofotometria sanguínea, medindo a quantidade de luz transmitida (ou refletida) através dos capilares do paciente, sincronizados com o pulso cardíaco. Na sístole, um novo pulso de sangue arterial penetra no leito vascular e o volume de sangue e a absorção de luz aumentam. Durante a diástole, o volume de sangue e a absorção de luz atingem seu ponto mais baixo. O oxímetro de pulso baseia suas medidas de SpO_2 na diferença entre a absorção máxima e mínima, medidas durante a sístole e durante a diástole. Dessa forma, ele focaliza a absorção de luz pelo sangue arterial pulsátil, eliminando os efeitos de absorventes não pulsáteis, como tecidos, ossos e sangue venoso.

O caminho percorrido pela luz ao longo da pele do paciente compreende regiões de capilares com sangue arterial (com alta pulsatilidade), com sangue venoso (pulsatilidade insignificante) e regiões teciduais (pele, gordura, osso etc., sem nenhum movimento pulsátil). Dessa forma, ossos, tecidos, pigmentação e vasos venosos absorvem normalmente uma quantidade constante de luz no decorrer do tempo. O leito arterial pulsa e absorve normalmente quantidades variáveis de luz durante as pulsações.

Os oxímetros medem em tempo real as diferenças de absorção das luzes vermelha e infravermelha. Esta relação se vincula diretamente com a saturação da oxi-hemoglobina. Mediante a comparação da luz, que absorve durante a onda pulsátil, com respeito à absorção basal, calcula-se a porcentagem de oxi-hemoglobina. Só se mede a absorção durante uma onda de pulso, o que minimiza a influência dos tecidos, das veias e dos capilares no resultado.

É por essa razão que esses sensores contêm na realidade dois emissores de comprimentos de ondas diferentes e um receptor, de maneira que em um dos comprimentos de onda a absorção é muito dependente da saturação de oxigênio e no outro comprimento a absorção teoricamente não varia com a saturação de oxigênio, mas sim com a quantidade de sangue, ou seja, varia com o pulso. Dessa maneira, há um sinal que varia com o pulso e com a saturação de oxigênio e outro sinal que varia somente com o pulso, de tal maneira que se pode modular a primeira com a segunda e, assim, obter uma leitura permanente da saturação de oxigênio.

Os dois comprimentos de onda são emitidos e transmitidos através da pele, sendo absorvidos de forma diferenciada pelo sangue. A oxi-hemoglobina, que é vermelha, reflete a luz vermelha, enquanto a hemoglobina é azul e absorve mais a luz vermelha. Como a luz infravermelha utilizada corresponde, aproximadamente, a um dos pontos isobésticos do sangue, este comprimento de onda é absorvido na mesma proporção, tanto pela oxi-hemoglobina quanto pela hemoglobina.

Os fotossensores convertem a luz captada em sinais elétricos, que depois são enviados à unidade de processamento do oxímetro, geralmente composta de circuitos digitais e um microprocessador. A razão entre as quantidades de luz vermelha e infravermelha captadas pelos fotossensores é utilizada na determinação do nível de saturação do oxigênio sanguíneo.

A relação de luz absorvida é convertida em uma medida da saturação de oxigênio funcional (SpO_2), que está intimamente ligada à pressão parcial de oxigênio da hemoglobina.

Problemas que influenciam na acurácia do oxímetro de pulso

- Artefatos que comprometem a leitura da oximetria de pulso:
  - Artefatos técnicos.
  - Adaptação inadequada do sensor.
  - Movimentação do paciente.
  - Luminosidade intensa no ambiente: pode, eventualmente, levar a leituras falsamente baixas.
  - Interferência na leitura pela emissão de radiofrequência durante a ressonância magnética.

- Artefatos relacionados ao paciente.
- Hemoglobinopatias:
  - Carboxi-hemoglobina: ocorre na intoxicação por monóxido de carbono e, em menor grau, em grandes tabagistas. A leitura corresponde à soma da hemoglobina ligada ao oxigênio e ao monóxido de carbono, mostrando, portanto, valores falsamente elevados.
  - Meta-hemoglobina: determina leitura falsamente baixa.
  - Anemia falciforme: a hemoglobina S habitualmente não interfere na oximetria, mas há relatos de leituras falsamente elevadas ou diminuídas.
- Hipoperfusão: a leitura pode ser comprometida pela vasoconstrição, geralmente mostrando valores falsamente mais baixos.
- Hipotermia: a leitura pode ser comprometida pela vasoconstrição.
- Anemia: pode haver leitura subestimada quando a hemoglobina é inferior a 5 g/dL.
- Congestão venosa: em função da presença de pulso venoso, a leitura pode ser subestimada.
- Pigmentação da pele: a precisão da leitura na pele negra é menor, entretanto não se sabe se de forma clinicamente significante.
- Esmaltes: pode comprometer a leitura, sobretudo nas cores preta, azul e verde.
- *Shunt* óptico: alguns oxímetros mostram *shunt* óptico que ocorre quando parte da luz do diodo emissor alcança o receptor sem passar através do dedo.
- Injeções intravenosas de etileno azul ou indocaína verde: algumas substâncias como azul de metileno, verde de indocianina e índigo carmin possuem atividade espectral nos comprimentos de onda utilizados para a oximetria de pulso. Isso faz com que haja interferência na exatidão das leituras.
- Uso de sensores incompatíveis com o oxímetro: já foram detectados casos em que foram utilizados sensores incompatíveis com o oxímetro em questão, causando queimaduras nos pacientes, além da possibilidade de acarretar medidas incorretas (no caso de não ser detectado aquecimento nos sensores).
- Problemas funcionais (defeitos): a grande parte dos defeitos que ocorrem em oxímetros de pulso compreende danos nos cabos ou nos sensores. Esses defeitos geralmente ocorrem pelo desgaste natural, causado pelo manuseio desses componentes ou por sua má utilização. É bastante comum a ocorrência de problemas como cabos partidos (sem continuidade elétrica), ocasionados por torções ou puxões, sensores defeituosos, desalinhados ou sem pressão de fixação por causa de quedas ou pancadas, além de conectores (dos cabos ou dos sensores) com mau contato, ocasionados pela soma dos fatores anteriormente citados.

Outra limitação da oximetria de pulso é que, embora tenha grande precisão quando a saturação de oxigênio está acima de 90%, os resultados são piores em condições de progressiva hipoxemia.

Capnografia

A capnografia consiste na mensuração do CO_2 no gás exalado a cada ciclo respiratório de maneira não invasiva. Permite a análise do CO_2 alveolar e em última instância, a $PaCO_2$. Muitos são os tipos de capnógrafos existentes, no entanto não é objetivo deste capítulo discorrer sobre eles. Devemos estar atentos a qualquer modificação da capnografia, pois podem estar ligadas a alterações clínicas importantes.

Qualquer situação de diminuição da perfusão pulmonar, como embolia, posição sentada, baixo débito cardíaco, diminuição da pressão arterial, ou seja, situação que aumente o espaço morto alveolar diminuindo por consequência o CO_2 expirado, pode diminuir a $PetCO_2$. Já o aumento do capnograma pode ocorrer por causa do aumento do metabolismo, como na hipertermia e na sepse, ou por CO_2 liberado na circulação, como durante laparoscopia, infusão rápida de bicarbonato ou hipoventilação.

É necessário estar atento aos níveis de CO_2 expirados, pois eles estão associados diretamente ao débito cardíaco, como exemplificado na Figura 2.

Além da medida do CO_2, alguns aparelhos de anestesia também fazem a análise dos gases inspirados e expirados. A mensuração dos gases inalados é feita por meio de um espectrômetro de massa, em que o gás é aspirado por um sistema de vácuo, dentro do qual é bombardeado por um feixe ionizante. Os íons são expostos a um campo eletrostático e a forte atração magnética define uma curva cujo raio representa a massa do íon, possibilitando a mensuração de CO_2, O_2 e agentes anestésicos empregados. Essa técnica possibilita a mensuração ao mesmo tempo de até quatro tipos de gases e tem um tempo de resposta curto de 0,1 segundo.

$ETCO_2$ > 30 mmHg → DC > 4 L/min ou IC > 2 L/min

$ETCO_2$ > 34 mmHg → DC > 5 L/min ou IC > 2,5 L/min

FIGURA 2 Níveis de CO_2.

Fonte: Maslow et al., 2001[11].

Temperatura

A temperatura corporal central é um dos parâmetros fisiológicos mais rigorosamente controlados do organismo. O sistema termorregulador humano permite variações de 0,2 a 0,4°C ao redor de 37°C para manutenção das suas funções metabólicas. Os locais mais comuns para a mensuração da temperatura durante a anestesia são: nasofaringe, membrana timpânica, reto e esôfago. A temperatura nasofaríngea não é acurada, principalmente nas cirurgias otorrinolaringológicas (ORL).

Os mecanismos principais de perda de calor durante a anestesia ocorrem por condução, evaporação, convecção e irradiação. A irradiação e a convecção são as mais importantes, somando aproximadamente 85% da perda total de calor pelo organismo. A transferência de calor por condução é definida pela transmissão direta de energia calórica entre duas superfícies e depende da diferença de temperatura entre elas. A convecção, considerada uma condução facilitada, contribui com até 25% da perda total de calor.

Hipotermia não intencional, definida como temperatura sanguínea central menor que 36°C, ocorre frequentemente durante a anestesia e a cirurgia em decorrência da inibição direta da termorregulação pelos anestésicos, da diminuição do metabolismo e da exposição do paciente ao ambiente frio das salas cirúrgicas. Nas intervenções cirúrgicas em que há exposição de cavidades corporais pode haver perda maior de calor. Didaticamente, classifica-se a hipotermia em leve (34 a 36°C), moderada (30 a 34°C) e grave (menor que 30°C).

Monitorização da junção neuromuscular

As primeiras tentativas de avaliar o bloqueio neuromuscular residual em seres humanos foram baseadas na observação de sinais clínicos e na verificação de parâmetros respiratórios como volume-minuto, capacidade vital e força inspiratória máxima. No entanto, o melhor método para monitorizar a transmissão neuromuscular é a estimulação de um nervo motor periférico e a mensuração da resposta evocada no músculo por ele inervado.

Sabe-se que o exame clínico é inadequado para a avaliação da duração do bloqueio neuromuscular, pois há uma variabilidade muito grande com relação à duração do bloqueio. Dessa forma, orienta-se que seja feita a monitorização da profundidade do bloqueio em todos os pacientes.

Basicamente, a monitorização é feita por meio do estímulo de um nervo motor periférico com um impulso elétrico externo. Existem muitos padrões de estímulo, os mais utilizados são o TOF (*train of four*) e o PTC (potencial pós-tetânico). No TOF são aplicados quatro estímulos supramáximos em intervalos de 0,5 segundo pelo período de 2 segundos (2 Hz). Já o PTC baseia-se na potencialização pós-tetânica. Após alguns segundos do término de um estímulo tetânico, aplica-se um estímulo padronizado simples e contínuo e conta-se o número de contrações evocadas.

A relação do TOF maior ou igual a 0,9 é dita por especialistas como suficiente para afirmar que houve o desbloqueio neuromuscular.

MONITORES AVANÇADOS

Índice biespectral

O índice biespectral (BIS) é um parâmetro de EEG processado, extensamente validado e com utilidade clínica demonstrada. Obtém-se utilizando um conjunto de medidas de técnicas de processamento do sinal de EEG, incluindo análise biespectral, análise espectral de potência e análise no domínio do tempo. Essas medidas foram combinadas por meio de um algoritmo para otimizar a correlação entre o EEG e os efeitos clínicos da anestesia e foram quantificadas utilizando a escala do índice BIS.

Sabe-se que o índice BIS é um aliado na administração de anestesia, contudo não se consegue provar que ele pode estar associado à redução da incidência de consciência com lembrança em adultos durante a anestesia geral e a sedação. O uso da monitorização BIS para orientar a administração da anestesia e monitorizar o estado do paciente é uma decisão médica.

Potencial evocado

Os potenciais evocados são usados para medir a atividade elétrica em determinadas áreas do cérebro e da medula espinal. A atividade elétrica é produzida pela estimulação de nervos sensoriais específicos. Os potenciais evocados testam e registram como os sinais do nervo alcançam o cérebro, avaliando a velocidade e o tamanho da resposta.

Utiliza-se o potencial evocado durante o procedimento cirúrgico, buscando problemas ao longo dos caminhos do nervo que são demasiado sutis para aparecer durante um exame neurológico e que podem aparecer no período intraoperatório em decorrência da manipulação cirúrgica.

São fatores anestésicos que influenciam: uso de gás inalatório, cetamina, relaxante muscular, hipotermia, profundidade anestésica mesmo quando se utiliza anestesia venosa.

Pressão arterial invasiva

Pode-se acessar uma artéria com diferentes intuitos, no entanto, no ato anestésico, a canulação arterial ou o posicionamento de um cateter intra-arterial é indicado principalmente nas situações em que se deseja monitorização contínua da pressão arterial, coleta frequente de exames ou possibilidade de alteração hemodinâmica súbita.

Em pacientes com choque circulatório, especialmente naqueles acompanhados de elevada resistência vascular sistêmica, podem ser registradas discrepâncias significativas na mensuração da PA, quando comparados os métodos não invasivos com o método de mensuração direta através de um cateter intra-arterial, o que, sem dúvida, implica erros de avaliação e terapêuticos grosseiros e inaceitáveis. Também, em pacientes que requeiram doses fracionadas e ajustáveis de fármacos vasoativos potentes (catecolaminas, vasodilatadores etc.), é de fundamental importância uma mensuração frequente, acurada e, se possível, direta da PA.

Maiores informações podem ser encontradas no Capítulo "Acesso vascular venoso (central e periférico) e arterial".

Cateter de artéria pulmonar (Swan-Ganz)

O cateter de artéria pulmonar (CAP) ou de Swan-Ganz é utilizado para monitorização hemodinâmica invasiva contínua de pacientes com instabilidade hemodinâmica ou quando se espera que isso ocorra. No entanto, atualmente seu uso é controverso, restando apenas a hipertensão de artéria pulmonar, como consenso para seu uso.

Desde sua introdução, na década de 1970, essa tecnologia ganhou grande aceitação no manejo perioperatório de pacientes graves e em unidades de terapia intensiva (UTI), apesar da falta de evidência científica que conferisse suporte ao seu uso. Nos Estados Unidos, aproximadamente 1,5 milhão de CAP são utilizados anualmente.

O cateter de fluxo direcionado com ponta em balão e múltiplos lúmens para a artéria pulmonar permite a avaliação de pressões intracardíacas. O CAP apresenta vias múltiplas para as medidas, durante a inserção, de:

- Pressão venosa central.
- Pressão do átrio direito (PAD).
- Pressão do ventrículo direito.
- Pressão da artéria pulmonar (PAP).

Quando posicionado adequadamente, o CAP permite diversas medidas diretas e indiretas, listadas na Tabela 1.

TABELA 1 Comportamento das diferentes variáveis, hemodinâmicas, obtidas por meio do cateter de Swan-Ganz, nos diferentes estados de choque circulatório

Variável	Valor normal	Unidade	Choque hipovolêmico	Choque cardiogênico	Choque séptico
Pressão arterial média (PAM)	82-102	mmHg	Diminuída	Diminuída	Diminuída
Frequência cardíaca (FC)	72-88	Bat./min	Aumentada	Aumentada	Aumentada
Pressão venosa central (PVC)	0-9	cmH_2O	Diminuída	Aumentada	NL, aumentada ou diminuída
Pressão capilar pulmonar (PCP)	0-12	mmHg	Normal ou diminuída	Aumentada	NL, aumentada ou diminuída
Índice cardíaco (IC)	2,8-4,0	$L/min . m^{-2}$	Aumentado	Diminuído	NL, aumentada ou diminuída
Índice sistólico (IS)	35-50	mL/m^{-2}	Diminuído	Diminuído	NL, aumentada ou diminuída
Resistência vascular sistêmica (RVS)	770-1.500	$dina.s/cm^{-5}$	Aumentado	Aumentado	Diminuído
Resistência vascular pulmonar (RVP)	50-200	$dina.s/cm^{-5}$	Aumentado	Aumentado	NL, aumentada ou diminuída

(continua)

TABELA 1 Comportamento das diferentes variáveis, hemodinâmicas, obtidas por meio do cateter de Swan-Ganz, nos diferentes estados de choque circulatório (*continuação*)

Variável	Valor normal	Unidade	Choque hipovolêmico	Choque cardiogênico	Choque séptico
Saturação arterial de oxigênio (Sat. O_2)	95-99	%	Normal ou diminuída	Normal ou diminuída	Normal ou diminuída
Saturação venosa mista de oxigênio (Satv. O_2)	68-75	%	Diminuída	Diminuída	NL Aumentada ou diminuída
Oxigênio venoso misto (PvO_2)	33-53	mmHg	Diminuído	Diminuído	NL, aumentada ou diminuída
Diferença arteriovenosa de oxigênio +D(a-v)Os	4-5,5	mL/dL	Aumentada	Aumentada	Aumentada
Oferta de oxigênio (DO_2)	520-700	$mL/min. m^{-2}$	Diminuído	Diminuído	NL, aumentado ou diminuído
Consumo de oxigênio (DO_2)	180-30	$mL/min. m^{-2}$	Diminuído	Aumentado	Aumentado
Índice de extração de oxigênio (ER O_2)	20-25	%	Aumentado	Aumentado	Aumentado
Lactato sérico	2,1	mmol/L	Aumentado	Aumentado	Aumentado

A cateterização da artéria pulmonar é uma técnica simples de beira de leito que não requer fluoroscopia na maioria dos casos, uma vez que o dispositivo de flutuação do balão permite que o cateter seja direcionado pela corrente sanguínea do átrio direito para o interior do ventrículo direito e subsequentemente para a artéria pulmonar. A monitorização contínua da pressão na extremidade distal do

CAP produz formas distintas de ondas em cada câmara cardíaca que informam a posição do cateter no interior do coração e da artéria pulmonar durante a inserção. No entanto, como todo procedimento invasivo, não é isento de riscos.

Complicações

- Relacionadas à punção venosa: punção arterial, pneumotórax, lesão do plexo braquial, síndrome de Horner, lesão transitória do nervo frênico, embolia gasosa.
- Relacionadas à passagem do cateter: arritmias (extrassístoles ventriculares, taquicardia e fibrilação ventriculares e *flutter* e fibrilação atrial), bloqueio transitório de ramo direito, enovelamento, danos nos sistemas valvares (cúspides, cordas tendíneas e músculos papilares), ruptura da artéria pulmonar, perfuração ventricular direita.
- Relacionadas à presença do cateter na artéria pulmonar: trombose venosa no local de inserção, infarto pulmonar, sepse/endocardite.

Indicações

- Avaliação e tratamento de insuficiência cardíaca aguda.
- Diferenciar rotura do septo ventricular de refluxo mitral.
- Avaliação de tamponamento cardíaco.
- Terapia com fluido intravascular em situações complexas como as que se seguem: queimaduras; hipovolemia severa; pancreatite hemorrágica; insuficiência renal aguda; síndrome de angústia respiratória; sepse por germes Gram-negativos; grande cirurgia abdominal com alterações importantes de fluidos; infarto do miocárdio ventricular direito.
- Tratamento de pacientes com alto risco cirúrgico que apresentam: doença cardíaca ou pulmonar severa preexistente; politraumatizado.
- Tratamento de pacientes de alto risco cirúrgico que serão submetidos a cirurgia cardíaca; cirurgia vascular; procedimentos cirúrgicos extensos ou prolongados.
- Tratamento de pacientes obstétricas de alto risco nas seguintes condições: doença cardíaca; hipertensão severa induzida pela gravidez; suspeita de descolamento de placenta.

Contraindicações

- Septicemia recorrente.
- Imunodeficiência.
- Comunicação intracardíaca direita-esquerda.
- Estados de hipercoagulabilidade.

- Bloqueio de ramo esquerdo. A cateterização da artéria pulmonar está associada ao aumento de risco do desenvolvimento de bloqueio cardíaco total.
- História de taquiarritmias ou arritmia ventricular, uma vez que a cateterização da artéria pulmonar pode causar recorrência dessas arritmias.

Vigileo®: FloTrac®, Precep®, PediaSat®

O Vigileo® é uma plataforma de monitorização minimamente invasiva que mede o débito cardíaco contínuo quando utilizada em conjunto com o sensor FloTrac®. O volume sistólico e a variação de volume sistólico também são medidos e exibidos no monitor Vigileo®. A RVS é calculada e exibida quando há interface com o monitor ao lado do leito do paciente, ou quando lhe é fornecida a PVC manualmente. O sistema FloTrac® oferece parâmetros para antecipar decisões críticas e de forma mais eficiente para pacientes anteriormente monitorados somente pelos sinais vitais tradicionais.

Funcionando em conjunto com o FloTrac®, o Presep® é um cateter venoso central triplo lúmen, que monitoriza a saturação venosa central de oxigênio continuamente. A monitorização contínua da oferta e do consumo de oxigênio permite a identificação de estados de choque e fornece, em tempo real, dados que guiam a intervenção, tornando-a mais eficaz. Para a utilização na população pediátrica, o cateter de oximetria PediaSat® é o cateter de escolha em questão. Maiores informações em http://edwardslifesciences.com

LiDICO®

O monitor LiDCO® funciona de maneira semelhante ao Vigileo®, no entanto, sem a necessidade de utilizar um cateter próprio na linha arterial. Procede-se a canulação da linha arterial de maneira habitual, e então um cabo é ligado diretamente ao monitor multiparamétrico extraindo os dados necessários. O sistema LiDCO® é uma combinação de diversos monitores que vieram antes dele e resultou no aperfeiçoamento do sistema e da obtenção dos dados. Segundo o fabricante, todas essas alterações geraram uma combinação única, proporcionando maior precisão na medição do débito cardíaco e menor risco. Maiores informações em: http://lidco.com

EV1000®

A plataforma clínica EV1000® da Edwards Lifesciences apresenta o estado fisiológico do paciente de maneira exclusivamente nova, intuitiva e significativa. Apresenta uma visão global de parâmetros clinicamente válidos proporcionada pelo sensor FloTrac®, pelos cateteres de oximetria PreSep® e PediaSat® e pelo conjunto VolumeView®.

O conjunto VolumeView® da Edwards Lifesciences combinado com a plataforma clínica EV1000 permite a exposição de parâmetros volumétricos importantes de maneira completamente nova e significativa. Fornece parâmetros hemodinâmicos importantes, contínuos e regulados (DC, VS, RVS e VVS) por meio do algoritmo VolumeView® patenteado e registrado pela Edwards. Esse algoritmo promove direção contínua entre calibragens desses parâmetros-chaves hemodinâmicos baseados em formas variáveis. Esses parâmetros também podem ser calibrados por meio de termodiluição transpulmonar intermitente manual.

Ecocardiograma transesofágico/transtorácico

Cada vez mais o ecocardiograma, tanto o transtorácico como o transesofágico, tem surgido como monitor essencial; não somente nos procedimentos cardiovasculares, mas também em cirurgias abdominais de grande porte, ortopédicas etc. Ele nos proporciona a orientação em tempo real de aspectos anatômicos e funcionais do coração, possibilitando-nos avaliar em tempo real: hidratação, função cardiovascular, disfunção valvar etc.

Na cirurgia cardiovascular é ainda mais importante pois promove a detecção imediata de defeitos residuais e complicações passíveis de correção antes da retirada de circulação extracorpórea, avaliação imediata do resultado pós-operatório e auxílio na colocação das cânulas da circulação extracorpórea em cirurgias minimamente invasivas.

Entretanto, não se pode esquecer que a utilização deste monitor requer treino e depende de uma curva de aprendizado para que a acurácia seja válida.

BIBLIOGRAFIA RECOMENDADA

1. Krahn G, et al. Continuous central venous saturations during pericardial tamponade case report. Pediatr Crit Care Med. 2007;8(3):18.2.153.
2. Krahn G, et al. Early clinical evaluation of the Edwards PediaSat? Oximetry catheter in pediatric patients. Pediatr Crit Care Med. 2007;8(3)18.2.152.
3. Tweddell JS, et al. Mixed venous oxygen saturation monitoring after stage 1 palliation for hypoplastic left heart syndrome. Ann Thorac Surg. 2007;84:1301-11.
4. Tweddell JS, et al. Improved survival of patients undergoing palliation of hypoplastic left heart syndrome: lessons learned from 115 consecutive patients. Circulation. 2002;106(12Suppl1):I82-9.
5. Carcillo JA, et al. Clinical practice parameters for hemodynamic support of pediatric and neonatal patients in septic shock. Crit Care Med. 2002;30(6):1365-78.
6. Oliveira CF, et al. An outcomes comparison of ACCM/PALS guidelines for pediatric septic shock with and without central venous oxygen saturation monitoring. Pediatr Crit Care Med. 2007;8(3Suppl.).

7. Associação de Medicina Intensiva Brasileira. Consenso Brasileiro de Monitorização e Suporte Hemodinâmico. RBTI. 2005;17(4).
8. Associação de Medicina Intensiva Brasileira. Consenso Brasileiro de Monitorização e Suporte Hemodinâmico. RBTI. 2006;18(1).
9. Pinsky MR. Let us use the pulmonary artery catheter correctly and only when we need it. Crit Care Med. 2005.
10. Pinsky MR. Hemodynamic monitoring in intensive care unit. Clin Chest Med. 2003.
11. Leibowitz AB. Who benefits from pulmonary artery catheterization? Crit Care Med. 2003.
12. Maslow A, et al. Monitoring end-tidal carbon dioxide during weaning from cardiopulmonary bypass in patients withou significant lung disease. Anesthesia and Analgesia. 2001;92:306-13.

8

Vias aéreas

Luana Carmélia de Lira Fernandes

INTRODUÇÃO

O conhecimento e o controle da via aérea representam um desafio, principalmente para a anestesiologia, com intervenções que costumam acarretar comprometimento de sua permeabilidade e da ventilação espontânea. Para obter sucesso, deve-se ter conhecimento das seguintes ações: fazer avaliação clínica detalhada que permita identificar antecipadamente possíveis dificuldades para ventilação sob máscara fácil (VMF) ou intubação traqueal (IT), definir o risco de aspiração do conteúdo gástrico e planejar estratégias de resgate em caso de falha da abordagem inicial.

ANATOMIA

O conhecimento da anatomia permite melhor planejamento da abordagem que será utilizada, incluindo a avaliação diagnóstica por meio de métodos preditivos de via aérea difícil (VAD), posicionamento do paciente e escolha do material e da técnica de manuseio empregada. As estruturas anatômicas e suas principais implicações estão expostas na Tabela 1.

AVALIAÇÃO DA VIA AÉREA

A avaliação da via aérea (VA) engloba a história clínica e o exame físico, visando prever a presença de VAD. Na anamnese, devem ser identificadas comorbidades que provoquem modificações da anatomia da VA, como trauma cervical e/ou de face, diabetes melito, acromegalia, tumores na região, sequela de queimadura, trismo, abscessos e alterações congênitas. Deve-se considerar que a facilidade de controle da VA prévia não é garantia de sucesso no presente. Sendo a história de via aérea difícil presente, considera-se o preditor mais confiável de adversidades. Já no exame físico deve ser identificado se os dois principais objetivos no controle da via aérea (CVA) podem ser atingidos: oxigenação e intubação.

Os testes a beira-leito não foram originalmente detalhados quanto ao modo de execução. A partir de então, buscou-se estabelecer as condições ótimas dos testes, em particular o de Mallampati (Figura 1). As recomendações compreendem sua realização em posição sentada, com a cabeça completamente estendida,

TABELA 1 Estruturas anatômicas e suas principais implicações

Estruturas anatômicas	Principais implicações
Cavidades nasais: ▪ São duas cavidades ou fossas divididas pelo septo nasal, que é composto pela cartilagem septal anteriormente e pelos ossos etmoide (superiormente) e vômer (inferiormente). ▪ Na parede lateral existem turbinas que dividem a cavidade em três meatos. ▪ Sua mucosa é ricamente vascularizada.	Em decorrência dos desvios de septo, deve-se sempre determinar qual o lado mais permeável para a passagem de dispositivos. O meato inferior é a principal passagem para dispositivos nasais e seu uso inapropriado pode causar avulsão da turbina. Em caso de fratura do teto da cavidade pode haver comunicação com a cavidade intracraniana e perda de liquor. Para prevenção de epistaxe podem ser úteis vasoconstritores tópicos antes da instrumentação.
Boca: ▪ A cavidade oral conduz à orofaringe. Seu limite inferior é a língua e o limite superior, o palato duro e mole.	Atenção para macroglossia e tumores na manipulação da cavidade oral. Avaliar abertura bucal, micrognatia e macroglossia que possam interferir na manipulação da via área.
Faringe: ▪ Divide-se em nasofaringe, orofaringe e laringofaringe. ▪ Estende-se da base do crânio até a cartilagem cricoide, anteriormente, e a borda inferior da sexta vértebra cervical, posteriormente. É mais larga na região do osso hióideo e mais estreita no esôfago.	Sua patência é vital para desobstrução das vias aéreas. A redução do seu tamanho é fator importante na obstrução respiratória em pacientes com apneia obstrutiva do sono.

(continua)

TABELA 1 Estruturas anatômicas e suas principais implicações (*continuação*)

Estruturas anatômicas	Principais implicações
Laringe: ▪ É composta por nove cartilagens que estão ligadas e suportadas por membranas, articulações sinoviais e ligamentos. ▪ A inervação é formada pelo nervo laríngeo inferior (recorrente) e pelo nervo laríngeo superior, ambos ramos do nervo vago (X par). O nervo recorrente é responsável pela inervação motora de todos os músculos da laringe, com exceção do músculo cricotireóideo (inervado pelo ramo externo do nervo laríngeo superior). ▪ A inervação sensitiva de toda laringe é formada pelo ramo interno do nervo laríngeo superior. ▪ A inervação sensitiva da epiglote é densa, principalmente as pregas vocais, que são fortemente inervadas mais posteriormente do que anteriormente.	Função de proteger o trato respiratório, permitindo passagem apenas de ar e secreções. O bloqueio anestésico do nervo laríngeo superior pode ser utilizado para manipulação da laringe. Lesão unilateral (efeitos mínimos) ou bilateral (disfonia e cansaço da voz, porém com manutenção do controle das vias aéreas). Bloqueio do nervo recorrente ou sua lesão: unilateral (disfonia), bilateral aguda (afonia com dispneia ou afonia com disfagia), bilateral crônica (mecanismos compensatórios como atrofia de musculatura laríngea reduzem problemas com a via aérea, deixando apenas a afonia). Lesões do nervo vago: unilateral (apenas disfonia) ou bilateral (afeta laríngeo superior e recorrente: pregas flácidas em posição média: afonia com via aérea preservada em geral).
Traqueia ▪ Inicia-se na cartilagem cricoide (região de C6) e continua por 10-20 cm até a carina. Composta por 16 a 20 anéis em sua porção anterior, onde no sexto anel se torna intratorácica. ▪ Na carina a traqueia se bifurca em dois brônquios: o direito, mais curto e retilíneo do que o esquerdo.	O brônquio fonte direito é o local mais provável de impactação de corpo estranho e no caso de intubação seletiva.

Adaptada de Manica, 2018.

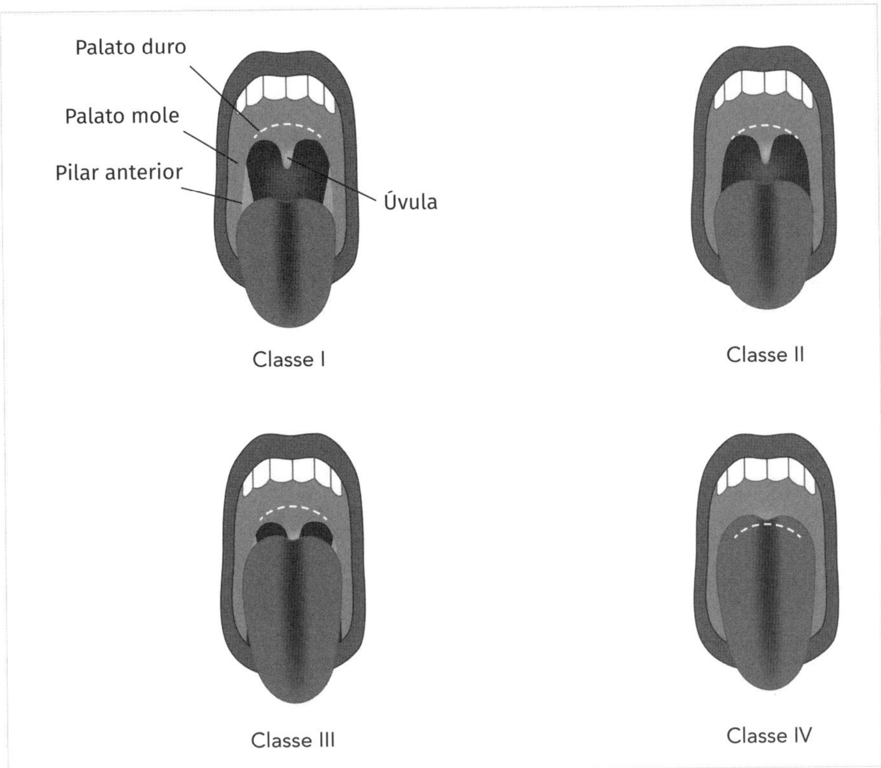

FIGURA 1 Classificação Mallampati.
Fonte: Manica, 2018

protrusão lingual com fonação e mensuração da distância tireomentoniana a partir da face interna do mento. Essa posição reduz a classe do teste Mallampati, com sensibilidade inalterada e aumento da especificidade e do valor preditivo positivo.

Uma via aérea difícil é definida quando um profissional experiente antecipa ou encontra dificuldade em alguma ou em todas as ações de ventilação com máscara facial, laringoscopia direta ou indireta, intubação traqueal, instalação de dispositivo supraglótico ou acesso cirúrgico.

Somente com a combinação de múltiplos itens é possível elevar a chance de predizer laringoscopia direta difícil e/ou uma VAD, são alguns deles:

- Dentes incisivos superiores relativamente longos e abertura da boca reduzida com distância entre os incisivos superiores e inferiores menor que 3 cm (lâmina do laringoscópio entra em direção cefálica).

- Arcada superior protrusa (incisivos maxilares anteriores aos mandibulares) durante o fechamento normal da mandíbula.
- Durante a protrusão voluntária da mandíbula paciente não consegue trazer os incisivos mandibulares adiante dos incisivos maxilares (prejuízo no deslocamento anterior da mandíbula durante a laringoscopia).
- Distância interincisivos menor que 3 cm (laringe anteriorizada).
- Mallampati maior que II.
- Palato altamente arqueado ou muito estreito.
- Espaço mandibular firme, endurecido, ocupado por massa, ou não elástico.
- Distância tireomentoniana menor que a largura de três dedos médios (6,5 cm).
- Pescoço curto e/ou grosso (provoca dificuldade de alinhamento dos eixos durante a laringoscopia).
- Paciente não consegue tocar a ponta do queixo no tórax, ou não consegue estender o pescoço (provoca dificuldade de assumir a posição olfativa).
- Exposição da laringe grau 3 ou 4, quantificada pela classificação de Cormack-Lehane modificada (Figura 2), sendo aplicável à laringoscopia direta ou videolaringoscopia.

Já o conceito de intubação traqueal difícil tem seu julgamento independente do grau de visualização da laringe e é definido pela presença de um ou todos estes critérios: múltiplas tentativas ou necessidade de mais de um profissional, uso de dispositivos introdutores para facilitar a intubação traqueal (p. ex., *bougie*) e falha do plano inicial para intubação traqueal, com consequente mudança de dispositivo.

Mais um quesito que também deve ser avaliado e levado em consideração são os fatores de risco para ventilação com máscara facial (VMF) difícil. Logo, fazem parte dos preditores de risco independente para ventilação difícil

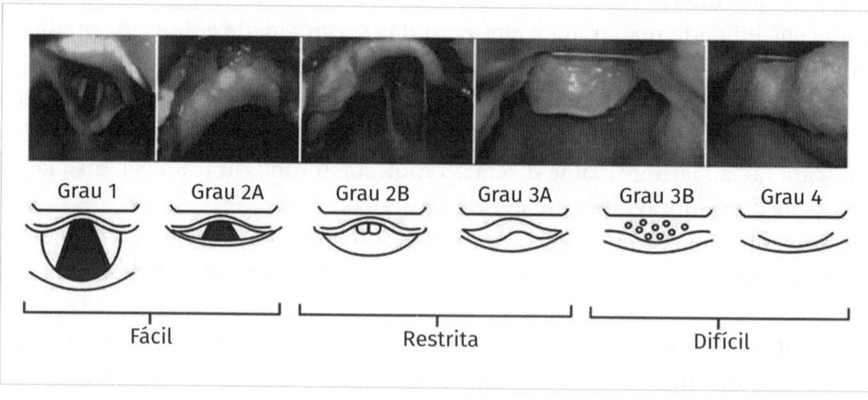

FIGURA 2 Classificação de Cormack-Lehane, modificada por Cook, para laringoscopia direta.

sob máscara facial: presença de barba, índice de massa corporal maior que 26 kg · m^{-2}, ausência de dentes, idade maior que 55 anos e história de ronco, implicando dificuldade a presença de dois ou mais fatores. Para viabilizar a VMF, podem ser empregadas as seguintes medidas: deslocamento anterior da mandíbula, elevação do mento, inserção de cânulas orofaríngeas ou nasofaríngeas, VMF com duas pessoas e VMF com três pessoas.

É considerado risco de VMF impossível dois ou mais preditores independentes de risco em ordem decrescente de importância: alterações cervicais por irradiação, gênero masculino, história de apneia obstrutiva do sono, teste de Mallampati III e IV e presença de barba.

A contraindicação relativa da VMF é o risco aumentado de regurgitação do conteúdo gástrico e aspiração pulmonar. Estas situações compreendem tempo de jejum inadequado, obstrução intestinal alta, abdômen agudo, doença do refluxo gastroesofágico, hérnia hiatal, doenças neurológicas do primeiro neurônio, diabetes com início acima de 10 anos e gastroparesia diabética. Para prevenir insuflação gástrica, a ventilação com pressão positiva não deverá ultrapassar 20 cmH_2O.

ALGORITMOS

A dificuldade VMF combinada com laringoscopia difícil constitui um fenômeno infrequente, porém não raro. Embora a situação de não ventilar e não conseguir entubar seja um evento raro, o anestesiologista deve estar treinado para enfrentá-la por meio do planejamento prévio.

A manutenção da ventilação e oxigenação é a prioridade e, para isso, é importante a oferta de O_2, em concentração de 100%, pelo maior tempo possível. O planejamento deve suceder a avaliação clínica e buscar identificação de adversidades como não colaboração, risco de aspiração de conteúdo gástrico, ventilação por máscara facial, laringoscopia direta, intubação traqueal ou via aérea cirúrgica. Destacam-se as recomendações da Difficult Airway Society (DAS) de 2015 para falha durante intubação traqueal de rotina e após indução em sequência rápida (Figura 3).

A DAS enfatiza a importância de minimizar o trauma à VA. As tentativas de intubação devem ser limitadas, permitidas três tentativas seguidas por uma quarta com anestesiologista mais experiente. Em caso de falha, deverá ser reconhecida e declarada a falha de intubação traqueal, dando-se início ao plano B e assim sucessivamente.

Para extubação e acompanhamento do paciente, ter sempre um dispositivo à mão para rápida reintubação. Pesar sempre os riscos e benefícios de extubação acordado ou inconsciente (em plano anestésico) e as condições clínicas do doente mesmo que o paciente não tenha apresentado dificuldades na via aérea.

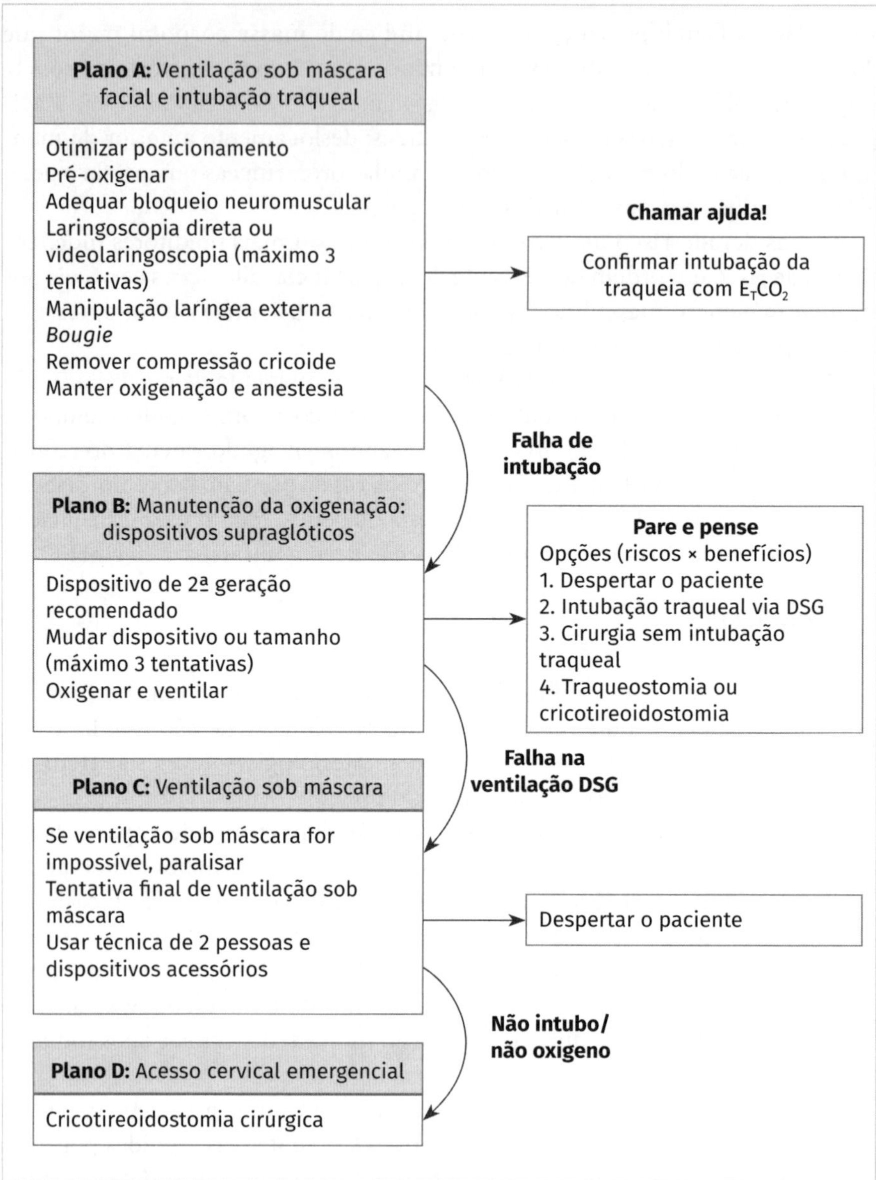

FIGURA 3 Abordagem da intubação difícil não antecipada da Difficult Airway Society 2015.

$ETCO_2$: dióxido de carbono ao final da expiração; DSG, dispositivos supraglóticos.

Fonte: Frerk et al., 2015.

ANESTESIA DA VIA AÉREA

A intubação da traqueia com paciente acordado deve ser considerada na presença de preditores de via aérea difícil. A meta é uma sedação consciente quando possível, em que há ansiólise, e assim o doente não combativo é capaz de obedecer a comando e manter a ventilação espontânea. São obrigatórias a vigilância e a oferta de oxigênio suplementar, para minimizar o impacto de possível depressão respiratória.

Fármacos coadjuvantes, como pró-cinéticos, bloqueadores de bomba de prótons, antiácidos não particulados, antissialagogos e vasoconstritores tópicos nasais, podem ser usados para otimizar o preparo do paciente.

A lidocaína é o fármaco mais empregado no Brasil. Suas vantagens são o início rápido, alto índice terapêutico e disponibilidade em diferentes concentrações. Recomenda-se que a anestesia tópica seja escolhida inicialmente. As formas descritas são: atomização, instilação, nebulização ou gargarejo. Existe também a possibilidade de instilação pelo canal de aspiração durante a fibroscopia.

Nos casos de insucesso com anestesia tópica ou se não for desejada, os bloqueios de nervos são uma opção. O uso de ultrassom pode ser uma ferramenta auxiliar em algumas técnicas de bloqueio regional da via aérea.

Bloqueio do nervo glossofaríngeo

Nesta técnica deve-se afastar a língua lateralmente com um abaixador e infiltrar 2 mL de anestésico local na base do arco palatoglossal (pilar anterior da tonsila). Pode ser realizado com uma agulha 25 G, bilateralmente. Este bloqueio não é indicado como técnica única.

Bloqueio do nervo laríngeo superior

Localiza-se o osso hioide e infiltra-se 3 mL de anestésico local 1 cm abaixo de cada corno maior, local onde o ramo interno do laríngeo superior penetra na membrana tireo-hióidea, bilateralmente. Promove anestesia das vias aéreas e epiglote. Recomenda-se evitar o bloqueio do nervo laríngeo superior em pacientes com risco de regurgitação e aspiração.

Bloqueio do nervo laríngeo recorrente

Esta técnica é realizada com o pescoço em extensão, penetrando pela membrana cricotireóidea com um cateter sobre agulha de calibre 22 G ou 20 G, conectado à seringa. Perfura-se a membrana em ângulo perpendicular ou 60° em direção caudal. Realiza-se aspiração contínua até a entrada de ar (localização da traqueia) e, neste momento, injeta-se o anestésico após a retirada da agulha do cateter. Espera-se que ocorra inspiração profunda e tosse distribuindo o anestésico por toda a traqueia. Ocorre então bloqueio das terminações sensoriais do nervo, pois o bloqueio direto é contraindicado por resultar em obstrução das VAS.

TÉCNICAS PARA ABORDAGEM DE VIA AÉREA

Posicionamento

A posição olfativa promove o alinhamento dos eixos oral, faríngeo e laríngeo, facilitando a visualização das pregas vocais. Esta posição aumenta a abertura da boca, desloca a epiglote para fora do campo visual e diminui a resistência à passagem do ar, facilitando também a VMF.

Esta posição consiste na flexão do pescoço sobre o tórax com hiperextensão da cabeça sobre o pescoço e pode ser utilizado um coxim para manter tal posição. A altura do coxim deve variar de acordo com as características do paciente; em pacientes obesos utiliza-se a posição em rampa, com 25° de inclinação de modo que o meato acústico fique em alinhamento horizontal com o nó supraesternal.

Fibroscopia flexível

Este método é menos traumático e produz menor resposta cardiovascular, além de confirmar visualmente o posicionamento adequado do tubo na traqueia. Entretanto, possui desvantagens como o alto custo e o tempo de treinamento. É indicada para pacientes com via aérea difícil e intubação acordado.

Acesso cirúrgico

A cricotireoidostomia é um procedimento emergencial de manejo da via aérea. É realizada quando houver falha de ventilação/oxigenação ou intubação do paciente, em situações de "não intubo e não ventilo". Apesar dessa situação ser rara, é imprescindível o conhecimento da técnica por parte dos anestesiologistas.

O procedimento pode ser realizado de forma cirúrgica, com uso de bisturi para obter um estoma na membrana cricotireóidea, ou por punção direta da membrana com um jelco.

A cricotireoidostomia cirúrgica permite que seja introduzido um tubo traqueal, geralmente de menor calibre, através da membrana cricotireóidea, realizando-se a ventilação mecânica. A cricotireoidostomia por punção, geralmente realizada em situações extremas, é realizada pela punção da membrana cricotireóidea com um jelco calibroso acoplado a uma seringa com soro fisiológico. Ao penetrar a luz traqueal, é aspirado ar, que comprova a ideal localização do jelco, o qual é acoplado a um sistema de ventilação a jato para garantir a oxigenação do paciente.

A maior diferença entre as modalidades de cricotireoidostomia é a forma de ventilação: a cirúrgica permite uma ventilação mecânica convencional, já que é realizada através de um tubo traqueal, enquanto a por punção exige a ventilação com uso de um dispositivo especial.

A ventilação a jato transtraqueal, realizada após a cricotireoidostomia por punção, é realizada por meio de um sistema com válvulas reguladoras de pressão. A luz do jelco não toleraria pressões elevadas oriundas da rede ou do aparelho de anestesia e poderia ocasionar traumas à via aérea do paciente. Assim, é realizada uma redução das pressões para 25 psi e deve ser realizada uma ventilação com relação inspiração e expiração de 1:4, permitindo a exalação do ar inspirado. Associado à alteração da relação inspiratória/expiratória, pode-se utilizar cânulas oro ou nasofaríngeas para permitir a saída dos gases de forma completa.

EQUIPAMENTOS

Videolaringoscópios (VL)

São dispositivos recentes de abordagem da via aérea. Uma das dificuldades ao realizar o procedimento de laringoscópio e intubação é a adequação de eixos de via aérea. Os VL conseguem uma solução para tal problema, já que podem apresentar uma angulação diferente da lâmina ou da câmera que esses aparelhos possuem.

São classificados da seguinte forma:

- Laringoscópios ópticos com lâmina clássica de MacIntosh: apresentam uma câmera acoplada ao modelo mais utilizado de lâmina de intubação. Podem ser utilizados para intubação por visualização direta.
- Laringoscópios ópticos com lâmina angulada: funcionam apenas sob visualização indireta.
- Laringoscópios ópticos com lâmina angulada com canal de passagem para tubo traqueal: utilizados para intubação por visualização indireta e dispõem de um canal para guiar a introdução do tubo traqueal.

Diversos estudos mostram a melhora da classificação de Cormack-Lehane com o uso de VL, inclusive em vias aéreas sem critérios de dificuldade de laringoscopia/intubação.

Contraindicação absoluta é a incapacidade de introdução da lâmina na cavidade oral por abertura bucal limitada. Como contraindicação relativa importante, pode-se citar a presença de secreções em via aérea, que pioram a visualização por meio do aparato de vídeo.

Cânulas

As cânulas têm por objetivo manter a via aérea pérvia, pois a perda do tônus causa queda da base da língua e epiglote sobre a faringe. Algumas manobras para sua abertura incluem a posição da cabeça, tração de mandíbula, cânulas de Guedel ou nasofaríngea.

As cânulas não devem ser usadas em pacientes com reflexo laríngeo intacto pois podem causar tosse e laringoespasmo. A cânula de Guedel é escolhida pela medida da distância da rima labial ao lóbulo da orelha. Já a cânula nasofaríngea tem seu tamanho estimado medindo da narina ao meato da orelha, 2-4 cm maior que a cânula de Guedel. Tomar cuidado na passagem da cânula nasofaríngea para evitar traumatismo de cornetos, devendo ser lubrificada e introduzida em ângulo reto. Deve ser evitado o uso de cânula nasofaríngea em pacientes anticoagulados (epistaxe), adenoides hipertrofiadas e fratura de base de crânio.

Dispositivos supraglóticos (ou extraglóticos)

Os dispositivos supraglóticos (DSG) não são dispositivos que garantem uma via aérea definitiva. Não dispõem de balonete, o qual é insuflado na luz traqueal para proteção da via aérea. O balonete desses dispositivos fica (como o nome sugere) em posição acima da fenda glótica. Existem diversos modelos, sendo as máscaras laríngeas as mais utilizadas na prática.

Máscaras laríngeas

A máscara laríngea (ML) foi introduzida no meio médico na década de 1980. Desde então, foram lançados diversos modelos, sendo classificada como:

- Clássica ou de primeira geração: foram as primeiras lançadas, com selo do balonete menos marcante, com indicações de ventilação com pressões de via aérea de 20 cmH_2O, para minimizar a possibilidade de regurgitação.
- Máscaras laríngeas de intubação, que proporcionam ao médico a oportunidade de intubação traqueal através dela.
- Dispositivos de segunda geração, os quais apresentam um selo do balonete mais marcante, sendo que a principal diferença é a presença de um canal gástrico, utilizado para drenagem do estômago.

A inserção de ML não necessita de maiores treinamentos e nem do uso de bloqueadores neuromusculares. Sua inserção deve seguir as curvaturas anatômicas da cavidade oral, com pressão contra o palato, até a ponta da máscara encontrar resistência. A insuflação do balonete deve ser realizada por meio de um cuffômetro, respeitando medidas máximas de 60 cmH_2O e minimizando os danos à mucosa.

Existem algumas contraindicações, sendo que, nos últimos anos, elas vêm ganhando maior relativização. De forma geral, deve-se evitar o uso em pacientes com limitada abertura bucal ou com alterações anatômicas que impeçam seu devido acoplamento, como a presença de abscessos orofaríngeos. Além disso, como não são dispositivos que protegem a via aérea contra regurgitação de conteúdo gástrico, mesmo tendo maior vedação no selo nos últimos modelos, é plausível que seu uso seja evitado em pacientes com maior risco de broncoaspiração, como aqueles que estão com jejum incompleto.

Estiletes de intubação (*bougie* ou guia introdutor de Macintosh-Venn-Eshmann)

São dispositivos simples que facilitam a intubação às cegas. São maleáveis e com a ponta ligeiramente inclinada (no caso do *bougie*). São utilizados em laringoscopia com Cormark IIB ou IIIA.

Após a laringoscopia, é realizada a introdução do *bougie* entre as cordas vocais. Quando o fio passa pelo primeiro anel traqueal, sente-se uma trepidação, a qual indica o correto posicionamento do equipamento na via aérea. Caso a introdução ocorra no esôfago, por este ser um órgão predominantemente muscular não haverá trepidação. Um segundo indivíduo realiza a passagem do tubo traqueal sobre o fio até a passagem nas cordas vocais, ainda sob laringoscopia. Esse dispositivo não deve ser utilizado "às cegas".

Estiletes luminosos

Este dispositivo possibilita a intubação às cegas, através da transiluminação cervical, sem necessidade de laringoscopia. Podem ser associados à fibroscopia, pois são usados em via aérea difícil (predita ou diagnosticada) e intubação acordado. Possui contraindicação para situações de "não intubo, não ventilo". A técnica é parecida com o uso do fio-guia, porém se vê um ponto luminoso na proeminência laríngea, para confirmar a intubação.

BIBLIOGRAFIA RECOMENDADA

1. Strohl KP, Butler JP, Malhotra A. Mechanical properties of the upper airway. Compr Physiol. 2012;2(3):1853-72.
2. Cook TM. A new practical classification of laryngeal view. Anesthesia. 2000;55(3):274-9.
3. Baker P. Assessment before airway management. Anesthesiol Clin. 2015;33(2):257-78.
4. Langeron O, Masso E, Huraux C, Guggiari M, Bianchi A, Coriat P, et al. Prediction of difficult mask ventilation. Anesthesiology. 2000;92(5):1229-36.
5. Hillman DR, Platt PR, Eastwood PR. The upper airway during anaesthesia. Br J Anaesth. 2003;91(1):31-9.
6. The New York School of Regional Anesthesia. Regional topical anestesia for endotracheal intubation: head and neck block. Disponível em: http://www.nysora.com/regional-topical-anesthesia-for-endotracheal-intubation.
7. Frerk C, Mitchell VS, McNarry AF, Mendonca C, Bhagrath R, Patel A, et al. Difficult Airway Society 2015 guidelines for management of unanticipated difficult intubation in adults. Br J Anaesth. 2015;115(6):827-48.
8. Manica J. Anestesiologia: princípios e técnicas, 4. ed. Porto Alegre: Artmed; 2018.

9

Ventilação mecânica

Bruno Francisco de Freitas Tonelotto

INTRODUÇÃO

Assistência ventilatória pode ser entendida como a manutenção da oxigenação e/ou da ventilação dos pacientes de maneira artificial até que estes estejam capacitados a reassumi-las. Esta assistência torna-se importante para os pacientes submetidos à anestesia geral e para aqueles internados nas unidades de terapia intensiva e emergência, com insuficiência respiratória.

A anestesia é a situação de uso mais frequente de ventilação artificial. O uso da ventilação artificial é essencial quando envolve a anestesia geral. O ventilador pulmonar é definido como um dispositivo automático conectado às vias aéreas com o objetivo de manter as trocas gasosas com o intuito da manutenção dos níveis basais de oxigênio.

Basicamente, a ventilação mecânica (VM) é empregada visando à melhora/manutenção das trocas gasosas pulmonares, ou seja, correção da hipoxemia e/ou da acidose respiratória associada à hipercapnia. Assim como na ventilação espontânea (VE), os gases adentram o sistema respiratório de forma cíclica na VM pulmonar, mantendo intervalos para que o volume inspirado seja exalado passivamente. A diferença fundamental entre a VE e a VM é que a entrada de gases via ventilador gera uma pressão intratorácica positiva.

Os conhecimentos sobre os mecanismos de lesão pulmonar e os avanços tecnológicos dos ventiladores mecânicos permitiram o desenvolvimento de vários modos de ventilação, priorizando a manutenção de uma adequada troca gasosa e a preservação da microestrutura pulmonar. A correta compreensão das técnicas ventilatórias é fundamental para a escolha do modo apropriado de ventilação para cada situação, uma vez que a ventilação mecânica inapropriada pode provocar sérias lesões pulmonares tão ou mais graves que aquelas que justificaram o seu uso.

Nos últimos anos têm-se estudado muito a dinâmica empregada na VM e o seu impacto no prognóstico e na recuperação pós-operatória, principalmente no que diz respeito à formação de atelectasias, sobredistensão alveolar, infiltrado alveolar etc. A pretensão deste capítulo é resumir de forma bastante sintética os conceitos sobre VM, além de guiar de maneira prática a utilização dos modos ventilatórios na tentativa de evitar complicações pulmonares pós-operatórias.

TABELA 1 Objetivos da ventilação mecânica (ASA, ESA)

Utilizar um método ventilatório capaz de ventilar e oxigenar adequadamente o paciente, e com o qual o médico assistente tenha experiência
Assegurar oferta apropriada de oxigênio aos órgãos vitais, mantendo saturação arterial de oxigênio aceitável (= 90%)
Assegurar remoção eficiente de CO_2, aceitando, entretanto, elevações dos níveis e $PaCO_2$, desde que não haja contraindicações
Minimizar a toxicidade do oxigênio, os menores níveis possíveis de FiO_2 (preferencialmente abaixo de 60%)
Maximizar pressões de via aérea, mas sem exceder pressões transalveolares de 25 a 30 cmH_2O, o que normalmente corresponde a pressões de platô de 30-35 cmH_2O
Garantir recrutamento alveolar, como ocorre com o uso de PEEP

ASA: American Society of Anesthesiologists; ESA: European Society of Anaesthesiology.

CLASSIFICAÇÃO

Atualmente, classifica-se o suporte ventilatório em dois grandes grupos:

- Ventilação mecânica invasiva.
- Ventilação não invasiva.

Em ambas as modalidades, utiliza-se pressão positiva nas vias aéreas para garantir a ventilação artificial. Porém, a forma de liberação dessa pressão é distinta, pois enquanto na ventilação invasiva utiliza-se uma prótese introduzida na via aérea – um tubo oro ou nasotraqueal –, ou ainda uma cânula de traqueostomia, na ventilação não invasiva utiliza-se uma máscara como interface entre o paciente e o ventilador artificial.

INDICAÇÕES

Em síntese, pode-se dizer que a VM é aplicada em várias situações clínicas em que o paciente desenvolve insuficiência respiratória, sendo incapaz de manter valores adequados de O_2 e CO_2 sanguíneos e, com isso, determinando uma diferença (gradiente) alvéolo-arterial de O_2 [$(PA\text{-}a)O_2$] e outros indicadores da eficiência das trocas gasosas (como a relação PaO_2/FIO_2) alterados. Hipoxemia com gradiente aumentado indica defeito nas trocas alvéolo-capilares (insuficiência respiratória hipoxêmica). Já a hipoxemia com gradiente normal é compatível com hipoxemia por hipoventilação alveolar (insuficiência respiratória ventilatória).

Na insuficiência respiratória, o suporte ventilatório consegue contrabalançar esses defeitos, permitindo uma melhor relação ventilação/perfusão capilar (resultando em melhor PaO_2), aumentando a ventilação alveolar (melhor pH

TABELA 2 Indicações

Indicações
Reanimação
Hipoventilação e apneia
Insuficiência respiratória/hipoxemia
Falência mecânica do aparelho respiratório
Prevenção de complicações respiratórias
Redução do trabalho pulmonar
Instabilidade hemodinâmica severa
Glasgow < 8
Anestesia geral

TABELA 3 Parâmetros para ventilação mecânica (VM)

Parâmetros	Normal	Considerar VM
Frequência respiratória	12-20	> 35
Volume corrente (mL/kg)	5-8	< 5
Capacidade vital (mL/kg)	65-75	< 50
Volume-minuto (L/min)	5-6	> 10
Pressão inspiratória máxima (cmH_2O)	80-120	> –25
Pressão expiratória máxima (cmH_2O)	80-100	< +25
Espaço morto (%)	25-40	> 60
$PaCO_2$ (mmHg)	35-45	> 50
PaO_2 (mmHg) (FIO_2 = 0,21)	> 75	< 50
$P(A–a)O_2$ (FIO_2 = 1,0)	25-80	> 350
PaO_2/FIO_2	> 300	< 200

Fonte: Carvalho et al., 2007.

e $PaCO_2$), aumentando o volume pulmonar, otimizando a capacidade residual funcional (CRF), reduzindo o trabalho muscular respiratório com diminuição do consumo de O_2 sistêmico e miocárdico, diminuindo a pressão intracraniana e estabilizando a parede torácica.

PRINCÍPIOS DA VENTILAÇÃO MECÂNICA

A ventilação mecânica basicamente é feita por meio do uso de pressão positiva nas vias aéreas. Dessa forma, pode-se dividir a ventilação com pressão positiva em quatro fases citadas a seguir.

Fase inspiratória

O ventilador deverá insuflar os pulmões do paciente, vencendo as propriedades elásticas e resistivas do sistema respiratório. Ao final desta fase pode-se utilizar um recurso denominado pausa inspiratória com a qual pode-se prolongar esta fase de acordo com o necessário para uma melhor troca gasosa. A forma com a qual tem início a fase inspiratória depende do modo de ventilação mecânica escolhido, que será discutido adiante.

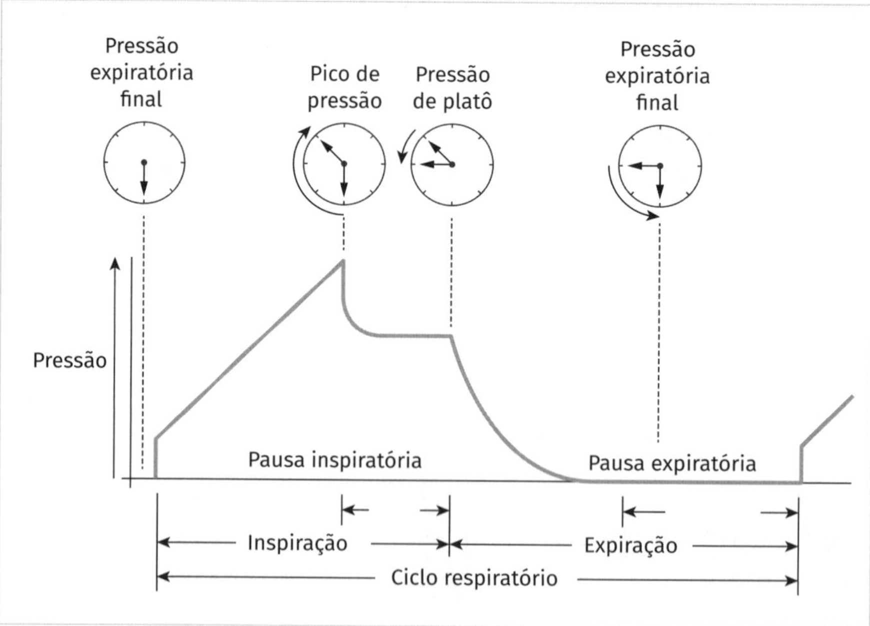

FIGURA 1 Princípios da ventilação mecânica.

Mudança da fase inspiratória para a fase expiratória

Esta fase também é chamada de ciclagem do ventilador, pois o aparelho interrompe a fase inspiratória após a pausa inspiratória e permite o início da fase expiratória. A forma como o aparelho cicla será discutida adiante.

Fase expiratória

De forma passiva, o ventilador permite o esvaziamento dos pulmões. Nesta fase, o ventilador pode permitir apenas o esvaziamento parcial dos pulmões mantendo uma pressão positiva residual no final da fase expiratória e aumentando a capacidade residual funcional (CRF) do indivíduo. Este recurso é denominado PEEP (*positive end-expiratory pressure* ou pressão positiva expiratória final, PPEF).

O PEEP é utilizado a fim de se manter os alvéolos abertos mesmo durante a expiração e, com isso, aumentar a PaO_2 e diminuir a concentração de oxigênio oferecida ao paciente ou fração inspirada de oxigênio (FiO_2). Apesar de muito utilizado em unidades de terapia intensiva, o PEEP não é rotina na anestesia. A manutenção de uma PaO_2 adequada é obtida pelo uso de altas frações inspiradas de oxigênio (FiO_2) sem gerar danos ao paciente uma vez que o período de utilização é curto quando comparado com o paciente na UTI.

O ventilador ainda pode permitir o esvaziamento total dos pulmões, promovendo a chamada respiração ou ventilação com pressão positiva intermitente (RPPI ou VPPI). Neste tipo de respiração, ao final da expiração o pulmão atinge a capacidade residual funcional (CRF). Desde meados da década de 1950 o uso da VPPI no modo controlado tornou-se difundido na prática anestésica brasileira.

Mudança da fase expiratória para a fase inspiratória

O ventilador interrompe a fase expiratória e permite o início da fase inspiratória do novo ciclo. Esta fase de mudança pode ser determinada pelo próprio aparelho, de acordo com a frequência respiratória predeterminada ou pelo paciente. Para que o paciente consiga desencadear novo ciclo ele deve abrir a válvula do ventilador ao fazer uma pressão negativa ou um fluxo inspiratório, como na respiração normal.

A abertura da válvula do aparelho que permite a entrada de ar para o paciente depende da pressão negativa ou do fluxo inspiratório que o paciente faz e isto é regulado no aparelho com um recurso denominado sensibilidade do ventilador. Quanto maior a sensibilidade do ventilador, menor o esforço que o paciente precisa fazer para abrir a válvula inspiratória e iniciar novo ciclo. A sensibilidade é um recurso que só está presente nos modos de ventilação assistidos e deve-se lembrar que ela deve ser ajustada em seu mínimo possível, porém evitando-se que o ventilador fique excessivamente sensível e deflagre ciclos inspiratórios com qualquer turbulência no circuito do aparelho, sem que o paciente tenha feito esforço inspiratório.

CICLAGEM DO VENTILADOR

A ciclagem do ventilador determina a mudança da fase inspiratória para a expiratória. Ela pode ocorrer de acordo com tempo, volume, pressão ou fluxo.

Ciclagem a tempo

A transição inspiração/expiração ocorre de acordo com um tempo inspiratório predeterminado, não importando as características elástico-resistivas do sistema respiratório do paciente. Em resumo, a inspiração termina após um tempo inspiratório predeterminado.

É o padrão comumente encontrado nos ventiladores infantis (geradores de pressão não constante) e na ventilação com pressão controlada (gerador de pressão constante). Nessas duas situações, o volume corrente não pode ser diretamente controlado, sendo uma consequência do tempo inspiratório, programado, assim como da pressão aplicada e da impedância do sistema respiratório. Deve-se ressaltar que este tipo de ciclagem não garante o volume corrente, sendo este uma resultante da pressão de escape aplicada, da complacência e do tempo inspiratório programado.

Ciclagem a volume

Neste modo de ciclagem o final da fase inspiratória é determinado pelo valor de volume corrente ajustado. Há um sensor no aparelho que detecta a passagem do volume determinado e desliga o fluxo inspiratório. Em resumo, a inspiração termina quando é atingido um volume corrente predeterminado. É importante ajustar um limite máximo de pressão.

Esse tipo de ventilação não permite um controle direto sobre as pressões geradas em vias aéreas; elas dependem da resistência e complacência do sistema respiratório do paciente, podendo provocar um barotrauma. Isso faz com que muitos desses ventiladores incorporem uma válvula de segurança nos sistemas de alarme de pressão, capaz de abortar a fase inspiratória sempre que a pressão ultrapassar determinados níveis.

Ao mesmo tempo, este tipo de ventilação é bastante seguro uma vez que garante o volume corrente para o paciente, principalmente para aqueles em que se deve fazer um controle rigoroso da $PaCO_2$, como nos pacientes portadores de hipertensão intracraniana.

Ciclagem a pressão

A fase inspiratória é determinada pela pressão alcançada nas vias aéreas. Quando o valor predeterminado é alcançado interrompe-se o fluxo inspiratório, independentemente do tempo ou do volume utilizado para se atingir esta pressão. Dessa forma, este tipo de ventilação também não garante um volume corrente adequado e pode ser ineficaz caso haja grandes vazamentos de ar como nos casos de fístulas broncopleurais. Portanto, os volumes oferecidos irão variar de acordo com as mudanças da mecânica respiratória, não havendo garantia de manutenção de volume-minuto adequado.

Tais ventiladores são suscetíveis às variações de complacência e resistência do sistema respiratório, podendo ocorrer uma drástica redução de volume corrente na vigência, por exemplo, de um broncoespasmo.

Ciclagem a fluxo

Neste tipo de ciclagem, o tempo inspiratório é interrompido quando o fluxo inspiratório cai abaixo de um valor pré-ajustado, independentemente do tempo transcorrido ou do volume liberado para o paciente. Neste tipo de ciclagem, o paciente exerce total controle sobre o tempo e fluxo inspiratórios e sobre o volume corrente.

MODOS DE VENTILAÇÃO MECÂNICA

Ventilação controlada

Neste modo de ventilação não há participação do paciente, o aparelho determina todas as fases da ventilação, que são constantes e predeterminadas. Esse é o tipo de ventilação mais utilizado na anestesia. O ventilador inicia a inspiração seguinte após um tempo estipulado, estabelecido a partir do ajuste do comando da frequência respiratória. Na maioria dos ventiladores, quando se ativa o comando de ventilação controlada, todos os demais mecanismos de disparo e o comando de sensibilidade ficam desativados.

Esse modo permite o cálculo da complacência e da resistência pulmonar por meio dos valores obtidos com as curvas de pressão traqueal x tempo e fluxo x tempo, respectivamente. Esses valores são importantes principalmente na avaliação de pacientes com doença pulmonar grave, tanto na determinação dos parâmetros ventilatórios quanto no acompanhamento da evolução desses pacientes durante a internação na unidade de terapia intensiva e durante o processo de desmame do ventilador. É útil também em situações em que o esforço inspiratório negativo é contraindicado, como em alguns casos de traumas torácicos grave.

A ventilação controlada também pode ser administrada numa forma limitada, por pressão. Nessa modalidade, denominada pressão controlada, os parâmetros respiratórios são igualmente constantes e previamente estabelecidos pelo aparelho. Dá-se preferência a essa modalidade quando se deseja limitar as pressões inspiratórias máximas no circuito e o risco do surgimento de barotrauma, bem como na vigência de pulmões pouco complacentes. Entretanto, como o parâmetro primário, determinante do final da inspiração, é uma pressão preestabelecida, o volume corrente pode sofrer indesejáveis variações em função da presença de secreções respiratórias e alterações da complacência torácica.

Ventilação assistido-controlada

O modo assistido-controlado permite um mecanismo misto de disparo, fornecendo maior segurança para o paciente, pois o ciclo controlado entra sempre que o paciente não disparar o ciclo assistido. Enquanto o disparo por pressão é ativado pelo esforço inspiratório do paciente (assistido), o disparo por tempo é deflagrado pelo aparelho (controlado), funcionando como um mecanismo de resgate, que é ativado apenas quando o ciclo assistido não ocorre, garantindo uma frequência mínima

Nesse modo de ventilação preconiza-se utilizar frequências respiratórias ligeiramente abaixo da frequência espontânea do paciente para que os ciclos controlados sejam a exceção. Está indicada em situações em que o estímulo neural respiratório (*drive*) é normal, embora os músculos respiratórios não estejam totalmente aptos para o trabalho, como por exemplo em pacientes recuperando-se de anestesias.

Ventilação mandatória intermitente

Neste tipo de ventilação há uma combinação de ventilação controlada e/ou assistida intercalada com ventilações espontâneas do paciente dentro do próprio circuito do aparelho, através de válvulas de demanda. Na ventilação mandatória intermitente, o paciente recebe um número fixo e predeterminado de um volume corrente estabelecido. Nos intervalos das respirações mandatórias, o paciente pode iniciar respirações espontâneas, cujos volumes estão na dependência do grau de esforço respiratório do indivíduo. Os ciclos espontâneos podem ser auxiliados por alguns dispositivos que permitam uma ventilação muito similar à ventilação em ar ambiente, ou mesmo serem auxiliados por um certo nível de pressão contínua de vias aéreas (CPAP) ou pressão de suporte.

Os ciclos volumétricos também podem ser desencadeados por um mecanismo misto de pressão/tempo em que o aparelho não entra durante um período em que o paciente esteja expirando, ou seja, ele é sincronizado com a respiração do paciente e por isso recebe o nome de ventilação mandatória intermitente sincronizada (SIMV). Portanto, pode-se dizer que o ciclo do SIMV é assistido-controlado. O ventilador fornece o volume no momento de esforço respiratório do paciente e para que isso ocorra ele monitora os esforços respiratórios periodicamente, dentro de uma janela de tempo. Caso o paciente não inspire, será fornecida uma ventilação mandatória dentro do tempo preestabelecido. O SIMV é um mecanismo mais vantajoso, pois evita que o aparelho inicie um fluxo inspiratório no momento que o paciente pode estar expirando em um ciclo espontâneo.

No entanto, deve-se ter cuidado com esse modo ventilatório, lembrando que ele deve servir como ponte entre os modos controlado e de suporte. Diversos autores têm relatado aumento do tempo para extubação, quando se utiliza o SIMV por períodos prolongados.

Pressão contínua de vias aéreas

Nesse tipo de ventilação, o doente respira espontaneamente através do circuito pressurizado do aparelho, de tal forma que uma certa pressão positiva, definida no ajuste do respirador, é mantida praticamente constante durante todo o ciclo respiratório. Para ser utilizado, esse método necessita de doentes com capacidade ventilatória mantida, geralmente sendo empregado em pacientes com patologias parenquimatosas puras, de pouca gravidade e/ou no processo de desmame. É uma técnica utilizada com a finalidade de aumentar a capacidade residual funcional pulmonar e melhorar a oxigenação arterial, com poucos efeitos sobre as trocas do CO_2. A aplicação de CPAP pode ser feita inclusive em pacientes extubados, por meio de máscaras acopladas a dispositivos mecânicos especiais.

Deve-se diferenciar o PEEP do CPAP. O PEEP é a manutenção de uma pressão positiva nas vias aéreas ao final da expiração, após uma fase inspiratória ter ocorrido a cargo do ventilador mecânico no modo controlado, assistido ou assisto-controlado, enquanto o CPAP é um modo de ventilação no qual o paciente respira espontaneamente em níveis pressóricos maiores.

Pressão de suporte

A pressão de suporte (PSV) é um modo mais recente de ventilação e consiste no oferecimento de níveis pressóricos positivos predeterminados e constantes na via aérea do paciente, aplicados somente durante a fase inspiratória do ciclo respiratório com o intuito de "diminuir" o trabalho da musculatura inspiratória, ficando ainda a cargo do doente o controle do tempo, fluxo e volume inspiratórios, assim como da própria frequência respiratória.

Nesse modo obrigatoriamente assistido, o ventilador necessita reconhecer o início de uma inspiração espontânea para ativar a PSV. A desativação do recurso durante o ciclo ocorre de acordo com o fluxo inspiratório do paciente, ou seja, a pressão de suporte é desativada quando o fluxo inspiratório cai abaixo de valores determinados que podem ser 25% do fluxo máximo alcançado durante a inspiração ou 6 L/minuto ou ainda 10 L/minuto de acordo com cada aparelho. A grande vantagem da pressão de suporte é que o paciente não "briga" com o aparelho, pois se o paciente quiser maiores volumes ou fluxos inspiratórios o ventilador responde suplementando o fluxo e se o paciente resolver exalar durante a inspiração o ventilador já terá suprimido a pressão de suporte assim que a musculatura inspiratória tiver começado a ser inativada.

Dessa forma, a PSV é um excelente modo de ventilação para os pacientes em desmame de VM, mas deve-se levar em consideração que ela não garante as trocas gasosas adequadas, devendo ser cuidadosamente indicada naqueles pacientes ainda instáveis.

CRITÉRIOS DE EXTUBAÇÃO

Os pacientes ventilados mecanicamente e submetidos à anestesia devem ser retirados do ventilador tão logo seja possível já que existem várias complicações associadas ao uso da VM, excetuando-se os casos em que não é possível a extubação imediata, além de procedimentos cirúrgicos em que não há benefício da extubação precoce (exemplo: cirurgia cardiovascular, transplante de fígado).

O processo de transição da VM para VE é nomeado de desmame e deve ser feito em todos os pacientes independentemente da idade, do tempo cirúrgico e da técnica anestésica. Destaca-se que durante o processo de desmame são imprescindíveis a vigilância e a monitorização contínua do paciente. A equipe que cuida do paciente deve estar atenta para as condições clínicas hemodinâmicas e respiratórias.

Caso o paciente apresente critérios para o desmame e estiver consciente, deve-se explicar a ele sua finalidade com o intuito de obter sua colaboração. Nesse momento, deve-se verificar o nível de consciência, se as vias aéreas encontram-se pérvias e sem sinais de broncoespasmo, e ausência de esforço ventilatório e estabilidade hemodinâmica. A melhor posição nesse período é o decúbito semielevado (> 45º). O paciente deve permanecer com monitorização cardíaca, pressão arterial não invasiva e oxímetro de pulso.

TABELA 4 Desmame ventilatório

Parâmetros	Níveis requeridos
Evento que motivou a intubação (ex.: anestesia)	Cessado
Presença de drive respiratório	Sim
Curarização residual	Não/TOF > OU = 90%
Hemodinâmica	Estável
Drogas vasoativas	Sem drogas ou mínima dosagem
Equilíbrio ácido-básico	pH > 7,3
Trocas gasosas	PaO_2 > 60 mmHg, FiO_2 < 40%
Tosse	Eficaz
Nível de consciência	Acordado, respondendo a comandos
Distúrbio hidroeletrolítico	Não
Vias aéreas superiores	Pérvias e previamente aspiradas

TOF: "*train of four*" (sequência de quatro estímulos).

A maioria dos aparelhos de anestesia existentes em nossa instituição possuem o modo ventilatório de PSV; sempre que possível você deve utilizá-lo para o desmame ventilatório. Recomendações:

- Ajustar a pressão de suporte que ofereça um volume corrente adequado.
- À medida que o paciente aumentar o volume corrente para uma mesma pressão de suporte, diminuir gradativamente o suporte, até o nível mínimo necessário para vencer a complacência do sistema (5 cmH_2O).
- O paciente deve se manter confortável e sem sinais de fadiga respiratória a cada mudança no nível de PS.
- Em casos de desconforto ou outro sinal de fadiga respiratória (p. ex.: FR > 35 rpm), o desmame deve ser interrompido e as condições clínicas do paciente devem ser reavaliadas.
- O objetivo é alcançar o nível de 5 a 7 cmH_2O de PS para a extubação.
- Lembra-se de sempre aspirar as vias aéreas superiores antes da extubação.
- Após esvaziar o *cuff*, verificar se há fuga aérea.

- Caso o paciente tenha uma via aérea difícil, avaliar a necessidade de utilizar uma sonda trocadora.
- Se o desmame evoluir satisfatoriamente, o paciente deve ser extubado e mantido sob oxigenoterapia por máscara de Venturi ou cateter nasal de oxigênio (sempre oferecer oxigênio suplementar).

USO DA VENTILAÇÃO NÃO INVASIVA NA RETIRADA DA VENTILAÇÃO MECÂNICA

Recomenda-se o uso da ventilação não invasiva (VNI) como facilitador de retirada da VM principalmente em pacientes portadores de DPOC e apneia obstrutiva do sono, ou naqueles que fazem uso prévio de Bipap (hipercápnicos de maneira geral). Deve-se fazer uso de VNI imediatamente após a extubação, de forma preventiva. Em caso de falha de extubação, reavaliar o paciente e se necessário e não retardar a reintubação.

BIBLIOGRAFIA RECOMENDADA

1. Pádua AI, Martinez JAB. Modos de assistência ventilatória. Disponível em: http://pt.scribd.com/doc/60756775/modos-assistencia-ventilatoria.
2. Park M, et al. Randomized, prospective trial of oxygen, continuous positive airway pressure, and bilevel positive airway pressure by face mask in acute cardiogenic pulmonary edema. Crit Care Med. 2004;32(12):2407-15.
3. Pierce LNB. Guide to mechanical ventilation and intensive respiratory care. Philadelphia: W.B. Saunders; 1995. p.24-56.
4. Pizzo V, et al. Insuficiência respiratória aguda e ventilação mecânica. In: Martins HS, Brandão RA, Scalabrini Neto A, Velasco IT. Emergências clínicas: abordagem prática, 2 ed. Barueri: Manole; 2006.
5. Barbas CSV, Rothman A, Amato MBP, Rodrigues Jr M. Técnicas de assistência ventilatória. In: Knobel E. Condutas no paciente grave. São Paulo: Atheneu; 1994. p.312-346.
6. Fortis EAF, Munechika M. Ventiladores em anestesia. In: Manica J, et al. Anestesiologia: princípios e técnicas. Porto Alegre: Artmed; 1997. p. 142-167.
7. Bonassa J. Princípios básicos dos ventiladores artificiais. In: Carvalho CRR (ed). Ventilação mecânica. Vol. 1 – básico. São Paulo: Atheneu; 2000.
8. Carvalho CRR, Junior CT, Franca SA. Ventilação mecânica: princípios, análises, análise gráfica e modalidades ventilatórias. In: III Consenso Brasileiro de Ventilação mecânica. J Bras Pneumol. 2007;33:54-70.
9. CDC. Guidelines for Preventing Health Care-Associated Pneumonia, 2003. Disponível em: http://www.cdc.gov/mmwr/preview/mmwrhtml/rr530301.htm. Acesso em 12/11/2007.
10. Bolton R, Bleetman A. Non-invasive ventilation and continuous positive pressure ventilation in emergency departments: where are we now? Emerg Med J. 2008;25(4):190-4.
11. Bunburaphong T, et al. Performance characteristics of bilevel pressure ventilators: a lung model study. Chest. 1997;111(4):1050-60.

12. Davis KA. Ventilator-associated pneumonia: a review. J Intensive Care Med. 2006;21:211-26.
13. De Riso A, et al. Chlorhexidine gluconate 0.12% oral rinse reduces the incidence of total nosocomial respiratory infection and nonprophylactic systemic antibiotic use in patients undergoing heart surgery. Chest. 2006;109(6):1556-61.
14. Ferguson GT, Gilmartin M. CO2 rebreathing during BiPAP ventilatory assistance. Am J Respir Crit Care Med. 1995;151(4):1126-35.
15. Fourrier F, et al. Effect of gingival and dental plaque antiseptic decontamination on nosocomial infections acquired in the intensive care unit: a double-blind placebo-controlled multicenter study. Crit Care Med. 2005;33(8):1728-35.
16. Fu C, et al. Comparison of two flow generators with a noninvasive ventilator to deliver continuous positive airway pressure: a test lung study. Intensive Care Med. 2005;31(11):1587-91.
17. Goldwasser R, et al. Desmame e interrupção da ventilação mecânica. In: III Consenso Brasileiro de Ventilação mecânica. J Bras Pneumol. 2007;33:128-36.
18. Griffiths J, Barber V, Morgan L, Young JD. Systematic review and metaanalysis of studies of timing of tracheostomy in adult patients undergoing artificial ventilation. BMJ. 2005. Disponível em: http://www.bmj.com/cgi/content/abstract/330/7502/1243.
19. Hess DR. The evidence for noninvasive positive-pressure ventilation in the care of patients in acute respiratory failure: a systematic review of the literature. Respir Care. 2004;49(7):810-29.
20. Liesching T, et al. Acute applications of noninvasive positive pressure ventilation. Chest. 2003;124:699-713.
21. Lofaso F, et al. Home versus intensive care pressure support devices. Experimental and clinical comparison. Am J Respir Crit Care Med. 1996;153(5):1591-9.
22. Macintyre NR, et al. Evidence-based guidelines for weaning and discontinuing ventilatory support. Chest. 2001;120:375-95.
23. Masip J, et al. Non-invasive pressure support ventilation versus conventional oxygen therapy in acute cardiogenic pulmonary edema: a randomised trial. Lancet. 2000;356(9248):2126-32.
24. Mehta S, Hill NS. Non invasive ventilation. Am J Respir Crit Care Med. 2001;163;540-77.
25. Porta R, et al. Mask proportional assist vs pressure support ventilation in patients in clinically stable condition with chronic ventilatory failure. Chest. 2002;122(2):479-88.
26. Raymond SJ. Normal saline instillation before suctioning: helpful or harful? A review of the literature. Am J Crit Care. 1995;4(4):267-71.
27. Rello J, Diaz E. Pneumonia in intensive care unit. Crit Care Med. 2003;31:2544-51.
28. Schettino GP, et al. Position of exhalation port and mask design affect CO2 rebreathing during noninvasive positive pressure ventilation. Crit Care Med. 2003;31(8):2178-82.
29. Schettino GPP, Reis MAS, Galas F, Park M, Franca S, Okamoto V. Ventilação mecânica não invasiva com pressão positiva. In: III Consenso Brasileiro de Ventilação mecânica. J Bras Pneumol. 2007;33 (supl):92-105.
30. Esteban A, et al. A comparison of four methods of weaning patients from mechanical ventilation. Spanish Lung Failure Collaborative Group. N Engl J Med. 1995;332(6):345-50.
31. Epstein SK. Decision to extubate. Intensive Care Med. 2002;28(5):535-46.
32. Macintyre NR, et al. Evidence-based guidelines for weaming and discontinuing ventilatory support: a collective task force facilitated by the American College of Chest

Physicians; the American Association for Respiratory Care; and the American College of Critical Care Medicine. Chest 2001;120(6):375S-395S. Also in: Respir Care. 2002;47(2):69-90.
33. Vieira S. Ventilação mecânica invasiva na insuficiência respiratória. In: Pinheiro C, Carvalho W. Programa de Atualização em Medicina Intensiva (PROAMI)/Associação de Medicina Intensiva Brasileira. Porto Alegre. Panamericana; 2003; ciclo 1, módulo 1.
34. Hickling KG, et al. Low mortality rate in adult respiratory distress syndrome using low-volume, pressure limited ventilation with permissive hypercapnia: A prospective study. Crit Care Med. 1994;22:1568-78.
35. Stewart TE, et al. Evaluation of a ventilation strategy to prevent barotrauma in patients at high risk for acute respiratory distress syndrome. New Engl J Med. 1888;338:355-61.
36. Brochard L, et al. Tidal volume reduction for prevention of ventilator induced lung injury in acute respiratory distress syndrome. Am J Respir Crit Care Med. 1998;158:1831-8.
37. Brower RG. Mechanical ventilation in acute lung injury and acute respiratory distress syndrome. Clin Chest Med. 2000;21:3.

10

Farmacologia geral

Rafael José Nalio Grossi

INTRODUÇÃO

A farmacologia estuda a ação e a interação dos fármacos com os sistemas biológicos. Didaticamente, o estudo dessa ciência pode ser dividido em duas vertentes, a farmacocinética e a farmacodinâmica, cada uma com conceitos e fundamentos essenciais para o entendimento daquilo que ocorre a partir do momento em que uma droga é administrada em um paciente.

FARMACOCINÉTICA

Descrita tradicionalmente como "o que o corpo faz com o fármaco", a farmacocinética é o entendimento de como a droga chega até seu sítio de ação até sua eliminação (Figura 1). A administração dos medicamentos pode ocorrer por via enteral (oral, sublingual, retal) ou parenteral (intravenoso, subcutâneo, intramuscular, intratecal, pulmonar). A absorção dessas substâncias para o compartimento intracelular pode ocorrer por difusão, difusão facilitada ou transporte ativo através de proteínas específicas da membrana. Embora drogas ácidas tenham absorção facilitada no pH ácido gástrico, a superfície de absorção intestinal supera a do estômago e representa o principal sítio de absorção de medicamentos enterais.

A distribuição do fármaco, a partir do momento que atinge a corrente sanguínea, ocorre rapidamente para órgãos mais perfundidos, como fígado, cérebro e rins. Mais lentamente, o mesmo fármaco chega a órgãos menos perfundidos, como músculos, vísceras, pele e tecido adiposo, reduzindo progressivamente sua concentração plasmática, o que favorece a saída da droga dos órgãos mais perfundidos em direção à corrente sanguínea, equilibrando os diversos compar-

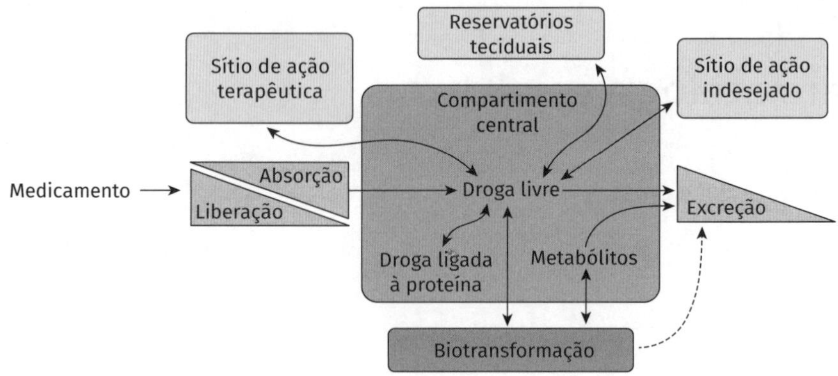

FIGURA 1 Mecanismos cuja integração descreve o conceito de farmacocinética.
Adaptada de Buxton, 2018.

timentos, um processo denominado redistribuição (Figura 2). A redistribuição é responsável pelo término do efeito de muitas drogas, como o propofol, cujo tempo de efeito após uma única dose é da ordem de poucos minutos, embora sua meia-vida seja de até três horas. Fatores que interferem nesses processos incluem a lipossolubilidade da droga e o grau de ligação proteica. Drogas ácidas possuem afinidade para ligação com a albumina, enquanto drogas básicas têm afinidade de ligação com a alfa-1-glicoproteína ácida. O tecido adiposo representa um grande reservatório estável de medicamentos lipossolúveis, por conta de sua baixa perfusão.

A concentração inicial de um fármaco (C) na corrente sanguínea pode ser calculada pela razão entre a massa administrada (m) e o volume plasmático (V). Caso seja bastante lipossolúvel, essa droga facilmente atravessará as membranas lipídicas e sairá da corrente sanguínea, diminuindo a concentração plasmática. Após essa distribuição, com uma concentração menor do fármaco circulante (C_a), é possível calcular o volume de distribuição (V_d), que é o volume aparente no qual aquela quantidade inicial de droga (m) estaria dissolvida para atingir a concentração agora mensurada. O V_d pode apresentar valores elevados, representando drogas bastante lipossolúveis, enquanto valores baixos indicam drogas hidrossolúveis.

$$C = \frac{m}{V} \qquad V_d = \frac{m}{C_a}$$

A metabolização dos medicamentos ocorre em duas fases, sendo a Fase I caracterizada por processos químicos como hidrólise, oxidação, redução ou

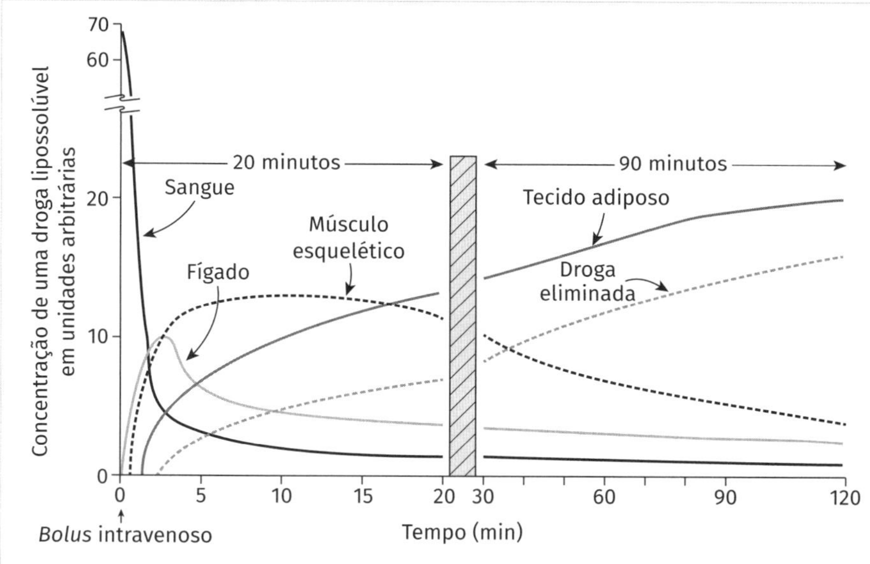

FIGURA 2 Representação dos processos de distribuição e redistribuição de uma droga lipossolúvel hipotética.

Adaptada de Buxton, 2018.

adição de pequenos radicais simples, como hidroxila, acetato ou enxofre. Já a Fase II é a conjugação do fármaco original ou metabólito da Fase I com outra molécula, como ácido glicurônico, glutationa ou aminoácidos. Após esses processos, ocorre aumento da solubilidade em água e, por vezes, inativação do composto. Em alguns casos, esses processos são responsáveis pela ativação de uma pró-droga ou mesmo pela geração de um composto mais potente que o original, por exemplo, o metabólito morfina-6-glicuronídeo, mais potente que a morfina. Ainda, o processo de metabolização, quanto à cinética, pode ser de primeira ordem quando uma fração do fármaco é metabolizada em determinada unidade de tempo, ou de ordem zero quando a maquinaria enzimática está saturada e a metabolização ocorre em uma quantidade constante de medicamento por unidade de tempo (Figura 3).

Ainda que se tente descrever a farmacocinética de uma substância de maneira simplificada, o que ocorre na realidade é a integração de diversos processos mais complexos simultâneos. É possível descrever um fármaco simplesmente como entrando na corrente sanguínea, também denominada compartimento central, e então sendo eliminado, com um modelo unicompartimental. Aumentando a complexidade do raciocínio, ao atingir o compartimento central, o fármaco se equilibra com os tecidos periféricos, em uma cinética própria, enquanto é

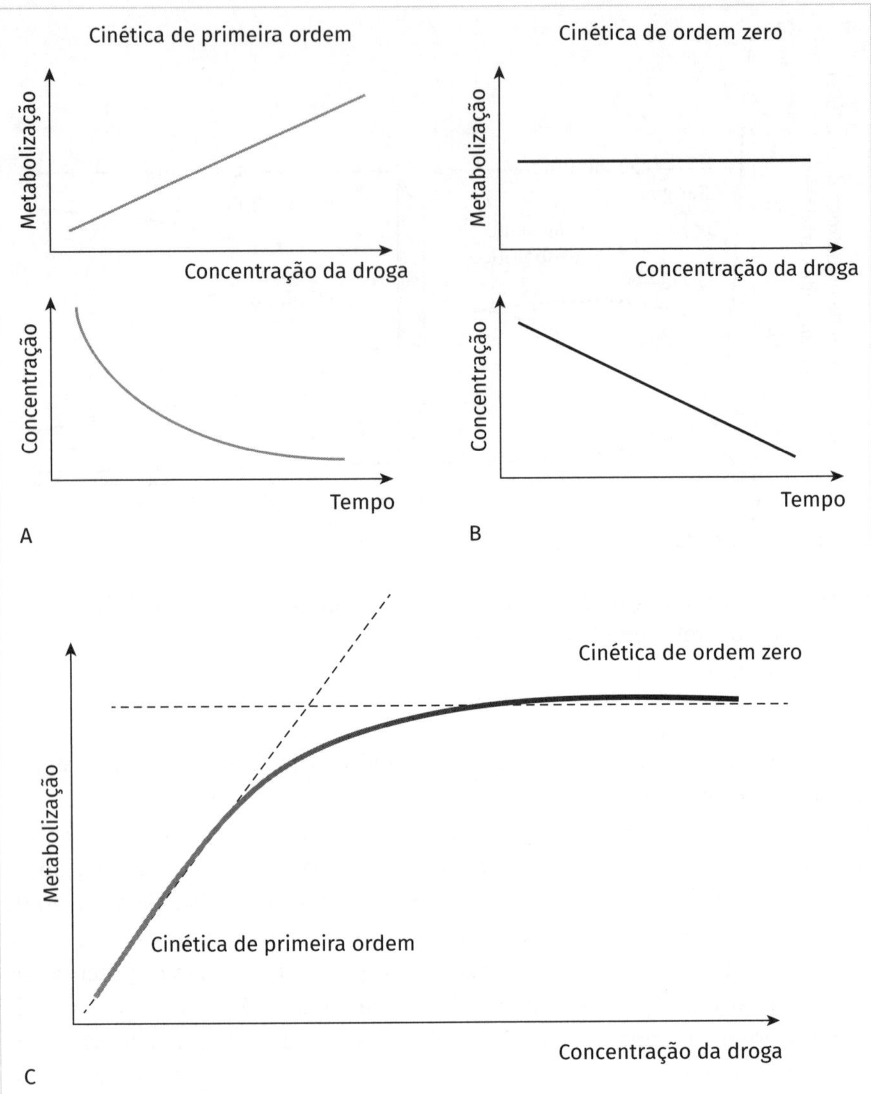

FIGURA 3 A: Na cinética de primeira ordem, quanto maior a concentração do fármaco, maior a quantidade de droga metabolizada por unidade de tempo, de modo que a queda na concentração plasmática ocorra de maneira exponencial. B: Já na cinética de ordem zero, uma quantidade constante de droga é metabolizada, independentemente da concentração plasmática, o que faz que a concentração circulante desse fármaco caia de maneira linear. C: Normalmente, as substâncias com perfil cinético de ordem zero são assim por saturação de seus mecanismos metabólicos que, inicialmente, comportavam-se como de primeira ordem.

eliminado, o que descreve um modelo bicompartimental. Como exemplo de modelo tricompartimental, após atingir a corrente sanguínea, o fármaco se equilibra com os órgãos mais perfundidos em determinada cinética, e com os órgãos menos perfundidos em outra cinética, ao passo que também é eliminado (Figura 4). Quanto mais compartimentos são utilizados na descrição do modelo farmacocinético de uma droga, maior é o entendimento e a previsibilidade do comportamento dela. Como os diferentes compartimentos possuem diferentes cinéticas, a concentração plasmática do fármaco, após atingir seu pico, cai gradualmente, porém não de maneira linear, já que a cinética entre os compartimentos é desigual. Portanto, há uma fase inicial, de distribuição, com rápida queda da concentração plasmática, seguida da fase de redistribuição e finalmente da fase de eliminação. Para cada fase pode ser descrito um tempo de meia-vida ($t_{1/2}$) diferente (Figura 5). Com fins de ilustração, o propofol possui meia-vida de distribuição ($t_{1/2}\alpha$) de 1,8-9,6 minutos, meia-vida de redistribuição ($t_{1/2}\beta$) de 21-70 minutos e meia-vida de eliminação ($t_{1/2}\gamma$) de 90-1.860 minutos.

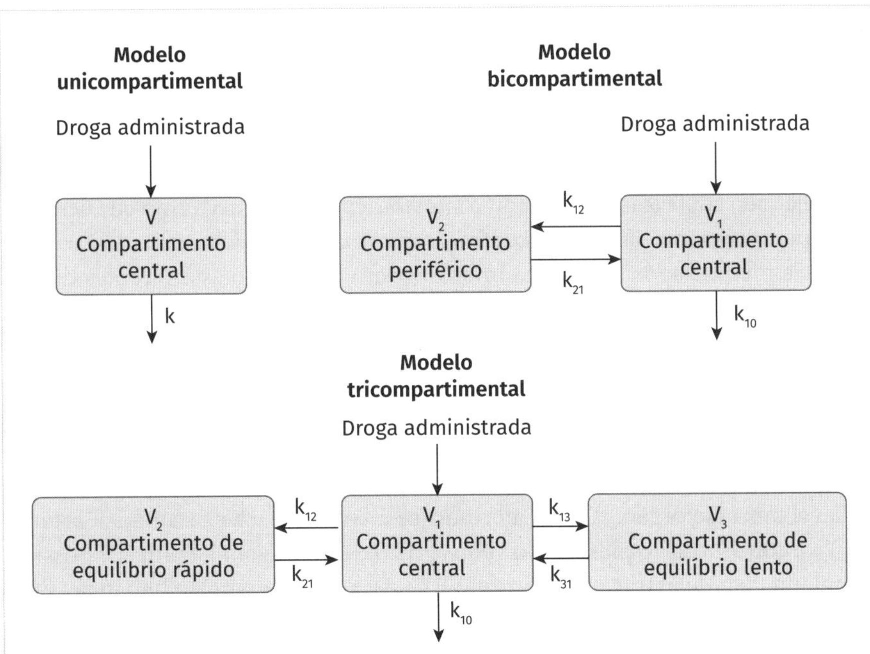

FIGURA 4 Modelos farmacocinéticos de um, dois e três compartimentos. A letra k representa a constante de equilíbrio entre os compartimentos correspondentes. Cada compartimento é representado pela letra V, em alusão ao seu volume. O compartimento central pode ser entendido como o próprio volume plasmático, no qual estará contida a droga inicialmente.

Adaptada de Kim et al., 2020.

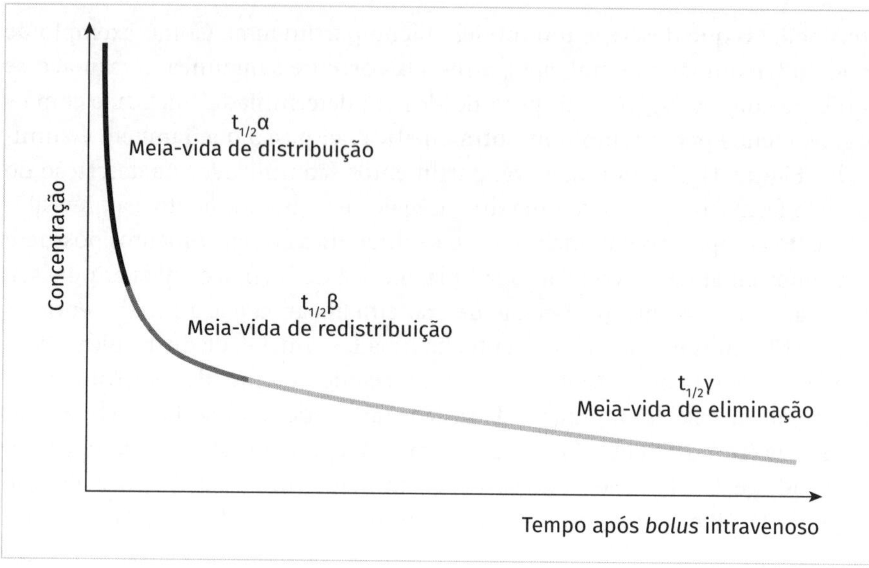

FIGURA 5 Concentração plasmática de um fármaco com representação de três momentos diferentes de sua farmacocinética.

Adaptada de Kim et al., 2020.

Meia-vida contexto-sensitiva (ou contexto-dependente) é o termo que descreve o tempo necessário para a concentração plasmática de determinado fármaco cair pela metade após cessar sua infusão contínua. Como as diferentes drogas possuem características particulares de solubilidade, ligação proteica, dentre outras, após cessar a infusão contínua, a depender do tempo de infusão, o intervalo necessário para que a concentração caia pela metade pode ser variável. Uma droga com meia-vida contexto-sensitiva baixa acumula-se menos nos tecidos periféricos e cessa seu efeito mais rapidamente após o fim da infusão (Figura 6).

Ao passar pelo fígado, a droga pode ser extraída da circulação em quantidade variável por esse órgão. Assim, aferindo-se a concentração plasmática arterial (C_A) e a concentração plasmática venosa (C_V) de drenagem hepática, é possível calcular a taxa de extração hepática (TE) e a fração de extração hepática (FE).

$$TE = C_A - C_V \qquad FE = \frac{C_A - C_V}{C_A}$$

FARMACODINÂMICA

A farmacodinâmica, por sua vez, é o estudo dos efeitos que as drogas promovem nos sistemas biológicos, com base em seus mecanismos de ação do

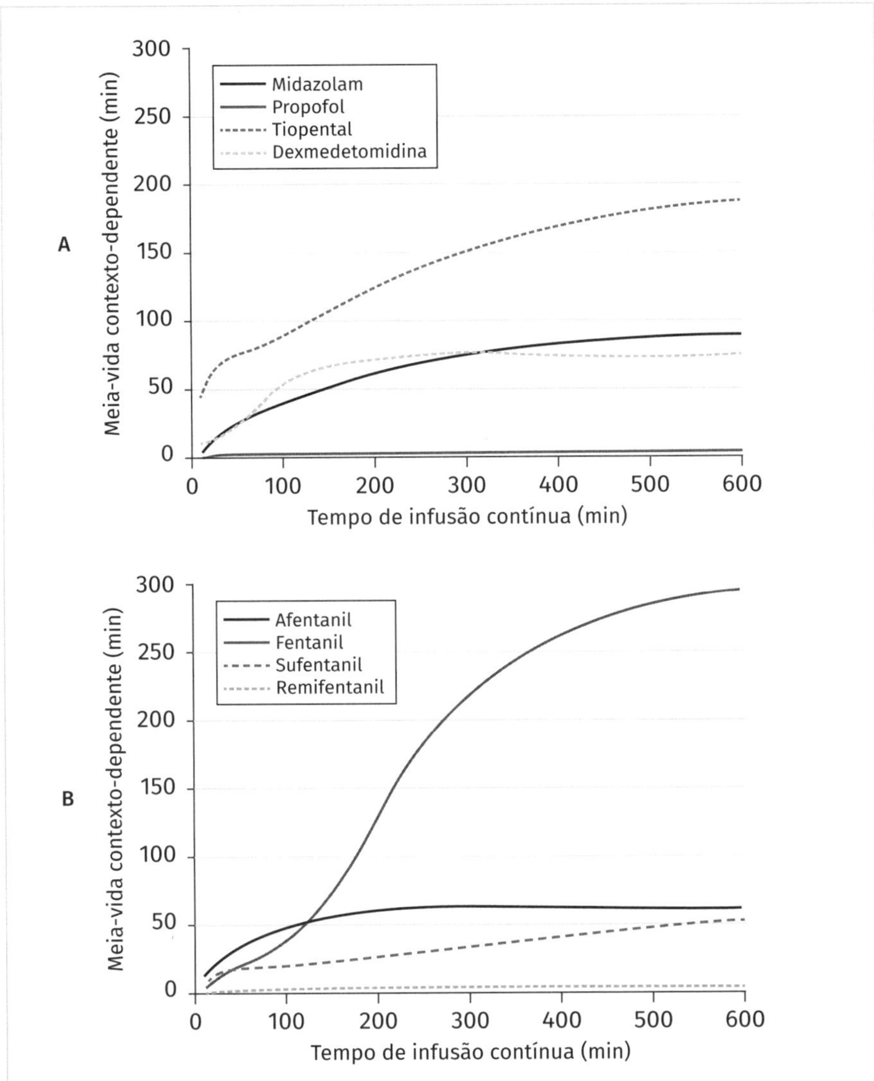

FIGURA 6 Representação gráfica da meia-vida contexto-dependente de hipnóticos (A) e opioides (B).

Adaptada de Kim et al., 2020.

ponto de vista bioquímico e fisiológico – resumidamente, é "o que a droga faz com o corpo".

Os locais de ação dos fármacos podem ser receptores extracelulares (como os anticoagulantes inibidores do fator Xa), receptores intracelulares (como enzimas ou receptores que serão estimulados para promover a transcrição de um gene), ou ainda receptores da parede celular (como canais iônicos e receptores acoplados à proteína G). As drogas que reproduzem o efeito de uma substância endógena são chamadas de agonistas. A morfina, por exemplo, é um agonista dos receptores opioides, pois simulam o efeito dos opioides endógenos. Conforme a concentração plasmática do agonista aumenta, seu efeito aumenta de maneira direta até atingir um platô máximo. Todos os agonistas denominados plenos podem, em diferentes concentrações, atingir esse efeito máximo que, graficamente, consegue ser representado em escala linear ou, mais comumente, logarítmica. A EC50 é definida com a concentração efetiva (*effective concentration*) da droga na qual é produzido 50% de seu efeito máximo (Figura 7).

Outros fármacos são denominados agonistas parciais, pois, ainda que a concentração plasmática deles aumente indefinidamente, nunca produzirá o efeito máximo dos agonistas plenos. A EC50 dos agonistas parciais se refere à metade do efeito dessa droga, e não do efeito máximo produzido pelo agonista pleno. Por produzir efeito máximo maior do que os agonistas parciais, os agonistas plenos são classificados como medicamentos mais eficazes. Quando fármacos são comparados em relação à sua EC50, quanto menor seu valor, mais potente é a droga (Figura 8).

Os antagonistas são drogas que diminuem a ação do agonista, seja ele natural ou não. É possível dividi-los em duas principais categorias: os antagonistas competitivos e os não competitivos. Os primeiros se caracterizam por se ligarem

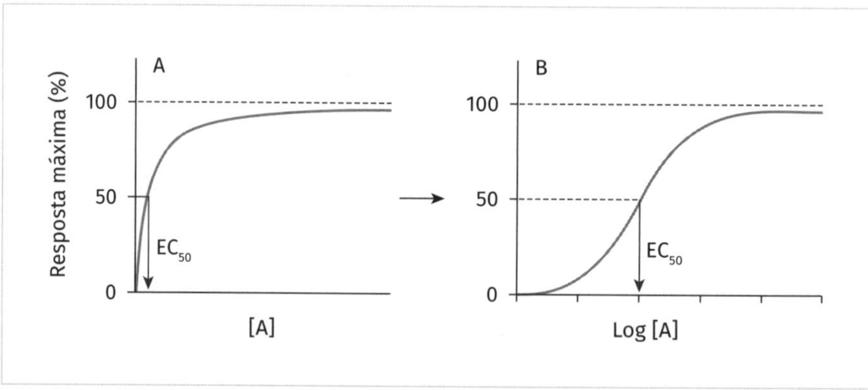

FIGURA 7 Representação do efeito de um agonista pleno A de acordo com sua concentração plasmática. À esquerda, o gráfico está em escala linear no eixo x, enquanto à direita esse eixo está em escala logarítmica, maneira mais comumente utilizada. EC50: concentração efetiva para 50% do efeito máximo do agonista.
Adaptada de Blumenthal, 2018.

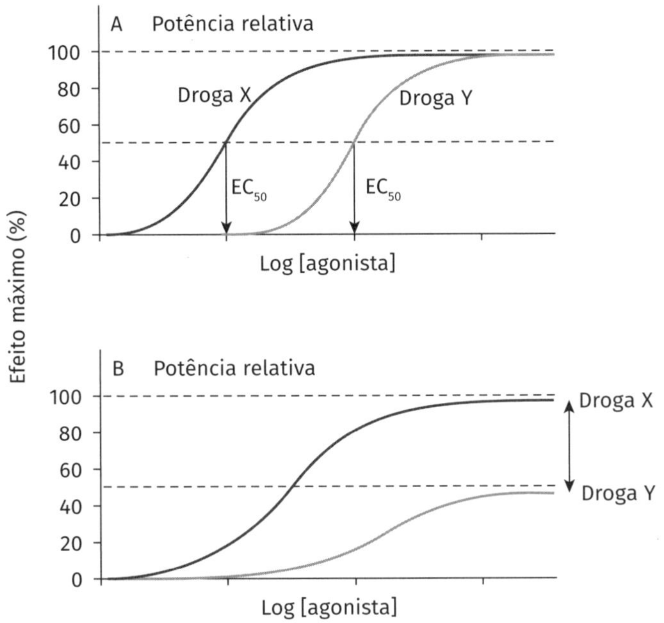

FIGURA 8 A: Representação de dois agonistas plenos, de modo que a droga X possui menor EC50, portanto é mais potente. B: Representação de um agonista pleno (X) e um agonista parcial (Y). X é mais eficaz por conseguir atingir maior porcentagem de efeito.

Adaptada de Blumenthal, 2018.

ao mesmo sítio do agonista de maneira reversível e, portanto, ainda que na presença desse antagonista em concentrações crescentes, é possível atingir o efeito máximo do agonista se sua concentração for aumentada concomitantemente. Já os segundos se caracterizam por se ligarem ao mesmo sítio do agonista, porém de maneira irreversível; portanto, mesmo com o aumento da dose do agonista, não haverá aumento no efeito dele (Figura 9). Os antagonistas, isoladamente, não produzem efeito no receptor em questão.

Medicamentos que apresentam a mesma ação, quando utilizados concomitantemente, podem se comportar de três maneiras:

- Efeito aditivo, quando o efeito final é igual à soma dos efeitos de cada componente isolado.
- Efeito sinérgico positivo, quando o efeito final é maior do que a soma dos efeitos de cada componente isolado.

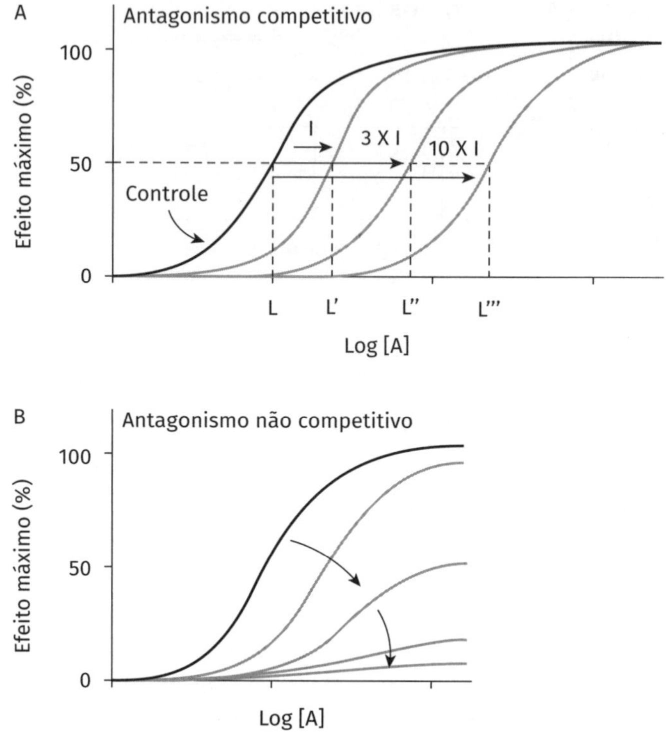

FIGURA 9 A: Representação gráfica do antagonismo competitivo. Inicialmente, na curva da esquerda (controle), está o padrão de efeito de uma droga "A". Na presença de um antagonista "I", ainda é possível atingir o efeito máximo de A desde que sua concentração seja aumentada. Conforme a presença de "I" aumenta em concentração, ainda é possível atingir o efeito máximo de "A" elevando progressivamente sua concentração. B: No antagonismo não competitivo, ainda que aumente a concentração de A, seu efeito nunca será tão grande quanto na ausência do antagonista.

Adaptada de Blumenthal, 2018.

- Efeito sinérgico negativo, quando o efeito final é menor do que a soma dos efeitos de cada componente isolado.

Deve-se ter cuidado com o termo ED50, que é a dose efetiva (*effective dose*) na qual o medicamento produz efeito em 50% da população, facilmente confundido com o EC50. E aqui cabe uma exceção: a ED95 dos relaxantes musculares utilizados em anestesia é definida como a dose na qual o relaxante produz 95% de diminuição na força de contração ou amplitude no eletromiograma do músculo adutor do polegar após estímulo do nervo ulnar. A LD50 é a dose letal (*lethal dose*) em 50% da população. Por fim, o índice terapêutico é definido como a razão entre LD50 e ED50. Em outras palavras, quanto mais baixa e próxima de 1,00 a LD50, mais próximas estão a dose terapêutica e a dose letal, enquanto LD50 elevada sugere maior segurança na administração da droga.

Alguns fármacos exibem queda de seu efeito após administrações repetitivas, um fenômeno denominado taquifilaxia, cujo mecanismo pode variar a depender da droga. A efedrina, um vasoconstritor com ação também indireta, ou seja, que estimula a liberação de noradrenalina, pode manifestar taquifilaxia conforme o esgotamento dos estoques desse neurotransmissor. Os anestésicos locais podem mostrar esse fenômeno na medida em que os tampões extracelulares se esgotam e falham na restauração do pH do meio, no qual a ação deles é otimizada. Já a tolerância é um efeito similar, no qual doses repetidas do medicamento não conseguem produzir o mesmo efeito inicial, porém está associada a uso por tempo prolongado e por mecanismos como *down-regulation* de receptores e diminuição da densidade de receptores por internalização.

BIBLIOGRAFIA RECOMENDADA

1. Blumenthal DK. Pharmacodynamics: Molecular mechanisms of drug action. In: Brunton LL, Hilal-Dandan R, Knollmann BC. Goodman & Gilman's. The pharmacological basis of therapeutics, 13.ed. Nova Iorque: McGraw-Hill; 2018. p. 31-54.
2. Buxton, IL. Pharmacokinetics: the dynamics of drug absorption, distribution, metabolism, and elimination. In: Brunton LL, Hilal-Dandan R, Knollmann BC. Goodman & Gilman's. The pharmacological basis of therapeutics, 13.ed. Nova Iorque: McGraw-Hill; 2018. p. 13-29.
3. Erickson MA, Penning, TM. Drug toxicity and poisoning. In: Brunton LL, Hilal-Dandan R, Knollmann BC. Goodman & Gilman's. The pharmacological basis of therapeutics. 13 ed. New York: McGraw-Hill, 2018. p. 55-64.
4. Kim TK, Obara S, Johnson KB. Basic principles of pharmacology. In: Miller RD, Gropper MA. Miller's anesthesia, 9.ed. Philadelphia: Elsevier; 2020. p. 462-86.

11

Anestésicos venosos

Cinthia Martins Leite

CONCEITOS FARMACOLÓGICOS

Farmacocinética

O objetivo da anestesia é proporcionar analgesia, hipnose, bloqueio muscular e bloqueio neurovegetativo ao paciente que será submetido ao estímulo cirúrgico. Isso pode ser possível por meio da administração de anestésicos inalatórios ou venosos. O marco da anestesia venosa ocorreu com a criação do tiopental em 1936; a partir de então, os anestésicos venosos têm ganhado espaço. Atualmente, dispomos de bombas de infusão alvo-controladas e monitorização da profundidade anestésica, as quais tornam a anestesia venosa total muito acurada.

Quando se injeta um anestésico via venosa, sua distribuição e redistribuição seguirão o modelo matemático farmacocinético tricompartimental. Este modelo foi proposto apenas para estudo, idealizado para descrever e prever o comportamento das drogas, embora não representem a realidade fisiológica.

O compartimento central, ou compartimento 1, é composto pelos órgãos que recebem a maior fração do débito cardíaco (ricamente vascularizados), que são coração, cérebro, rins, pulmões, fígado, glândulas endócrinas e baço. Portanto, no compartimento central está o cérebro, que será o sítio efetor ou biofase. Quanto maior o compartimento central, maior será a dose do fármaco administrada, por exemplo como ocorre nas crianças, as quais têm proporcionalmente mais água corporal do que os adultos. O compartimento 2 é representado por músculos e vísceras, que são moderadamente vascularizados. O compartimento 3 é o tecido adiposo, pouco vascularizado. Quanto maior a quantidade de gordura, maior a chance de ocorrer acúmulo das drogas lipossolúveis (Figura 1).

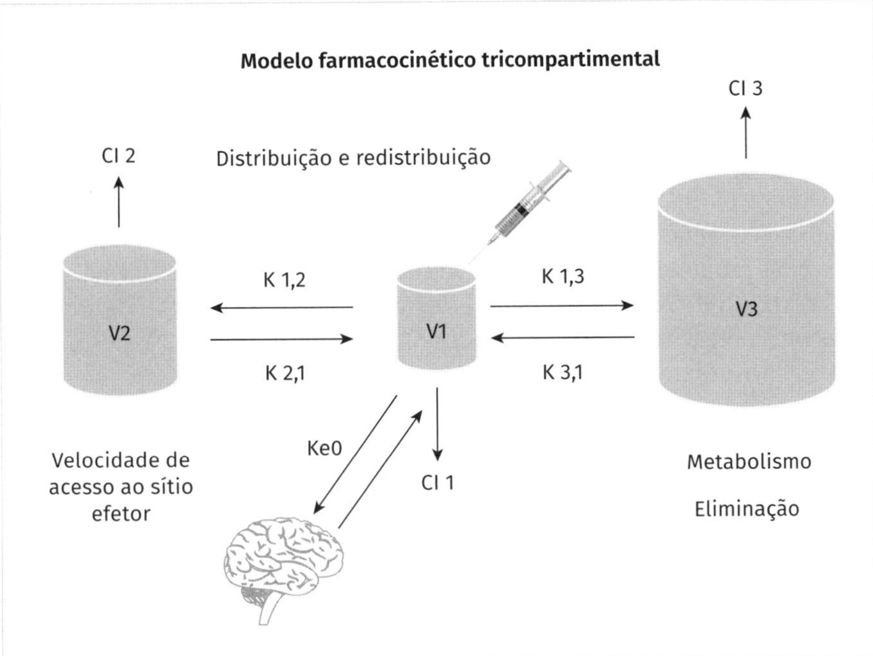

FIGURA 1 Modelo matemático farmacocinético tricompartimental, composto pelos compartimentos 1 (cérebro, coração, pulmões, rins e fígado), compartimento 2 (músculos e vísceras) e compartimento 3 (tecido gorduroso).

Conforme ocorre a infusão dos anestésicos, ocorre a distribuição da droga pelos compartimentos, primeiro pelo compartimento 1, depois o 2 e finalmente o 3, até que seja atingido o equilíbrio entre os compartimentos. Embora estejam interligados, a velocidade e o tempo de equilíbrio serão diferentes entre os compartimentos. O tempo que se leva para a distribuição da droga entre os compartimentos, até atingir o equilíbrio, é chamado de t1/2 alfa, ou meia-vida de distribuição. O volume para que a dose (em *bolus*) da droga atinja a uma concentração desejada é chamada de volume de distribuição. Quanto maior o volume de distribuição, mais lipossolúvel a droga é e consegue se diluir pelos três compartimentos mais facilmente. Entretanto, para a dose inicial devemos levar em conta somente o volume do compartimento 1, senão a dose injetada será grande e os efeitos colaterais mais pronunciados.

Após a injeção do anestésico, existe um período de latência até o aparecimento dos primeiros efeitos, pois a droga deverá percorrer o sistema circulatório até chegar à biofase (cérebro). Esta velocidade em que ocorre a passagem da droga do sistema vascular pela barreira hematoencefálica até a biofase é chamada de ke0. O t1/2ke0 é o tempo entre a administração do fármaco e seu efeito máximo no sítio efetor. Quanto mais difícil for a passagem da droga pela barreira hematoencefálica menor será o ke0 (velocidade) e maior será o t1/2ke0 (tempo até chegar ao receptor). Um exemplo é o remifentanil no paciente idoso, já que ele demora mais para atravessar a barreira hematoencefálica e, portanto, demora até observarmos seu efeito clínico. O ke0 pode ser diminuído pela velocidade de injeção em *bolus* da droga, entretanto, os efeitos colaterais, como hipotensão, serão mais pronunciados. Dessa forma, conhecendo os conceitos farmacocinéticos e farmacodinâmicos, precisamos ter mais paciência e cautela nas doses em *bolus* até a obtenção do efeito desejado.

Podemos resumir então que o início de ação das drogas se dará por:

- Fluxo sanguíneo para o sítio efetor e sua distribuição pelos compartimentos.
- Permeabilidade capilar, já que as drogas precisam sair do intravascular e chegar aos capilares cerebrais.
- Ligação a proteínas plasmáticas e teciduais (a albumina é a proteína corporal de maior ligação às drogas e funciona como um reservatório da droga, pois conforme a concentração da droga livre diminui, a droga se dissocia da albumina e torna-se droga livre).
- Lipossolubilidade (permite ao fármaco atravessar as barreiras biológicas com mais facilidade, dissolvendo-se com as membranas lipídicas e penetram na célula).
- Volume de distribuição, quanto maior mais lipossolúvel o fármaco.
- Grau de ionização do fármaco e seu pka. O pka é o pH no qual há equilíbrio entre as formas ionizadas e não ionizadas, sendo que as formas não ionizadas são lipossolúveis e atravessarão a barreira hematoencefálica, e a forma ionizada (hidrossolúvel) terá ação intracelular.

Após o *bolus* da droga e sua distribuição pelos compartimentos, os fármacos começam a sofrer metabolização e eliminação no fígado e nos rins. Conforme ocorre esta diferença de concentração entre os compartimentos, a droga retorna dos compartimentos 2 e 3 para o compartimento central. A velocidade de saída do compartimento é chamada de *clearance* e é a constante de proporcionalidade que relaciona a velocidade de remoção do fármaco pela concentração plasmática, ou seja, a quantidade de droga eliminada por unidade de tempo. O tempo necessário para que a droga comece a ser metabolizada pelo fígado, pelos pulmões ou rins até sua completa eliminação do organismo é chamada de meia-vida de eliminação ou t1/2 beta. Para que o fármaco seja eliminado quase que 96,9%, deve-se esperar 5 meias-vidas (1 meia-vida: tempo para que decaia em 50% a concentração plasmática da droga) ou então a droga sofrerá acúmulo. Este conceito é importante, também, para evitarmos "picos e vales" na corrente sanguínea durante doses intermitentes.

A maioria das drogas é eliminada de acordo com a cinética de primeira ordem, ou seja, uma porcentagem constante da droga é eliminada por unidade de tempo, também chamada de cinética linear. As reações são catalisadas por enzimas (citocromos). Poucas drogas, como aspirina, etanol e fenitoína, usam a cinética de ordem zero, ou não linear, na qual uma quantidade fixa da droga é eliminada por unidade de tempo e sua eliminação não depende da concentração da droga. Os fármacos lipofílicos passam por reações para transformá-los em compostos mais polares (hidrofílicos), para serem eliminados pelos rins. A primeira reação que ocorre é a de fase I, na qual os fármacos sofrem oxidação, redução ou hidrólise. A segunda reação é a de fase II, em que ocorre conjugação com ácidos (glicuronídeo, acético, sulfúrico), tornando o composto hidrofílico para eliminação renal. É importante lembrar que há uma variação genética na metabolização de fármacos, chamada fármacogenética, dificultando ou acelerando o metabolismo da droga e, dessa forma, observa-se mais droga livre no plasma ou o fármaco não apresenta o efeito esperado. Um exemplo são os metabolizadores ultrarrápidos de codeína, que transformam mais de 98% da droga em morfina, já que possuem polimorfismo genético no citocromo CYP2D6 (duas cópias do gene), sendo que o normal seria metabolizar apenas 30%. Ou aqueles pacientes que não conseguem ativar a forma ativa do clopidrogel por inatividade do citocromo CYP2C19.

Farmacodinâmica

Assim que o fármaco atinge a biofase, ele irá ligar-se aos receptores celulares que poderão ser: ligados a canais iônicos (GABAa, NMDA); ligados à proteína G (adrenorreceptores, receptores muscarínicos, GABAb); ligados a quinases (citocinas, hormônios, mediadores inflamatórios); reguladores da transcrição de DNA (esteroides, corticoides, hormônios tireoidianos). Após a ativação do receptor, ocorre a propagação do sinal intracelular, por segundos mensageiros (adenilciclase, AMPc), e assim teremos o efeito clínico.

Os fármacos podem agir como agonistas (desencadeiam resposta máxima), agonistas parciais (produzem resposta submáxima) ou como antagonistas (ativam o receptor sem efeito intrínseco e podem ser competitivos ou não competitivos).

Por meio da farmacodinâmica, calcula-se a dose mínima e máxima para determinados efeitos clínicos (ED50 e ED95) e a janela terapêutica, quais os efeitos colaterais e a segurança (dose letal, dose de efeitos cardiovasculares), comparação na eficácia entre fármacos da mesma classe, os efeitos clínicos de fármacos com quiralidade (estereoisômeros levógeros e dextrógeros), entre outros. Conhecendo os conceitos farmacológicos, podemos agora discutir os anestésicos venosos e suas peculiaridades farmacológicas.

Tiopental

O tiopental é um fármaco hipnótico da classe dos tiobarbitúricos. Sua apresentação é um pó que pode ser diluído em água destilada, soro fisiológico e soro glicosado 5%. Não deve ser misturado com ringer lactato, pois por ser uma solução mais alcalina, pode precipitar. Não coadministrar também atracúrio, rocurônio, succinilcolina, alfentanil, sufentanil, dobutamina, dopamina, cetamina ou midazolam, já que também podem precipitar. Diluir para que a concentração da droga fique a 2,5%.

A dose de indução do tiopental é de 3 a 4 mg/kg, mas a dose deve ser diminuída em pacientes hipoalbuminêmicos, hepatopatas e idosos. Fármaco com alta lipossolubilidade e baixo grau de ionização, atravessa a barreira hematoencefálica rapidamente e tem rápido início de ação. O tiopental tem o pka de 7,6, ou seja, no pH fisiológico, aproximadamente 50% do fármaco está sob a forma não ionizada. Conforme o pH diminui (por exemplo, por acidose), aumenta a fração não ionizada. Está 80% ligado às proteínas plasmáticas. O cérebro recebe 10% da dose total de tiopental nos primeiros 30 a 40 segundos após injeção venosa, com pico em 5 minutos. O término do efeito ocorre após 20 a 30 minutos, em decorrência principalmente da redistribuição do fármaco e não de sua eliminação. Sua meia-vida de eliminação é muito prolongada (10 a 12 horas), pois a partição gordura-sangue é alta. Isso também explica seu acúmulo no tecido gorduroso após infusões prolongadas. Seu metabolismo ocorre no hepatócito e em pouca quantidade nos rins. Os metabólitos são inativos e hidrossolúveis, excretados pelos rins.

O tiopental age como um agonista nos receptores GABAa. Seus efeitos são aumento dos neurotransmissores inibitórios e bloqueio das sinapses excitatórias (glutamato e acetilcolina). O receptor GABAa possui um canal iônico, no qual ao ligar-se ao tiopental ocorre aumento da condutância dos íons de cloro, ou seja, ocorre hiperpolarização e aumento do limiar de excitabilidade da célula nervosa.

Seus efeitos no sistema nervoso central são diminuição do metabolismo cerebral, redução do consumo cerebral de O_2 ($CMRO_2$) dose-dependente, diminuição da velocidade das ondas cerebrais no eletroencefalograma (EEG) e consumo de ATP. Quando o EEG apresenta-se isoelétrico, o metabolismo cerebral caiu aproximadamente 50%. É utilizado nos casos de aumento da pressão intracraniana (PIC) para proteção cerebral após insulto isquêmico, diminuindo o fluxo sanguíneo cerebral por vasoconstrição droga-induzida e, desta forma, diminuição do volume sanguíneo cerebral e consequentemente da pressão intracraniana (PIC). Seus efeitos cardiovasculares são diminuição do débito cardíaco por ação inotrópica negativa (diminui influxo de cálcio no miocárdio), vasodilatação periférica e diminuição do enchimento ventricular (pois aumenta a capacitância dos vasos e diminui o retorno venoso ao coração), diminuição do estímulo simpático (inibição do centro vasomotor medular). Portanto, deve-se tomar cuidado em pacientes instáveis, cardiopatas ou com aumento da PIC (pois a queda na pressão arterial pode alterar a hemodinâmica cerebral e piorar o quadro clínico). No sistema respiratório causa depressão do centro respiratório medular e pontino dose-dependente e diminui a sensibilidade ao estímulo do CO_2 (lembrando que conforme retemos CO_2 mais teremos estímulo respiratório). Se o paciente mantiver a respiração espontânea apresentará diminuição do volume corrente e da frequência respiratória. Não abole tanto os reflexos laríngeos quanto outros hipnóticos e se houver secreções na laringe, pode ocorrer laringoespasmo ou broncoespasmo.

Propofol

É um alquilfenol, lipossolúvel e insolúvel no meio aquoso. Sua formulação consiste em 1% propofol, 10% óleo de soja, 1,2% fosfolipídeo purificado (lecitina de ovo) para emulsificar, 2,5% glicerol para ajustar a tonicidade da solução e hidróxido de sódio para adequar o pH. É adicionado EDTA como bacteriostático. A ampola vem com o pH de 7, temperatura estável e não é sensível à luz.

Misturar o propofol com outras drogas não é recomendado. Quando colocamos lidocaína na solução com o intuito de diminuir a dor à infusão, pode ocorrer coalescência dos triglicerídeos com risco de TEP. A alergia ao ovo ocorre pela fração albumina, então questiona-se a alergia cruzada ao propofol, pois na solução é utilizada somente a lecitina. Entretanto, deve-se ter cautela na sua utilização em pacientes alérgicos ao ovo, assim como em pacientes com alergia à soja.

Alguns pacientes podem sentir dor na infusão do propofol, a dor está principalmente associada com o acesso venoso em veias de pequeno calibre. Adicionando lidocaína na solução com o intuito de diminuir a dor à infusão, pode ocorrer coalescência dos triglicerídeos com risco de embolismo. Uma alternativa para minimizar a dor da infusão do propofol seria a administração do opioide alguns minutos antes do propofol, e a espera do seu efeito clínico.

A dose de indução no adulto saudável é de 1,5 a 2,5 mg/kg. Nas crianças acima de 3 anos, como o volume de distribuição (Vd) é maior, utilizam-se doses maiores de 3 a 4 mg/kg. Em pacientes idosos, deve-se diminuir a dose em 25 a 50% pela diminuição do Vd e menor *clearance* do fármaco, evitar *bolus* e ter paciência para que a droga possa agir. Nos pacientes críticos ou cardiopatas a recomendação é a mesma: evitar *bolus*, fazer doses pequenas até obtenção do efeito clínico desejado. A dose de manutenção da anestesia varia entre 100 e

300 mcg/kg/minuto. Seu efeito aparece com 90 a 120 segundos após o *bolus*. Sua duração varia entre 3 e 8 minutos. A meia-vida de eliminação é de 30 a 120 minutos. Mas sua principal característica é a curta meia-vida contexto-sensitiva, ou seja, apresenta um *clearance* rápido e não tem efeito cumulativo excessivo após infusões prolongadas. Infusões de até 8 horas têm meia-vida contexto-sensitiva de menos de 40 minutos.

O efeito terapêutico (inconsciência) ocorre com concentrações de 2 a 6 nanogramas/mL, entretanto, essas concentrações podem diminuir caso sejam utilizados outros hipnóticos associados. O paciente pode despertar quando as concentrações estão abaixo de 1,5 nanogramas/mL.

O propofol é metabolizado no fígado pelo citocromo P450, embora tenha uma captação nos pulmões, onde é transformado em metabólito inativo e hidrossolúvel e excretado pelos rins. Não há evidências de dificuldade de metabolização em pacientes cirróticos ou renais, o tempo de despertar foi o mesmo quando comparado a pacientes saudáveis. Pode ser utilizado na fase anepática do transplante hepático.

Além de seu uso como hipnótico, pode ser usado como antiemético em doses sub-hipnóticas (10 a 15 mg) pela inibição das vias subcorticais e depressão sobre o centro do vômito, como antipruriginoso (após uso de opioide no neuroeixo ou colestase) na dose de 10 mg ou como anticonvulsivante no mal epilético.

O propofol é um agonista dos receptores GABAa e aumentam a condutância dos canais ao cloreto, mantendo-os abertos e resultando em hiperpolarização da membrana pós-sináptica. Seus efeitos no sistema nervoso são: diminuição do metabolismo cerebral, diminuição do fluxo sanguíneo cerebral e consequentemente da pressão intracraniana. Assim como o tiopental, em doses mais altas pode diminuir a pressão arterial e prejudicar a pressão de perfusão cerebral. O propofol mantém a autorregulação cerebral às variações de pressão arterial. As alterações no EEG são similares ao tiopental. Não alteram os potenciais evocados somatossensitivos. Alguns pacientes podem apresentar mioclonia (contrações musculares involuntárias) por atividade excitatória subcortical (ação da glicina).

Seus efeitos cardiovasculares são: diminuição da pressão arterial acompanhado de queda do débito cardíaco e da resistência vascular periférica. Inibe a atividade vasoconstritora simpática e tem efeito inotrópico negativo (menor disponibilidade de cálcio intracelular no músculo liso vascular). Inibe o barorreflexo e diminuições da pré-carga podem causar bradicardia reflexa e, às vezes, assistolia. Não possui ação analgésica e não previne a hipertensão causada pelo estímulo na laringoscopia. No sistema respiratório causa depressão respiratória dose-dependente, ocorrendo apneia em 25 a 35% dos pacientes após *bolus*, com duração de aproximadamente 30 segundos. O propofol diminui o volume corrente e a frequência respiratória, além de diminuir a resposta ventilatória à hipóxia e hipercarbia por inibição de quimiorreceptores centrais.

Infusões prolongadas (> 24 horas) podem causar acidose lática, bradiarritmias, lipemia e rabdomiólise, chamada de síndrome de infusão do propofol. Isso ocorre por causa de alterações no transporte de elétrons e bloqueio na oxidação de ácidos graxos de cadeia longa, resultando em um metabolismo lipídico anormal nas células cardíacas e esqueléticas. Durante o uso, a urina pode ficar esverdeada por reações com grupamentos fenóis e não significa lesão renal. Pode haver aumento da excreção de ácido úrico, tornando a urina leitosa (precipitação dos cristais de ácido úrico na presença de propofol).

Etomidato

O etomidato é um derivado imidazólico carboxilado, possui um carbono quiral, sendo o isômero dextrógero (R+) o ativo hipnótico. Sua apresentação é de 2 mg/mL e vem diluído em propilenoglicol, o que pode causar dor à injeção e tromboflebite. Seu pka é de 4,2, tem 99% de fração não ionizada no pH fisiológico. A ligação proteica é de 76%. É lipossolúvel, tem grande volume de distribuição e se distribui pelos compartimentos rapidamente. A dose de indução é de 0,2 a 0,3 mg/kg. Tem seu pico de ação em 2 minutos, a duração de seus efeitos é de 3 a 5 minutos, sua meia-vida de distribuição é de 29 minutos e a meia-vida de eliminação é de 2 a 5 horas. Por sua eliminação relativamente curta, seu alto *clearance* e sua baixa meia-vida contexto sensitiva, seria uma droga muito boa para infusões contínuas, mas em decorrência de seu bloqueio na 11 beta-hidroxilase (enzima que participa da transformação do colesterol em cortisol e aldosterona) ocorre supressão adrenal, diminuindo a atividade mineralocorticoide e a síntese de corticoides, mesmo após dose única, não sendo recomendada sua infusão contínua. Muito é discutido sobre seu uso em pacientes graves, principalmente pacientes sépticos, já que esta supressão pode durar até 72 horas. O estudo CORTICUS que acompanhou 500 pacientes com choque séptico e reposição de baixas doses de corticoide não mostrou benefícios a longo prazo e pacientes que receberam etomidato tiveram maior mortalidade em 28 dias. Entretanto, não se sabe o impacto que uma dose pode causar.

É metabolizado, por hidrólise, no fígado, sendo o principal metabólito inativo; 85% são excretados nos rins e 13% nas vias biliares.

O etomidato age como agonista seletivo do receptor GABAa, além de aumentar a afinidade do receptor ao GABA. Ele tem um efeito desinibitório na atividade motora extrapiramidal, causando mioclonia em 30 a 60% dos pacientes, que pode ser minimizada com o uso prévio de benzodiazepínicos ou opioides.

Seus efeitos no sistema nervoso são: diminuição do fluxo sanguíneo cerebral e do consumo cerebral de oxigênio sem alterar a pressão arterial, portanto mantém

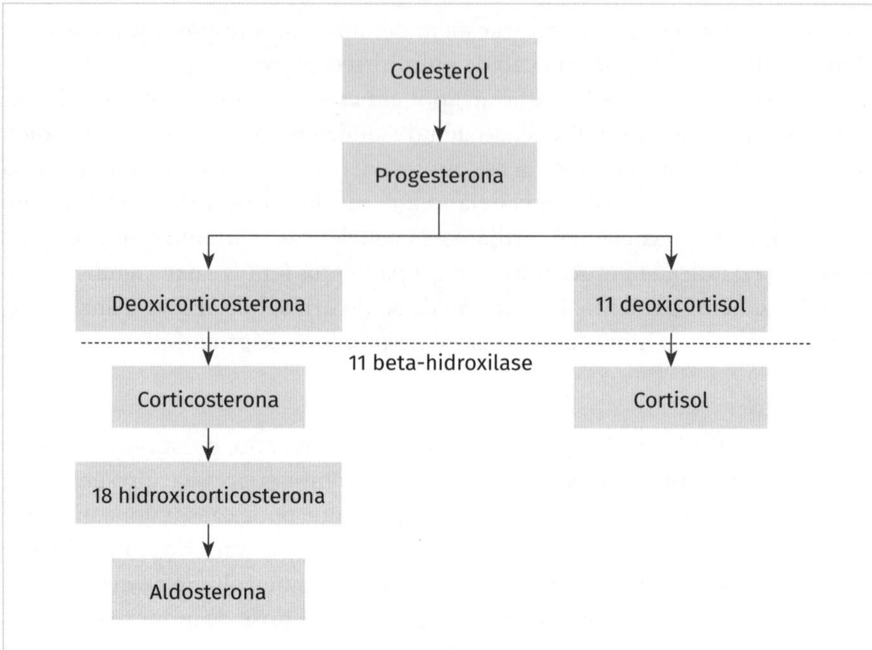

FIGURA 2 Metabolização do colesterol em cortisol e aldosterona.

a pressão de perfusão cerebral. Transitoriamente diminui a pressão intracraniana. Entretanto, pode causar mioclonia, ativações de focos epileptogênicos no EEG e até convulsões. Mioclonia são contrações musculares involuntárias pela alteração no balanço inibitório e excitatório do trato tálamo-cortical do sistema extrapiramidal. Mantém a reatividade ao CO_2 e não altera potenciais evocados somatossensitivos.

Fármaco bastante estável hemodinamicamente, mantém débito cardíaco, consumo miocárdico de oxigênio e contratilidade miocárdica. Não tem efeito no sistema nervoso simpático e nos barorreceptores. Não possui propriedades analgésicas e não protege de alterações hemodinâmicas durante a laringoscopia e a intubação. Possui poucos efeitos sobre a respiração, mantém o *drive* respiratório (diminui o volume corrente e aumenta a frequência respiratória), embora deprima a resposta dos centros respiratórios à hipercarbia. Ocasionalmente, pode ocorrer apneia caso a dose de *bolus* seja feita muito rapidamente.

Cetamina

É análoga à fenilciclidina (anestésico utilizado na medicina veterinária). A cetamina possui em sua estrutura um carbono quiral, sendo seu isômero S+ produtor dos efeitos psicotrópicos como hipnose, analgesia. É 3 a 4 vezes mais potente que seu isômero R-, responsável pelos efeitos indesejados como alucinação e salivação.

É um fármaco lipossolúvel, seu pka é de 7,5, e no pH fisiológico somente 20% está ligado a proteínas. Atravessa a barreira hematoencefálica muito rapidamente e seu início de ação é curto, aproximadamente 30 segundos com pico de 1 minuto. Sua meia-vida de distribuição é de 9 minutos e a meia-vida de eliminação, de 3 horas. A dose de indução venosa é de 1 a 2 mg/kg e para a analgesia intraoperatória 0,2 a 0,5 mg/kg. É metabolizada pelo citocromo P450. O metabólito norcetamina tem um terço da potência da cetamina. A norcetamina é hidroxilada e conjugada, tornando-se mais hidrossolúvel e eliminada pelos rins.

A cetamina age como antagonista não competitivo no receptor NMDA (N-metil-D-aspartato), portanto impede que o glutamato, que é um neurotransmissor excitatório, ative o receptor. Isso causa alteração da atividade excitatória do córtex e no sistema límbico, resultando em inconsciência e consistindo em um tipo de anestesia denominada dissociativa, ou seja, sinais dolorosos que chegam ao tálamo e ao sistema límbico são transformados em sonhos ou alucinações (efeito psicomimético). Os receptores NMDA são responsáveis pela plasticidade das vias de dor e hipersensibilização, provocando hiperalgesia. Têm ação em outros receptores, como os opioides, muscarínicos, canais de sódio voltagem-dependentes, canais de cálcio e receptores neuronais nicotínicos e possuem fraca ação em receptores gabaérgicos. São formados por 5 subunidades e um canal iônico permeável ao cálcio, potássio e sódio, assim como sítios de ligação para o glutamato e a glicina. Os íons magnésio e a cetamina bloqueiam o receptor e impedem que o glutamato se ligue.

A cetamina é muito utilizada em pacientes queimados para troca de curativos, pois mantém o *drive* respiratório e possui excelente analgesia. É utilizada também para prevenção da sensibilização do corno dorsal da medula pelos opioides, impedindo que os neurônios sofram plasticidade e, portanto, evitando a ocorrência de hiperalgesia. Existe a possibilidade da cetamina ser benéfica para pacientes com transtornos depressivos, já que possui ação em diferentes receptores cerebrais. O uso de benzodiazepínicos prévio ao uso da cetamina diminui a chance de lembrança dos delírios e alucinações. Pode causar nistagmo, sendo evitada em cirurgias ou exames oftalmológicos, já que atrapalha o manejo cirúrgico. Pode aumentar a pressão intracraniana, o fluxo sanguíneo cerebral e o consumo metabólico de O_2. São um potente vasodilatador cerebral. Diminuem os potenciais evocados auditivos e visuais e podem alterar os somatossensoriais, aumentando a amplitude das ondas.

A indução de pacientes com hipovolemia aguda com a cetamina pode ser benéfica por causa dos efeitos simpaticomiméticos, como aumento de pressão arterial, frequência cardíaca, débito cardíaco. Mas deve-se ter cuidado em pacientes crônicos com estoques de catecolaminas depletados, pois como todos os outros anestésicos, a cetamina pode ser cardiodepressora e o sistema nervoso simpático não consegue dar conta. Deve-se ter cautela, também, em doentes coronariopatas, pois o aumento da frequência cardíaca, aumenta o consumo miocárdico de oxigênio.

Midazolam

O midazolam representa a classe dos benzodiazepínicos mais utilizados na anestesia, pois possui ação amnésica pronunciada.

A apresentação do fármaco é uma preparação do sal solúvel em água. Seu pka é de 6,15 e, no pH fisiológico, está 90% sob a forma não ionizada (lipossolúvel) e está 98% ligado a proteínas. O pico de efeito máximo ocorre, aproximadamente em 3 minutos e a duração de ação varia entre 5 e 80 minutos, dependendo da dose e do paciente. Em geral, sua rápida duração de ação ocorre pela redistribuição aos tecidos menos vascularizados, mas em doses repetidas há acúmulo da substância e o *clearance* hepático se torna importante para a eliminação. A meia-vida de eliminação é de aproximadamente 2 horas, bem mais curta quando comparada ao diazepam que é de 43 horas. A metabolização está lentificada nos idosos, em decorrência da diminuição do fluxo sanguíneo hepático e da atividade enzimática. Além disso, os idosos e os obesos têm maior Vd, por isso, o fármaco se distribui para os tecidos adiposos acumulando-se.

O midazolam é rapidamente metabolizado pelo fígado no citocromo P450. Seu principal metabólito é o 1-hidroximidazolam, que tem 50% da potência. É conjugado com glicuronídeo e excretado pelos rins. A meia-vida de eliminação, o volume de distribuição e o *clearance* não são alterados na insuficiência renal, já que o metabolismo é hepático. Pela via oral, apenas 50% do midazolam é absorvido, e seu tempo de latência para o início de ação é de 20 a 30 minutos. Nas crianças, a dose de 0,5 mg/kg (concentração do xarope é de 2 mg/mL) mostrou-se bastante eficaz na sedação e diminuição da ansiedade de separação dos pais. A dose via oral para adultos é de 0,1 a 0,5 mg/kg e a dose venosa de 0,01 a 0,1 mg/kg. Nos idosos, a dose deve ser reduzida em 50%.

Os benzodiazepínicos se ligam à subunidade alfa do receptor GABA, facilitando sua ação inibitória. Eles não ativam diretamente ao receptor GABA, mas aumentam a afinidade do receptor ao GABA. Isso causa abertura dos canais de cloreto, aumentando a condutância ao cloreto e hiperpolarização da membrana celular pós-sináptica. O receptor GABA contém subunidades alfa, beta e teta. Outras substâncias como barbitúricos, propofol e etomidato podem se ligar ao receptor, causando, portanto, efeitos sinérgicos e tolerância cruzada. A diferença entre efeitos, início de ação e duração de ação entre os benzodiazepínicos refletem diferentes potências (ligação ao receptor), lipossolubilidade (passagem barreira hematoencefálica e redistribuição aos tecidos periféricos), farmacocinética (absorção, distribuição, metabolismo e eliminação).

No EEG, ocorre diminuição da atividade das ondas de baixa voltagem rápidas beta, embora o midazolam seja incapaz de tornar o EEG isoelétrico. Alteram os potenciais evocados somatossensitivos, diminuindo a amplitude das ondas e aumentando a latência. Os efeitos são mais pronunciados nos idosos, aumentando a chance de *delirium*, quedas e fraturas.

No sistema nervoso central, diminuem o consumo metabólico cerebral de oxigênio e o fluxo sanguíneo cerebral dose-dependente. Não bloqueia a resposta adrenérgica à laringoscopia, sendo necessário o uso de opioides prévios. Aumenta o limiar convulsivo e são efetivos no tratamento do estado de mal epilético. No sistema respiratório, mantém a resposta ventilatória ao gás carbônico. Diminui o *drive* ventilatório dose-dependente, podendo causar depressão respiratória. Com o uso de opioides, a apneia pode ser prolongada. O midazolam não altera o débito cardíaco, mas pode causar leve redução na resistência vascular sistêmica, diminuindo, assim a pressão arterial. Os efeitos são mais pronunciados com o aumento da dose e com o uso de opioides ou outros hipnóticos.

Flumazenil

É um antagonista competitivo seletivo dos benzodiazepínicos com alta afinidade pelos receptores GABA. Reverte os efeitos de maneira dose-dependente. A dose endovenosa inicial recomendada é de 0,2 mg, a qual reverte os efeitos em 2 minutos. Se doses adicionais forem necessárias, fazer 0,1 mg a cada minuto até no máximo 1 mg no total. Doses elevadas podem agir como agonista parcial. O flumazenil reverte todos os efeitos dos benzodiazepínicos como sedação, hipnose, amnésia, depressão respiratória. A meia-vida é de 1 hora e, dessa forma, pode haver nova ocupação dos receptores pelo midazolam, o qual tem meia-vida de 1,9 horas. Portanto, pode ser necessária infusão contínua, caso sejam feitas altas doses. A dose contínua é de 0,1 a 0,4 mg/h. Deve-se ter cuidado na administração do flumazenil em pacientes que tenham epilepsia e sejam tratados com benzodiazepínicos, pois pode precipitar convulsões, assim como pacientes com uso crônico de benzodiazepínico podem ter síndrome de abstinência.

Dexmedetomidina

A dexmedetomidina é um alfa-2-agonista seletivo, que produz sedação por agir no *locus ceruleus* (ponte), local de maior concentração de receptores alfa-2-cerebrais. Importante local que regula a ação do sistema nervoso simpático, vigilância, memória, analgesia e o despertar. O início de ação deste medicamento ocorre em até 6 minutos e a meia-vida de eliminação é de cerca de 2 a 3 horas. O cloridrato de dexmedetomidina é um pó branco (ou esbranquiçado), facilmente solúvel em água e seu pKa é 7, compatível com diluição em ringer lactato, glicose a 5% ou soro fisiológico 0,9%, apresenta 94% ligado a proteínas plasmáticas. Tem metabolismo hepático e eliminação renal. É necessário considerar redução da dose, dependendo do grau de disfunção hepática do paciente, e nos pacientes nefropatas não há necessidade de alteração das doses. Não há estudos com pacientes menores de 18 anos, embora haja uso "*off label*" na anestesia pediátrica. A dose de indução venosa é de 1 mcg/minuto em 10 minutos seguido de manutenção de 0,2 a 0,7 mcg/kg/h.

A dexmedetomidina é 8 vezes mais seletiva nos receptores alfa-2 (seletividade alfa-2/alfa-1 1620:1) do que a clonidina (seletividade alfa-2/alfa-1 220:1). Os receptores alfa-2 podem ser classificados em A, B e C. Os receptores alfa-2A causam analgesia, hipotensão arterial, bradicardia, sedação e hipnose. Os receptores alfa-2B causam vasoconstrição e hipertensão arterial. E os alfa-2C causam analgesia, hipotermia, modulação da atividade dopaminérgica.

Os receptores alfa-2 de localização pré-sináptica regulam a liberação de noradrenalina e acetilcolina por *feedback* negativo. Já os receptores pós-sinápticos, situados na musculatura lisa dos vasos sanguíneos, promovem vasoconstrição. Receptores alfa-2 também são encontrados fora do SNC, como tecidos não neuronais (plaquetas, fígado, pâncreas e rins). Estes receptores são ligados à proteína G, que inibe a enzima adenilciclase com diminuição do AMP cíclico (segundo mensageiro), e atenuam a ativação de proteínas reguladoras e, portanto, da resposta celular. Nos nervos periféricos, ligam-se à proteína G ligada aos canais de potássio, causando hiperpolarização da célula neuronal e diminuição da sua excitabilidade, potencializando o efeito dos anestésicos locais.

Sua ação no sistema cardiovascular ocorre por inibição da saída de noradrenalina na terminação nervosa, causando hipotensão e bradicardia. No SNC, ativa receptores alfa-2 do centro vasomotor (trato solitário), diminuindo as catecolaminas circulantes e potencialização do sistema parassimpático. Pacientes com disautonomia ou que dependem do sistema nervoso simpático para equilíbrio hemodinâmico podem ter bradicardia e hipotensão pronunciadas (idosos, diabéticos, bloqueio cardíaco avançado ou disfunção ventricular grave (ex.: fração de ejeção menor que 30%), incluindo insuficiência cardíaca congestiva e insuficiência cardíaca). Deve-se ter cuidado também com drogas que diminuem a condução atrioventricular. O *bolus* do fármaco deve ser feito lento, já que em doses maiores pode agir também nos receptores pós-sinápticos alfa-1, os quais têm ação vasoconstritora, e, desta forma, pode ocorrer hipertensão.

Pode causar depressão respiratória leve, como ocorre no sono fisiológico. Alguns pacientes apresentam graus variados de obstrução de vias aéreas que varia diretamente com o nível de sedação. Entretanto, pacientes respondem ao comando verbal e despertam ao toque. O efeito sedativo aparece após 20 a 30 minutos da infusão. Bloqueia a liberação de noradrenalina no *locus ceruleus*, responsável pelas vias ascendentes e descendentes noradrenérgicas, causando sedação. Atua no corno dorsal da medula espinhal na substância gelatinosa, diminui a liberação de noradrenalina e substância P, assim como a liberação de acetilcolina, modulando a dor. Diminui o consumo de outros fármacos como opioides, halogenados e propofol. Nos rins, aumenta o efeito natriurético e diurético, inibe a ação do hormônio antidiurético (ADH) e aumenta a taxa de filtração glomerular. Tem efeito antissialogogo, não interfere no esvaziamento gástrico, entretanto diminui a motilidade intestinal e aumenta a absorção de água no intestino grosso. Inibe a resposta catabólica no pós-operatório e mediadores inflamatórios (IL6, ACTH e cortisol). Causa diminuição da pressão intraocular, por vasoconstrição das arteríolas eferentes no processo ciliar, aumenta a drenagem do humor aquoso e diminui o tônus simpático, podendo ser usado com segurança em pacientes com glaucoma. Tem ação inibitória sobre o centro termorregulador no hipotálamo; apesar do paciente estar hipotérmico, melhora a sensação desagradável dos tremores.

BIBLIOGRAFIA RECOMENDADA

1. Albuquerque MCA. Farmacocinética aplicada. In: Anestesia venosa total/SBA. São Paulo; 2011. p.31-38.
2. Yellepedi V. Pharmacokinetics. In: Whalen K, Finkel R, Panavelil T. Lippincott illustrated reviews: pharmacology, 6th ed. Philadelphia: Wolter Kluver; 2015. p. 1-6.
3. Perris J. Drug-receptor interactions and pharmacodynamics. In: Whalen K, Finkel R, Panavelil T. Lippincott illustrated reviews: pharmacology, 6a ed. Philadelphia: Wolter Kluver; 2015. p. 25-34.
4. Bokoch M, Eilers H. Intravenous anesthetics. In: Pardo MC, Miller RD. Basics of anesthesia, 7th ed. Philadelphia: Elsevier; 2017. p. 104-19.
5. Fernandes PG, et al. Perioperative considerations for the food-allergic pediatric patient. Pediatr Anesth. 2017;27(5):461-70.
6. Chan CM, et al. Etomidate is associate with mortality and adrenal insufficiency in sepsis: a meta-analysis. Critical Care. 2012;40(11):2945-53.
7. Sprung CL, et al. Hydrocortisone therapy for patients with septic shock. N Engl J Med. 2008;358(2)111-24.
8. Oliveira CRD, et al. Fármacos alfa 2 agonistas. In: Cangiani LM, Slulitel A, Potério GMB, Pires OC, Posso IP, Nogueira CS, Ferez D, Callegari DC. Tratado de anestesiologia SAESP, 7. ed. São Paulo: Atheneu; 2011. p. 401-18.
9. Rathmele JP. Intravenous sedatives and hypnotics. In: Stoelting's pharmacology and physiology in anesthetic practice, 5th ed. Philadelphia: Wolters Kluver; 2015. p. 98-159.

12

Farmacologia dos anestésicos inalatórios

Rafael José Nalio Grossi

INTRODUÇÃO

A anestesia como conhecemos hoje iniciou-se com a utilização de um anestésico inalatório, o éter. Desde então, diversas substâncias inalatórias foram utilizadas na prática clínica, algumas já obsoletas, como o próprio éter e o ciclopropano, enquanto outras, mais modernas, estão em pleno uso, como sevoflurano, desflurano e isoflurano.

FARMACOCINÉTICA

Em uma mistura de gases com 2% de sevoflurano, 35% de oxigênio e 63% de nitrogênio, pela Lei de Dalton, temos que as pressões parciais de cada gás, ao nível do mar (760 mmHg), são respectivamente 15,2, 159,6 e 478,8 mmHg. Em uma cidade a 2.400 metros de altitude, com pressão atmosférica de 570 mmHg, as novas pressões parciais serão respectivamente 11,4, 199,5 e 359,1 mmHg. Quanto maior a pressão parcial de um gás, maior a capacidade deste atravessar a membrana alveolar em direção à corrente sanguínea; isso explica a maior dificuldade de hematose em altitudes elevadas e por que há necessidade de corrigir a concentração do agente inalatório para um mesmo efeito clínico em diferentes altitudes.

A pressão de vapor de uma substância, medida em unidade de pressão, representa "a vontade intrínseca" de um líquido se vaporizar, e é maior quanto maior a sua temperatura. Se a pressão de vapor de uma determinada substância é maior do que a pressão atmosférica, essa substância já se encontra como vapor; se menor, encontra-se no estado líquido e pode ser vaporizada com aumento da sua temperatura. Cabe lembrar que a diferença entre gás e vapor é que o último se encontra acima de sua temperatura crítica e não pode ser liquefeito por aumento de pressão. Em temperatura ambiente o oxigênio está acima da sua temperatura crítica, e seu cilindro pressurizado contém apenas gás. Já o óxido nitroso (N_2O) encontra-se abaixo da sua temperatura crítica, e seu cilindro pressurizado apresenta parcela líquida e parcela na forma de vapor, ambas em equilíbrio.

Os anestésicos inalatórios são normalmente hidrofóbicos (ou lipofílicos) e podem ser comparados uns com os outros nesta característica de acordo com a razão de solubilidade, ou coeficiente de partição (λ), em azeite de oliva (ou n-octanol) e água, de modo que quanto maior esta razão, maior a hidrofobicidade. Após administração e equilíbrio destes agentes nos diversos compartimentos, aferindo-se a concentração em diferentes tecidos, podemos ainda obter outros dois importantes parâmetros, o coeficiente de partição sangue/gás e o coeficiente de partição tecido/sangue, os quais revelam em qual dos locais há maior concentração do anestésico (Figura 1). Adicionalmente, de acordo com a Lei de Henry, quanto menor a temperatura, maior a capacidade de um gás se dissolver em um líquido.

A fração inspirada (FI) do agente inalatório é a concentração deste que sai do aparelho de anestesia em direção aos alvéolos, e é controlada pelo anestesiologista, enquanto a fração alveolar (FA) é a concentração do agente no espaço alveolar pulmonar. Note que inicialmente não há agente inalatório nos alvéolos, que contém outros gases (oxigênio, nitrogênio, gás carbônico). Na primeira inspira-

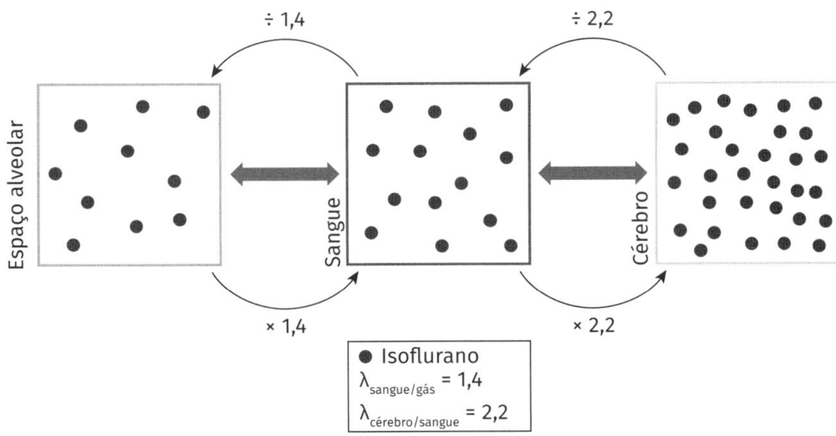

FIGURA 1 Esquema representativo do impacto dos coeficientes de partição do isoflurano na concentração deste anestésico nos diferentes tecidos, no equilíbrio entre os compartimentos.

ção de mistura contendo anestésico, a FA é representada pelo volume inspirado (contendo anestésico na concentração FI) diluindo-se com os gases previamente presentes no alvéolo, portanto a FA é menor que a FI. Conforme novas inspirações são realizadas, há tendência de equilíbrio entre FA e FI (Figura 2). Anestésicos menos solúveis no sangue apresentam curva da relação FA/FI mais ascendentes, enquanto os mais solúveis, por atravessarem mais facilmente a membrana alveolar, tendem a retardar o equilíbrio FA/FI. Dentre os artifícios utilizados para encurtar o tempo de equilíbrio, incluem aumentar a frequência respiratória voluntariamente durante a indução anestésica (Figura 3), e também aumentar a FI e, após obtenção do plano anestésico, reduzir novamente para o valor desejado. De maneira similar, o aumento do débito cardíaco facilita a captação sanguínea do anestésico e, portanto, retarda o equilíbrio FA/FI (Figura 3). Conforme o agente inalatório é captado, ocorre depressão miocárdica dose-dependente, com diminuição do débito cardíaco e favorecimento do equilíbrio FA/FI, como em um

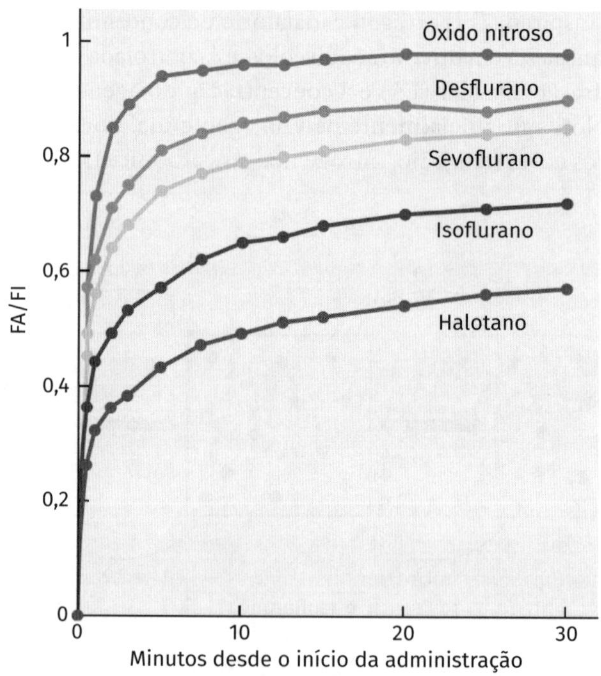

FIGURA 2 Os diferentes anestésicos inalatórios possuem perfis diferentes de equilíbrio entre a fração alveolar (FA) e a fração inspirada (FI).

Adaptada de Ebert e Lindenbaum, 2013[1].

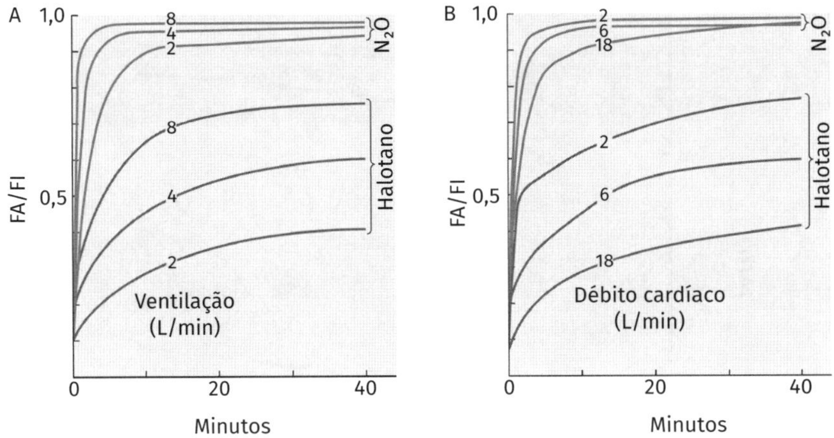

FIGURA 3 A: Efeito da ventilação em litros por minuto na velocidade de equilíbrio da fração alveolar (FA) e fração inspirada (FI) dos anestésicos inalatórios. B: Efeito do débito cardíaco em litros por minuto no equilíbrio FA/FI.

Adaptada de Ebert e Lindenbaum, 2013[1].

feedback positivo. O aumento da ventilação também favorece o equilíbrio, com impacto mais significativo para os anestésicos mais solúveis.

O efeito do segundo gás é mais pronunciado quando se utiliza óxido nitroso (N_2O) com outro anestésico inalatório. Para ilustrar, imagine uma mistura de 2% de sevoflurano, 70% de N_2O e 28% de oxigênio. Apesar de pouco solúvel, a maior quantidade de N_2O faz com que sua pressão parcial esteja elevada e, portanto, tenha grande captação sanguínea. Hipoteticamente, se após a primeira inspiração metade do N_2O for absorvida, sobrará nos alvéolos 35 (70/2) partes de N_2O, 28 partes de oxigênio e 2 partes de sevoflurano, que neste momento representará 3% do conteúdo alveolar (2 dividido pela soma 35 + 28 + 2). Ou seja, a utilização do N_2O permite aumentar momentaneamente a FA do agente inalatório em questão (Figura 4). Mantendo-se essas concentrações durante todo o período anestésico e finalmente desligados ao final, em decorrência de sua alta concentração, o N_2O também passa em grande quantidade para o espaço alveolar, onde poderá diluir o oxigênio, com possibilidade de resultar em uma mistura com menos de 21% de oxigênio, fenômeno denominado hipóxia de difusão. Isso pode ser evitado, junto com o desligamento do fornecimento dos agentes, com aumento da FiO_2, aumento do fluxo de gases frescos (agora contendo ar/nitrogênio ao invés de N_2O) e monitorização com o analisador de gases.

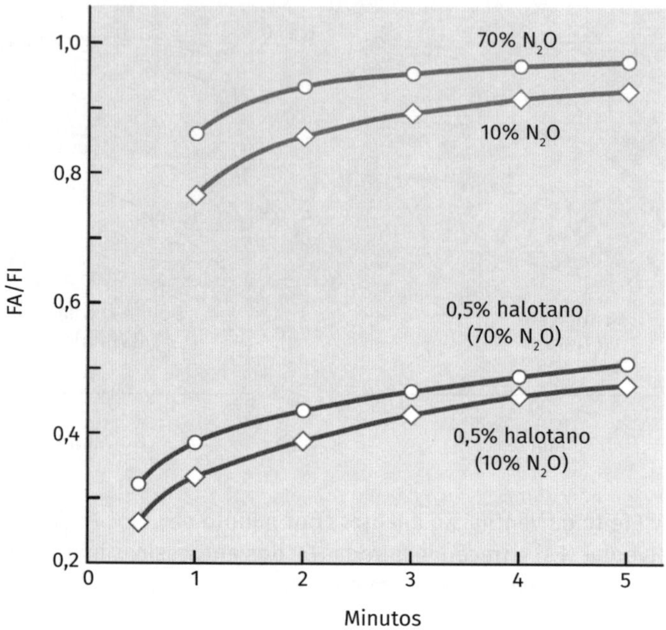

FIGURA 4 A administração isolada de N_2O promove maior velocidade de equilíbrio da razão FA/FI quando em concentração mais elevada (topo do gráfico). Quando associado com outro agente inalatório, concentrações maiores de N_2O favorecem o equilíbrio deste segundo agente, o que se denomina efeito do segundo gás.

Adaptada de Ebert e Lindenbaum, 2013[1].

A maior parte dos anestésicos inalatórios é eliminada pela mesma via de entrada, ou seja, inalatória, sem qualquer alteração na molécula. Uma parcela insignificante é eliminada pela pele e pelas vísceras. A metabolização desses anestésicos também não é significativa no contexto clínico. Assim como o equilíbrio FA/FI ocorre mais rapidamente com anestésicos pouco solúveis, estes agentes também serão eliminados mais rapidamente (Figura 5).

As características dos principais anestésicos inalatórios relevantes para a prática clínica estão sumarizadas na Tabela 1.

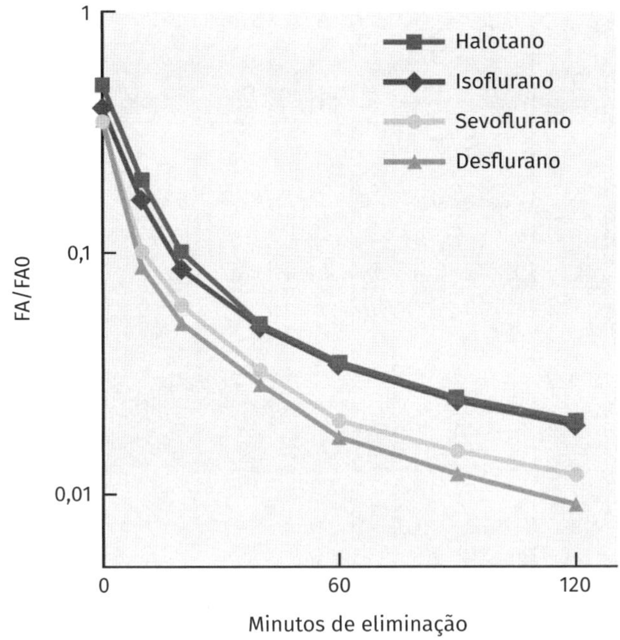

FIGURA 5 Razão entre a concentração alveolar (FA) e a concentração alveolar inicial logo antes de desligar a alimentação do agente anestésico (FA0), mostrando maior velocidade de eliminação de agentes pouco solúveis, como o desflurano.
Adaptada de Ebert e Lindenbaum, 2013[1].

FARMACODINÂMICA

O mecanismo dos anestésicos inalatórios do ponto de vista celular e molecular ainda não é totalmente compreendido, sugerindo-se potenciação da inibição dos receptores GABA-A e de glicina, inibição de receptores N-metil-D-aspartato (NMDA) e colinérgicos excitatórios, além de atuar em outros canais, como de sódio, potássio e cálcio. Diversos outros mecanismos também concorrem na modulação da atividade celular e promoção do efeito anestésico.

A potência destes agentes é expressa pela concentração alveolar mínima (CAM), que é a concentração na qual determinado anestésico previne o movimento muscular esquelético em resposta a um estímulo álgico padronizado, em 50% das pessoas, também expresso como ED50. O sevoflurano possui CAM igual a 2,05%, ou seja, nesta concentração haverá imobilidade de 50% dos indivíduos após estímulo álgico padronizado. A CAM está relacionada com o coeficiente

TABELA 1 Características dos anestésicos inalatórios mais relevantes na prática clínica atual

Anestésico	Óxido nitroso	Halotano	Metoxiflurano	Enflurano	Isoflurano	Desflurano	Sevoflurano
Ano de introdução clínica	1840	1956	1966	1966	1969	1990	1981
Estrutura química	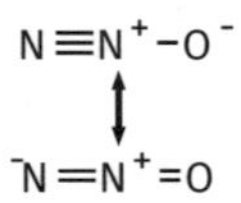	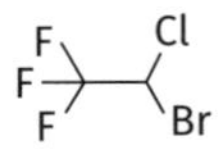	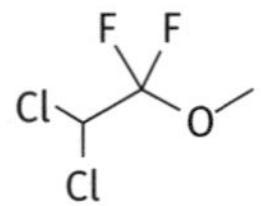	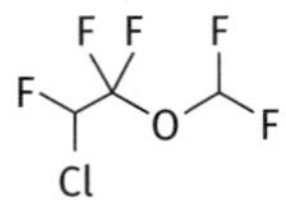	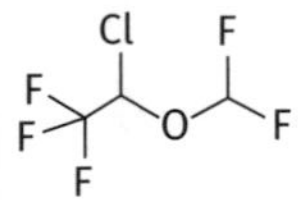	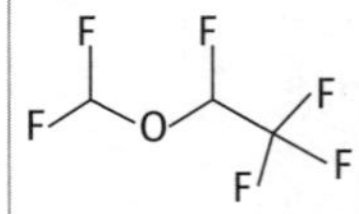	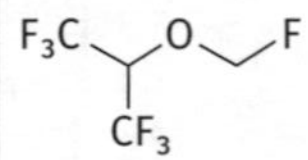
Peso molecular (Da)	44	197,4	165	184,5	184,5	168	200,1
Ponto de ebulição (°C)	−88,5	50,2	104,8	56,5	48,5	22,8	58,6
Densidade (g/mL)	1,84 x 10–3	1,86	1,42	1,52	1,5	1,45	1,5
Pressão de vapor (mmHg)	43.880	243	22,5	175	238	664	157
Coeficiente de partição óleo/gás a 37°C	1,3	197	950	98,5	90,8	19	47-54
Coeficiente de partição sangue/gás a 37°C	0,47	2,5	12	1,9	1,4	0,45	0,65
CAM (%)	104	0,75	0,2	1,58	1,28	=6,0	2,05
CAM-*awake* (%)	71	0,41	0,081	0,51	0,43	2,4	0,63

Adaptada de: Forman e Ishizawa, 20203.

de partição óleo/gás do anestésico e permite compará-los, de modo que quanto menor a CAM, mais potente é o agente. A ED50 dos anestésicos inalatórios equivale a 1,3 CAM. A imobilidade mediada pelos agentes inalatórios ocorre por interação no nível da medula espinal, ao passo que outras estruturas são responsáveis por outros efeitos em diferentes concentrações, como amnésia (0,25 CAM) e inconsciência (0,5 CAM). Para melhor compreensão dos conceitos de ED50 e EC95, leia o Capítulo "Farmacologia geral". Diversos fatores podem influenciar a CAM em um mesmo paciente (Tabela 2).

TABELA 2 Fatores que alteram a concentração alveolar mínima (CAM) para mais ou para menos

Fatores que aumentam a CAM	
Hipertermia	Hipernatremia
Abuso crônico de álcool	
Drogas que aumentam os níveis de neurotransmissores centrais (inibidores da monoamina oxidase, cocaína, uso agudo de anfetaminas)	
Fatores que diminuem a CAM	
Hipotermia	Hiponatremia
Hipotensão	Hipóxia
Anemia	Uso agudo de álcool
Acidose metabólica	Lidocaína
Alfa-2-agonistas	Diazepam
Aumento da idade	Barbitúricos
Gravidez	Lidocaína
Cetamina	Opioides
Drogas que diminuem os níveis de neurotransmissores centrais (alfa-metildopa, reserpina, uso crônico de anfetaminas)	

Adaptada de Ebert e Lindenbaum, 2013[1].

A CAM-BAR é a concentração que inibe as respostas autonômicas dos pacientes ao estímulo álgico e equivale a 1,5 CAM. Já a CAM-*awake* é a concentração na qual o paciente, no processo de despertar da anestesia inalatória, consegue abrir os olhos ao comando, e varia entre 0,15 e 0,5 CAM para os agentes potentes (e 0,7 CAM para o óxido nitroso). A combinação de anestésicos inalatórios ocorre de maneira aditiva, ou seja, 0,5 CAM de sevoflurano mais 0,5 CAM de óxido nitroso equivalem a 1 CAM de sevoflurano isoladamente. Embora diferentes anestésicos inalatórios apresentem particularidades, os efeitos podem ser em parte generalizados.

No sistema nervoso central (SNC), ocorre diminuição da taxa de metabolismo cerebral e da atividade eletroencefalográfica, aumento do fluxo sanguíneo cerebral e da pressão intracraniana. Disfunção cognitiva pós-operatória também está associada ao uso dos inalatórios, mas por outro lado está associada à neuroproteção em regimes de hipotensão.

Do ponto de vista cardiovascular, esses medicamentos são responsáveis por diminuição da pressão arterial (por relaxamento direto da musculatura lisa vascular) e da contratilidade miocárdica e pequeno aumento da frequência cardíaca. Os inalatórios, principalmente o isoflurano, estão associados com um fenômeno conhecido como roubo coronariano, pois na medida em que aumentam o fluxo sanguíneo das coronárias, segmentos mal perfundidos podem ter o fluxo desviado para os segmentos melhor perfundidos. Outro fenômeno importante é o pré-condicionamento isquêmico, no qual esses agentes induzem uma cascata de sinalização intracelular capaz de proteger o miocárdio dos danos isquêmicos e de reperfusão, semelhante ao que ocorre naturalmente em eventos isquêmicos.

No sistema respiratório ocorre diminuição do volume corrente e aumento da frequência respiratória, resultando em uma pequena diminuição do volume-minuto. A diminuição do tônus da musculatura intercostal associada à alteração da posição do diafragma e às mudanças do volume sanguíneo torácico contribuem para a diminuição da capacidade residual funcional. O aumento da concentração arterial de dióxido de carbono promove aumento do volume-minuto, como resposta normal à hipercapnia, mas esta resposta está diminuída com o uso dos inalatórios. Em doses de 0,1 CAM também ocorre diminuição da resposta ventilatória à hipóxia. Outros efeitos incluem broncodilatação, redução do movimento ciliar da mucosa traqueal e brônquica e finalmente dilatação dos vasos pulmonares com pequena redução da resistência vascular pulmonar.

Na musculatura esquelética, esses anestésicos promovem relaxamento, potencializando o efeito de outros bloqueadores neuromusculares utilizados durante o procedimento anestésico. Em pessoas geneticamente suscetíveis, a ação nesta musculatura pode desencadear hipertermia maligna (HM), uma síndrome potencialmente grave caracterizada por aumento importante do metabolismo muscular, com aumento do consumo de oxigênio, da temperatura, hipercapnia, rigidez muscular e arritmias. Óxido nitroso e xenônio, como exceções, não são capazes de desencadear este quadro.

No sistema renal, esses agentes promovem redução do fluxo sanguíneo, taxa de filtração glomerular e débito urinário. Outras ações ainda incluem redução do tônus uterino, diminuição da pressão intraocular e aumento da incidência de náuseas e vômitos.

Os diversos efeitos citados são frequentemente dose-dependentes, de modo que em concentrações clinicamente relevantes a utilização costuma ser segura. Pacientes suscetíveis à HM, porém, não devem ser expostos a nenhuma quantidade destes anestésicos, demandando diversos cuidados específicos no atendimento.

O sevoflurano, em condições de baixo fluxo de gases fresco, circuito respiratório fechado e em contato com absorvedores de dióxido de carbono muito secos (baseados em hidróxido de sódio ou principalmente em hidróxido de bário), pode favorecer o surgimento de uma substância denominada composto A, potencial promotor de lesão renal em modelos animais. Estudos em humanos não têm demonstrado efeito relevante em doses clínicas.

Diferenças individuais dos agentes inalatórios justificam a escolha em diferentes situações. O uso do desflurano exige a utilização de vaporizadores específicos para garantir que se mantenha no estado líquido, já que seu ponto de ebulição é de 22,8°C. O enflurano está associado com o desencadeamento de convulsões a partir de 1,5 CAM. A hepatotoxicidade destes anestésicos é mais pronunciada com o halotano, de modo que não ocorre de maneira importante com os agentes mais modernos. A indução anestésica inalatória atualmente é realizada principalmente com o sevoflurano, devido ao odor mais agradável e não pungente. O óxido nitroso, inodoro, com sua CAM elevada, normalmente é utilizado na indução anestésica e como poupador de outros agentes. Também pode ser utilizado em sedações e analgesia de parto.

O xenônio é capaz de promover amnésia e analgesia, apresenta CAM de 71%, não produz instabilidade cardiovascular, não sofre biotransformação, e é menos solúvel que os demais agentes (coeficiente de partição sangue/gás de 0,14), sendo, portanto, um agente rápido para indução e para o despertar. Seu uso é limitado por causa do alto custo e da necessidade de utilização de equipamentos específicos para administração.

BIBLIOGRAFIA RECOMENDADA

1. Ebert TJ, Lindenbaum L. Inhaled anesthetics. In: Barash PG, et al. Clinical anesthesia, 7 ed. Philadelphia: Lippincott Williams & Wilkins; 2013. p. 446-77.
2. Perouansky M, Pearce R, Hemmings HC, Franks NP. Inhaled anesthetics: mechanisms of action. In: Miller RD, Gropper MA. Miller's anesthesia, 9 ed. Philadelphia: Elsevier, 2020. p. 487-508.
3. Forman SA, Ishizawa Y. Inhaled anesthetic uptake, distribution, metabolism, and toxicity. In: Miller RD, Gropper MA. Miller's anesthesia, 9 ed. Philadelphia: Elsevier; 2020. p. 509-539.
4. Torri G. Inhalation anesthetics: a review. Minerva Anestesiol. 2010;76(3):215-228.
5. Brioni JD, Varughese S, Ahmed R, Bein B. A clinical review of inhalation anesthesia with sevoflurane: from early research to emerging topics. J Anesth. 2017;31(5):764-778.

13

Bloqueadores neuromusculares

Victória Zanuto Bianchi Monteiro

INTRODUÇÃO

Durante as últimas décadas, a evolução dos bloqueadores neuromusculares (BNM) os tornou mais seguros para uso clínico, revolucionando a prática anestésica. Com diferentes tempos de duração e potência, além de efeitos adversos diminuídos, esses fármacos, também chamados de curares, tornaram-se grandes aliados para intubações endotraqueais de melhor qualidade, desenvolvimento de técnicas cirúrgicas que necessitam de relaxamento neuromuscular profundo e recuperação da força neuromuscular no final da cirurgia. Uma vez que não são capazes de fornecer sedação e analgesia, os BNM devem ser administrados apenas em pacientes anestesiados, não devendo ser usados para mascarar deficiências de analgesia e plano anestésico.

São divididos pelo tempo de duração (curta, intermediária e prolongada), pelo mecanismo de ação (despolarizantes ou não despolarizantes) e estrutura química (benzilisoquinolínicos ou aminoesteroides).

As doses de BNM são expressas por DE_{95}, 1 DE_{95} é a dose necessária para bloquear 95% da resposta neuromuscular do músculo adutor do polegar. A dose necessária para intubação endotraqueal é, aproximadamente, 2 DE_{95} do fármaco.

FISIOLOGIA NEUROMUSCULAR

A junção neuromuscular é uma unidade funcional formada pelo terminal nervoso de um neurônio motor, uma placa motora terminal e uma fenda sináptica entre eles. O neurônio motor se origina no corno anterior da medula espinal ou no tronco encefálico e seu estímulo o percorre até seu ramo distal, onde está o receptor pré-sináptico. Durante o potencial de ação, há abertura dos canais de Na^+ na membrana pré-sináptica[1]. O influxo de Na^+ extracelular abre os canais de Ca^{2+} e a entrada deste cátion provoca a liberação das vesículas de acetilcolina (ACh) da membrana pré-sináptica para a fenda sináptica. A quantidade de Ca^{2+} extracelular presente influencia diretamente na quantidade de ACh liberada; na ausência de Ca^{2+} não há liberação de ACh. A entrada de Ca^{2+} é limitada pela saída de K^+, responsável pelo retorno do potencial de membrana ao normal[1] (Figura 1A).

Para que a transmissão neuromuscular ocorra, a ACh liberada na fenda sináptica se liga aos receptores pós-sinápticos nicotínicos que estão na célula muscular. Os receptores nicotínicos da placa motora são pentâmeros formados por duas subunidades α ligadas às subunidades únicas β, δ e ε[4] (Figura 1B). Quando a ACh se liga às duas subunidades α, o receptor (um poro transmembrana) abre os canais de Na^+, levando a um influxo de Na^+ e Ca^{2+} para a célula muscular e permitindo o efluxo de K^+ para o meio extracelular. A corrente formada despolariza a membrana adjacente, estimulando a contração muscular.

Em condições normais, a ACh é degradada rapidamente na fenda sináptica pela enzima acetilcolinesterase. A quantidade desta enzima na fenda afeta a

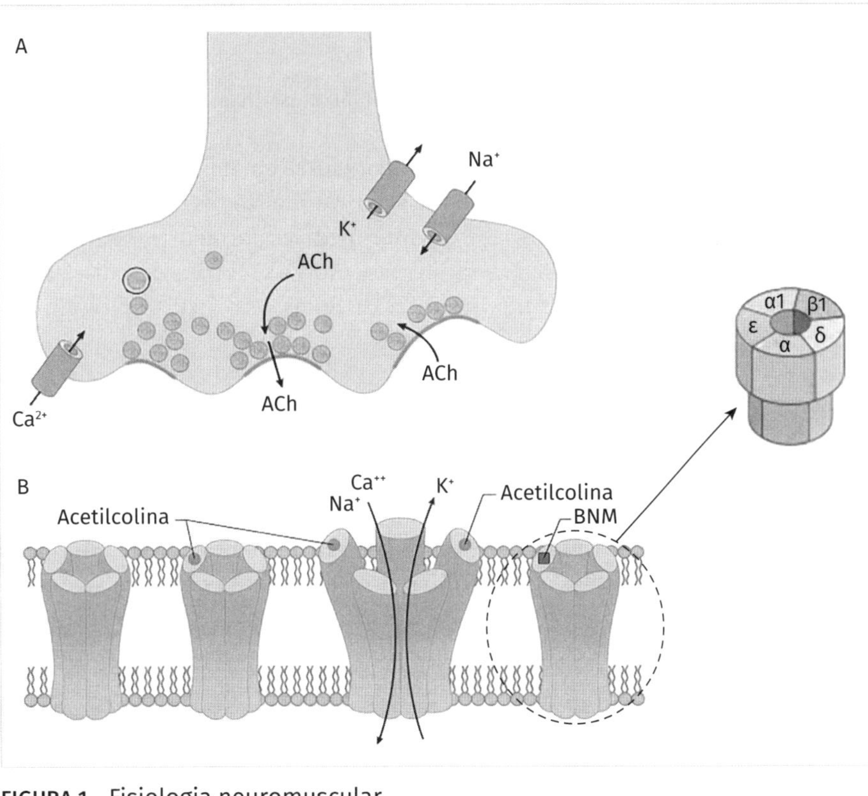

FIGURA 1 Fisiologia neuromuscular.

ACh disponível para se ligar aos receptores, isso será determinante quando abordarmos reversão do bloqueio neuromuscular.

Ainda na vida fetal, os receptores de ACh são encontrados em toda a membrana muscular e são chamados de imaturos. Quando ocorre a inervação, concentram-se na membrana pós-sináptica e são chamados de maduros, estando quase ausentes na área extrajuncional. Um receptor imaturo é formado por duas subunidades α e uma β, δ e γ. Quando ocorre imobilização muscular prolongada (ex.: lesões de primeiro e segundo neurônio motor, queimadura, sepse), a junção neuromuscular volta a expressar receptores imaturos pela substituição da subunidade ε pela γ. A presença da subunidade γ aumenta o tempo médio de abertura do canal e diminui sua condutância. Também coexistem na área peri e extrajuncional canais de receptores imaturos formados por pentâmeros com apenas unidades α7[1]. Estes canais são mais facilmente despolarizados pela ACh e succinilcolina[5], causando um maior fluxo de cátions pelo poro transmembrana, o que contribui para o risco de hipercalemia em pacientes nessas condições após o uso deste BNM[3].

CLASSIFICAÇÃO

Os agentes bloqueadores neuromusculares são classificados pelo mecanismo de ação, tempo de duração e estrutura química.

De acordo com o mecanismo de ação, dividem-se em despolarizantes e não despolarizantes; segundo o tempo de duração, podem ser divididos em ultracurta (succinilcolina), curta (mivacúrio), intermediária (atracúrio, cisatracúrio, rocurônio e vecurônio) e de longa duração (pancurônio). Os não despolarizantes diferenciam-se em duas estruturas químicas distintas, os benzilisoquinolínicos e aminoesteroides.

Bloqueador neuromuscular despolarizante

Succinilcolina

A succinilcolina (também conhecida por suxametônio) é o único representante na prática clínica de BNM despolarizantes. Sua estrutura química é formada por duas moléculas de ACh. Quando está na fenda sináptica, liga-se às duas subunidades α dos receptores nicotínicos maduros da junção neuromuscular, abrindo este poro de canal iônico e despolarizando esta região da placa motora. Porém, diferentemente da ACh, a succinilcolina não é degradada pela acetilcolinesterase, levando a um prolongamento dessa despolarização. Em um primeiro momento, há contrações musculares não coordenadas, chamadas fasciculações, bloqueio dos canais de Na^+ voltagem-dependente, manutenção da permeabilidade ao K^+ para fora da célula muscular e dessensibilização do receptor de ACh. O resultado é a ausência de novos potenciais de membrana e bloqueio neuromuscular (ou curarização).

Apresenta um rápido início de ação com duração ultracurta, qualidades que a tornam ótima opção em intubações em sequência rápida (ISR). A dose de 1 mg/kg é suficiente para condições ótimas de intubação em 60 segundos.

A curta duração da succinilcolina se dá por sua hidrólise no plasma pela butilcolinesterase, também chamada de pseudocolinesterase ou colinesterase plasmática, e é sintetizada pelo fígado. Como a butilcolinesterase age rapidamente, apenas 10% do medicamento chega à junção neuromuscular após sua injeção. Não há esta enzima na fenda sináptica, apenas no plasma, assim o fim da ação da succinilcolina depende da sua difusão para o extracelular a partir de seu local de ação.

O retorno à força muscular basal gira em torno de 9 minutos após receber succinilcolina, mas esse tempo pode aumentar na deficiência da butilcolinesterase. Algumas situações clínicas interferem na redução da atividade da pseudocolinesterase, como doenças hepáticas, gestação, hipotireoidismo, administração recente de anticolinesterásico, intoxicação por organofosforados e alterações genéticas. Testes laboratoriais como o número de dibucaína podem avaliar essa atividade enzimática anormal.

Efeitos colaterais

Dos diversos efeitos colaterais indesejáveis da succinilcolina, o mais grave e importante é a hipertermia maligna. Uma despolarização muscular excessiva causa hipermetabolismo e hipercalemia no indivíduo. O paciente pode apresentar rigidez muscular intensa, taquicardia e aumento da Pet_{CO2}.

A succinilcolina pode causar arritmias cardíacas pela estimulação de receptores autônomos colinérgicos nos gânglios simpáticos e parassimpáticos e nos receptores muscarínicos do nó sinusal. Respostas inotrópicas e cronotrópicas negativas podem ser atenuadas pela administração prévia de atropina, sendo esta uma prática recomendável em pediatria.

As fasciculações levam a frequentes queixas de dores musculares no pós-operatório em aproximadamente 30 a 85% dos pacientes que receberam succinilcolina. Alguns autores advogam administrar previamente um agente BNM não despolarizante para prevenir essas contrações musculares assincrônicas[6].

O fármaco pode aumentar a pressão intraocular (PIO) logo após a sua administração; esse mecanismo ainda não fora bem elucidado, mas as teorias defendem contração da musculatura extraocular, dilatação transitória dos vasos sanguíneos coroides[3] e resistência ao escoamento do humor aquoso[3]. Apesar desse fato, não é contraindicado o uso da succinilcolina em cirurgias oculares, a não ser que seja aberta a câmara anterior[1].

Observa-se um aumento da pressão intragástrica após administração de succinilcolina relacionado às fasciculações da musculatura esquelética abdominal. Entretanto, também há aumento do tônus do esfíncter esofágico inferior. Assim, o gradiente de pressão intragástrica não se altera. Portanto, succinilcolina não aumenta a chance de broncoaspiração em pacientes com esfíncter esofágico inferior íntegro e competente. Deve-se ter atenção maior no seu uso em pacientes com distensão abdominal por ascite, obstrução intestinal, hérnia de hiato e gestantes.

É documentada a elevação de pressão intracraniana após a injeção de succinilcolina, o mecanismo não é bem compreendido e seu uso em traumas cranianos é discutível.

Em pessoas saudáveis, a succinilcolina pode elevar os níveis séricos de K^+ em 0,5-1 mEq/L. Entretanto, pacientes com acidose metabólica grave e uremia merecem mais atenção quanto ao risco de hipercalemia grave[4]. O risco de um aumento exagerado de K^+ também ocorre quando a atividade muscular está diminuída, pela reexpressão de receptores de ACh imaturos ou extrajuncionais na junção neuromuscular[4].

Bloqueio de fase II

O mecanismo de ação clássico da succinilcolina, já explicado neste capítulo, é conhecido por bloqueio de fase I. Quando a dosagem administrada de succinilcolina é alta ou de forma contínua, pode-se desenvolver um bloqueio de fase II. Nesse estado, também conhecido por bloqueio por dessensibilização, o receptor não abre seu canal mesmo na presença do agonista. O bloqueio nesta fase apresenta respostas à monitorização neuromuscular semelhantes às de um agente não despolarizante.

Bloqueadores neuromusculares não despolarizantes

Os bloqueadores neuromusculares não despolarizantes (BNMND) realizam o bloqueio por competição do receptor de ACh. Competem com a ACh pelo receptor, quando uma das duas subunidades α é ocupada pelo curare, o receptor não se abre, mesmo que a outra α seja ocupada pela ACh.

Diferenciam-se pela duração da ação e estrutura química. Essa classe de bloqueadores neuromusculares também pode ter seu efeito revertido com o uso de anticolinesterásico ou antagonista específico, como no caso dos aminoesteroides.

Bloqueadores neuromusculares benzilisoquinolínicos

Mivacúrio

O mivacúrio é o BNMDN de curta duração que está disponível na prática clínica. Sua breve duração ocorre, principalmente, por sua degradação pela butilcolinesterase. Seus metabólitos são excretados na urina e bile. Portanto, em situações com diminuição dessa enzima, o mivacúrio pode prolongar sua duração por horas. Os anticolinesterásicos também antagonizam sua ação. Sua curta duração em indivíduos saudáveis e ausência de efeitos cardiovasculares e cumulativos em doses menores que 3 DE_{95} fazem do mivacúrio uma boa droga para infusão contínua nas taxas de 5-10 μg/kg/minuto.

Atracúrio

O atracúrio é um BNMDN de duração intermediária. O uso do atracúrio em doses acima de 2,5 DE_{95} pode levar a hipotensão, *rush*, broncoespasmo por sua relação com liberação de histamina. Essas repercussões são diminuídas com lentificação do tempo de infusão e diminuição da dose. O atracúrio tem pouca eliminação renal, é degradado pela eliminação de Hoffmann e hidrólise inespecífica no plasma. Por sofrer uma ação enzimática no plasma, seu tempo de duração pode aumentar com hipotermia. Um de seus metabólitos é a laudanosina, um composto potencialmente capaz de diminuir o limiar convulsivante, porém suas concentrações nas doses clínicas de atracúrio são insuficientes para provocar convulsões.

Cisatracúrio

Este é um isômero da molécula de atracúrio. Como este, também é um BNMND de ação intermediária, entretanto três vezes mais potente, com início de ação, tempo de duração e recuperação semelhantes. Sua mudança estrutural em relação ao atracúrio diminuiu o potencial desse fármaco na liberação de histamina e de desencadear reações alérgicas. Pode ser uma opção à succinilcolina e rocurônio em necessidade de intubação em sequência rápida na dose de 4 DE_{95}, com tempo de latência reduzido para 2 minutos. Sua duração clínica é, aproximadamente, 45 minutos. A degradação do cisatracúrio é predominante pela eliminação de Hoffman e hidrólise por esterases plasmáticas, sua produção de laudanosina é ainda menor que a o atracúrio, não se observando crises convulsivas com sua utilização.

Bloqueadores neuromusculares aminoesteroides

Rocurônio

O rocurônio é um BNMND de ação intermediária. Seu início de ação rápido, relacionado à sua potência mais baixa (os BNM com maior potência costumam ter início de ação mais prolongado), caracteriza-o como ótima opção para intubações em sequência rápida substituindo a succinilcolina. Na dose de 4 DE_{95}, fornece um relaxamento muscular ideal em 60 segundos, porém esse aumento de dose leva a um bloqueio neuromuscular prolongado, com perfil de BNM de longa duração. Tem baixa atividade vagolítica e, mesmo em doses de ISR, não causa liberação de histamina. O rocurônio não é metabolizado, é eliminado, principalmente, pelo fígado e apenas 10% via renal.

Vecurônio

Este fármaco também é classificado como um BNMND de ação intermediária. Instável quando diluído, sua apresentação é em pó liofilizável. Não foram observadas alterações cardiovasculares durante seu uso em doses até maiores que 3 DE_{95}. Por seu efeito vagolítico direto, pouca capacidade de liberar histamina e ausência de bloqueio ganglionar, é uma droga considerada cardioestável. É excretado, em maior parte, via biliar e, uma parcela menor, via renal, também não metabolizado. Uma parcela do vecurônio administrado sofre metabolização hepática, produzindo metabólitos ativos com até 60% da potência do fármaco original. O paciente pode ter um bloqueio neuromuscular prolongado em casos de acúmulo desse metabólico, situação possível em doses repetidas ou infusões contínuas por longo período.

Pancurônio

É o BNM de longa duração disponível na prática clínica. Seu início de ação é lento em doses ideais para intubação endotraqueal em decorrência da potência elevada do fármaco. A administração de pancurônio está relacionada a efeitos cardiovasculares como taquicardia, hipertensão, aumento do débito cardíaco por estimulação simpática com bloqueio da captação de noradrenalina e bloqueio vagal inibindo receptores muscarínicos. Via renal, tem eliminação de 80% sem metabolização, e 10% biliar. O restante é metabolizado no fígado em metabólitos com ativos com metade da potência da molécula original e eliminados na bile e urina.

TABELA 1 Bloqueadores neuromusculares (BNM)

BNM	DE95	Dose de intubação	Início de ação	Duração
Succinilcolina	0,5 mg/kg	1-1,5 mg/kg	≤ 60 segundos	6-10 minutos
Mivacúrio	0,07 mg/kg	0,15 mg/kg	2-3 minutos	10-20 minutos
Atracúrio	0,2 mg/kg	0,4 mg/kg	3-5 minutos	30-40 minutos
Cisatracúrio	0,05 mg/kg	0,1 mg/kg	2-3 minutos	30-40 minutos
Rocurônio	0,3 mg/kg	0,6 mg/kg	2 minutos	30-40 minutos
Vecurônio	0,05 mg/kh	0,1 mg/kg	3 minutos	30 minutos
Pancurônio	0,06 mg/kg	0,12 mg/kg	3-4 minutos	60 minutos

MONITORIZAÇÃO DO BLOQUEIO NEUROMUSCULAR

A boa prática recomenda que a junção neuromuscular seja sempre monitorizada na presença de bloqueadores neuromusculares. Estimar o grau de bloqueio permite ao anestesiologista avaliar a necessidade de repique de bloqueador no intraoperatório e monitorizar a intensidade de bloqueio para se guiar na reversão e evitar bloqueio residual pós-extubação.

Por anos, os sinais clínicos de recuperação da transmissão neuromuscular (ex.: como elevação da cabeça, tosse, preensão das mãos) foram utilizados para determinar a presença ou não de bloqueio, porém foi observado que tais sinais não excluíam bloqueio residual e, quando esses pacientes eram submetidos a testes qualitativos, ainda apresentavam níveis inaceitáveis de bloqueio neuromuscular. Os métodos qualitativos, como os sinais clínicos, oferecem resultados subjetivos. Diante disso, é benéfico ao paciente a monitorização quantitativa do bloqueio neuromuscular e sua reversão farmacológica quando indicada[7].

Na prática cínica, os métodos mais utilizados e fidedignos são os quantitativos. A princípio, todo nervo motor periférico pode ser estimulado. O mais comum é o nervo ulnar[7], cuja resposta do estímulo é a adução do polegar. Este é um dos últimos músculos a recuperar a transmissão neuromuscular. Assim, fornece segurança para a extubação endotraqueal do paciente, pois o diafragma e a musculatura laríngea já estão recuperados em uma resposta satisfatória. Para a estimulação ulnar, dois eletrodos devem ser colocados no braço do paciente (Figura 2A), a estimulação elétrica evocará uma adução do polegar. Outros locais de monitorização comuns são o nervo tibial posterior (Figura 2B) e o nervo facial (Figura 2C). Há vários padrões de estimulação utilizados. A estimulação elétrica provocará a liberação de acetilcolina na fenda sináptica e a resposta é uma contração muscular dependente da quantidade de receptores livres a serem ativados por essa ACh.

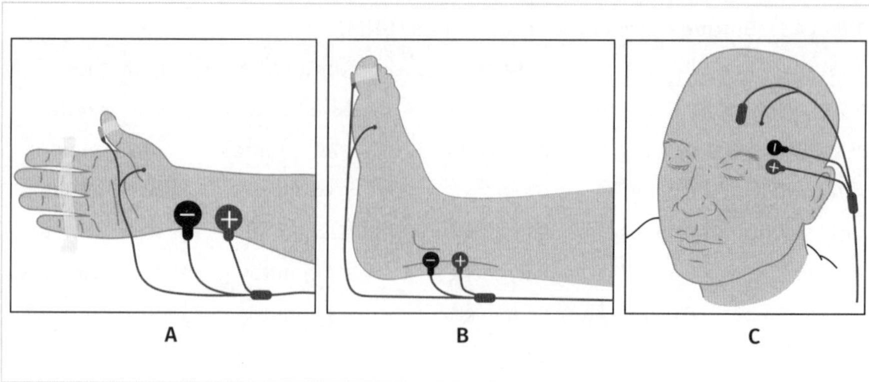

FIGURA 2 Monitorização do bloqueio neuromuscular.

Estímulo simples (ES)

Trata-se de estímulos supramáximos em frequências que variam de 0,1 Hz até 1 Hz (mais frequente 0,1 Hz) produzindo uma contração muscular única (Figura 3). A resposta ao ES só começa a diminuir quando 75% dos receptores estão ocupados e desaparece quando 90-80% o estão[8]. Essa breve faixa de resposta limita seu uso na prática clínica.

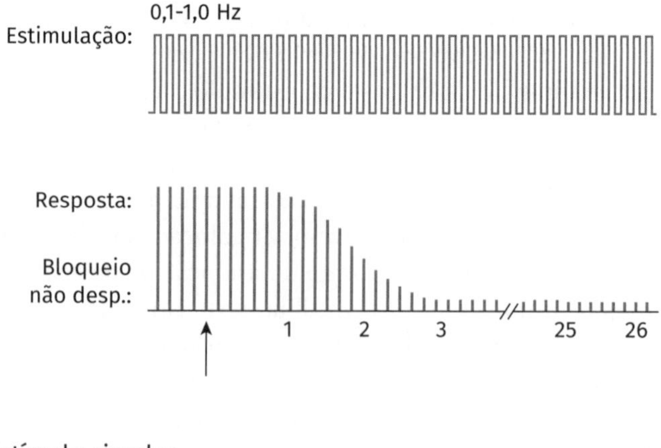

FIGURA 3 Estímulo simples.

Sequência de quatro estímulos ou *train-of-four* (TOF)

É o padrão mais utilizado na prática clínica. Emite quatro estímulos supramáximos a uma frequência de 2 Hz. Seu resultado compara a amplitude da quarta resposta (T_4) à primeira (T_1). Na presença de um bloqueio não despolarizante parcial, a ACh liberada diminui gradativamente com as os estímulos, levando a um esmaecimento das respostas subsequentes em relação à primeira (Figura 4). O grau de fadiga é proporcional ao bloqueio neuromuscular. Considera-se segura a extubação endotraqueal quando a relação TOF $T_4/T_1 > 0,90$.

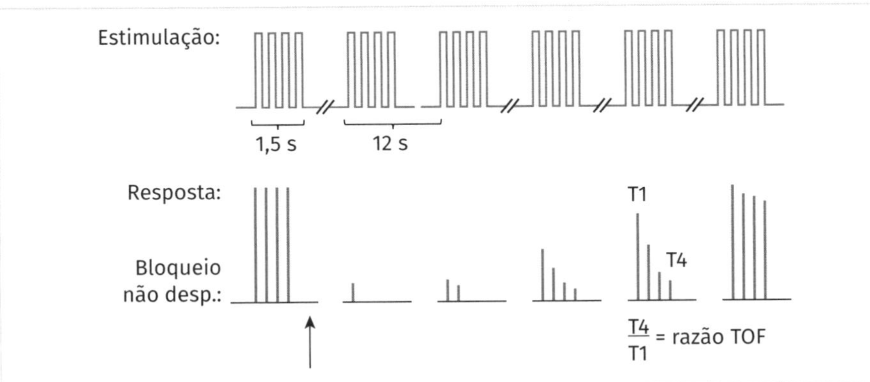

FIGURA 4 Sequência de quatro estímulos ou *train-of-four* (TOF).

Estimulação tetânica (ET) e contagem pós-tetânica (CPT)

Quando o bloqueio neuromuscular é profundo, a resposta ao estímulo do TOF é abolida. Para monitorizar o bloqueio, o nervo é estimulado em frequências de 50 Hz por 5 segundos. Essa estimulação libera grandes quantidades de ACh na fenda e causa uma contração sustentada[7]. Se um ES for aplicado após a ET, haverá uma resposta contrátil aumentada (Figura 5). Isso ocorre porque a ET aumenta o influxo de Ca^{2+} para a célula pré-sináptica, o que aumenta a mobilização e liberação de ACh para o estímulo seguinte. Isso é chamado de facilitação pós-tetânica. Quanto mais profundo o bloqueio neuromuscular, menor a facilitação[8].

Para a CPT, aplica-se um ES contínuo após um ET e o número de respostas musculares obtidas é inversamente proporcional à profundidade do bloqueio. A primeira resposta ao estímulo ES é mais pronunciada, porém as demais apresentam diminuição de amplitude, pois a quantidade de ACh não é suficiente para manter a contração muscular em bloqueios profundos. A contagem é feita em 10 respostas, sendo 10 em 10 o equivalente ao aparecimento de T_1 no TOF.

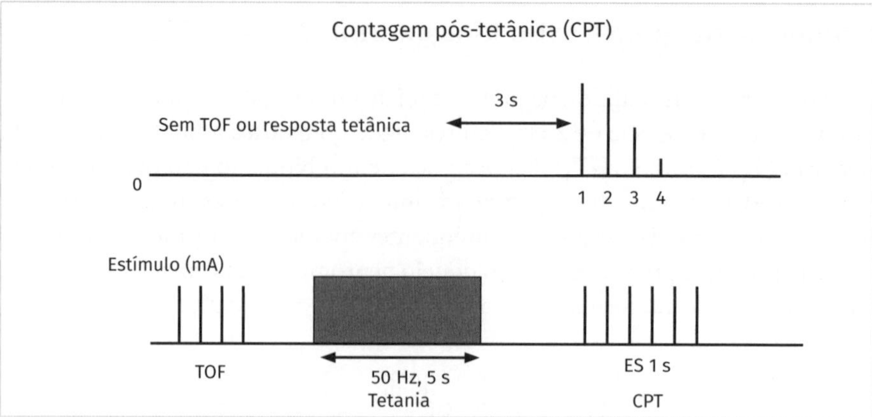

FIGURA 5 Estimulação tetânica. CPT: Contagem pós-tetânica; ET: estimulação tetânica; TOF: *train-of-four* (sequência de quatro estímulos).

TABELA 2 Intensidade do bloqueio neuromuscular

Intensidade do bloqueio	Número de respostas CPT	Número de respostas TOF	TOF quantitativo
Intenso	0	0	0
Profundo	≥ 1	0	0
Moderado	10	1-3	0
Superficial	10	4	≤ 4
Mínimo	10	4	0,4-0,9
Recuperação	10	4	≥ 0,9

CPT: contagem pós-tetânica; TOF: *train-of-four* (sequência de quatro estímulos).

Double-burst (DBS) ou dupla salva de tétano (DST)

Este método tem a função de avaliar o bloqueio residual ou detectar fadiga[8] por meio de avaliação tátil ou visual. Após duas estimulações tetânicas separadas por curto intervalo, avalia-se a amplitude da segunda resposta em relação à primeira (Figura 6). Porém, trata-se de um método qualitativo e não é absolutamente confiável, pois não é capaz de detectar fadiga quando T4/T1 é maior ou igual a 0,6.

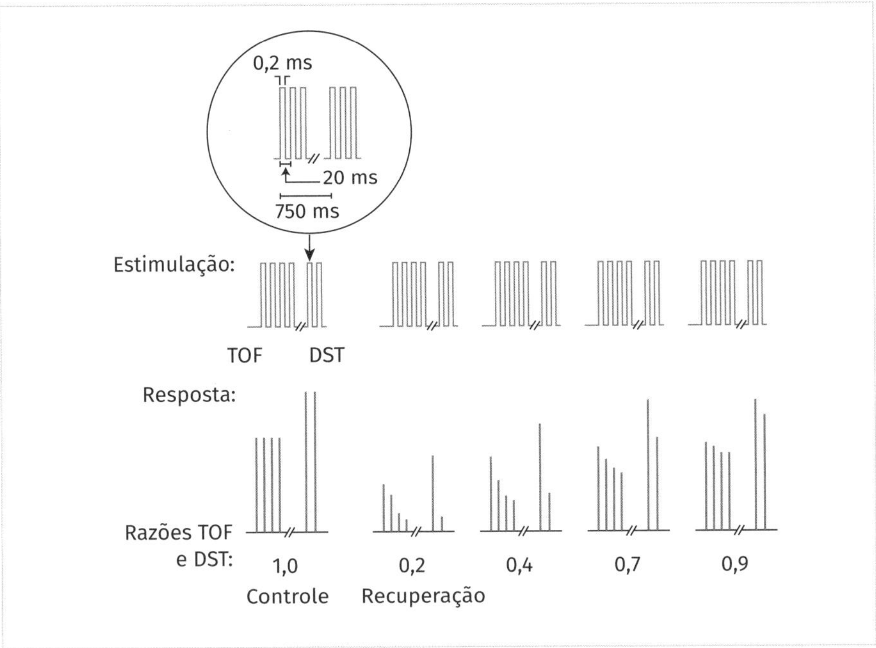

FIGURA 6 *Double-burst* (DBS) ou dupla salva de tétano (DST). TOF: *train-of-four* (sequência de quatro estímulos).

ANTAGONISMO DO BLOQUEIO NEUROMUSCULAR

A recuperação absoluta da transmissão neuromuscular é essencial para a extubação do paciente no final do período operatório. O bloqueio neuromuscular se associa a morbidades respiratórias importantes. Patência das vias aéreas, capacidade de deglutir, reflexos protetores são imprescindíveis para evitar riscos de obstrução dessas vias e broncoaspiração no pós-operatório imediato. A reversão ou recuperação incompleta dos efeitos bloqueadores diminuem a capacidade de reflexos respiratórios à hipóxia por bloqueio de quimiorreceptores carotídeos e diminui o volume-minuto.

Anticolinesterásicos

Representados pela neostigmina, edrofônio e piridostigmina, são fármacos utilizados para reversão do bloqueio neuromuscular de agentes não despolarizantes, o mais usado é a neostigmina. Como os demais, ela inativa a acetilcolinesterase da fenda sináptica inibindo a degradação da ACh. Como o mecanismo de bloqueio neuromuscular é por competição, os receptores nicotínicos pós-juncionais são ocupados pelas moléculas de ACh e ocorre a transmissão neuromuscular. Também foi observado um efeito pré-sináptico. Ao elevar o potencial de ação e período refratário do tecido nervoso, a neostigmina contribui para maior liberação de acetilcolina na fenda sináptica.

Os anticolinesterásicos apresentam efeito teto. Os processos de equilíbrio e recaptação da acetilcolina na fenda fazem com que sua disponibilidade não aumente após um determinado pico, desse modo, doses excessivas de anticolinesterásicos não aumentam a reversão neuromuscular, apenas efeitos colaterais. Recomenda-se uma dose máxima de 0,05 mg/kg para este fim. Apenas se deve administrar anticolinesterásicos quando houver algum grau de reversão de bloqueio neuromuscular. Seu uso no bloqueio profundo não é benéfico e pode retardar a recuperação do bloqueio. Assim como seu uso em ausência de bloqueio neuromuscular, pode causar contrações musculares e fraqueza paradoxal[7], comprometimento do genioglosso e aumento de risco de colapso de vias aéreas[7]. Diante disso, a monitorização quantitativa do bloqueio neuromuscular se torna essencial (Figura 7).

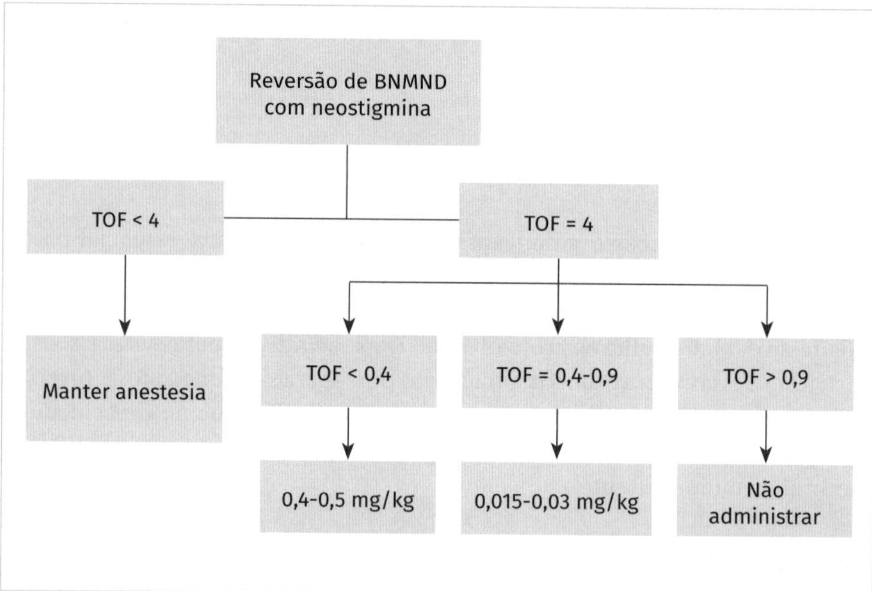

FIGURA 7 Monitorização quantitativa do bloqueio neuromuscular. BNMND: bloqueadores neuromusculares não despolarizantes; TOF: *train-of-four* (sequência de quatro estímulos).

Os anticolinesterásicos apresentam efeitos colaterais como bradicardia, hipersialorreia e náuseas decorrentes da hiperatividade colinérgica que provocam. Para diminuir esses efeitos, recomenda-se o uso concomitante de agentes anticolinérgicos como atropina e glicopirrolato. Na prática clínica no Brasil, a atropina está disponível.

Sugamadex

Trata-se de uma γ-ciclodextrina modificada. É o primeiro agente antagonista direto dos BNM não despolarizantes, com ligação seletiva aos aminoesteroides rocurônio e vecurônio. Sua afinidade à molécula de pancurônio é significativamente mais baixa. A molécula de sugamadex encapsula a molécula de rocurônio inativando este agente e formando com ele um complexo bastante estável, praticamente indissociável. Após as moléculas de rocurônio livres do plasma serem encapsuladas, cria-se um gradiente de concentração que provoca a saída do bloqueador do sítio de ação da junção neuromuscular[7] para o plasma, onde, na sequência, será encapsulado pelas moléculas de sugamadex livres. A afinidade das moléculas de sugamadex e de rocurônio é de 1:1. A eliminação do complexo sugamadex-rocurônio é 80% urinária e em até 24 horas, sem sofrer metabolização.

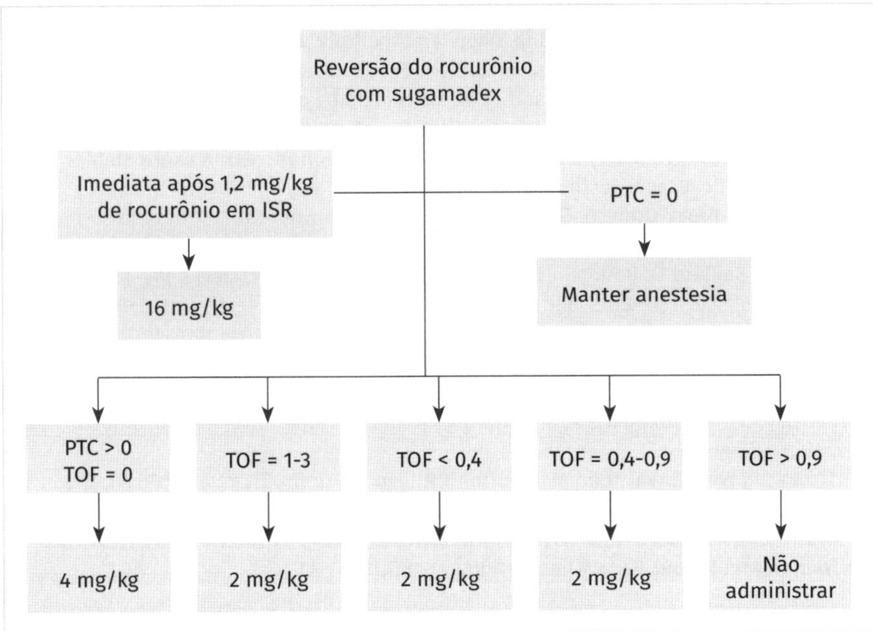

FIGURA 8 Reversão do rocurônio com sugamadex.

O sugamadex é eficaz na reversão de bloqueios neuromusculares profundos. A monitorização do bloqueio neuromuscular ainda se faz necessária para guiar a dose utilizada desse fármaco. Sua eficácia é dose-dependente, sendo diretamente proporcional ao grau de bloqueio do paciente. Uma dose de 2 mg/kg é capaz de reverter um bloqueio moderado. Para um bloqueio profundo, deve-se lançar mão de 4 mg/kg. Subdoses de sugamadex podem levar a episódios de recurarização, visto que as moléculas que saíram do sítio de ação em decorrência do gradiente de concentração não são encapsuladas pela quantidade insuficiente de sugamadex administrado e voltam à junção neuromuscular, causando novo bloqueio. O uso de rocurônio nas doses de 1,2 mg/kg para ISR também se tornou mais seguro com a presença do sugamadex, pois pode ser revertido em até 2,2 minutos com 16 mg/kg deste antagonista (Figura 8).

BIBLIOGRAFIA RECOMENDADA

1. Lee S, Yang HS, Sasakawa T, Khan MA, Khatri A, Kaneki M, Martyn JA. Immobilization with atrophy induces de novo expression of neuronal nicotinic α7 acetylcholine receptors in muscle contributing to neurotransmission. Anesthesiology. 2014;120(1):76-85.
2. Catterall WA, Leal K, Nanou E. Calcium channels and short-term synaptic plasticity. J Biol Chem. 2013;288(15):10742-9.
3. Fraterman S, Khurana TS, Rubinstein NA. Identification of acetylcholine receptor subunits differentially expressed in singly and multiply innervated fibers of extraocular muscles. Invest Ophthalmol Vis Sci. 2006;47(9):3828-34.
4. Martyn JA, Fagerlund MJ, Eriksson LI. Basic principles of neuromuscular transmission. Anaesthesia. 2009;64 Suppl 1:1-9.
5. Tsuneki H, Salas R, Dani JA. Mouse muscle denervation increases expression of an alpha7 nicotinic receptor with unusual pharmacology. J Physiol. 2003;547(Pt 1):169-79.
6. Brodsky JB, Brock-Utne JG, Samuels SI. Pancuronium pretreatment and post-succinylcholine myalgias. Anesthesiology. 1979;51(3):259-61.
7. Plaud B, Baillard C, Bourgain JL, Bouroche G, Desplanque L, Devys JM, et al. Guidelines on muscle relaxants and reversal in anaesthesia. Anaesth Crit Care Pain Med. 2020;39(1):125-42.
8. Naguib M, Brull SJ, Johnson KB. Conceptual and technical insights into the basis of neuromuscular monitoring. Anaesthesia. 2017;72(Suppl 1):16-37.
9. Murphy GS. Neuromuscular monitoring in the perioperative period. Anesth Analg. 2018;126(2):464-8.
10. Thilen SR, Weigel WA, Todd MM, Dutton RP, Lien CA, Grant SA, et al. 2023 American Society of Anesthesiologists practice guidelines for monitoring and antagonism of neuromuscular blockade: a report by the American Society of Anesthesiologists Task Force on Neuromuscular Blockade. Anesthesiology. 2023;138:13-41.

14

Anestésicos locais

Lucas Rodrigues de Farias

ASPECTOS GERAIS

Os anestésicos locais (AL) representam um grupo de drogas de grande importância no meio da anestesiologia. As aplicações atuais vão desde a aplicação infiltrativa de feridas cirúrgicas às utilizações anestésicas regionais, periféricas e de neuroeixo, bem como por via intravenosa, como adjuvante na anestesia geral ou como antiarrítmicos.

A descoberta dos anestésicos locais remete ao século XIX, com relatos da extração da cocaína e de sua utilização, anos após, com a finalidade de propiciar anestesia[1]. Os primeiros relatos de uso em humanos associam-se a Sigmund Freud, em meados de 1884. Ao longo dos anos, novas drogas com características semelhantes foram surgindo, mas com maior segurança de uso, já que se evidenciaram complicações inerentes ao uso das primeiras drogas da classe.

CARACTERÍSTICAS QUÍMICAS

Os AL são bases fracas insolúveis em água, que apresentam constante de ionização (pKa) acima de 7,4. Sua comercialização ocorre na forma de sal, em que a droga é misturada com ácido clorídrico no frasco de administração, tornando-se hidrossolúvel. Quando realizada a aplicação, a droga apresenta dissociação em porção hidrossolúvel (forma inativa) e lipossolúvel (forma ativa), sendo esta capaz de atravessar membranas lipídicas.

As drogas apresentam uma estrutura molecular composta por três regiões[2]: radical aromático, cadeia intermediária e grupo amina quaternária (Figura 1). Cada grupo é responsável por uma característica da droga.

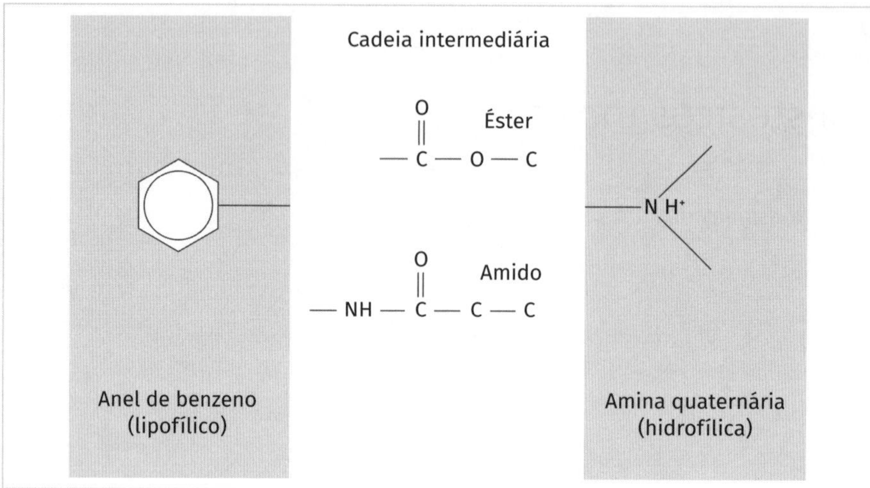

FIGURA 1 Estrutura molecular dos anestésicos locais.

O radical aromático é a porção responsável pela característica de lipossolubilidade, a qual está diretamente relacionada à potência do anestésico local. Além disso, alguns anestésicos apresentam como radical o ácido para-aminobenzoico (PABA), o qual se mostrou relacionado a processos alérgicos. O Quadro 1 traz os radicais presentes em cada anestésico local.

QUADRO 1 Relação dos anestésicos locais (AL) e seus respectivos radicais aromáticos

Radical	Anestésicos
Ácido benzoico	Cocaína, benzocaína
Ácido para-aminobenzoico (PABA)	Procaína, cloroprocaína
Xilidina	Lidocaína, bupivacaína

A cadeia intermediária conecta o radical aromático ao grupamento amina. Apresenta carbonos em sua composição e o número destes está diretamente relacionado à potência e à toxicidade da droga.

O grupo amina quaternário representa a porção ionizável da molécula, que apresenta relação com o pH do meio onde a droga é administrada. Tem relação com a latência do início de ação. Quanto maior o pKa da droga, em relação ao pH do meio, maior será a fração ionizada da droga, que não apresenta atividade. Com isso, maior será o tempo de início de ação do medicamento. Permite ser manejado pelo médico anestesiologista por meio de adição de bicarbonato, por exemplo, que eleva o pH e reduz a porção que sofrerá ionização. No Quadro 2, estão listados os pKa dos anestésicos locais mais utilizados na prática clínica.

QUADRO 2 Constante de ionização (pKa) dos anestésicos locais

Droga	pKa
Bupivacaína	8,1
Lidocaína	7,7
Prilocaína	8,9
Tetracaína	8,7

Os grupos amina são divididos em: aminoéster e aminoamida. Os primeiros são metabolizados no plasma por pseudocolinesterase. Os segundos são metabolizados por via hepática. De forma prática, os anestésicos do grupo aminoéster possuem apenas uma letra *i* na nomenclatura, enquanto as drogas aminoamidas possuem duas letras *i*, como pode ser visualizado no Quadro 3.

QUADRO 3 Classificação dos anestésicos locais

Aminoéster	Aminoamida
Procaína	Lidocaína
Tetracaína	Bupivacaína
Cloroprocaína	Ropivacaína
	Prilocaína

MECANISMO DE AÇÃO

AL são drogas que bloqueiam a geração e condução do impulso nervoso de forma reversível.

A droga apresenta afinidade pelos canais de sódio, voltagem-dependentes. A ligação nesse sítio impede a propagação de tipo saltatória dos feixes nervosos, que se dá nos pontos conhecidos como nós de Ranvier. Para o bloqueio completo do impulso, há necessidade do bloqueio de três nós consecutivos. Os anestésicos apresentam afinidade diferente para os canais de sódio de acordo com a conformação na qual se encontra. De forma geral, bloqueiam de forma mais intensa os canais em sua forma aberta e inativa, apresentando menor afinidade para os canais em apresentação fechada[3].

Há ainda a hipótese de que os anestésicos locais poderiam agir diretamente sobre a membrana plasmática (MP). Por meio de sua fração lipossolúvel, penetraria na MP, gerando expansão da MP e oclusão da luz dos canais de sódio.

As fibras nervosas não são bloqueadas de forma homogênea. Os principais fatores para facilitar o bloqueio são: ausência de bainha de mielina e menor diâmetro do feixe nervoso. As fibras mais facilmente bloqueadas são fibras C, amielínicas, e A (delta), com menor diâmetro. As mais resistentes são fibras mielinizadas e grossas[4]. No Quadro 4, pode-se compreender as características das fibras nervosas e suas funções.

QUADRO 4 Classificação das fibras nervosas

Fibra	Diâmetro (μm)	Mielina	Condução (m/s)	Função
A (alfa e beta)	6-22	Sim	30-120	Motor e propriocepção
A (gama)	3-6	Sim	15-35	Tônus muscular
A (delta)	1-4	Sim	5-25	Dor, toque, temperatura
B	< 3	Sim	3-15	Simpática pré-ganglionar
C	0,3-1,3	Não	0,7–1,3	Simpática pós-ganglionar

FARMACODINÂMICA

Potência anestésica

A potência está diretamente relacionada à lipossolubilidade. Existem diferenças entre a potência *in vitro* e *in vivo*, sendo um exemplo a etidocaína. Esta apresenta-se como o anestésico local mais potente, mas em ensaios laboratoriais. No organismo, a droga perde potência, sendo isso explicado pela elevada lipossolubilidade, a qual faz com que uma grande quantidade da medicação seja distribuída no tecido adiposo[5].

Assim como os anestésicos inalatórios, a potência dos AL pode ser uniformizada numa unidade de medida chamada concentração efetiva mínima (CEM). Quando menor a concentração necessária para bloquear um feixe nervoso, mais potente será o anestésico.

Latência

Característica que expressa a velocidade para o início de ação de determinada droga. Está relacionada ao pKa da droga. Quanto maior o pH do meio e menor o pKa, maior a porção não ionizada do fármaco, que é a forma ativa. Um exemplo: a lidocaína tem pKa de 7,7 em pH fisiológico, enquanto a bupivacaína tem pKa de 8,1 também no pH fisiológico. Aquela tem um início de ação mais rápido que esta.

A latência também pode ser alterada com a administração de maior massa anestésica. A adição de bicarbonato ao meio de administração dos AL pode propiciar menor latência, pois aumentará o pH do meio e maior será a porção não ionizada (forma ativa) da droga.

Duração da ação

A duração do efeito da droga está relacionada à ligação proteica. Quanto maior a ligação proteica, maior a duração da ação. A ligação proteica também tem relação com a toxicidade das drogas: quanto maior a ligação do fármaco às proteínas plasmáticas, maior será a fração de droga livre e ativa em situações de hipoproteinemia.

A proteína que apresenta maior afinidade pelos AL é a alfa-1-globulina, mas quantitativamente, essas medicações ligam-se mais à albumina.

QUADRO 5 Ligação proteica dos anestésicos locais mais utilizados na prática clínica

Anestésico	Ligação proteica (%)
Bupivacaína	95
Ropivacaína	94
Lidocaína	55

FARMACOCINÉTICA

Absorção

A absorção dos anestésicos locais pode garantir a qualidade da ação do anestésico local e alterar os efeitos de toxicidade sistêmica da droga. Os fatores que interferem na absorção do fármaco são: local da injeção, dose administrada, presença de vasoconstritor e as características farmacológicas da droga, como ação vasodilatadora ou constritora.

A injeção dos AL em um sítio com maior fluxo sanguíneo propiciará maior nível plasmático da droga. O local de maior absorção é a via intravenosa, seguida pela árvore traqueobrônquica, a qual não oferece resistência à absorção desses fármacos. Em ordem decrescente de absorção, temos a região intercostal, caudal, peridural, do plexo braquial, femoral, ciática, subaracnóidea e subcutânea.

Dose anestésica

Quanto maior a dose administrada, maior a absorção sistêmica. Deve-se sempre respeitar as doses limites de cada agente anestésico. No Quadro 6 estão dispostas as doses tóxicas de cada droga por via intravenosa[5].

QUADRO 6 Doses tóxicas dos anestésicos locais mais utilizados na prática clínica

Agente anestésico	Dose sem adrenalina	Dose com adrenalina
Lidocaína	5 mg/kg	7 mg/kg
Bupivacaína	2 mg/kg	3 mg/kg
Ropivacaína	3 mg/kg	Não se aplica

Adição de vasoconstritor

Os AL mais utilizados na prática possuem apresentações com adição de adrenalina à formulação, em geral na dose de 5 μg/mL ou 1:200.000. A adrenalina reduz o fluxo sanguíneo local e impede a absorção do agente anestésico para a circulação sistêmica. Dessa forma, maior massa anestésica ficará retida no local, prolongando o efeito e minimizando a toxicidade da droga.

Outro efeito relevante à adição de adrenalina é a melhora da qualidade do bloqueio nervoso, pois ela apresenta ação sobre receptores alfa-2-adrenérgicos.

CARACTERÍSTICAS FARMACOLÓGICAS DAS DROGAS

Os AL são drogas vasodilatadoras de forma geral. Logo, após sua administração, há maior aporte de fluxo sanguíneo regional e maior absorção sistêmica da droga. Dois fármacos apresentam ação vasoconstritora intrínseca: cocaína – não mais utilizada como anestésico local – e ropivacaína. Essas apresentam menor disseminação do fármaco para a circulação sistêmica, minimizando efeitos tóxicos.

Distribuição

De forma geral, os anestésicos locais apresentam distribuição bicompartimental. Os pulmões são centros de grande fluxo desses fármacos, sendo captados, como em um mecanismo de primeira passagem, limitando a quantidade de droga na circulação sistêmica.

Metabolismo e eliminação

Como já mencionado, os anestésicos do grupo aminoéster são metabolizados por pseudocolinesterases, enquanto os do grupo aminoamida são metabolizados no fígado.

DROGAS ADJUVANTES NA ADMINISTRAÇÃO DE AL

Adrenalina

A adição de vasoconstritores, como já mencionado, reduz o fluxo sanguíneo local, minimizando a absorção sistêmica do fármaco e seus efeitos tóxicos com consequente duração do tempo de ação. Além disso, por interação com receptores alfa-2-agonistas, pode propiciar melhor qualidade do bloqueio nervoso.

Bicarbonato de sódio (alcalinização do meio)

Como já mencionado, a velocidade para início de ação depende de dois fatores: pH do meio e pKa da droga. Ao adicionarmos bicarbonato no local da injeção do fármaco, haverá aumento do pH com consequente maior fração da droga sob forma não ionizada ou ativa.

Corticosteroides

O uso de glicocorticoides em associação aos AL vem tornando-se cada vez mais frequente, sobretudo na abordagem de bloqueios regionais periféricos. Vários estudos mostraram que a adição de dexametasona pode aumentar o tempo de bloqueio realizado pelo anestésico[6].

Opioides

A adição de opioides aos AL já se apresenta mais consolidada por diversas vias, tanto neuroaxial quanto em abordagens nervosas periféricas. No neuroeixo, há melhora da qualidade do bloqueio, redução de latência e da massa anestésica utilizada.

Lipossomos

Especialmente, a bupivacaína apresenta-se sob forma lipossomal. É um composto em que a bupivacaína está encapsulada por vesículas, com dupla membrana lipídica, que realiza a liberação lenta e prolongada do anestésico local, propiciando maior tempo de bloqueio de fibras[7].

Alfa-2-agonistas

A adição de clonidina vem sendo bastante empregada tanto em bloqueios de neuroeixo quanto periféricos em associação à anestesia local. Bloqueia fibras A e C, bem como tem ação na recaptação de norepinefrina. Como resultado, há prolongamento no tempo de bloqueio ao utilizar-se a associação.

TOXICIDADE

A ação dos anestésicos locais ocorre sobre tecidos eletricamente excitáveis. De forma acidental ou por erro na administração, uma maior quantidade de AL pode chegar a membranas excitáveis, sobretudo, do sistema cardiovascular e nervoso central, causando efeitos indesejados.

Alguns fatores podem propiciar a intoxicação por anestésicos locais: hipoproteinemia, sobretudo em drogas com alta ligação proteica, acidose, hipercarbia e hiperbilirrubinemia.

Baseando-se na lidocaína, os efeitos de toxicidade podem ser mensurados de acordo com a apresentação clínica, estimando-se assim a concentração plasmática do anestésico[8], como mostra o Quadro 7.

QUADRO 7 Correlação entre nível plasmático de lidocaína e sinais e sintomas

Nível plasmático (μg/mL)	Sinais/sintomas
1-5	Analgesia
5-10	Zumbido, gosto metálico, parestesia em língua
10-15	Convulsões, inconsciência
15-25	Coma
> 25	Depressão cardiovascular

Toxicidade local

Os AL apresentam ação anti-inflamatória local quando aplicados em níveis adequados. Em níveis elevados, com a utilização recorrente e a adição de conservantes às formulações, há maior preocupação de efeitos indesejados e tóxicos.

Sintomas neurológicos transitórios ocorrem de forma mais prevalente com a utilização de lidocaína, o que justifica a não utilização dessa droga em anestesias subaracnóideas[9].

Toxicidade sistêmica

Os dois principais sítios de acometimento da toxicidade pelos anestésicos locais são: sistema nervoso e sistema cardiovascular, sendo este mais difícil de tratar.

Sistema nervoso central

O sistema nervoso central (SNC) apresenta vias de excitação e de inibição. Os anestésicos locais apresentam predileção e maior afinidade pelo bloqueio das vias inibitórias. Em situações de intoxicação, por superdosagem, por exemplo, haverá bloqueio inicial de vias inibitórias, manifestando-se a intoxicação como sintomas excitatórios, já que esses não sofrem bloqueio de início. Assim, apesar do paciente demonstrar sintomas de excitação, como convulsões, o SNC está em depressão e o uso de qualquer droga depressora do SNC poderá agravar o *status* do cérebro do paciente. Com o passar do tempo, as vias excitatórias também serão bloqueadas.

O acúmulo de AL nos tecidos do SNC, na fase predominantemente excitatória, aumenta o consumo de oxigênio tissular e ocasiona acidose. A hipóxia e acidose local propiciam piora do quadro de intoxicação, sobretudo por aprisionamento de anestésicos locais sob a forma de íons (aprisionamento iônico).

O manejo dos quadros de intoxicação do SNC visa a manutenção do fluxo sanguíneo tecidual e do aporte de oxigênio tissular. Deve-se realizar proteção de vias aéreas, fornecimento de oxigênio em altas concentrações, preservação da circulação, com monitorização da função cardiovascular. Convulsões ocasionadas por anestésicos de ação rápida, como lidocaína, costumam ser autolimitadas e podem ser tratadas com propofol ou benzodiazepínicos. A convulsão por intoxicação por anestésicos com maior duração de ação, como bupivacaína, pode ser mais duradoura, podendo-se utilizar barbitúricos.

Sistema cardiovascular (SCV)

De forma análoga ao SNC, os anestésicos locais podem bloquear a condução do impulso nervoso nas células cardíacas, causando depressão da função cardiovascular, mas são necessárias doses maiores da droga para causar comprometimento do SCV. Além de bloquear canais de sódio, modificando a despolarização do miócito, há acometimento de outras fases do potencial de ação do cardiomiócito.

Como já mencionado – quanto maior a excitação de uma fibra, maior a afinidade do anestésico local. No caso do SCV, maior a afinidade sobre fibras inativas. Com isso, há necessidade de maior tempo diastólico para liberação do anestésico local de suas ligações. A bupivacaína apresenta um mecanismo conhecido como *fast in-slow out*, que demonstra que o anestésico tem uma entrada rápida e fácil na célula cardíaca, mediante canais de sódio, mas apresenta uma saída demasiadamente lenta, necessitando de tempos diastólicos prolongados. Sendo assim, a ocorrência de parada cardiorrespiratória por intoxicação de bupivacaína torna-se, na maioria das vezes, duradoura. Diferentemente, a lidocaína apresenta um mecanismo de *fast in-fast out*, conseguindo livrar-se dos canais com maior facilidade que a bupivacaína. Isso explica a maior predisposição da bupivacaína em ocasionar cardiotoxicidade do que a lidocaína. Esta apresenta proporção entre dose cardiotóxica e neurotóxica de 7,1, enquanto aquela apresenta a proporção de 3,7.

O elo principal da abordagem de intoxicação por AL é a prevenção. Depois de instalada, o tratamento é mais complexo e deve basear-se na estabilização de funções do SNC e SCV. Após estabelecimento de uma via aérea definitiva, deve-se ofertar oxigênio em altas frações e controlar convulsões – como já citado. No ponto de vista cardiovascular, deve-se utilizar emulsão lipídica a 20%, o qual ainda tem seu mecanismo de ação pouco claro. Em teoria, sua ação seria baseada na extração de moléculas de AL do plasma ou na difusão tecidual, onde teria interação com AL nesse nível, reduzindo o metabolismo de ácidos graxos, substrato energético dos cardiomiócitos. As doses estão listadas no Quadro 8. Deve-se evitar drogas depressoras do coração, como betabloqueadores, bloqueadores de canal de cálcio e propofol[8].

QUADRO 8 Doses de emulsão lipídica 20% na intoxicação por anestésicos locais com colapso cardiovascular

Emulsão lipídica a 20%	Doses
Bolus	1,5 mL/kg em 1 minuto
Infusão contínua	0,25 mL/kg/h por, pelo menos, 10 minutos após retorno da circulação espontânea
Se instabilidade persistir	Repetir *bolus* + infusão contínua 0,5 mL/kg/h
Dose máxima	30 mL/kg em 30 minutos

Recentemente, surgiram formulações de AL com menor toxicidade e maior duração. São anestésicos com alteração de quiralidade, com maior porção levógira em sua composição do que dextrógira. A ropivacaína apresenta aproximadamente 99% do agente na forma levógira. Outra droga com tal característica é a levobupivacaína, estereoisômero da bupivacaína.

BIBLIOGRAFIA RECOMENDADA

1. Gaedcke F. Ueber das Erythroxylin, dargestellt aus den Blattern des in Sudamerika cultivirten Strauches Erythroxylon Coca Lam. Archiv der Pharmazie. 1855;132(2):141-50.
2. Narahashi T, Frazier T, Yamada M. The site of action and active form of local anesthetics. I. Theory and pH experiments with tertiary compounds. J Pharmacol Exp Ther. 1970;171(1):32-44.
3. Hemmings HC Jr, Greengard P. Positively active: how local anesthetics work. Anesthesiology. 2010;113(1):250.
4. Koester J. Passive membrane properties of the neuron. In: Kandel ER, Schwartz JH, Jessell TM. Principles of neuroscience, 3.ed. New York: Elsevier Science; 1991.
5. Manica J. Anestesiologia: princípios e técnicas. 4.ed. Porto Alegre: Artes Médicas; 2018.p. 744-759.
6. Cummings KC, Napierkowski DE, Parra-Sanchez I, et al. Effect of dexamethasone on the duration of interscalene nerve blocks with ropivacaine or bupivacaine. Br J Anaesth. 2011;107:446-53.
7. McAlvin JB, Padera RF, Shankarappa SA, et al. Multivesicular liposomal bupivacaine at the sciatic nerve. Biomaterials. 2014;35:4557-67.
8. Liu SS, Lin Y. Local anesthetics. In: Barash PG, Cullen BF, Stoelting RK. Clinical anesthesia, 8.ed. Philadelphia: Lippincott, Williams & Wilkins; 2017. p. 1432-78.
9. Johnson ME. Potential neurotoxicity of spinal anestesia with lidocaine. Mayo Clin Proc. 2000;75(9):921-2.

15

Anestesia inalatória

Bruno Francisco de Freitas Tonelotto
Gabriel Soares de Sousa

INTRODUÇÃO

A anestesia inalatória, uma pedra angular na prática da anestesiologia moderna, tem evoluído continuamente desde a sua introdução no século XIX. Este capítulo visa explorar os fundamentos teóricos e práticos da anestesia inalatória, oferecendo aos anestesiologistas, tanto novatos quanto experientes, uma compreensão aprofundada e atualizada desta modalidade essencial.

A história da anestesia inalatória é rica e fascinante, marcada por descobertas acidentais e avanços científicos significativos. Desde o primeiro uso documentado de óxido nitroso em 1844 até os modernos agentes inalatórios com baixo coeficiente de partição sangue-gás, a jornada tem sido notável. Este capítulo não apenas revisita esses marcos históricos, mas também se aprofunda na química e na farmacologia dos agentes inalatórios, desvendando como eles revolucionaram a prática da anestesia.

Abordamos detalhadamente os mecanismos de ação dos anestésicos inalatórios (AI), enfatizando como eles alteram a consciência e proporcionam analgesia, relaxamento muscular e amnésia em um capítulo prévio. A compreensão desses mecanismos é crucial para a administração segura e eficaz desses agentes.

Um aspecto vital deste capítulo é a discussão sobre a tecnologia moderna dos vaporizadores e sistemas de entrega de anestesia. A precisão na entrega dos agentes inalatórios é essencial para a segurança do paciente e a eficácia do procedimento anestésico.

Além disso, deve-se considerar qual é o agente inalatório ideal. Um agente inalatório ideal deve apresentar uma série de características, como ação previsível, indução e recuperação rápidas, ausência de efeitos adversos, não ser inflamável e apresentar estabilidade química. Mesmo após a inclusão de halogênios (como o flúor) à estrutura química dos AI para aumentar sua segurança, nenhum dos modernos AI apresenta todas essas qualidades.

TEORIAS SOBRE OS MECANISMOS DE FUNCIONAMENTO

A compreensão do mecanismo de ação dos AI é fundamental. Apesar de avanços significativos na pesquisa, o mecanismo exato pelo qual os AI exercem seus efeitos ainda não é completamente compreendido. No entanto, várias teorias têm sido propostas e estudadas ao longo dos anos.

Teoria lipídica Meyer-Overton

Uma das teorias mais antigas e amplamente conhecidas é a teoria lipídica de Meyer-Overton. Esta teoria sugere que a potência anestésica de um agente está diretamente relacionada à sua solubilidade em lipídios. De acordo com esta teoria, os AI dissolvem-se nas membranas celulares ricas em lipídios, alterando assim a estrutura e a função das membranas. Isso levaria a mudanças na atividade dos neurônios, resultando em anestesia. Embora esta teoria explique algumas correlações entre a solubilidade em lipídios e a potência anestésica, ela não aborda os mecanismos moleculares específicos envolvidos.

Teoria dos canais iônicos

Pesquisas mais recentes têm se concentrado na interação dos AI com canais iônicos específicos nas células nervosas. Estes agentes parecem modular a atividade de vários canais iônicos, incluindo os canais de sódio, potássio e, especialmente, os receptores de GABA (ácido gama-aminobutírico). O GABA é o principal neurotransmissor inibitório no sistema nervoso central, e acredita-se que os AI potencializam sua ação inibitória. Isso diminui a atividade neuronal, levando à perda de consciência e sensação.

Teoria dos microtúbulos

Uma teoria emergente envolve o papel dos microtúbulos no cérebro. Os microtúbulos são componentes do citoesqueleto celular e desempenham um papel crucial na manutenção da estrutura celular e na sinalização intracelular. Alguns estudos sugerem que os AI podem interagir com os microtúbulos, afetando assim a sinalização neural e contribuindo para o estado anestésico.

Teoria da proteína alvo

Outra abordagem é a teoria da proteína alvo, que sugere que os AI agem diretamente em proteínas específicas dentro das células nervosas, alterando sua função. Essas proteínas podem incluir receptores, canais iônicos e outras moléculas sinalizadoras. A interação com essas proteínas pode alterar a transmissão sináptica e a excitabilidade neuronal.

É importante notar que essas teorias não são mutuamente exclusivas e que o mecanismo de ação dos AI pode envolver uma combinação de vários processos moleculares e celulares. Além disso, a resposta a AI pode variar significativamente entre indivíduos em decorrência de diferenças genéticas, o que pode influenciar a expressão e a função de proteínas-alvo específicas.

Enquanto a pesquisa continua a desvendar os mistérios dos mecanismos de ação dos AI, é claro que eles envolvem uma complexa interação de múltiplos processos biológicos. Compreender esses mecanismos não só ajuda na seleção e administração mais eficaz desses agentes, mas também impulsiona o desenvolvimento de novos anestésicos com perfis de segurança e eficácia melhorados.

AVALIAÇÃO CLÍNICA DA PROFUNDIDADE ANESTÉSICA

A avaliação clínica da profundidade da anestesia é um aspecto crucial no manejo da anestesia inalatória. O objetivo é garantir que o paciente esteja em um estado adequado de inconsciência, analgesia, relaxamento muscular e estabilidade fisiológica, minimizando ao mesmo tempo o risco de complicações como a consciência intraoperatória ou a depressão cardiovascular excessiva. A monitorização da profundidade da anestesia envolve uma combinação de avaliação clínica e uso de tecnologias de monitoramento.

A avaliação clínica da profundidade da anestesia baseia-se na observação de sinais físicos e fisiológicos, que incluem:

- Resposta a estímulos cirúrgicos: observação de movimentos, aumento da frequência cardíaca ou da pressão arterial em resposta a estímulos dolorosos.
- Sinais autonômicos: alterações na sudorese, dilatação das pupilas e mudanças na coloração da pele podem indicar uma profundidade inadequada da anestesia.
- Atividade muscular: o relaxamento muscular é um indicador da profundidade da anestesia, embora possa ser influenciado por bloqueadores neuromusculares.

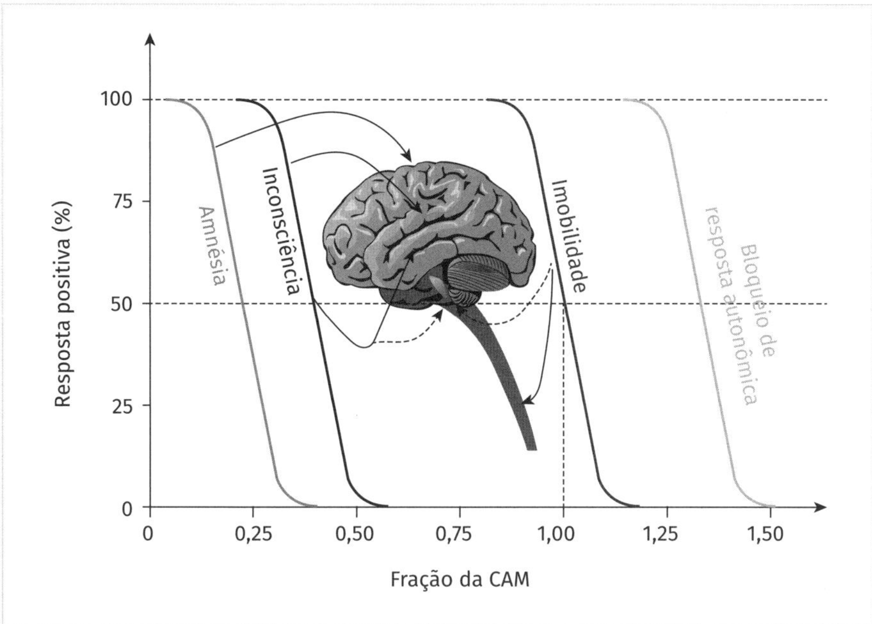

FIGURA 1 Profundidade anestésica em relação à concentração alveolar de anestésico inalatório.

Monitorização tecnológica

O avanço tecnológico proporcionou ferramentas que auxiliam na avaliação objetiva da profundidade anestésica:

- Monitorização da concentração alveolar mínima (CAM): a CAM é a concentração alveolar de um anestésico inalatório a uma pressão atmosférica padrão que impede o movimento em resposta a um estímulo doloroso em 50% dos pacientes. Monitores que medem a CAM fornecem uma estimativa da profundidade anestésica, embora a variabilidade interindividual possa afetar sua precisão.
- Monitorização do índice bispectral (BIS): o BIS é uma medida derivada do eletroencefalograma (EEG), que fornece uma pontuação numérica entre 0 (ausência de atividade cerebral) e 100 (estado de vigília). Um valor BIS entre 40 e 60 geralmente é considerado indicativo de uma profundidade anestésica adequada para a maioria dos procedimentos cirúrgicos.

- Monitorização do EEG processado: além do BIS, existem outros sistemas de EEG processado, que fornecem informações sobre o estado cerebral do paciente.
- Monitorização da variabilidade da frequência cardíaca e da pressão arterial: Alterações na variabilidade da frequência cardíaca e na pressão arterial podem ser indicativas de uma profundidade inadequada da anestesia.

Considerações importantes

- Individualização da anestesia: é crucial entender que a profundidade ideal da anestesia varia entre pacientes, dependendo de fatores como idade, comorbidades, medicações concomitantes e a natureza do procedimento cirúrgico.
- Limitações dos monitores: embora os monitores de profundidade da anestesia sejam ferramentas úteis, eles têm limitações e devem ser usados em conjunto com a avaliação clínica.
- Prevenção da consciência intraoperatória: uma monitorização adequada é essencial para prevenir a consciência intraoperatória, uma complicação rara, mas grave, da anestesia.

A avaliação da profundidade da anestesia com agentes inalatórios é um processo dinâmico e multifacetado que combina habilidades clínicas com tecnologias avançadas de monitoramento. A individualização do cuidado anestésico e a atenção contínua às respostas do paciente são fundamentais para garantir uma experiência anestésica segura e eficaz.

INDICAÇÕES

As indicações para o uso da anestesia inalatória são amplas e variadas, refletindo a flexibilidade e a adaptabilidade dessa técnica.

Na pediatria, a anestesia inalatória é frequentemente a escolha preferida por causa da maior tolerância das crianças à indução da anestesia através da máscara facial, em comparação com a abordagem intravenosa. Esse método é menos intimidador para os pequenos pacientes, ajudando a reduzir o medo e a ansiedade associados ao procedimento cirúrgico. Além disso, em pacientes com difícil acesso venoso, a anestesia inalatória oferece uma alternativa valiosa, evitando o desconforto e o estresse associados a múltiplas tentativas de canulação.

A manutenção da anestesia é outra indicação chave para os agentes inalatórios. Eles permitem um ajuste fino e responsivo da profundidade anestésica, com a vantagem adicional de poder monitorar a concentração alveolar mínima (CAM), garantindo assim uma administração precisa do anestésico. Esta carac-

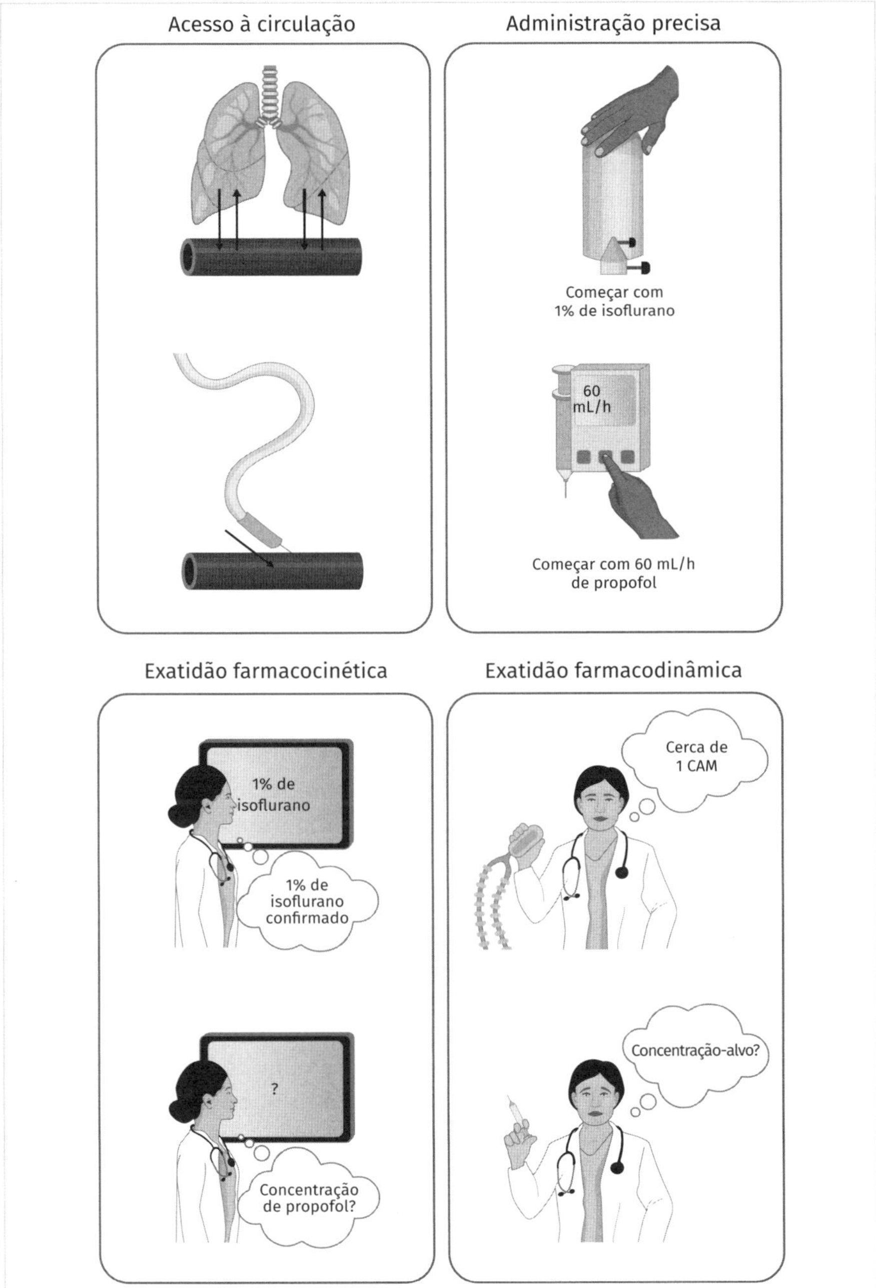

FIGURA 2 Diferenças e semelhanças entre anestésicos venosos e inalatórios.

CAM: concentração alveolar mínima.

Fonte: adaptada de: Hudson e Hemmings, 2019.

terística é particularmente útil em procedimentos de curta duração, em que a rápida eliminação e recuperação dos agentes inalatórios são altamente benéficas.

Em situações de instabilidade hemodinâmica, alguns AI são preferidos em decorrência de seu perfil hemodinâmico relativamente estável, tornando-os adequados para pacientes com condições cardiovasculares. Na anestesia obstétrica, o óxido nitroso é comumente utilizado para proporcionar analgesia durante o trabalho de parto, por causa de sua ação rápida e eliminação.

Além disso, em cirurgias realizadas em áreas altamente vascularizadas, como neurocirurgia ou procedimentos otorrinolaringológicos, os AI podem ser benéficos em decorrência de sua capacidade de reduzir o sangramento, facilitando assim o procedimento cirúrgico.

É importante ressaltar que a escolha do agente inalatório específico deve sempre considerar as características individuais do paciente, incluindo idade, comorbidades e histórico de alergias ou reações adversas a anestésicos. Além disso, independentemente da indicação, o monitoramento cuidadoso da profundidade da anestesia e das funções vitais do paciente é crucial durante o uso de AI.

COMPLICAÇÕES E CONTRAINDICAÇÕES

A principal contraindicação ao uso de AI é a história prévia ou a alta suspeita clínica de hipertermia maligna, uma reação grave e potencialmente fatal desencadeada por certos anestésicos. Uma exceção notável é o óxido nitroso, que não está associado a esse risco. No entanto, o óxido nitroso possui suas próprias complicações específicas, sendo a mais importante a sua tendência de expandir espaços gasosos no corpo.

Em decorrência de seu pequeno tamanho molecular e alta difusibilidade, além de um coeficiente de solubilidade maior que o do nitrogênio, o óxido nitroso pode rapidamente infiltrar-se em espaços contendo ar, deslocando o nitrogênio mais lentamente. Isso resulta em um aumento da pressão nesses espaços, um processo que continua até que a pressão parcial do óxido nitroso se iguale à sua pressão parcial alveolar. Portanto, seu uso é contraindicado em situações como pneumotórax, embolia aérea, ou em procedimentos que envolvem cavidades com baixa complacência, como timpanoplastias, devido ao risco de aumento da pressão na orelha média. Além disso, a pressão em balonetes de equipamentos anestésicos, como tubos orotraqueais e cateteres de artéria pulmonar, pode aumentar significativamente.

Outro efeito do óxido nitroso é a inibição da enzima metionina sintase, responsável pela conversão da homocisteína em metionina, um processo importante na metilação e síntese de DNA. Essa inibição pode levar a uma deficiência funcional de vitamina B12, resultando em alterações megaloblásticas, especialmente com o uso prolongado e em altas doses.

Quanto aos outros AI halogenados, eles são metabolizados em fluoretos inorgânicos, que podem ser nefrotóxicos. A nefrotoxicidade geralmente se manifesta como insuficiência renal poliúrica. O metoxiflurano, por exemplo, foi retirado do mercado por causa de sua alta produção de fluoreto inorgânico e subsequente nefrotoxicidade. O sevoflurano, embora também produza fluoretos, não apresenta risco de toxicidade renal significativo, pois sua metabolização ocorre principalmente no fígado, ao contrário do metoxiflurano, que é metabolizado nos rins.

Além disso, a metabolização dos AI halogenados resulta em fluoretos orgânicos. No caso do halotano, enflurano, isoflurano e desflurano, o produto do metabolismo é o ácido trifluoracético, um composto hepatotóxico. A taxa de metabolização do halotano é de cerca de 20%, enquanto a do desflurano é extremamente baixa, cerca de 0,02%. O sevoflurano, por outro lado, resulta no metabolismo do composto hexafluorisopropanol, que é inócuo ao fígado.

Essas considerações destacam a importância de uma avaliação cuidadosa e individualizada na escolha dos AI, levando em conta as condições específicas do paciente e os riscos associados a cada agente.

CONCLUSÃO

Ao longo deste capítulo, exploramos os diversos aspectos da anestesia inalatória. Desde a sua rica história e evolução até os complexos mecanismos de ação, passando pelas técnicas de monitoramento da profundidade anestésica e as indicações clínicas, a anestesia inalatória se revela como um campo dinâmico e fundamental na medicina perioperatória.

Destacamos a importância da seleção cuidadosa dos agentes inalatórios, considerando as características individuais do paciente e as especificidades do procedimento cirúrgico. A habilidade de ajustar rapidamente a profundidade da anestesia e a possibilidade de monitoramento contínuo são vantagens inegáveis que esses agentes oferecem, permitindo uma anestesia segura e eficaz.

Contudo, também abordamos as contraindicações e os efeitos adversos potenciais, como a hipertermia maligna, a expansão de espaços gasosos pelo óxido nitroso, e as implicações da metabolização dos anestésicos halogenados. Essas considerações ressaltam a necessidade de vigilância e conhecimento aprofundado por parte do anestesiologista para mitigar riscos e garantir a segurança do paciente.

A anestesia inalatória, com sua complexidade e nuances, continua a ser um campo de constante aprendizado e inovação. Os AI modernos, mesmo que não cumpram todas as metas propostas de um anestésico ideal, ainda sim são mais seguros e previsíveis que os seus antecessores. Conhecer suas farmacocinéticas, farmacodinâmicas, indicações e principais contraindicações e complicações é essencial para uma boa prática anestésica

Os avanços tecnológicos e as pesquisas emergentes prometem continuar aprimorando as práticas e os resultados clínicos. Como anestesiologistas, devemos permanecer comprometidos com a educação contínua e a adaptação às novas descobertas, assegurando que nossos pacientes recebam o mais alto padrão de cuidado anestésico.

BIBLIOGRAFIA RECOMENDADA

1. Becker DE, Rosenberg M. Nitrous oxide and the inhalation anesthetics. Anesthesia progress. 2008;55(4):124-31.
2. Khan KS, Hayes I, Buggy DJ. Pharmacology of anaesthetic agents II: inhalation anaesthetic agents. Continuing Education in Anaesthesia, Critical Care & Pain. 2014;14(3):106-11.
3. Campagna JA, Miller KW, Forman SA. Mechanisms of actions of inhaled anesthetics. New Engl J Med. 2003;348(21):2110-24.
4. Torri G. Inhalation anesthetics: a review. Minerva Anestesiol. 2010;76(3):215-228.
5. Hudson AE, Hemmings Jr HC. Pharmacokinetics of inhaled anesthetics. Pharmacology and Physiology for Anesthesia: foundations and clinica aplication, 2.ed. Philadelphia: Elsevier; 2019. p.44-69.

16

Anestesia venosa

Rafael José Nalio Grossi

ASPECTOS GERAIS

A história da anestesia remonta à utilização do éter como agente anestésico inalatório único. Com o passar dos anos, diversos agentes de administração intravenosa foram desenvolvidos, começando com os barbitúricos e chegando aos dias atuais com diversas drogas disponíveis, como propofol, cetamina, etomidato, benzodiazepínicos, opioides e alfa-2-agonistas. Desse modo, de uma anestesia exclusivamente inalatória, foi possível mesclar agentes inalatórios e venosos, em uma técnica denominada anestesia balanceada; finalmente, com a variedade de agentes disponíveis, também se tornou possível administrar exclusivamente anestesia venosa.

Em algumas situações, a anestesia venosa total é bem indicada, como no caso de pacientes com risco de hipertermia maligna, pacientes com história ou fatores de risco para náusea e vômito pós-operatório e até mesmo procedimentos com utilização de potenciais evocados (embora possa ser segura a utilização de agente inalatório em doses baixas nesse caso).

CONCEITOS FARMACOLÓGICOS

No capítulo "Farmacologia geral", foram abordados os sistemas multicompartimentais. Quando se fala em anestesia venosa, o modelo farmacológico utilizado inclui um compartimento denominado sítio efetor (ou biofase), que é aquele no qual o medicamento irá produzir o efeito desejado. No caso do propofol, além dos compartimentos tradicionais – central (V1), de distribuição rápida (V2) e lenta (V3) –, podemos adicionar o sítio efetor (SE) como um compartimento extra, representado pelo cérebro (Figura 1).

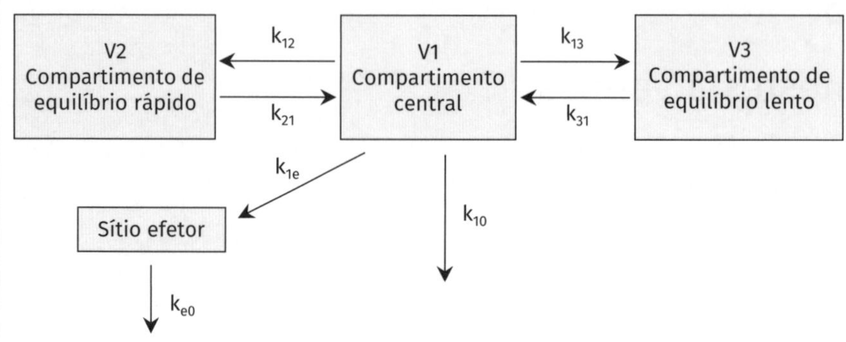

FIGURA 1 Modelo multicompartimental com representação do sítio efetor.
Adaptada de Flood, 2015.

O SE apresenta volume muito pequeno se comparado com os demais compartimentos, o que faz que a quantidade de droga que passa do compartimento central para o SE seja pequena. A constante de equilíbrio de eliminação dos fármacos, seja de V1 ou do SE, pode ser representada utilizando o número zero, obtendo-se as constantes k_{10} e k_{e0}. Considerando o volume do SE e a quantidade da droga trocada com o compartimento central, as constantes k_{1e} e k_{e0} são aproximadamente iguais. Portanto, é possível dizer que a velocidade de equilíbrio entre V1 e o SE é diretamente proporcional ao k_{1e} e, portanto, também ao k_{e0}. Denomina-se como $t_{1/2\,ke0}$ a metade do tempo necessário para a obtenção desse equilíbrio, então quanto maior o k_{e0}, menor o $t_{1/2\,ke0}$.

ADMINISTRAÇÃO DA ANESTESIA VENOSA

A administração dos agentes venosos pode ocorrer de maneira intermitente, na forma de *bolus*, muito comum em sedações de curta duração. Esse modo é menos previsível em relação ao efeito desejado, pois a concentração plasmática varia em picos, sendo difícil seu controle preciso. Outro modo de administração é contínuo, utilizando bombas específicas. Nesse caso, embora demande algum aparato tecnológico, permite administração precisa e com previsão dos efeitos. É possível também combinar um *bolus* inicial para atingir o efeito clínico rapidamente e então seguir com a manutenção contínua (Figura 2).

A infusão contínua pode ser dividida entre a modalidade controlada manualmente, quando é configurada uma taxa de infusão contínua em unidades como mL/h ou mcg/kg/min, e a infusão alvo-controlada, quando é estabelecido um alvo de concentração plasmática. Voltando mais uma vez ao capítulo de

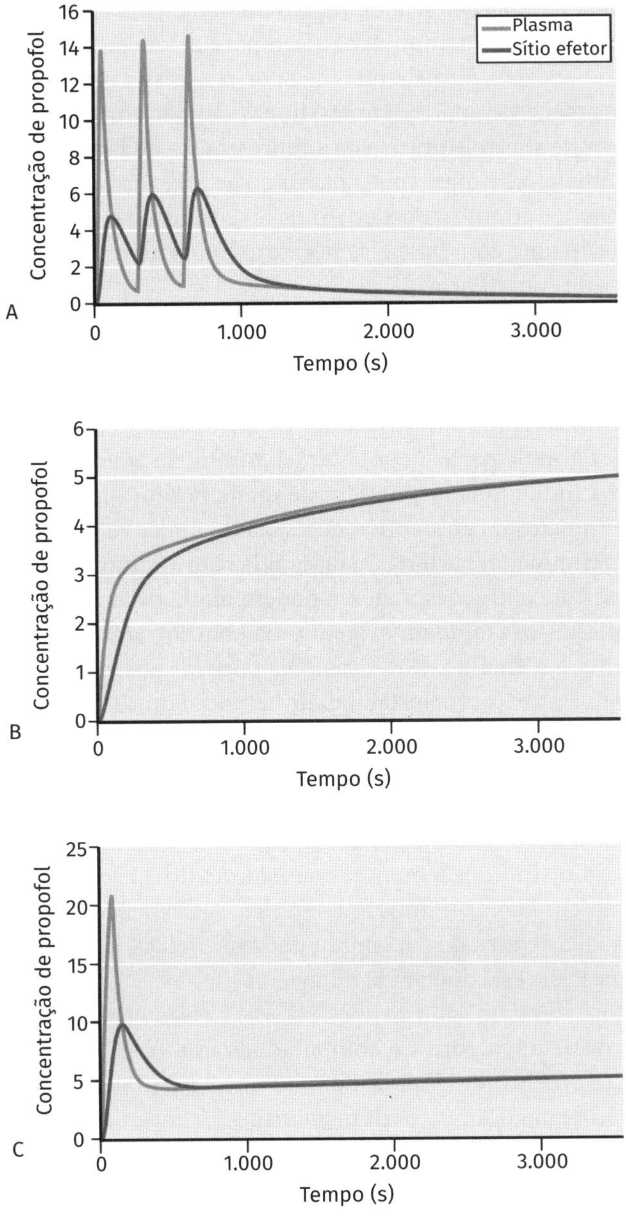

FIGURA 2 Concentração de propofol no plasma e no sítio efetor no modo de administração. A: Apenas *bolus* de 1 mg/kg cada um. B: Infusão contínua a 10 mg/kg/h. C: *Bolus* inicial de 2 mg/kg seguido de infusão contínua a 10 mg/kg/h.

Adaptada de Struys, 2020.

"Farmacologia geral", tem-se a definição de meia-vida contexto-sensitiva: "é o termo que descreve o tempo necessário para a concentração plasmática de determinado fármaco cair pela metade após cessar sua infusão contínua" e os gráficos dessa meia-vida para algumas drogas. Se, por um lado, a administração contínua permite controle preciso da administração do fármaco, por outro, fica sujeita ao acúmulo das drogas com o passar do tempo. Uma maneira de contornar esse fenômeno é diminuir a taxa de infusão conforme o efeito clínico fuja do desejado, idealmente com base em monitores que guiem essa dinâmica, como os monitores de consciência.

Quando é prescrito um antibiótico, como azitromicina para o tratamento de faringite, é possível prescrever 500 mg com uma ingestão diária por três a cinco dias. Essa dose, para adultos, não é necessariamente individualizada precisamente por peso, ou considerando se é um idoso ou um adulto jovem, mas é o suficiente para abranger grande parte da população. Porém, na anestesiologia, você logo notará que os indivíduos respondem de maneira muito discrepante às doses das drogas. Enquanto o antibiótico necessita de uma concentração plasmática mínima para eliminar as bactérias, conseguida com a administração de repetidas doses orais, e concentrações maiores podem ainda estar dentro de uma faixa segura, os anestésicos também exigem uma concentração plasmática mínima para seu efeito. No entanto, doses maiores podem causar diversos problemas, como acúmulo, intoxicação, instabilidade hemodinâmica, retardo do despertar, dentre outros. O uso do antibiótico ambulatorialmente é aceitável, ainda que a concentração plasmática em cada indivíduo não seja conhecida com exatidão, mas esteja dentro de uma faixa segura. Em relação aos anestésicos, não é possível administrá-los de maneira indiscriminada por conta dos riscos envolvidos e da chance de administrar doses menores ou maiores do que o necessário. Quando é feita infusão em *bolus* ou infusão contínua, também se desconhece qual é a concentração plasmática no paciente, embora a clínica e a monitorização deem pistas se a anestesia está adequada ou não.

A infusão alvo-controlada de anestésicos é baseada também em bombas de infusão nas quais um algoritmo computadorizado foi instalado. Modelos farmacocinéticos criados com a ajuda de voluntários permitem criar protocolos de administração de medicamentos de maneira que a concentração plasmática fique constante com o tempo, com maior ou menor erro. Portanto, na administração de propofol, por exemplo, em vez de ajustar uma taxa contínua de infusão, é possível utilizar uma bomba de infusão alvo-controlada na qual são estabelecidos parâmetros dos pacientes, como peso e idade e, finalmente, determinamos a concentração desejada da droga, seja no plasma ou mesmo no sítio efetor. Com isso, o sistema computadorizado irá calcular a dose de indução em *bolus* e a taxa de infusão, que não será constante, e sim variará com o tempo, para manter a concentração estipulada constante, levando-se em consideração as particularidades da droga e do paciente. Os modelos permitem prever inclusive em quanto tempo, após cessada a administração, o paciente acordará.

Enquanto os anestésicos inalatórios apresentam a concentração alveolar mínima (CAM) como um parâmetro bastante homogêneo em relação a seus efeitos, os agentes venosos não possuem um parâmetro semelhante. Isso é facilmente notado na prática quando pacientes são sedados apenas com propofol em infusão alvo-controlada e se observa que o efeito desejado pode ocorrer em doses bastante discrepantes entre indivíduos. Portanto, a administração de anestesia venosa total exige alguns cuidados para evitar a medicação excessiva ou mesmo em quantidade insuficiente. O uso do hipnótico em quantidade insuficiente, principalmente no caso de um paciente curarizado, pode levar à consciência intraoperatória, que é indesejável. A literatura mostra o aumento do risco desse evento em anestesia venosa total, por isso o Consenso Brasileiro sobre Monitoração da Profundidade Anestésica de 2015 recomenda o uso de monitor de profundidade anestésica em procedimentos com anestesia venosa total para evitar a consciência intraoperatória.

Embora mais precisa, a infusão alvo-controlada não é obrigatória, principalmente quando há monitores de consciência associados com outros parâmetros dos monitores multiparamétricos e são observadas atentamente as manifestações clínicas do paciente. Também não é obrigatório o uso de bombas específicas, podendo-se utilizar calculadoras que informam qual a dose que se deve infundir em bombas comuns, e quais as alterações no decorrer do tempo. Diversos modelos farmacocinéticos para infusão alvo-controlada foram desenvolvidos, cada um com vantagens e desvantagens (Tabela 1).

TABELA 1 Alguns dos modelos farmacocinéticos disponíveis na literatura

Droga	Modelo farmacocinético
Propofol	Marsh, Schnider, Cortinez, Eleveld, Schüttle, Masui, Paedfusor, Kataria
Remifentanila	Minto, Eleveld, Kim, Ross, Rigby-Jones
Sufentanila	Gepts, Bovill, Greeley
Alfentanila	Scott, Maitre
Fentanila	Shafer, Scott, Encinas, Ginsberg
Cetamina	Domino, Hijazi, Clements, Herd, Elkomy
Midazolam	Barr, Albrecht, Greenblatt
Lidocaína	Dyck, Schnider
Dexmedetomidina	Hannivoort, Dyck, Lin, Venn, Potts

Também não é obrigatório o uso de medicamentos em infusão contínua na anestesia venosa. Drogas com meias-vidas longas podem ser administradas em *bolus* e repetidas de acordo com o tempo e a demanda do paciente. Ainda que esteja disponível um opioide com excelente perfil para infusão contínua – como remifentanila –, a utilização de outro opioide – como fentanila – em *bolus*, com meia-vida maior, é uma opção, com potencial vantagem de analgesia residual que o primeiro opioide não propiciaria.

Uma abordagem mais moderna da administração da anestesia venosa é a utilização de sistemas em alça fechada. Nesses sistemas, a infusão controlada é integrada com os monitores do paciente, incluindo a monitorização da consciência. Com esses dados, um *software* é capaz de ajustar a infusão do paciente automaticamente em resposta às diferentes alterações ocorridas durante o procedimento.

BIBLIOGRAFIA RECOMENDADA

1. Flood P, Shafer S. Basic principles of pharmacology. In: Flood P, Rathmell JP, Shafer S. Stoelting's pharmacology and physiology in anesthetic practice, 5.ed. Filadélfia: Wolters Kluwer; 2015. p. 11-43.
2. Struys MM, Absalom AR, Shafer SL. Intravenous drug delivery systems. In: Miller RD, Gropper MA. Miller's anesthesia, 9.ed. Filadélfia: Elsevier; 2020. p. 747-91.

17

Sedação na anestesiologia: uma visão abrangente

Claudia Marquez Simões
Bruno Francisco de Freitas Tonelotto

INTRODUÇÃO

A sedação, componente fundamental da prática anestesiológica, desempenha um papel crucial na medicina moderna. Este capítulo visa explorar os aspectos multifacetados da sedação, oferecendo um guia compreensivo para acadêmicos e anestesiologistas em formação. A sedação refere-se à utilização de agentes farmacológicos para induzir um estado de calma, relaxamento e, em alguns casos, sonolência, permitindo a realização de procedimentos médicos com mínimo desconforto para o paciente.

A importância da sedação estende-se além do conforto do paciente; ela é essencial para a realização segura e eficaz de uma variedade de procedimentos diagnósticos e terapêuticos. Em um contexto cirúrgico, a sedação pode ser utilizada como um complemento à anestesia geral ou como a principal modalidade anestésica em procedimentos menos invasivos. Em ambientes não cirúrgicos, como endoscopia ou radiologia, a sedação permite a realização de procedimentos que seriam intoleráveis ou perigosos sem o uso de sedativos.

O manejo adequado da sedação requer uma compreensão aprofundada de farmacologia, fisiologia e das necessidades específicas do paciente. Este capítulo abordará esses elementos, proporcionando uma base sólida para a prática segura e eficaz da sedação em anestesiologia. Por meio deste estudo, os profissionais poderão aprimorar suas habilidades na administração de sedativos, garantindo o bem-estar do paciente e a eficiência dos procedimentos.

A sedação não é apenas uma ferramenta para o conforto do paciente, mas uma habilidade essencial no arsenal do anestesiologista moderno, fundamental para a prática médica contemporânea.

FUNDAMENTOS DA SEDAÇÃO

A sedação atua primariamente no sistema nervoso central (SNC), modulando a atividade neural para induzir relaxamento, redução da ansiedade e, em graus variados, sonolência. A interação dos agentes sedativos com os neurotransmissores e receptores no SNC resulta em efeitos sedativos. Dessa forma, a compreensão da fisiopatologia da sedação é essencial para o manuseio eficaz dos agentes sedativos e para a mitigação de riscos associados.

Agentes mais utilizados e mecanismo de ação:

- Benzodiazepínicos: como o midazolam e o diazepam, amplificam o efeito inibitório do neurotransmissor GABA-A, resultando em sedação e ansiólise.
- Opioides: como o fentanil, interferem e modulam a transmissão da dor no SNC.
- Propofol: potencialização do GABA, mas com perfil de ação mais rápido e menos cumulativo comparado aos benzodiazepínicos.
- Outros agentes: incluem a dexmedetomidina e a cetamina, que oferecem perfis de sedação alternativos. A dexmedetomidina atua nos receptores adrenérgicos alfa-2 para produzir sedação e analgesia sem depressão respiratória significativa.

DIRETRIZES PARA A PRÁTICA DE SEDAÇÃO

Em outubro de 2018, o Committee on Standards and Practice Parameters da Sociedade Americana de Anestesiologistas recomendou que novas diretrizes de prática abordando sedação e analgesia moderada procedimental fossem desenvolvidas. As novas recomendações incluem:

- Avaliação e preparação do paciente.
- Monitoramento constante da função respiratória com capnografia para complementar o monitoramento padrão feito por observação e oximetria de pulso.
- A presença de um indivíduo na sala de procedimentos com conhecimento e habilidades para reconhecer e tratar complicações das vias aéreas.
- Sedativos e analgésicos não destinados à anestesia geral (p. ex., benzodiazepínicos e dexmedetomidina).
- Sedativos e analgésicos destinados à anestesia geral (por ex., propofol, cetamina e etomidato).
- Cuidados de recuperação.
- Criação e implantação de processos de melhoria da qualidade.

AVALIAÇÃO PRÉ-SEDAÇÃO

Antes de proceder com a sedação, é imperativo realizar uma avaliação abrangente do paciente. Esta avaliação deve incluir uma análise detalhada do histórico médico, incluindo condições preexistentes, medicamentos em uso, histórico cirúrgico, alergias e uso de substâncias como álcool e tabaco. Esta informação é crucial para identificar quaisquer fatores de risco que possam influenciar a escolha do agente sedativo e o plano de sedação.

Cada paciente é único e a avaliação pré-sedação (pré-anestésica) deve refletir isso. Não se deve diminuir o nível de cuidado durante a sedação. Recomenda-se:

- Analisar os prontuários médicos anteriores e entrevistar o paciente ou a família para identificar:
  - Idade: pacientes pediátricos e geriátricos podem responder diferentemente aos sedativos.
  - Anomalias dos principais sistemas orgânicos (por ex., cardíaco, renal, pulmonar, neurológico, apneia do sono, metabólico e endócrino).
  - Experiência adversa com sedação/analgesia, bem como anestesia regional e geral.
  - Histórico de via aérea difícil.
  - Medicamentos atuais, potenciais interações medicamentosas, alergias a medicamentos e nutracêuticos.
  - Histórico de uso ou abuso de tabaco, álcool ou substâncias.
  - Exposição frequente ou repetida a agentes sedativos/analgésicos.
- Realizar exame físico específico do paciente (por ex., sinais vitais, ausculta do coração e pulmões, avaliação das vias aéreas†† e, quando apropriado para sedação, outros sistemas orgânicos em que as principais anomalias foram identificadas).
- Analisar os resultados dos testes de laboratório disponíveis.
- Solicitar testes laboratoriais adicionais orientados pela condição médica do paciente, pelo exame físico e pela probabilidade de os resultados afetarem o manejo da sedação/analgesia moderada.
- Avaliar os resultados desses testes antes de iniciar a sedação.
- Se possível, realizar a avaliação pré-procedimento com bastante antecedência (por ex., vários dias a semanas) para permitir a preparação ideal do paciente.
- Reavaliar o paciente imediatamente antes do procedimento.

A preparação adequada do paciente é um passo crucial antes de proceder com a sedação. Não esquecer de fornecer instruções claras sobre o jejum (para reduzir o risco de aspiração); obter consentimento informado após explicar os riscos, os benefícios e as alternativas; realizar exame físico, incluindo exame da via aérea, sinais vitais e avaliação cardiorrespiratória; e informar o paciente sobre o que esperar durante e após a sedação pode ajudar a reduzir a ansiedade e melhorar a cooperação.

TÉCNICAS DE SEDAÇÃO

A sedação pode ser categorizada em três níveis: leve, moderada e profunda. Cada nível tem características distintas em termos de resposta do paciente.

- Sedação leve (ansiólise): o paciente está relaxado, mas totalmente acordado e responde normalmente aos estímulos verbais.
- Sedação moderada (sedação consciente): o paciente pode responder a estímulos verbais e táteis, mas pode ter uma resposta diminuída à estimulação leve.
- Sedação profunda: o paciente não é facilmente despertado, mas responde a estímulos repetidos ou dolorosos. Pode haver necessidade de assistência na manutenção da via aérea.

QUADRO 1 Níveis de sedação, responsividade e sinais vitais

Descrição	Sedação leve	Sedação/analgesia moderada	Sedação/analgesia profunda	Anestesia geral
Capacidade de resposta	Resposta normal à estimulação verbal	Resposta proposital à estimulação verbal ou tátil	Resposta proposital após estimulação repetida ou dolorosa	Nenhuma resposta mesmo com estímulo doloroso
Vias aéreas	Não afetadas	Não requer intervenção	Intervenção pode ser necessária	Intervenção com frequência necessária
Ventilação espontânea	Não afetada	Adequada	Talvez inadequada	Frequentemente inadequada
Função cardiovascular	Não afetada	Geralmente mantido	Geralmente mantido	Pode estar prejudicado

Fonte: modificado de: Eslinger, 2023.

A monitorização cuidadosa é vital para garantir a segurança. Para isso, a monitorização contínua dos sinais vitais (frequência cardíaca, pressão arterial, saturação de oxigênio) e do estado de consciência é imperativa. Além disso, a monitorização ajudará a ajustar a dosagem do sedativo para manter o nível de sedação desejado.

A sedação pode ser administrada por várias vias, sendo as mais comuns:

- Intravenosa (IV): a administração IV permite um controle mais preciso sobre o nível de sedação e é frequentemente utilizada para sedação moderada a profunda.
- Inalatória: utilizada principalmente em contextos pediátricos; a sedação inalatória é menos invasiva.
- Oral ou sublingual: geralmente utilizada para sedação leve ou em preparação para sedação IV.

Cada método de administração tem suas vantagens e limitações, somente o médico anestesiologista pode julgar qual o método mais apropriado para o seu paciente.

MONITORIZAÇÃO DURANTE A SEDAÇÃO

A monitorização contínua e meticulosa é essencial para garantir a segurança do paciente durante a sedação. Esse processo envolve a vigilância constante dos sinais vitais do paciente, incluindo: oxigenação, nível de consciência e *status* hemodinâmico.

Monitorizando o nível de consciência

- Monitorizar a resposta a comandos verbais periodicamente.
- Durante os procedimentos em que a resposta verbal não é possível, verificar a capacidade do paciente de fazer "sinal de positivo" ou outra indicação de consciência em resposta à estimulação verbal ou tátil.
- Monitores de profundidade anestésica: são úteis para monitorização da profundidade da sedação, além de propiciarem (na maioria das vezes) uma diminuição na quantidade de anestésicos administrados para atingir o mesmo efeito desejado.

Monitorizando a respiração

- Frequência respiratória: avaliar a adequação da respiração do paciente.
- Oximetria de pulso: monitorar a saturação de oxigênio para detectar precocemente sinais de hipoxemia.

- Capnografia: monitorizar a capnografia sempre que possível e, principalmente, em pacientes não cooperativos ou em sedação moderada a profunda.

Monitorizando a hemodinâmica

- Determinar uma medida de pressão arterial antes de iniciar o procedimento. Após o início avaliar a cada 5 minutos.
- Observar a frequência cardíaca e o traçado eletrocardiográfico, avaliando possíveis arritmias, bloqueios e quaisquer outras alterações.
- A não utilização de monitorização da pressão arterial e do traçado eletrocardiográfico é injustificável, independentemente do tipo e da natureza do procedimento.

SUPORTE À VIA AÉREA

A manutenção adequada da via aérea é crucial, especialmente em níveis mais profundos de sedação. Alguns ensaios clínicos indicam que o uso de oxigênio suplementar *versus* nenhum oxigênio suplementar está associado a uma frequência reduzida de hipoxemia durante procedimentos com sedação moderada.

Dessa forma, a recomendação é a utilização de oxigênio suplementar durante o procedimento de sedação moderada/analgesia, a menos que especificamente contraindicado para um paciente ou procedimento específico. Em casos em que seja necessário otimizar a oxigenação, deve-se lembrar do cateter nasal de alto fluxo (dispositivo cada vez mais comum na prática anestésica).

Maiores informações sobre os dispositivos de administração de oxigênio e abordagem da via aérea podem ser encontradas no capítulo específico sobre via aérea.

SEDAÇÃO EM POPULAÇÕES ESPECÍFICAS

Pacientes pediátricos

A sedação em pacientes pediátricos apresenta desafios únicos decorrentes de diferenças em farmacocinética e farmacodinâmica, bem como considerações psicológicas e fisiológicas específicas desta faixa etária.

Certamente é um desafio único na prática médica, dada a complexidade de suas necessidades fisiológicas, farmacológicas e psicológicas. Diferentemente dos adultos, as crianças possuem um metabolismo mais rápido e um volume de distribuição diferente para medicamentos, o que impacta diretamente na

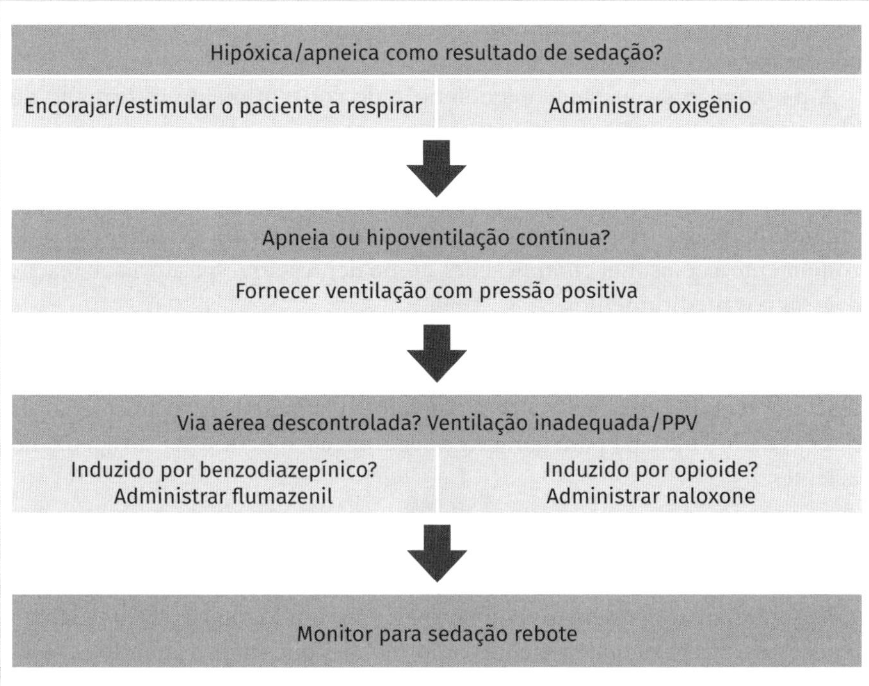

FIGURA 1 Fluxograma de tomada de decisão diante de uma situação de hipoxemia. PPV: ventilação com pressão positiva.

Fonte: Lee, 2022.

dosagem e duração dos efeitos dos sedativos. Além disso, a resposta às drogas sedativas pode variar bastante, exigindo uma titulação cuidadosa e personalizada.

Do ponto de vista psicológico, crianças frequentemente apresentam maior ansiedade e compreensão limitada sobre a necessidade de procedimentos médicos. Isso requer uma abordagem delicada e adaptada à idade, tanto na preparação para o procedimento quanto no manejo durante a sedação. O uso de benzodiazepínicos, como o midazolam, é comum por causa de seu efeito ansiolítico e opioides como o fentanil podem ser utilizados em procedimentos que envolvem dor. Em determinadas circunstâncias, pode-se optar por agentes como o propofol ou a dexmedetomidina.

A via de administração dos sedativos é escolhida com base em vários fatores, incluindo o tipo de procedimento, a idade da criança e o nível de cooperação. Opções comuns incluem as vias oral, intranasal e intravenosa. O monitoramento durante a sedação é de extrema importância, especialmente em decorrência do risco aumentado de complicações respiratórias e cardiovasculares em pediatria.

Monitoramento de sinais vitais, oximetria de pulso e, em situações adequadas, capnografia são essenciais.

A preparação do paciente e a obtenção do consentimento informado dos pais ou responsáveis são passos críticos, envolvendo a explicação clara e sensível dos riscos, benefícios e alternativas da sedação. Crianças têm anatomias de vias aéreas distintas, aumentando o risco de obstrução durante a sedação, o que demanda preparo e treinamento específico do pessoal envolvido para responder prontamente a quaisquer complicações, como depressão respiratória ou reações adversas aos medicamentos.

Por fim, a sedação pediátrica deve ser realizada por profissionais com treinamento e experiência específicos em pediatria, em decorrência das particularidades desse grupo etário. Essa abordagem cuidadosa e adaptada às necessidades das crianças é fundamental para garantir a segurança e o bem-estar dos pequenos pacientes.

Pacientes geriátricos

Pacientes idosos podem apresentar maior sensibilidade a agentes sedativos, além de possuírem frequentemente comorbidades que exigem atenção especial.

A sedação em pacientes geriátricos é uma área que exige atenção especial em decorrência das complexidades associadas ao envelhecimento. Essa população frequentemente apresenta alterações fisiológicas, polifarmácia e comorbidades que influenciam tanto a escolha quanto a resposta aos agentes sedativos.

Um aspecto chave na sedação de idosos é a farmacocinética e farmacodinâmica alteradas. O metabolismo mais lento e a alteração na distribuição de medicamentos requerem ajustes cuidadosos na dosagem para evitar sobredosagem ou toxicidade. Além disso, a sensibilidade aumentada a sedativos em pacientes idosos significa que doses menores podem ser necessárias para alcançar o efeito desejado.

Os anestesiologistas devem também estar atentos às comorbidades comuns em pacientes geriátricos, como doenças cardiovasculares, renais ou hepáticas, que podem impactar a escolha e administração de sedativos. A presença de múltiplas condições de saúde aumenta o risco de interações medicamentosas, tornando essencial uma revisão detalhada da medicação do paciente antes de proceder com a sedação.

O processo de sedação em idosos requer um monitoramento rigoroso, especialmente porque essa população é mais suscetível a complicações como depressão respiratória e instabilidade hemodinâmica. A monitorização contínua dos sinais vitais e a prontidão para intervenção imediata são essenciais para garantir a segurança do paciente.

Do ponto de vista psicológico, os idosos podem ter ansiedades ou preocupações específicas sobre procedimentos médicos. Portanto, uma comunicação clara, paciência e empatia são cruciais durante a preparação e realização da sedação.

Além disso, o consentimento informado é de suma importância, considerando as potenciais dificuldades cognitivas ou de compreensão que podem acompanhar a idade avançada. Em casos em que a capacidade de decisão do paciente está comprometida, é necessário envolver cuidadores ou representantes legais no processo de consentimento.

Pacientes com comorbidades específicas

A sedação em pacientes com comorbidades cardiovasculares, pulmonares e renais requer uma abordagem meticulosa e personalizada, dada a complexidade e os riscos adicionais associados a estas condições. A escolha e o manejo dos agentes sedativos devem levar em consideração as especificidades de cada comorbidade para garantir a segurança e eficácia do procedimento.

Comorbidades cardiovasculares

Pacientes com doenças cardiovasculares, como insuficiência cardíaca, hipertensão e arritmias, são mais suscetíveis a complicações durante a sedação, incluindo instabilidade hemodinâmica e alterações no ritmo cardíaco. A escolha do agente sedativo deve visar minimizar o impacto cardiovascular, preferindo sedativos com menos efeitos depressores cardíacos. Além disso, é crucial monitorar continuamente a função cardiovascular, incluindo pressão arterial, frequência cardíaca e oximetria, ajustando a sedação conforme necessário para manter a estabilidade hemodinâmica.

Comorbidades pulmonares

Pacientes com doenças pulmonares, como doença pulmonar obstrutiva crônica (DPOC) ou asma, apresentam riscos aumentados de depressão respiratória e hipoxemia durante a sedação. O uso cuidadoso de sedativos que têm menor probabilidade de causar depressão respiratória é preferencial. A monitorização da respiração, incluindo frequência respiratória e capnografia, é essencial. Deve-se estar preparado para fornecer suporte ventilatório se necessário e ajustar a sedação para evitar a depressão respiratória.

Comorbidades renais

Pacientes com insuficiência renal podem ter alterações na farmacocinética dos sedativos, levando a um prolongamento dos seus efeitos. A dose de sedativos metabolizados ou excretados pelos rins deve ser ajustada para evitar acúmulo e toxicidade. Além disso, deve-se ter cautela com a hidratação e o equilíbrio eletrolítico, pois alterações na função renal podem afetar o manejo de fluidos.

Em todos os casos, a comunicação clara com a equipe de cuidados e o paciente é fundamental. Informações detalhadas sobre a história médica e medicações atuais são essenciais para avaliar o risco e planejar adequadamente a sedação. Além disso, deve-se obter um consentimento informado, explicando os riscos adicionais e as medidas de precaução adotadas por causa das comorbidades existentes.

A escolha do agente sedativo e a administração devem ser realizadas por profissionais experientes, com competência para reconhecer e gerenciar as complicações potenciais relacionadas às comorbidades do paciente. A preparação para intervenções emergenciais, incluindo ressuscitação cardiopulmonar e manejo avançado de vias aéreas, é um aspecto crucial na sedação de pacientes com comorbidades significativas.

BIBLIOGRAFIA RECOMENDADA

1. American Society of Anesthesiologists: sedation and analgesia by non-anesthesiologists: an updated report. Anesthesiol. 2002;96:1004-17.
2. American Society of Anesthesiologists. Continuum of depth of sedation: definition of general anesthesia and levels of sedation/analgesia. Disponível em: http://www.asahq.org/quality-and-practice-management/practice-guidance-resource-documents/continuum-of-depth-of-sedation-definition-of-general-anesthesia-and-levels-of-sedation-analgesia.
3. Al-Husinat L, Jouryyeh B, Rawashdeh A, Alenaizat A, Abushehab M, Amir MW, et al. High-flow oxygen therapy in the perioperative setting and procedural sedation: a review of current evidence. J Clin Med. 2023;12(20):6685.
4. Lv LL, Zhang MM. Up-to-date literature review and issues of sedation during digestive endoscopy. Wideochir Inne Tech Maloinwazyjne. 2023;18(3):418-35.
5. Eldawlatly AA, Delvi MB, Ahmad A. Procedural sedation analgesia in the elderly patient. Saudi J Anaesth. 2023;17(4):533-9.
6. Broennle AM, Cohen DE. Pediatric anesthesia and sedation. Curr Opin Pediatr. 1993;5(3):310-4.
7. Melloni C. Anesthesia and sedation outside the operating room: how to prevent risk and maintain good quality. Curr Opin Anaesthesiol. 2007;20(6):513-9.
8. Cornett EM, Novitch MB, Brunk AJ, Davidson KS, Menard BL, Urman RD, et al. New benzodiazepines for sedation. Best Pract Res Clin Anaesthesiol. 2018;32(2):149-64.
9. Anderson JA. Respiratory monitoring for anesthesia and sedation. Anesth Prog. 1987;34(6):228-31.
10. Smith I. Monitored anesthesia care: how much sedation, how much analgesia? J Clin Anesth. 1996;8(3Suppl):76S-80S.
11. Proudfoot J. Analgesia, anesthesia, and conscious sedation. Emerg Med Clin North Am. 1995;13(2):357-79.

12. Choi EJ, Kim CH, Yoon JY, Kim EJ. Ketamine-propofol (ketofol) in procedural sedation: a narrative review. J Dent Anesth Pain Med. 2023;23(3):123-33.
13. Hara T, Ozawa A, Shibutani K, Tsujino K, Miyauchi Y, Kawano T, et al.; Working Group for the Preparation of Practical Guidelines for Safe Sedation, Safety Committee of the Japanese Society of Anesthesiologists. Practical guide for safe sedation. J Anesth. 2023;37(3):340-56.
14. Eslinger MR. The administration of moderate and deep sedation: legal, ethical issues for non-anesthetist RNs. Sedation certification. Disponível em: https://sedationcertification.com/administration-moderate-deep-sedation-legal-ethical-issues-non-anesthetist-rns/
15. Lee J. Prehospital sedation best practices. EMS, 2022. Disponível em: https://www.ems1.com/ems-products/capnography/articles/prehospital-sedation-best-practices-PiQcKkgExMDJ2bjT/

18

Distúrbios hidroeletrolíticos e ácido-básicos: o essencial

Bruno Francisco de Freitas Tonelotto

INTRODUÇÃO

O equilíbrio hidroeletrolítico e ácido-base é fundamental para a homeostase do corpo humano, onde trilhões de células operam em harmonia. A água, essencial para a vida, atua como solvente universal, facilitando o transporte de nutrientes, a eliminação de resíduos e a regulação da temperatura.

Sua distribuição varia nos diferentes compartimentos do corpo, refletindo a especificidade de cada tecido. Os eletrólitos, como sódio, potássio e cálcio, são cruciais para processos como a transmissão nervosa e contração muscular. Estes, juntamente com outros eletrólitos, mantêm os gradientes eletroquímicos vitais. Sistemas como o renal, o respiratório e tampão regulam esse equilíbrio. Desregulações, como acidose ou alcalose, podem ter consequências graves e até mesmo levar à morte.

Este capítulo abordará a complexidade desse sistema, desde a regulação de líquidos até os mecanismos ácido-base.

COMPARTIMENTOS HÍDRICOS

A água, constituindo cerca de 50 a 60% do peso corporal, apresenta distribuição variável (mais abundante em indivíduos magros do que em obesos). O sexo feminino, por possuir maior proporção de tecido adiposo subcutâneo, tem uma proporção menor de água corporal total. Os compartimentos hídricos principais são citados a seguir.

Intracelular

O líquido intracelular (LIC) compõe-se principalmente de água. Em humanos, a maior parte da água está contida dentro das células. Além da água, o LIC também contém íons e moléculas solúveis em água, como proteínas, íons de potássio (K^+), íons de magnésio (Mg^{2+}), fosfatos e açúcares. A entrada e saída de água e solutos no LIC são estritamente controladas pelo organismo para manter um ambiente intracelular ideal. Os mecanismos de transporte, como a bomba de sódio-potássio na membrana celular, são cruciais para essa regulação.

Extracelular

O líquido extracelular (LEC) é composto principalmente de água, como o LIC. No entanto, sua composição iônica é ligeiramente diferente. O LEC contém íons de sódio (Na^+), íons de cloreto (Cl^-), bicarbonato (HCO_3^-) e outros eletrólitos, além de nutrientes, gases dissolvidos, hormônios, proteínas e resíduos metabólicos. Subdivide-se em dois principais compartimentos: o fluido intersticial e o plasma sanguíneo. A regulação adequada do LEC é vital para garantir a homeostase do organismo. Mecanismos de controle, como os sistemas renina--angiotensina-aldosterona e o sistema antidiurético (ADH), são essenciais para ajustar o volume e a composição do LEC conforme as necessidades do corpo.

O conceito de terceiro espaço

Além dos compartimentos intracelular e extracelular, em circunstâncias especiais pode se formar um "terceiro espaço" que corresponde a uma perda interna de água, eletrólitos e proteínas, isotônico com o plasma ou ligeiramente hipotônico, na forma de edema na área traumática ou cirúrgica, derrame pleural, ascite, edema de membros inferiores etc.

Esse sequestro pode corresponder a um acúmulo de vários litros de água, dependendo da fisiopatologia. Esse quadro é provisório, e a água sequestrada retorna para o compartimento intravascular à medida que há resolução do terceiro espaço. Entretanto, a morbidade e a mortalidade aumentam exponencial e proporcionalmente ao número de quilogramas (por acúmulo de líquidos) ganhos.

TROCAS ENTRE OS COMPARTIMENTOS

Os compartimentos hídricos do corpo estão em constante equilíbrio dinâmico, essencial para a manutenção da homeostase. A água e os eletrólitos se movem entre esses compartimentos seguindo leis físicas, mantendo uma composição estável sob condições normais.

As trocas entre o plasma e o espaço intersticial são influenciadas pelo equilíbrio entre a pressão hidrostática e a pressão coloidosmótica nos capilares. No polo arterial, a pressão hidrostática maior promove a filtragem do líquido do intravascular para o interstício, enquanto no polo venular, a diminuição da pressão hidrostática favorece a absorção do líquido intersticial de volta ao intravascular.

No que diz respeito às trocas entre os setores extracelular e intracelular, elas são regidas pelo equilíbrio osmótico. O transporte ativo de íons, como o sódio e o potássio, é crucial aqui. O sódio é predominantemente extracelular, enquanto o potássio é mais concentrado intracelularmente. Em condições de acidose, há troca de íons H^+ por K^+, afetando o equilíbrio ácido-base. Se a célula perde vitalidade, esse transporte ativo é prejudicado, alterando as concentrações de K^+ e Na^+.

O sódio e o cloro são os principais cátion e ânion, respectivamente, do espaço extracelular e o sódio é tão predominante que seu valor no plasma pode ser usado para estimar a osmolaridade extracelular. As proteínas, mais abundantes no intravascular por causa da impermeabilidade da membrana capilar a elas, contribuem para a eletroneutralidade, resultando em menor concentração de outros ânions no plasma em comparação com o interstício. No espaço intracelular, o potássio e o fosfato são os principais cátion e ânion, respectivamente.

BALANÇO HÍDRICO

O peso corporal é um indicador crucial das mudanças na quantidade total de água no corpo, especialmente em ambientes de cuidados intensivos, em que variações de peso refletem alterações no volume de água corporal. Embora as medidas isoladas de peso tenham limitações, monitorar a direção e a magnitude das mudanças é essencial para o diagnóstico e manejo de distúrbios do equilíbrio hidroeletrolítico.

Quando pesagens precisas não são possíveis em decorrência da condição do paciente, utiliza-se a avaliação do balanço hídrico (BH), considerando a entrada e saída de líquidos, incluindo perdas estimadas por evaporação. Essa avaliação pode ser desafiadora por causa da dificuldade de medir com precisão o conteúdo de água em alimentos sólidos, fezes e perdas evaporativas.

No pós-operatório, a tarefa é simplificada, pois a ingestão de água é quase exclusivamente intravenosa e as perdas por evaporação são geralmente inferiores a 1.000 mL por dia em pacientes não febris. Mesmo pacientes febris em ambientes climatizados tendem a perder menos de 2 litros por dia através da pele e pela respiração. Em casos de queimaduras graves, as estimativas das perdas evaporativas podem ser mais desafiadoras.

Embora a pesagem regular e o cálculo do BH forneçam informações importantes sobre mudanças na água corporal total, outras avaliações são necessárias para identificar déficits ou excessos no volume de líquido. O volume plasmático é a única medida de volume disponível clinicamente, mas tem valor limitado. O exame clínico, observando sinais como turgor da pele, olhos encovados e língua seca, é essencial para avaliar anormalidades no volume hídrico. Além disso, a análise da composição das secreções corporais pode fornecer informações valiosas sobre alterações no equilíbrio hidroeletrolítico.

ALTERAÇÕES DO EQUILÍBRIO HÍDRICO E ELETROLÍTICO

Alterações do equilíbrio hídrico

Desidratação

A desidratação ocorre em decorrência da falta de ingestão de água ou excesso de perdas, podendo ser isotônica, hipotônica ou hipertônica, dependendo da tonicidade do espaço extracelular. As causas comuns incluem falta de ingestão, perdas excessivas por suor, poliúria, diarreia, vômitos, aspiração gastrointestinal, íleo adinâmico e fístulas digestivas.

Clinicamente, a desidratação se manifesta por sede, oligúria, perda de peso, secura da língua, olhos encovados, diminuição da elasticidade da pele, hipotensão postural, taquicardia, pulso fraco, confusão, febre e, em casos graves, coma. Alterações laboratoriais incluem aumento na taxa de hemoglobina, hematócrito, proteínas totais, ureia, creatinina no sangue e aumento da densidade urinária e da concentração de ureia na urina.

A gravidade da desidratação é avaliada pela perda de peso corporal e pela intensidade dos sintomas e sinais clínicos, juntamente com alterações laboratoriais. É considerada leve com perda de peso menor que 5%, moderada entre 5 e 8%, e grave com perda maior que 8%. A quantidade de água a ser reposta é estimada pela gravidade da desidratação e ajustada conforme a resposta individual ao tratamento, observando-se o desaparecimento dos sintomas e a normalização dos dados laboratoriais e da diurese. O tipo de desidratação, em termos de tonicidade, determina a qualidade da solução a ser utilizada na reposição hídrica.

Desidratação isotônica

A desidratação isotônica ocorre por causa de perdas não compensadas de líquidos isotônicos, como em casos de vômitos, diarreia, fístulas digestivas, íleo adinâmico, peritonite, grandes cirurgias ou paracentese. Clinicamente, manifesta-se com sintomas de desidratação, principalmente relacionados à redução do volume extracelular, como oligúria e, em situações graves, choque hipovolêmico.

Neste tipo de desidratação, há diminuição exclusiva do espaço extracelular sem afetar significativamente o intracelular. O tratamento envolve a administração de soluções isotônicas para reequilibrar os fluidos corporais.

Desidratação hipotônica

A desidratação hipotônica é causada por insuficiente ingestão de água e sais ou por perda desproporcional de sais em relação à água, como em casos de vômitos crônicos, diarreia, fístulas tratadas com soluções hipotônicas, hipoaldosteronismo primário ou perda de sal em doenças renais. Isso leva à redução do volume e da tonicidade do espaço extracelular. Como resultado, a água se move do espaço extracelular para o intracelular até o equilíbrio osmótico ser alcançado, causando expansão do volume intracelular e retração do extracelular, ambos hipotônicos.

Os sintomas incluem choque hipovolêmico e oligúria em decorrência da redução do espaço extracelular, e sialorreia, diarreia, vômitos decorrentes da expansão do intracelular. Também podem ocorrer astenia, tremores, íleo adinâmico e choque por causa da baixa concentração de sódio e cloro.

O tratamento depende do grau de hipotonicidade do líquido extracelular. Em casos leves de hiponatremia, utiliza-se solução isotônica; em casos graves, com sódio plasmático abaixo de 120 mEq/L e sintomas clínicos significativos, inicia-se com solução hipertônica de NaCl (5 ou 3%), seguida de solução salina isotônica para completar a correção da desidratação.

Desidratação hipertônica

A desidratação hipertônica geralmente ocorre em decorrência da perda de líquido hipotônico por meio de sudorese intensa, respiração pulmonar, diabete insípido, diurese osmótica por hiperglicemia, ou insuficiente ingestão de líquidos durante nutrição enteral ou parenteral. Isso aumenta a tonicidade do espaço extracelular, levando à transferência de água do intracelular para o extracelular, diminuindo o volume e aumentando a tonicidade do intracelular, um processo também conhecido como dessecação.

Os sintomas incluem sede intensa, oligúria acentuada, febre, agitação psicomotora, confusão mental e, em casos graves, coma. O tratamento envolve a redução da ingestão de sais e a infusão de solução hipotônica (como glicose a 5%) até que a tonicidade seja normalizada, seguida, se necessário, de solução isotônica. A quantidade de água administrada visa restaurar o estado hídrico normal, avaliado pelo desaparecimento dos sintomas de desidratação e pela normalização do volume urinário. A suplementação de potássio é recomendada após uma diurese mínima de 800 mL e com densidade urinária igual ou superior a 1.018.

Super-hidratação

A super-hidratação ocorre principalmente por causa da insuficiente eliminação de água, já que um rim normal pode eliminar o excesso de água ingerida. Ela se manifesta com aumento da volemia e diluição do plasma, reduzindo as taxas de hemácias, hemoglobina, hematócrito e proteínas totais no plasma.

A super-hidratação isotônica, comum em condições cardíacas, renais e hepáticas, aumenta o líquido extracelular isotônico, causando sintomas como edema, derrame pleural, ascite, dispneia e oligúria. O tratamento inclui restrições dietéticas, diuréticos, cardiotônicos e, em casos graves, diálise.

A super-hidratação hipotônica, ou intoxicação hídrica, resulta da ingestão excessiva de água, especialmente em pacientes com doenças crônicas. Isso leva à expansão e diluição do espaço extracelular e intracelular, causando náuseas, vômitos, astenia, queda do volume urinário, edema cerebral, convulsões e coma. O tratamento envolve restrição hídrica, reposição cuidadosa de sódio, uso de diuréticos osmóticos e administração lenta de glicose hipertônica. É importante evitar a sobrecarga na reposição de sódio e permitir que a perda insensível de água e a diurese restabeleçam gradualmente a normalidade.

Alterações do equilíbrio eletrolítico

Alterações do sódio

Hiponatremia

A hiponatremia pode surgir de várias causas, incluindo ingestão insuficiente de sódio, perdas renais e extrarrenais excessivas (como poliúria e diarreia crônica), uso de diuréticos, insuficiência adrenal e nefropatias. A hiponatremia dilucional ocorre em decorrência da sobrecarga hídrica, frequentemente causada por terapia inadequada, como a reposição de sódio perdido apenas com soluções glicosadas ou hipotônicas. Essa condição também é comum em insuficiência cardíaca congestiva, cirrose hepática, doenças renais e secreção inadequada do hormônio antidiurético.

A hiponatremia é considerada grave quando a concentração de sódio plasmático é igual ou inferior a 120 mEq/L, apresentando sintomas como astenia, oligúria, confusão mental, alterações de personalidade, taquicardia, tendência a choque circulatório, delírio e coma. O tratamento varia conforme o tipo de hiponatremia: na hiponatremia absoluta (depleção de sódio), administra-se sódio para manutenção e reparação do déficit existente. Na hiponatremia dilucional (intoxicação hídrica), o foco é eliminar o excesso de água, geralmente com diuréticos osmóticos, e repor sódio apenas em casos com concentrações muito baixas de sódio plasmático, observando-se cuidadosamente os sinais de insuficiência cardíaca.

$$\text{Variação de Na a cada 1 L de soro infundido} = \frac{\text{Na do soro} - \text{Na do paciente}}{\text{água corporal} + 1}$$

Na da salina 3% = 513 mEq/L
Água corporal no homem = 0,6 × peso
Água corporal na mulher = 0,5 × peso
Água corporal no idoso = 0,45 × peso
Água corporal na criança = 0,6 × peso

$$\text{Volume de salina 3\%} = \frac{\text{Variação desejada de Na}}{\text{Resultado da fórmula}}$$

FIGURA 1 Fórmula de Adrogué, um dos exemplos de reposição de sódio com salina.

Hipernatremia

A hipernatremia, menos comum que a hiponatremia, ocorre em decorrência da perda desproporcional de água em relação ao sódio, como em casos de diabetes insípido, *diabetes mellitus*, febre, insolação, hiperventilação, ingestão hídrica insuficiente (por náuseas, vômitos ou incapacidade física) ou administração excessiva de solutos em pacientes renais. É considerada grave quando o nível de sódio atinge 160 mEq/L.

Os sintomas incluem sede, oligúria, mucosas secas, febre, taquipneia e alterações neurológicas variadas, como tremor, hiper-reflexia, confusão mental, alucinações e coma agitado. O tratamento envolve cuidar da doença de base, restringir temporariamente a entrada de sódio e repor a água com solução glicosada 5%, administrando metade do volume nas primeiras 8-12 horas. A reposição rápida pode levar a complicações como edema cerebral.

Alterações do cloro

Hipocloremia

A hipocloremia absoluta, ou depleção de cloro, ocorre em decorrência da ingestão insuficiente de cloro (geralmente em dietas com baixo teor de sal) ou da eliminação excessiva por meio de poliúria, vômitos ou aspiração gástrica. A perda de cloro por vômitos ou aspiração pode levar à alcalose metabólica decorrente da perda simultânea de H^+. A hipocloremia dilucional, ou intoxicação hídrica, acontece pela administração excessiva de água em pacientes com anúria ou oligúria, diluindo a concentração de cloro sem alterar sua quantidade total.

É considerada grave quando a concentração de cloro no plasma cai abaixo de 80 mEq/L.

Clinicamente, a deficiência de cloro se manifesta por redução do tônus muscular liso, especialmente no intestino e nos vasos sanguíneos, levando a íleo adinâmico e, eventualmente, hipotensão arterial. O tratamento para a depleção de cloro é semelhante ao da depleção de sódio, envolvendo manutenção e reparação baseadas no volume extracelular. Para a hipocloremia de diluição, o foco é tratar a intoxicação hídrica, principalmente eliminando o excesso de água.

Hipercloremia

A hipercloremia, que tem causas semelhantes à hipernatremia, ocorre em decorrência da perda excessiva de água ou da ingestão exagerada de sais, especialmente em pacientes renais ou em situações de estresse, como no pós-operatório imediato. Os sintomas clínicos incluem sede, oligúria, contrações musculares, tremores, confusão mental, estupor e, geralmente, febre moderada. É considerada grave quando a concentração de cloro no plasma excede 125 mEq/L.

O tratamento para a hipercloremia envolve a redução da ingestão de cloro e a diluição do cloro no compartimento extracelular, geralmente por meio da infusão de solução glicosada a 5%. Essa infusão não deve ser feita rapidamente para evitar o risco de edema cerebral.

Alterações do potássio

Hipocalemia

A hipopotassemia é causada por ingestão insuficiente de potássio, frequentemente decorrente de hidratação parenteral inadequada, ou por perdas excessivas por meio de poliúria, diarreia, fístulas digestivas, doença de Cushing, síndrome de Crohn, ou desvios iônicos como alcalose. Afeta principalmente a fibra muscular, levando a hipotonia muscular, astenia, fraqueza, parestesias, paralisias, íleo adinâmico, irritabilidade, letargia e arritmias cardíacas. Alterações eletrocardiográficas incluem prolongamento e depressão do espaço QT e diminuição da amplitude da onda T.

A hipopotassemia é classificada como leve (3,5 a 3 mEq/L), moderada (3 a 2,5 mEq/L) ou grave (abaixo de 2,5 mEq/L). O tratamento envolve a administração de potássio, seja oralmente ou por via endovenosa, com atenção especial à distribuição desigual do potássio entre os espaços intracelular e extracelular. A administração deve ser lenta e cuidadosa para evitar concentrações excessivas no sangue, com recomendações de não exceder 0,5 mEq/minuto, 40 mEq/hora ou 100 mEq/dia. Pacientes com hipopotassemia são mais propensos a arritmias cardíacas, especialmente durante a digitalização, e podem necessitar de tratamento intensivo.

A fórmula para a reposição de potássio (K^+) depende do nível sérico de potássio do paciente e do seu peso corporal. Uma fórmula comum usada para calcular a dose de reposição de potássio é a seguinte:

$$\text{Déficit de } K^+ = (4 - K^+ \text{ sérico atual}) \times \text{peso corporal (kg)} \times 0{,}2$$

Em que:

- 4 mEq/L é considerado o nível normal de potássio sérico.
- K^+ sérico atual é o nível atual de potássio no sangue do paciente.
- Peso corporal é o peso do paciente em quilogramas.
- 0,2 é o fator que representa a distribuição de potássio no corpo (20% do peso corporal).

Hipercalemia

A hipercalemia é frequentemente causada por insuficiência renal, mas também pode ser agravada por doença de Addison, desvios iônicos em acidose, transfusões, hemólise, lesões por esmagamento, grandes queimaduras, traumatismos severos e outras condições que degradam proteínas, especialmente se a função renal estiver comprometida. As manifestações clínicas, que surgem tardiamente, incluem parestesias, paralisia flácida e arritmias cardíacas, com

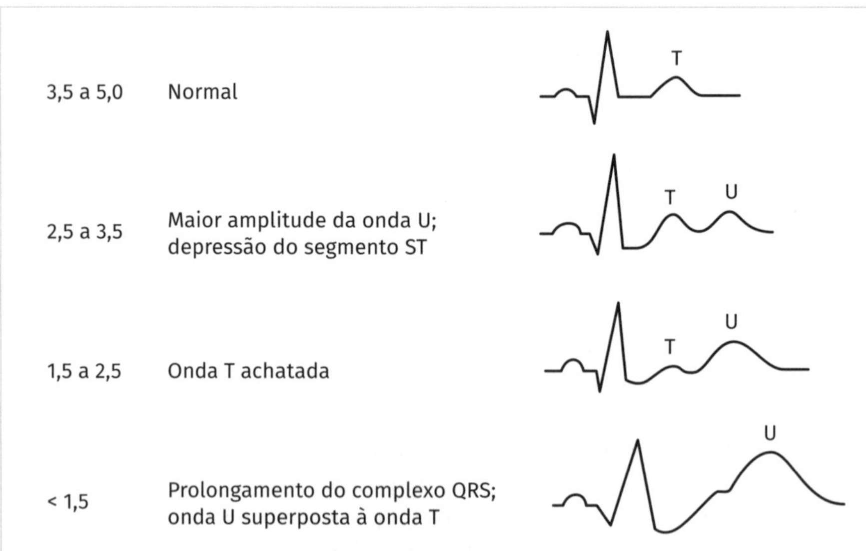

FIGURA 2 Concentrações de potássio e alterações hidroeletrolíticas.

o risco mais grave sendo a parada cardíaca súbita. Eletrocardiograficamente, observam-se ondas T elevadas e pontiagudas, prolongamento dos intervalos PR e QRS, e ondas S profundas.

A hipercalemia é classificada como leve (4,5 a 5 mEq/L), moderada (5 a 6 mEq/L), grave (6 a 7 mEq/L) e muito grave acima de 7 mEq/L, exigindo tratamento urgente. Embora a diálise seja o tratamento preferencial, outras medidas terapêuticas podem ser adotadas quando a diálise não é viável, como por exemplo:

- Ação antagônica do cálcio: o cálcio pode ser administrado lentamente por via venosa na forma de cloreto ou gluconato de cálcio 10%, na dose de 10 mL, para neutralizar a ação do K^+ sobre o músculo cardíaco.
- Bicarbonato de sódio: pode ser administrado nos pacientes com acidose metabólica para favorecer a entrada do K^+ para o espaço intracelular e reduzir a ação do K^+ no músculo cardíaco.
- Redistribuição do potássio: a administração de solução polarizante (glicose e insulina) sem K^+ favorece a redistribuição do K^+, forçando a migração do íon do compartimento extracelular para o intracelular.
- Extração do K^+ das secreções intestinais: resinas de trocas iônicas (Na^+ ou Ca^{++} por K^+) por via oral ou, preferencialmente, por via retal na forma de enema de retenção retiram K^+ a partir de secreções digestivas.
- Extração do K^+ do líquido extracelular: diálise peritoneal.

A administração de insulina e glicose é uma estratégia comum para reduzir rapidamente os níveis elevados de potássio no sangue (hipercalemia). Este método funciona ao estimular a entrada de potássio nas células, diminuindo assim a concentração de potássio no plasma. Segue um guia geral sobre como realizar essa administração.

1. Preparação da dose

- Insulina regular: uma dose comum é de 10 unidades de insulina regular.
- Glicose: para prevenir a hipoglicemia induzida pela insulina, administrar glicose junto com a insulina. A quantidade de glicose varia, mas frequentemente utilizam-se 25 a 50 gramas de glicose. Isso pode ser fornecido como 50 mL de uma solução de glicose a 5%.

2. Administração

- Administrar a insulina e a glicose por via intravenosa. A insulina regular é geralmente administrada como uma injeção intravenosa única.
- A glicose pode ser administrada simultaneamente para evitar a hipoglicemia.

3. Considerações adicionais

- Este tratamento move o potássio para dentro das células, mas não remove o potássio do corpo. Portanto, pode ser necessário tratamento adicional para remover o potássio, como diálise ou resinas de troca iônica.
- Em pacientes com diabetes ou insuficiência renal, a dosagem e o monitoramento podem precisar de ajustes específicos.

Alterações do cálcio

As alterações nos níveis de cálcio no corpo humano podem ter várias causas e consequências e são classificadas principalmente como hipocalcemia (baixos níveis de cálcio) e hipercalcemia (altos níveis de cálcio).

Hipocalcemia

A hipocalcemia ocorre quando os níveis de cálcio no sangue estão abaixo do normal. Sintomas da hipocalcemia incluem cãibras musculares, formigamento nos dedos das mãos e dos pés, convulsões, arritmias cardíacas e, em casos graves, espasmo laríngeo e tetania. As causas podem incluir:

- Deficiência de vitamina D: essencial para a absorção de cálcio no intestino.
- Doenças renais: podem reduzir a conversão da vitamina D em sua forma ativa.
- Hipoparatireoidismo: a redução da atividade das glândulas paratireoides diminui a produção de hormônio paratireoide, essencial para a regulação do cálcio.
- Alimentação deficiente: baixa ingestão de cálcio.
- Certos medicamentos: como diuréticos e alguns tipos de medicamentos para tratamento de câncer.

Hipercalcemia

A hipercalcemia é caracterizada por níveis elevados de cálcio no sangue. Os sintomas da hipercalcemia incluem sede excessiva, micção frequente, náuseas, vômitos, constipação, fraqueza muscular, confusão mental, letargia e, em casos graves, coma. Pode ser causada por:

- Hiperparatireoidismo: aumento da atividade das glândulas paratireoides.
- Câncer: alguns tipos de câncer, especialmente os de pulmão, mama e mieloma múltiplo, podem aumentar os níveis de cálcio.

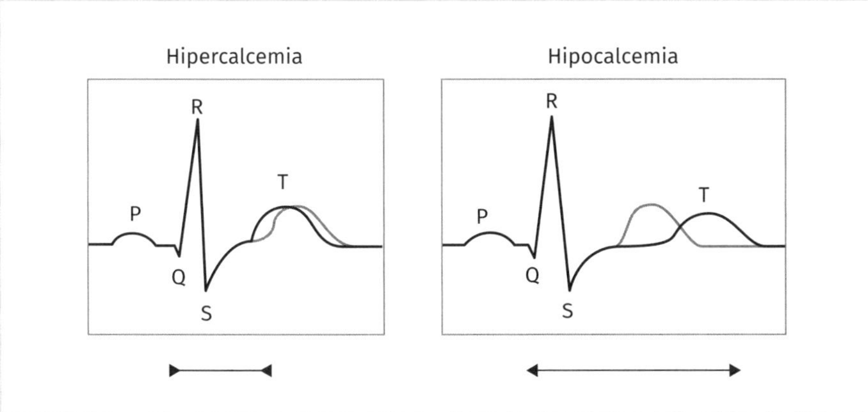

FIGURA 3 Distúrbios do cálcio e alterações eletrocardiográficas.

- Sarcoidose e outras doenças granulomatosas: podem aumentar a produção de vitamina D.
- Uso excessivo de suplementos de cálcio e vitamina D.

Tratamento de distúrbios do cálcio

O tratamento das alterações do cálcio depende da causa subjacente. Na hipocalcemia, pode incluir suplementação de cálcio e vitamina D. Na hipercalcemia, o tratamento pode envolver hidratação, medicamentos para diminuir os níveis de cálcio no sangue e abordagem das causas subjacentes, como o tratamento do hiperparatireoidismo ou do câncer.

A reposição de cálcio é uma intervenção médica utilizada para tratar ou prevenir baixos níveis de cálcio no sangue, uma condição conhecida como hipocalcemia. Esta reposição pode ser necessária em diversas situações, como deficiências dietéticas, certas condições médicas ou como parte de um tratamento para doenças específicas.

A formulação e a dosagem para a administração intravenosa de cálcio dependem de vários fatores, incluindo a gravidade da hipocalcemia, o estado clínico do paciente e a presença de outras condições médicas. Aqui está um guia geral sobre como a reposição de cálcio intravenoso é comumente realizada.

1. Tipos de preparações de cálcio para uso intravenoso

- Gluconato de cálcio: menos irritante para as veias do que o cloreto de cálcio. Cada 10 mL de gluconato de cálcio a 10% contém cerca de 93 mg de cálcio elementar.

- Cloreto de cálcio: mais concentrado, com cada 10 mL de cloreto de cálcio a 10% contendo cerca de 273 mg de cálcio elementar. Deve ser usado com cautela, pois é mais irritante para as veias.

2. Cálculo da dose

- A dose específica de cálcio intravenoso depende da concentração de cálcio no sangue do paciente e do peso corporal.
- Um exemplo de cálculo pode ser: Dose de cálcio = (Nível desejado de cálcio – Nível atual de cálcio) × Peso corporal × Fator de distribuição
- O fator de distribuição para o cálcio é frequentemente considerado como 0,5 mmol/kg.

3. Administração

- O cálcio deve ser administrado lentamente, geralmente ao longo de 10 a 20 minutos, para evitar complicações como bradicardia.
- A monitorização cardíaca é recomendada durante a administração intravenosa de cálcio, especialmente em pacientes com risco de doença cardíaca.

EQUILÍBRIO ÁCIDO-BÁSICO

O equilíbrio ácido-básico é um componente crucial da fisiologia humana, essencial para a manutenção de várias funções corporais. Este equilíbrio envolve a regulação dos níveis de hidrogênio no corpo, que afeta diretamente o pH do sangue e outros fluidos corporais. Normalmente, o pH do sangue humano é mantido entre 7,35 e 7,45. Valores abaixo de 7,35 indicam uma condição de acidose, que é um excesso de ácido, enquanto valores acima de 7,45 indicam alcalose, ou seja, um excesso de base.

A regulação do equilíbrio ácido-básico é realizada principalmente pelo sistema respiratório e pelos rins. O sistema respiratório pode ajustar rapidamente o pH alterando a taxa e a profundidade da respiração. Por exemplo, uma respiração mais rápida pode reduzir a acidez ao exalar mais dióxido de carbono. Por outro lado, os rins regulam o equilíbrio ácido-básico de forma mais lenta, mas eficaz, excretando íons de hidrogênio e reabsorvendo bicarbonato.

Existem vários distúrbios que podem afetar este equilíbrio. A acidose metabólica, por exemplo, é caracterizada por um pH baixo e níveis reduzidos de bicarbonato, podendo ser causada por um aumento na produção de ácidos ou perda de bicarbonato. A alcalose metabólica ocorre quando há aumento no bicarbonato ou perda excessiva de ácidos. Já a acidose respiratória resulta de uma eliminação insuficiente de CO_2 pelos pulmões, enquanto a alcalose respiratória é causada por hiperventilação, que leva à perda excessiva de CO_2.

O corpo tenta compensar esses distúrbios. Por exemplo, em resposta à acidose metabólica, o sistema respiratório pode aumentar a ventilação para eliminar mais CO_2 e aumentar o pH. Em casos de alcalose respiratória, os rins podem ajustar a excreção de ácido e a reabsorção de bicarbonato.

O equilíbrio ácido-básico é vital para muitas funções do corpo, incluindo atividade enzimática, distribuição de eletrólitos e funções musculares e nervosas. Distúrbios neste equilíbrio podem indicar várias condições médicas e exigem avaliação e tratamento apropriados. O diagnóstico geralmente envolve a análise de gases sanguíneos arteriais e eletrólitos séricos, e o tratamento depende da causa subjacente, podendo incluir terapias para corrigir desequilíbrios respiratórios, reposição de fluidos e eletrólitos e, em casos graves, diálise. Este equilíbrio é, portanto, um aspecto complexo e vital da fisiologia humana, crucial para a prática médica e para a compreensão de muitas doenças e condições.

Avaliando a gasometria arterial

A avaliação da gasometria arterial é um processo crucial no diagnóstico e manejo de várias condições médicas, especialmente aquelas que afetam o equilíbrio ácido-básico e a função respiratória. Aqui estão os passos básicos para avaliar uma gasometria arterial:

1. Verificar o pH: o pH normal do sangue arterial varia de 7,35 a 7,45. Valores abaixo de 7,35 indicam acidose, enquanto valores acima de 7,45 indicam alcalose.
2. Avaliar o dióxido de carbono ($PaCO_2$): a $PaCO_2$ normal varia de 35 a 45 mmHg. Valores elevados sugerem acidose respiratória (retenção de CO_2), enquanto valores baixos indicam alcalose respiratória (perda excessiva de CO_2).
3. Analisar o bicarbonato (HCO_3^-): os níveis normais de bicarbonato variam de 22 a 26 mEq/L. Níveis elevados podem indicar alcalose metabólica, enquanto níveis baixos podem sugerir acidose metabólica.
4. Avaliar a pressão de oxigênio (PaO_2): a PaO_2 normal varia de 75 a 100 mmHg. Valores abaixo do normal podem indicar hipoxemia.
5. Calcular o excesso de base (*base excess*): o excesso de base indica o grau de desvio do equilíbrio ácido-básico. Valores negativos indicam acidose metabólica, enquanto valores positivos indicam alcalose metabólica.
6. Determinar a causa primária: com base nos valores de pH, $PaCO_2$ e HCO_3^-, determinar se a condição primária é acidose ou alcalose, e se é de origem respiratória ou metabólica. Por exemplo, acidose metabólica é indicada por

baixo pH e baixo HCO_3^-, enquanto alcalose respiratória é indicada por alto pH e baixo $PaCO_2$.

7. Verificar a compensação: determinar se há compensação adequada para o distúrbio ácido-básico. Por exemplo, em acidose metabólica, o corpo pode tentar compensar com hiperventilação (baixa $PaCO_2$). A compensação nunca normaliza completamente o pH, mas pode aproximá-lo do normal.
8. Considerar outros eletrólitos e parâmetros: avaliar outros eletrólitos, como sódio, potássio e cloro, e outros parâmetros, como saturação de oxigênio e lactato, para uma compreensão mais completa do estado do paciente.
9. Contexto clínico: sempre interpretar os resultados da gasometria arterial no contexto clínico do paciente, incluindo história médica, sintomas e outros exames.
10. Consultar tabelas ou calculadoras: para auxiliar na interpretação, você pode usar tabelas de referência ou calculadoras de gasometria arterial, que ajudam a determinar a natureza e a gravidade do distúrbio ácido-básico.

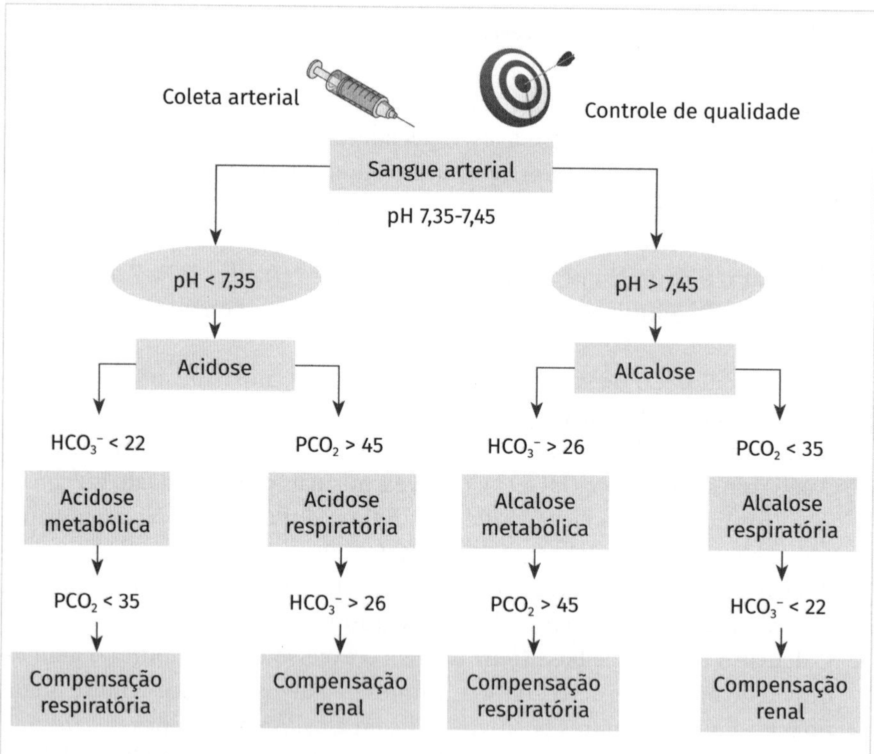

FIGURA 4 Distúrbios ácido-básicos.

Modificado de: Rego et al., 2020.

Lembre-se, a interpretação de uma gasometria arterial pode ser complexa e deve ser feita por profissionais de saúde treinados, levando em consideração todas as informações clínicas disponíveis.

Repondo o bicarbonato de sódio

A reposição de bicarbonato em pacientes com acidose metabólica pode ser calculada usando uma fórmula simples. É importante lembrar que a decisão de administrar bicarbonato e a quantidade a ser administrada devem ser baseadas em uma avaliação clínica cuidadosa, incluindo a gravidade da acidose, a causa subjacente e os níveis de bicarbonato sérico do paciente.

A fórmula básica para calcular a dose de bicarbonato de sódio necessária é:

$$\text{Dose de bicarbonato (em mEq)} = \text{Déficit de bicarbonato} \times \text{peso corporal (em kg)} \times 0{,}5$$

Em que:

- Déficit de bicarbonato é a diferença entre o nível normal de bicarbonato (geralmente considerado como 24 mEq/L) e o nível atual do paciente.
- Peso corporal é o peso do paciente em quilogramas.
- O fator **0,5** representa o espaço de distribuição do bicarbonato no corpo (aproximadamente 50% do peso corporal).

Por exemplo, se um paciente de 70 kg tem um nível de bicarbonato sérico de 15 mEq/L, o cálculo seria:

$$\text{Déficit de bicarbonato} = 24\ \text{mEq/L} - 15\ \text{mEq/L} = 9\ \text{mEq/L}$$

$$\text{Dose de bicarbonato} = 9\ \text{mEq/L} \times 70\ \text{kg} \times 0{,}5 = 315\ \text{mEq}$$

$$\text{Dose de bicarbonato} = 9\ \text{mEq/L} \times 70\ \text{kg} \times 0{,}5 = 315\ \text{mEq}$$

Esta fórmula fornece uma estimativa da quantidade total de bicarbonato necessária para corrigir a acidose. No entanto, é importante administrar essa quantidade gradualmente e monitorar o paciente cuidadosamente, pois a administração rápida de bicarbonato pode levar a complicações, como alcalose metabólica, hipernatremia e sobrecarga de volume.

Além disso, a causa subjacente da acidose deve ser tratada simultaneamente. Em situações de emergência ou em casos de acidose metabólica grave, a administração de bicarbonato pode ser necessária, mas deve ser feita sob estrita supervisão.

BIBLIOGRAFIA RECOMENDADA

1. Rotellar E. ABC dos transtornos eletrolíticos. Trad. Ramos AV. Rio de Janeiro: Atheneu; 1968.
2. American College of Surgeons. Assistência cirúrgica intensiva: Comitê de cuidados pré e pós-operatórios. Rio de Janeiro: Interamericana; 1979.
3. Evora PRB. Tópicos em terapia intensiva. Associação dos Médicos Residentes de Ribeirão Preto e Centro Acadêmico Rocha Lima da Faculdade de Medicina de Ribeirão Preto USP, Ribeirão Preto, 1978.
4. Ferreira EAB. Equilíbrio hidroeletrolítico e cirurgia. In: Barbosa H. Controle clínico do paciente cirúrgico, 6ª ed. São Paulo: Atheneu; 1992. p. 113-24.
5. Freire ECS. Equilíbrio hidroeletrolítico em cirurgia. In: Vieira OM, Chaves CP, Manso JEF, Eulálio JMR. Clínica cirúrgica. Fundamentos teóricos e práticos. São Paulo: Atheneu; 2000.
6. Moore FD. Resposta metabólica à lesão. In: Colégio Americano de Cirurgiões. Manual de cuidados pré e pós-operatórios. Rio de Janeiro: Guanabara Koogan; 1969.
7. Brensilver JM, Goldberger E. Introdução às síndromes de equilíbrio hídrico, eletrolítico e ácido básico, 8ª ed. Artes Médicas: Porto Alegre; 1997.
8. Gędek A, Materna M, Majewski P, Antosik AZ, Dominiak M. Electrolyte disturbances related to sodium and potassium and electroconvulsive therapy: a systematic review. J Clin Med. 2023;12(20):6677.
9. Dilmen E, Orhon I, Jansen J, Hoenderop JGJ. Advancements in kidney organoids and tubuloids to study (dys)function. Trends Cell Biol. 2023:S0962-8924(23)00197-6.
10. Wynne Z, Falat C. Disorders of calcium and magnesium. Emerg Med Clin North Am. 2023;41(4):833-48.
11. Fravel MA, Meaney CJ, Noureddine L. Management of hyperkalemia in patients with chronic kidney disease using renin angiotensin aldosterone system inhibitors. Curr Hypertens Rep. 2023;25(11):395-404.
12. Sampani E, Theodorakopoulou M, Iatridi F, Sarafidis P. Hyperkalemia in chronic kidney disease: a focus on potassium lowering pharmacotherapy. Expert Opin Pharmacother. 2023;24(16):1775-89.
13. Saillant A, Try M, Laparra A, Lecoq AL, Zaidan M. Principaux troubles hydro-électrolytiques chez le patient de cancérologie [Electrolyte disorders in oncological patients]. Bull Cancer. 2023:S0007-4551(23)00209-6.
14. Rego FGM, et al. Caracterização dos distúrbios da regulação: uma abordagem didática e intuitiva. Revista Brasileira de Análises Clínicas, 2020.

19

Ressuscitação cardiopulmonar intraoperatória

Rafael Romaro Schaustz

A parada cardiorrespiratória (PCR) é a emergência médica mais crítica que o anestesista pode enfrentar durante sua prática. O suporte avançado de vida efetivo deve ser aplicado o mais rapidamente possível para maximizar a chance de sobrevivência do paciente e minimizar o seu dano neurológico hipoxêmico.

Desde 2000, o International Liaison Committee On Resuscitation (ILCOR) trabalha em conjunto com a American Heart Association (AHA), o European Resuscitation Council (ERC) e o Resuscitation Council of Asia (RCA) disponibilizando para a classe médica algoritmos provenientes de estudos clínicos randomizados sobre o manejo de situações de crise que levam à PCR e também algoritmos para a realização da ressuscitação cardiopulmonar (RCP) em si, como o *Basic Life Support* (BLS) e o *Advanced Cardiac Life Support* (ACLS).

Este capítulo é baseado principalmente nas recomendações e algoritmos criados por estas instituições em 2015, incluindo as modificações preconizadas para o período perioperatório e manejo anestésico da PCR intra-hospitalar, não abordando o BLS, que se designa ao ambiente extra-hospitalar.

EPIDEMIOLOGIA

Dados americanos mostram que a PCR perioperatória é um evento raro, sendo a incidência de 6 a cada 10.000 anestesias, sendo elas primariamente relacionadas à anestesia ou nas quais a anestesia foi um fator contribuinte.

No Brasil, a incidência estimada é de 13 a cada 10.000 anestesias, com letalidade em torno de 30%. Número expressivamente menor do que há 30 anos, quando se documentava 39 a cada 10.000 anestesias.

No ambiente extra-hospitalar a principal causa de PCR súbita é cardiovascular, como infarto agudo do miocárdio, arritmias malignas e acidente vascular cerebral. No entanto, essas não são as principais causas quando relacionadas ao período perioperatório, sendo elas hipoxemia e colapso circulatório decorrente de hipovolemia aguda.

IDENTIFICANDO A PARADA CARDIORRESPIRATÓRIA

O reconhecimento da PCR deve ser realizado imediatamente pelo anestesista responsável pelo paciente. Durante a anestesia essa tarefa pode ser um desafio, visto que muitas vezes o paciente está sob sedação ou anestesia geral com ventilação mecânica controlada, com campos cirúrgicos sobre a maior parte da área corporal. Dessa forma, o reconhecimento da PCR por meio da responsividade ao chamado, padrão respiratório e avaliação do pulso carotídeo pode se tornar difícil.

Além disso, alterações como queimaduras, anasarca, hipotermia e vasculopatia podem impedir o funcionamento adequado dos monitores não invasivos, diminuindo o valor preditivo positivo dos alarmes. Dessa forma, é imprescindível checar se os equipamentos estão todos conectados e em perfeito funcionamento previamente à realização da anestesia.

Nesse cenário, podemos utilizar outras ferramentas para diagnóstico da PCR:

- Ausência de pulso carotídeo ≥ 10 segundos.
- Eletrocardiograma com ritmo cardíaco compatível com a ausência de pulso, isto é, taquicardia ventricular (TV), fibrilação ventricular (FV), assistolia, bradicardia severa e/ou atividade elétrica sem pulso (AESP).
- Perda do traçado de pletismografia (SpO_2).
- Perda do traçado da pressão arterial invasiva (PAI) caso em uso.
- Ausência ou queda abrupta da curva de CO_2 expirado ($etCO_2 < 15$ mmHg), caso paciente sob ventilação mecânica. Este pode ser o indicador mais confiável para identificação de colapso circulatório ou parada cardíaca.

Os ritmos iniciais ao monitor mais comuns foram bradicardia (23%), assistolia (22%), taquiarritmias (14%) e ritmo sinusal (7%).

CAUSAS

Os diagnósticos diferenciais que podem causar PCR perioperatória se apresentam de forma mais específica, visto que algumas alterações são causadas pelo ato anestésico-cirúrgico em si.

Existem três grandes grupos em que podemos dividir os diagnósticos diferenciais de PCR intraoperatória: anestésica, cardiovascular e respiratória.

Anestésica

- Superdosagem de anestésicos venosos (opioides e hipnóticos) ou inalatórios.
- Administração equivocada de fármacos (tipo, via ou dose).
- Bloqueio de neuroeixo "alto" causando bloqueio das fibras cardioaceleradoras de T1 a T4 e simpatectomia completa.
- Intoxicação por anestésicos locais (IAL): principalmente por bupivacaína.
- Hipertermia maligna: uso de succinilcolina ou anestésicos inalatórios em pacientes geneticamente suscetíveis.

Cardiovascular

- Choque hipovolêmico, hemorrágico e anafilático.
- Arritmias, incluindo síndrome do QT longo (*torsades de pointes*) e falha de funcionamento do marca-passo.
- Infarto agudo do miocárdio.
- Aumento da pressão intra-abdominal, principalmente durante insuflação do pneumoperitônio em cirurgias videolaparoscópicas.
- Hipervagal, causada por estímulo cirúrgico, reflexo oculocardíaco ou bloqueio de neuroeixo.
- Manobras cirúrgicas associadas a redução do débito cardíaco: Pringle, *clamp* de veia cava, *clamp* de artéria pulmonar, entrada ou saída de circulação extracorpórea.
- Embolias: gasosa, gordurosa e amniótica.
- Tromboembolismo pulmonar (TEP).

Respiratória

- Hipoxemia: dificuldade de intubação ou ventilação, desconexão do circuito respiratório, rolha por secreção ou extubação acidental.
- Laringoespasmo e broncoespasmo agudo.
- Auto-PEEP, principalmente em paciente com doença pulmonar obstrutiva crônica (DPOC).
- Pneumotórax hipertensivo, causado por punção venosa central, intubação orotraqueal, bloqueio de plexo braquial, barotrauma ou cirúrgico.
- Edema agudo de pulmão.
- Hipertensão arterial pulmonar grave.
- Manobra de recrutamento pulmonar.

As causas reversíveis podem ser divididas em 8 Hs e 8 Ts como regra mnemônica e são apresentadas na Tabela 1.

TABELA 1 Causas reversíveis de parada cardiorrespiratória perioperatória: 8 Hs e 8 Ts

Hipóxia	Trombose coronariana
Hipovolemia	TEP (trombo/gás/gordura)
Hiper ou hipocalemia	Tensão torácica (pneumotórax)
H+ (acidose)	Tensão pulmonar (auto-PEEP)
Hipotermia	Toxinas (anafilaxia, IAL, opioides)
Hipoglicemia	QT longo (*torsades de pointes*)
Hipervagal	Trauma (hemorragia)
Hipertermia maligna	Tamponamento cardíaco

IAL: intoxicação por anestésicos locais; TEP: tromboembolismo pulmonar.

RESSUSCITAÇÃO CARDIOPULMONAR

A RCP possui como objetivo o retorno à circulação espontânea (RCE), sendo o ACLS, incluindo instalação de via aérea avançada, obtenção de acesso venoso, uso de fármacos e desfibrilador, o principal meio para tal, como demonstrado na Figura 1.

Determinada a PCR perioperatória, as medidas iniciais são:

- Chamar ajuda e comunicar o cirurgião.
- Solicitar o desfibrilador. Lembrar de chocar imediatamente TV sem pulso e FV – 120 a 200 joules em bifásico.
- Suspender a cirurgia e anestesia se possível.
- Iniciar compressões torácicas (CT) de 100-120/minuto com 5 a 6 cm de profundidade.
- Estabelecer via aérea avançada com tubo endotraqueal ou dispositivo supraglótico, evitando comprometer a eficácia das CT.
- Usar FiO_2 100% em alto fluxo, FR de 10/minuto e Vt 8 mL/kg. Evitar hiperventilação.
- Reposição volêmica aberta em acesso venoso calibroso.
- Normotermia deve ser mantida.
- Avaliar ecocardiograma (ETT ou ETE, se intubado) e *point of care ultrasound* (POCUS) para diagnósticos diferenciais e tratamento direcionado.

- Avaliar o padrão do QRS se PCR em AESP, visto que um QRS estreito se relaciona a causas mecânicas (tamponamento, TEP, pneumotórax) e um QRS largo se relaciona a causas metabólicas (hipercalemia, acidose).

Em relação aos parâmetros de qualidade da RCP durante a anestesia, a meta deve ser manter a $EtCO_2 > 20$ mmHg e a pressão arterial diastólica > 40 mmHg, em decorrência das maiores taxas de RCE. Além disso, é sabido que a inabilidade de manter níveis de $EtCO_2 > 10$ mmHg por mais de 20 minutos está relacionada com insucesso da RCP.

PCR na gestante

Caso a PCR seja em paciente gestante deve ser realizado o deslocamento uterino manual para a esquerda de imediato, visando aumentar o retorno venoso e o débito cardíaco.

Além disso, a equipe de obstetrícia responsável deve ser alertada para que seja realizada cesárea de emergência em até 4 minutos de PCR, caso > 24 semanas de gestação.

Considerar intubação orotraqueal (IOT) com tubo endotraqueal de tamanho reduzido tendo em vista a possibilidade de via aérea difícil.

Administrar cálcio 1 g, EV, em *bolus* caso a paciente entre em PCR durante tratamento com sulfato de magnésio (sulfatação) e desligar sua infusão, conforme algoritmo do ACLS (Figura 2).

Fármacos incluídos no ACLS

Todas as medicações injetadas em acesso venoso periférico devem ser lavadas com 20 mL de salina seguido de elevação do membro em 45 graus por 20 segundos, para garantir a entrada do fármaco na circulação central.

- Adrenalina: é o vasopressor de primeira linha para o tratamento de todos os tipos de PCR, 1 mg, IV, repetido a cada 3 a 5 minutos. Seu efeito benéfico resulta da ativação dos receptores alfa-adrenérgicos, com efeito vasoconstritor e aumento da perfusão coronariana e cerebral. Em 2015, o ACLS recomendou que a adrenalina deve ser administrada precocemente em assistolia ou AESP.
- Amiodarona: é um dos antiarrítmicos de escolha na TV sem pulso ou FV, sem resposta à desfibrilação imediata, sendo a primeira dose 300 mg, EV, e a segunda dose, 150 mg, EV. Seu efeito ocorre nos canais de sódio, potássio e cálcio, pertencendo à classe III.
- Lidocaína: também pode ser utilizada como antiarrítmico, com as mesmas indicações que a amiodarona, primeira dose 1,5 mg/kg, EV, e segunda dose

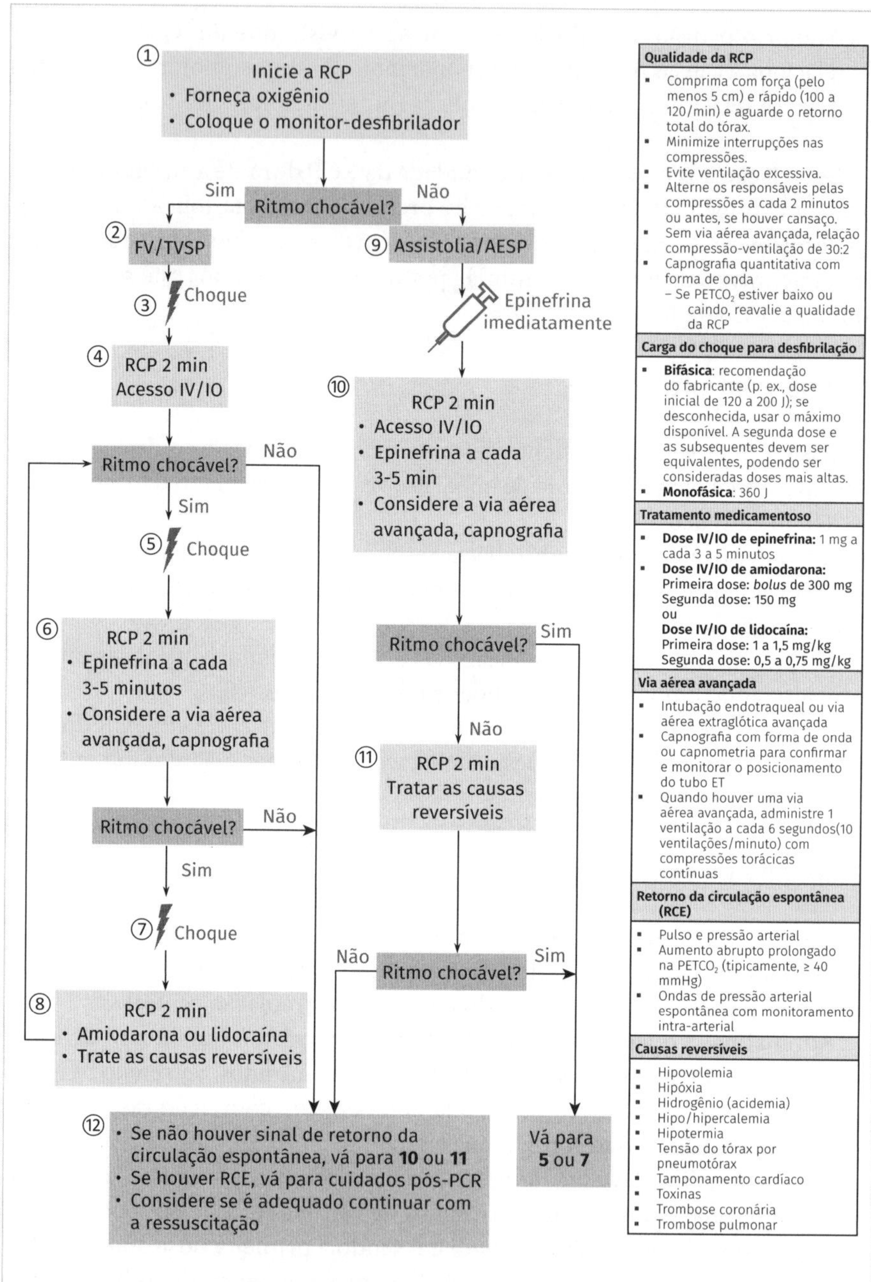

FIGURA 1 Algoritmo Suporte Avançado de Vida no Adulto. AESP: atividade elétrica sem pulso; IV: intravenoso; IO: intraósseo; RCP: ressuscitação cardiopulmonar; TVSP: taquicardia ventricular sem pulso.

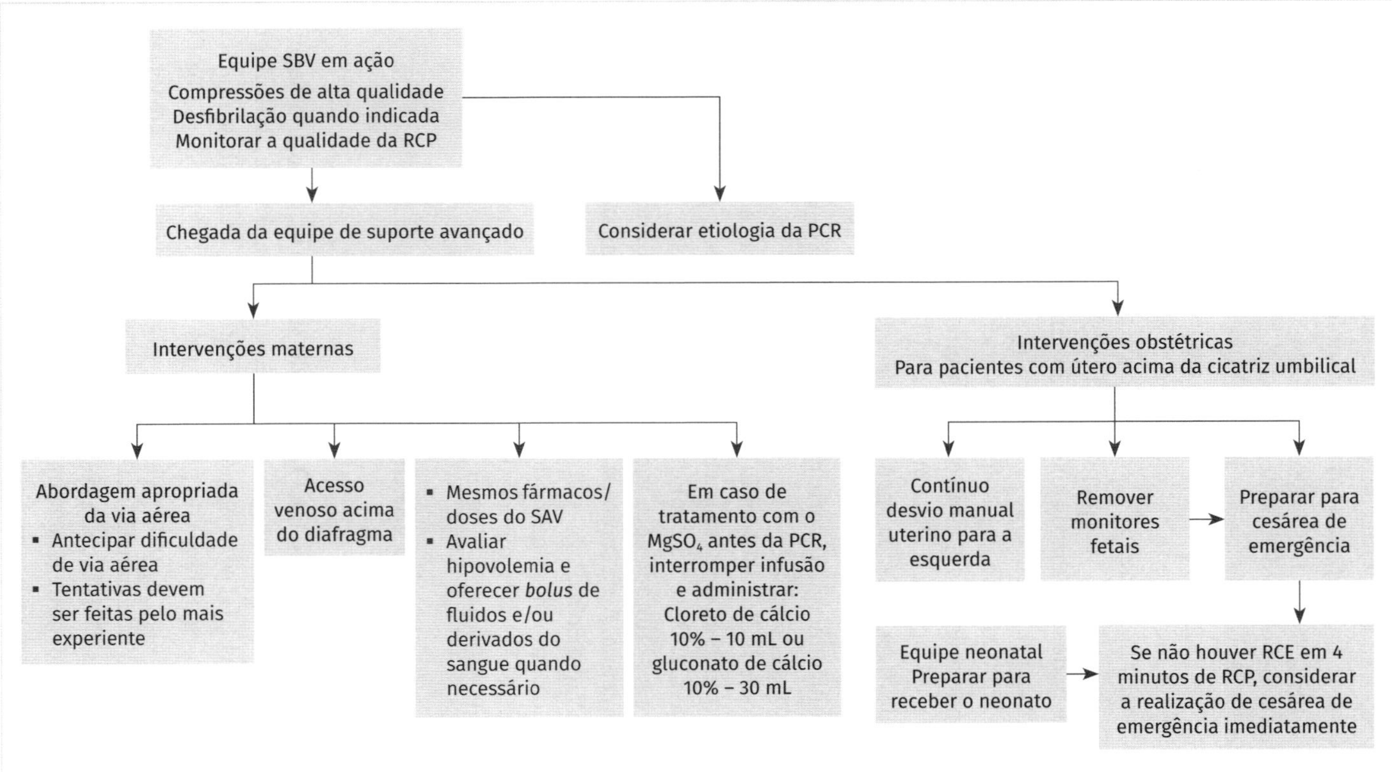

FIGURA 2 Algoritmo Suporte Avançado de Vida na Gestante. PCR: parada cardiorrespiratória; RCP: ressuscitação cardiopulmonar; SAV: suporte avançado de vida.

0,75 mg/kg, EV. Seu efeito é atribuído ao bloqueio de canais de sódio e potássio, sendo classe IB. Ambos mostraram maior RCE do que placebo.

- Sulfato de magnésio: a síndrome do QT longo ou *torsades de pointes* deve ser tratada com sulfato de magnésio 1 a 2 g, EV, diluído em 10 mL de soro glicosado 5%. Apresenta função antiarrítmica em decorrência da regulação do fluxo de sódio, potássio e cálcio através das membranas celulares cardíacas.
- Corticoides: a metilprednisolona 40 mg, EV, pode ser utilizada na PCR intra-hospitalar no primeiro ciclo com eficácia em sobrevida com menor taxa de sequela neurológica, recomendação classe IIb, nível C. Além disso, caso ocorra RCE pode ser realizada manutenção com hidrocortisona 300 mg/dia, EV, por 7 dias, principalmente se houver suspeita de insuficiência adrenal.
- Naloxona: a intoxicação por opioide deve ser tratada com naloxona 0,4 a 2 mg, EV, podendo ser repetida em 3 minutos. Atua como antagonista dos receptores u e k opioides. Dose máxima de 10 mg.
- Atropina: deve ser utilizada apenas no manejo da bradicardia sintomática, 0,5 mg, EV, podendo ser repetida a cada 3 minutos até a dose de 3,0 mg. Seu efeito anticolinérgico ocorre em decorrência do bloqueio dos receptores M2 cardíacos.
- Bicarbonato de sódio: deve ser utilizado apenas em acidose metabólica conhecida documentada em gasometria arterial, intoxicação por antidepressivos ou hipercalemia. Dose 1 a 2 mEq/kg, EV, em *bolus*.
- Cálcio: deve ser utilizado apenas em hipocalcemia conhecida ou PCR devido à hipercalemia. Atua como estabilizador da membrana celular cardíaca. Dose 1 g, EV, em *bolus*.
- Fibrinolíticos: podem ser utilizados em PCR causada por síndrome coronariana aguda (SCA) ou tromboembolismo pulmonar maciço, com falência de ventrículo direito.

RETORNO À CIRCULAÇÃO ESPONTÂNEA (RCE) E CUIDADOS PÓS-PCR

O aumento dos valores de $EtCO_2$ acima de 35 mmHg, o retorno de pulso carotídeo, das curvas de oximetria e pressão arterial invasiva, assim como eletrocardiograma (ECG) compatível são indicativos de RCE. Nesse momento em que a circulação espontânea do paciente é restaurada os cuidados pós-PCR devem ser estabelecidos. A sobrevida de PCR intra-hospitalar está em torno de 40% atualmente, e a maior incidência de morte ocorre nas 24 horas pós-PCR.

Os cuidados pós-PCR são um conjunto de medidas, apresentadas a seguir, que ocorrem na unidade de terapia intensiva e são designados para reestabelecer a homeostase do organismo, para diminuir danos neurológicos e a falência de múltiplos órgãos. Isso ocorre porque as principais consequências da PCR são lesão cerebral, disfunção miocárdica aguda e resposta sistêmica à lesão isquemia-reperfusão, com vasodilatação exagerada.

Pontos-chave nos cuidados pós-PCR

- Pressão arterial: manter PAM > 65 mmHg e PAS > 90 mmHg, evitando hipotensão. Administrar volume se tolerado pelo paciente e iniciar vasopressores imediatamente pós-PCR caso necessário. Avaliar microperfusão tecidual com lactato e *Base Excess.*
- Cardiovascular: solicitar ECG de 12 derivações, avaliar possíveis arritmias e supra desnivelamento de ST. Não devemos iniciar antiarrítmicos profilaticamente, tratando somente se necessário. Caso positivo para infarto agudo do miocárdio com supra ST ou instabilidade hemodinâmica de origem isquêmica, indicar angiografia coronariana imediatamente. Avaliar trombólise, ácido acetilsalicílico (AAS), heparinização e ecocardiograma.
- Respiratório: mantenha o paciente com via aérea segura conforme necessidade, minimize a FiO_2, evitando hipóxia e hiperóxia, com alvo de $SpO_2 \geq$ 94%. Assegurar posição de tubo endotraqueal, solicitar radiografia de tórax pós-PCR e manter $EtCO_2$ entre 35 e 45 mmHg.
- Controle direcionado de temperatura: visa diminuir a incidência de lesão cerebral, com melhora de desfecho neurológico. Indicado para todos os pacientes que se mantenham comatosos após PCR, com temperatura alvo entre 32 e 36°C, mantida constantemente por pelo menos 24 horas. Evitar febre ativamente. Avaliar eletroencefalograma para excluir crises convulsivas e administrar anticonvulsivantes se necessário.
- Controle glicêmico: a hipoglicemia é extremamente deletéria para o sistema nervoso central e deve ser evitada, constantemente. Não há consenso sobre a faixa específica de glicemia, porém utiliza-se a faixa padrão para pacientes críticos, de 144 a 180 mg/dL.

BIBLIOGRAFIA RECOMENDADA

1. Vane MF, do Prado Nuzzi RX, Aranha GF, da Luz VF, Sá Malbouisson LM, et al. Parada cardíaca perioperatória: uma análise evolutiva da incidência de parada cardíaca intraoperatória em centros terciários no Brasil. Braz J Anesthesiol. 2016;66(2):176-82.
2. Moitra VK, Einav S, Thies KC, Nunnally ME, Gabrielli A, Maccioli GA, et al. Cardiac arrest in the operating room: Resuscitation and management for the anesthesiologist: Part 1. Anesthesia and Analgesia. 2018;126(3):876-88.
3. McEvoy MD, Thies KC, Einav S, Ruetzler K, Moitra VK, Nunnally ME, et al. Cardiac arrest in the operating room: Part 2-special situations in the perioperative period. Anesthesia and Analgesia. 2018;126(3):889-903.

4. Link MS, Berkow LC, Kudenchuk PJ, Halperin HR, Hess EP, Moitra VK, et al. Part 7: Adult advanced cardiovascular life support: 2015 American Heart Association guidelines update for cardiopulmonary resuscitation and emergency cardiovascular care. Circulation. 2015;132(18):S444-S464.
5. Moitra VK, Gabrielli A, MacCioli GA, O'Connor MF. Anesthesia advanced circulatory life support. Canadian Journal of Anesthesia. 2012;59(6):586-603.
6. Lavonas EJ, Drennan IR, Gabrielli A, Heffner AC, Hoyte CO, Orkin AM, et al. Part 10: Special circumstances of resuscitation: 2015 American Heart Association guidelines update for cardiopulmonary resuscitation and emergency cardiovascular care. Circulation. 2015;132(18):S501-S518.
7. Callaway CW, Donnino MW, Fink EL, Geocadin RG, Golan E, Kern KB, et al. Part 8: Post-cardiac arrest care: 2015 American Heart Association guidelines update for cardiopulmonary resuscitation and emergency cardiovascular care. Circulation. 2015;132(18):S465-S482.

20

Terapia de reposição de fluidos

Bruno Francisco de Freitas Tonelotto
Carlos Darcy Alves Bersot

INTRODUÇÃO

O manejo adequado de fluidos no contexto perioperatório é crucial para garantir o sucesso e a segurança dos procedimentos anestésicos-cirúrgicos. Nos últimos anos, houve avanços significativos em nossa compreensão sobre a fluidoterapia e sua administração durante o período perioperatório. Tornou-se evidente que o manejo de fluidos nos períodos pré e pós-operatório é tão vital quanto o manejo intraoperatório, dada a gama de benefícios potenciais e riscos associados.

Existem três indicações principais para a administração de fluidos: reanimação volêmica, reposição e manutenção. Os fluidos utilizados são categorizados como cristaloides e coloides. Entre os cristaloides, as soluções balanceadas, que evitam distúrbios ácido-base, são frequentemente preferidas, pois há evidências sugerindo que elas podem prevenir a disfunção renal. No que diz respeito aos coloides, a albumina, que é o único coloide natural disponível, tem potenciais benefícios, mas seu uso ainda é objeto de debate em decorrência da falta de evidências robustas.

Recentemente, a comunidade médica tem se concentrado nos riscos associados à sobrecarga de fluidos. No ambiente perioperatório, é essencial administrar fluidos de maneira apropriada para manter a perfusão tecidual, mas é igualmente crucial evitar a sobrecarga volêmica. Conforme ilustrado pela curva de Frank-Starling, além de um certo ponto, o excesso de fluidos não oferece benefícios adicionais e pode, de fato, ser prejudicial ao paciente.

Diversos protocolos foram desenvolvidos, propondo estratégias tanto restritivas quanto liberais de fluidos, visando atingir metas hemodinâmicas específicas.

Essa abordagem também é relevante para pacientes em estado crítico, em que o aumento da permeabilidade endotelial torna a estratégia liberal de fluidos ainda mais crucial. Em resumo, o manejo de fluidos perioperatórios é uma arte que exige uma compreensão profunda e uma abordagem equilibrada para garantir os melhores resultados para os pacientes.

FISIOPATOLOGIA: FATORES QUE INFLUENCIAM O CONTEÚDO DE ÁGUA CEREBRAL

Pressão osmótica

A pressão osmótica refere-se à energia que impulsiona a água a se deslocar através de uma membrana semipermeável, de uma solução com menor concentração de solutos para outra com maior concentração. Esse movimento ocorre em função do gradiente de concentração, deslocando-se da área de menor osmolaridade para a de maior osmolaridade. A intensidade dessa força é diretamente proporcional ao gradiente de concentração entre as duas soluções. Se ambas as soluções tiverem concentrações idênticas em lados opostos da membrana, não existirá movimento de água. Além disso, se os solutos puderem atravessar a membrana, o gradiente de concentração será diminuído, reduzindo assim a pressão osmótica.

Osmolaridade

A osmolaridade refere-se à quantidade de partículas osmoticamente ativas em um litro de solução e é expressa em miliosmoles por litro (mOsm/L). Ela é calculada somando as concentrações dos diversos íons presentes na solução, medidos em miliequivalentes. Para que uma solução tenha atividade osmótica, suas partículas devem ser independentes, ou seja, capazes de se dissociar, formando assim partículas osmoticamente ativas. A osmolaridade influencia o deslocamento de líquidos entre compartimentos, especialmente quando soluções com diferentes osmolaridades estão separadas por uma membrana que permite a passagem de água, mas não de solutos.

Pressão oncótica

Pressão oncótica é a pressão osmótica gerada pelas proteínas no plasma sanguíneo, especialmente pela albumina e pelas globulinas. Como as proteínas plasmáticas geralmente não conseguem atravessar paredes de capilares sanguíneos saudáveis, elas exercem significativa pressão osmótica sobre os íons e água que atravessam as paredes dos capilares em direção ao sangue e, dessa forma, equilibram parcialmente a quantidade de líquido que saem dos capilares por pressão hidrostática com a que retorna. É representado pela letra grega π (pi) na equação de Starling.

Equação de Starling

A equação de Starling ilustra o rol das forças hidrostáticas e oncóticas (chamadas também forças de Starling) no movimento do fluxo através das membranas capilares.

$$MF = Kf\,S\,[(Pc - Pi) - \sigma\,(\pi c - \pi i)]$$

MF é o movimento fluido; Kf é o coeficiente de filtração da parede capilar (sua permeabilidade); S é a área da superfície da membrana capilar; Pc é a pressão hidrostática no capilar; Pi é a pressão hidrostática no espaço intersticial; σ é o coeficiente de reflexão, que varia de 0 (sem movimento de solutos através da membrana) até 1 (a difusão livre de solutos através da membrana) e será diferente no cérebro e na periferia; e πi e πc são a pressão coloidosmótica do plasma e interstício, respectivamente.

SOLUÇÕES

Soluções cristaloides

As soluções cristaloides são fundamentais na prática clínica, especialmente em cenários perioperatórios e de cuidados intensivos. Essas soluções são caracterizadas por conterem moléculas pequenas, com pesos moleculares inferiores a 30.000 daltons, que podem se mover facilmente através das membranas celulares e das paredes vasculares. Sua pressão oncótica é nula, e elas podem variar em sua tonalidade em relação ao plasma, podendo ser hipotônicas, isotônicas ou hipertônicas. Algumas dessas soluções também contêm dextrose, que pode fornecer uma fonte de energia rápida para os pacientes.

A solução fisiológica (SF 0,9%) e a solução de Ringer com lactato (RL) são as mais utilizadas durante procedimentos cirúrgicos. No entanto, é importante notar que apenas cerca de um quarto da solução isotônica administrada permanecerá no espaço intravascular após sua infusão. A administração excessiva de SF 0,9% pode levar a complicações como hipernatremia e acidose metabólica hiperclorêmica, em decorrência de seu alto teor de íons Cl^-.

Por outro lado, as soluções cristaloides balanceadas, embora sejam hiposmolares em relação ao plasma sanguíneo, têm sido vistas como alternativas potencialmente mais seguras, especialmente em pacientes neurocríticos. O Plasmalyte®, por exemplo, tem uma osmolaridade mais próxima do plasma e tem sido investigado por seus benefícios potenciais. No entanto, ainda há incertezas sobre os efeitos de alguns de seus componentes, como o gluconato e o acetato.

Recentes estudos clínicos têm investigado os efeitos das soluções cristaloides em pacientes críticos. Um estudo de 2018 mostrou que os cristaloides balanceados podem ter resultados superiores em comparação com a solução salina em certos pacientes. No entanto, em pacientes com lesão cerebral traumática, os resultados foram menos claros. Ainda assim, em pacientes neurocríticos, a associação entre o uso de solução salina e piores desfechos não foi estabelecida de forma conclusiva.

Em resumo, enquanto as soluções cristaloides balanceadas são geralmente seguras para reposição de volume em alíquotas limitadas, em situações em que grandes volumes são necessários, soluções isotônicas como a solução fisiológica podem ser preferíveis. A escolha da solução deve ser feita com base nas necessidades individuais do paciente e no contexto clínico específico.

Cristaloides hipo-osmolares, solução glicosada e cristaloides hiperosmolares

A gestão de fluidos em pacientes neurocirúrgicos é uma área de grande importância, dada a sensibilidade do cérebro às mudanças osmóticas. A salina a 0,45% e o soro glicosado a 5% são soluções hipo-osmolares que, quando administradas, podem diminuir a osmolaridade do plasma. Esta alteração cria um gradiente osmótico que leva a água a se mover para o tecido cerebral, causando edema cerebral e, consequentemente, aumento da pressão intracraniana (PIC).

Por outro lado, a solução salina hipertônica (SH) e o manitol atuam de maneira oposta. Eles têm a capacidade de deslocar água do tecido cerebral para o espaço intravascular, reduzindo assim a PIC. Historicamente, as SH eram usadas principalmente em cenários de trauma e choque hemorrágico. No entanto, estudos recentes mostraram que a SH pode ser benéfica em pacientes com trauma cranioencefálico, embora seu uso possa levar a complicações como hipernatremia.

O manitol, um glicídio de 6 carbonos, também tem propriedades osmóticas que podem reduzir a PIC. No entanto, ao contrário da SH, o manitol pode causar diurese osmótica e potenciais problemas renais. Revisões sistemáticas recentes que compararam o manitol e a SH em pacientes com lesão cerebral traumática mostraram resultados variados, mas muitos apontaram para a eficácia da SH em reduzir a PIC, embora com o risco de hipernatremia.

Em situações pós-operatórias, a necessidade de fluidos do paciente diminui significativamente. Muitos especialistas concordam que uma administração de cerca de 1.000 mL/dia é adequada. No entanto, é crucial monitorar a osmolaridade sérica, especialmente se o estado neurológico do paciente estiver comprometido, para garantir que as intervenções sejam tanto seguras quanto eficazes. Em resumo, a escolha do fluido e a gestão adequada são essenciais para otimizar os desfechos em pacientes neurocirúrgicos.

TABELA 1 Soluções de cristaloides comumente utilizadas

Fluidos intravenosos	MOsm/L*	mEq/L					g/L	
		Na+	Cl–	K	Ca	Mg	Lactato	Dextrose (g/L)
Dextrose a 5% em água (D5W)	278							50
Dextrose a 5% em 0,45% NaCl	405	77	77					50
Dextrose a 5% em 0,9% NaCl	561	154	154					50
Dextrose a 5% em solução de Ringer	525	130	109	4	3			50
Solução de Ringer	309	147	156	4	4-4,5			
Solução de Ringer lactato	275	130	109	4	3		28	
Dextrose a 5% em solução de Ringer lactato	525	130	109	4	3		28	50
Plasmalyte®**	298	140	98	5		3		
NaCl a 0,45%	154	77	77					
NaCl a 0,9%	308	154	154					
Salina a 3,0%	1.026	513	513					
Salina a 5,0%	1.710	855	855					
Salina a 7,5%	2.566	1.283	1.283					
Manitol a 20%	1.098							

* Osmolaridade: valor calculado (osm/L = mg / peso molecular x 10 x valência). ** Acetato 27 mEq/L e gluconato 23 mEq/L.
Adaptado Tommasino, 2012.

Coloides

As soluções coloidais desempenham um papel crucial na medicina, especialmente em situações que exigem a reposição rápida de volume. Essas soluções contêm grandes moléculas que não atravessam facilmente as membranas capilares, o que lhes confere uma pressão oncótica semelhante à do plasma. Entre os coloides mais utilizados estão o hidroxietilamido (HES), o dextrano, a gelatina, a albumina e o plasma.

O hidroxietilamido, embora amplamente utilizado, tem sido alvo de preocupações quanto à sua segurança. Estudos indicaram que ele pode inibir a função plaquetária e causar alterações tromboelastográficas. No entanto, a relação direta entre o HES e o aumento da perda sanguínea ainda não foi estabelecida conclusivamente. Dada essa incerteza, algumas diretrizes recentes recomendam cautela ou até mesmo evitar o uso de HES em determinadas populações, como pacientes submetidos a cirurgias intracranianas.

A albumina humana (AH), por outro lado, tem ganhado destaque por sua segurança. Disponível em concentrações de 5 e 25%, a AH é um expansor plasmático eficaz, com menos efeitos adversos em comparação com soluções sintéticas. Sendo derivada do plasma humano, a AH passa por processos rigorosos de purificação, como tratamento térmico e ultrafiltração, eliminando o risco de transmissão de infecções. Estudos recentes têm mostrado que a AH tem um impacto menos prejudicial na coagulação em comparação com o HES.

No entanto, é crucial observar que soluções de albumina de baixa concentração têm uma osmolaridade inferior à do plasma, o que pode levar ao edema cerebral. Em pacientes com lesão cerebral traumática, em que a barreira hematoencefálica (BHE) pode estar comprometida, o uso de AH a 4% mostrou-se associado a um agravamento do edema cerebral e a uma taxa de mortalidade mais alta em comparação com a solução salina normal.

Ao escolher uma solução coloidal, é essencial considerar o perfil de segurança, os potenciais efeitos adversos e as características específicas do paciente. A seleção apropriada e o monitoramento cuidadoso podem otimizar os desfechos e minimizar os riscos associados.

TERAPIA GUIADA POR METAS

A otimização hemodinâmica no ambiente perioperatório é uma pedra angular da prática anestésica, com a reposição volêmica guiada por metas (GDFT) emergindo como uma estratégia promissora para melhorar os desfechos clínicos. A GDFT foca na individualização da reposição de fluidos com base em parâmetros hemodinâmicos específicos, ao invés de protocolos rígidos ou

TABELA 2 Coloides comumente utilizados

Fluidos intravenosos	mEq/L				Osmolaridade* (mOsm/L)	Pressão oncótica (mmHg)
	Na+	Cl–	K	Ca		
Plasma fresco congelado	168	76	3,2	8,2	≅ 300	21
Albumina 5%					290	19
Dextrano (10%) 40 em salina a 0,9%	154	154			≅ 310	61
Dextrano (6%) 70 em salina a 0,9%	154	154			≅ 310	19
Hetarstarch (6%) em salina a 0,9%	154	154				31
Hetarstarch (10%) em salina a 0,9%	154	154			≅ 310	82

* Osmolaridade: valor calculado (osm/L = mg / peso molecular x 10 x valência).
Fonte: adaptada de Tommasino, 2000.

sinais clínicos estáticos, como pressão arterial ou frequência cardíaca. A ideia é otimizar o volume intravascular, garantindo perfusão tecidual adequada sem sobrecarregar o sistema cardiovascular.

Parâmetros hemodinâmicos, incluindo pressão arterial, volume sistólico, variação do volume sistólico, índice de volume sistólico, resistência vascular sistêmica, índice de resistência vascular sistêmica, débito cardíaco e índice cardíaco, são medidos usando sistemas avançados como o Hemosphere-Accumen. No grupo controle, o objetivo do manejo hemodinâmico intraoperatório é manter uma pressão arterial sistólica > 90 mmHg, com fluidos e drogas vasoativas administrados conforme necessário.

A fluidoterapia é um componente integral dos cuidados perioperatórios, ajudando a manter ou restaurar o volume sanguíneo circulante eficaz. O principal objetivo do manejo de fluidos é otimizar a pré-carga cardíaca, maximizando assim o volume sistólico para manter a perfusão adequada dos órgãos. A escolha entre fluidos cristaloides e coloides, bem como a decisão sobre quando iniciar vasoativos, são aspectos críticos da GDFT.

A fluidoterapia intraoperatória deve ser adaptada aos cenários específicos do paciente e da situação, com os objetivos hemodinâmicos específicos durante o período perioperatório incluindo a manutenção do volume sanguíneo e da pressão de perfusão adequados para garantir o fluxo sanguíneo tecidual ideal e o fornecimento de oxigênio. A infusão intravenosa de fluido expande diretamente o volume plasmático, melhorando a perfusão global e regional, bem como a pressão arterial.

A hipovolemia é comum durante o período perioperatório, especialmente se o preparo intestinal mecânico tiver sido instituído. A fluidoterapia é frequentemente usada para repor esse volume sanguíneo circulante efetivo diminuído. Uma fluidoterapia perioperatória adequada é crucial no resultado de pacientes submetidos a procedimentos cirúrgicos de grande porte. Para melhorar a estratégia de gestão de fluidos, vários elementos devem ser considerados.

Em suma, a reposição volêmica guiada por metas tem o potencial de revolucionar o manejo perioperatório, mas sua aplicação prática é complexa. Educação contínua, pesquisa e discussão nesta área são essenciais para garantir que os pacientes recebam os melhores cuidados possíveis. A fluidoterapia será eficaz na redução da morbidade perioperatória e do tempo de internação hospitalar somente se for incluída em um protocolo ERAS (*Enhanced Recovery After Surgery*) completo.

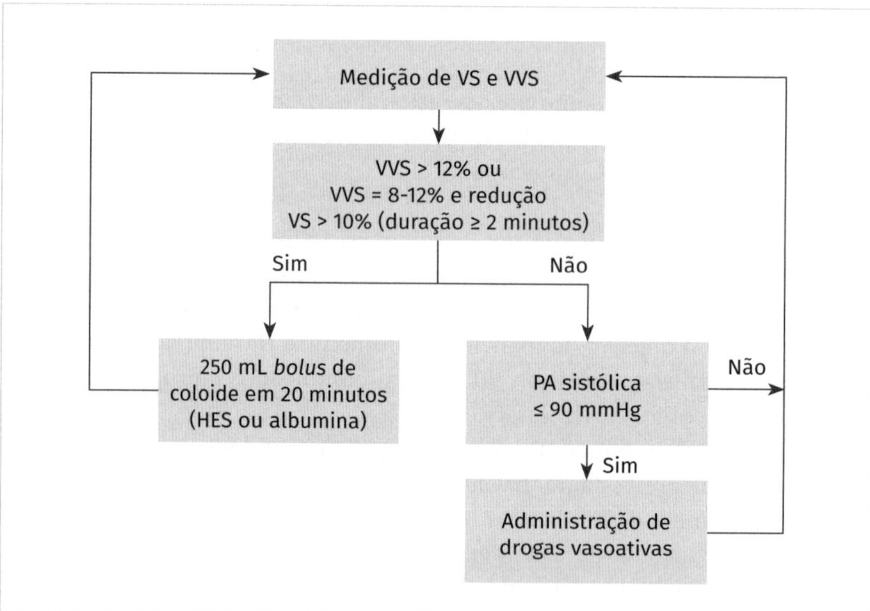

FIGURA 1 Exemplo de protocolo de terapia guiada por metas (GDT, *goal-directed therapy*).

HES: hidroxietilamido; PA: pressão arterial; VS: volume sistólico; VVS: variação do volume sistólico.

Fonte: adaptada de: Mukai et al, 2020.

BIBLIOGRAFIA RECOMENDADA

1. Tommasino C. Isotonic management: how to realize it. Eur J Anaesthesiol. 2012;17:91-3.
2. Tommasino C. Peri-operative fluid management. Eur J Anaesthesiol. 1998;15:25-7.
3. Kellum JA. Saline-induced hyperchloremic metabolic acidosis. Crit Care Med. 2002;30(1):259-61.
4. Bersot CD, Linhares R, Barbosa CA, Pereira JE. Peri-operative fluid management during neurosurgical procedures. Nepal J Neuroscience. 2021;18(2):9-14.
5. Van Aken HK, et al. Fluid resuscitation in patients with traumatic brain injury: what is a SAFE approach?. Curr Opinion Anesthesiol. 2012;25(5):563-5.
6. Weinberg L, Collins N, Van Mourik K, et al. Plasma-Lyte 148: a clinical review. World J Crit Care Med. 2016;5:235-50.
7. Mukai A, Suehiro K, Watanabe R, Juri T, Hayashi Y, Tanaka K, et al. Impact of intraoperative goal-directed fluid therapy on major morbidity and mortality after transthoracic oesophagectomy: a multicentre, randomised controlled trial. Br J Anaesth. 2020;125(6):953-61.
8. Li X, Zhang Q, Zhu Y, Yang Y, Xu W, Zhao Y, et al. Effect of perioperative goal-directed fluid therapy on postoperative complications after thoracic surgery with one-lung ventilation: a systematic review and meta-analysis. World J Surg Oncol. 2023;21(1):297.
9. Muir W. Contemporary perspectives on perioperative fluid therapy. J Am Vet Med Assoc. 2023;261(10):1539-46.
10. Elia J, Diwan M, Deshpande R, Brainard JC, Karamchandani K. Perioperative fluid management and volume assessment. Anesthesiol Clin. 2023;41(1):191-209.
11. Turi S, Marmiere M, Beretta L. Dry or wet? Fluid therapy in upper gastrointestinal surgery patients. Updates Surg. 2023;75(2):325-8.
12. Ojo B, Campbell CH. Perioperative acute kidney injury: impact and recent update. Curr Opin Anaesthesiol. 2022;35(2):215-23.
13. Giglio M, Biancofiore G, Corriero A, Romagnoli S, Tritapepe L, Brienza N, et al. Perioperative goal-directed therapy and postoperative complications in different kind of surgical procedures: an updated meta-analysis. J Anesth Analg Crit Care. 2021;1(1):26.

21

Transfusão de hemoderivados

Bruno Francisco de Freitas Tonelotto

INTRODUÇÃO

A hemoterapia baseia-se no uso racional do sangue, constituindo-se em transplante hematopoiético de tecido líquido (sangue). Apesar da rigorosa triagem médica dos doadores de sangue e da utilização de exames sorológicos de última geração, a transfusão de hemocomponentes ainda é uma terapia que envolve riscos, às vezes mortais. Toda transfusão contém risco, imediato ou tardio.

A indicação da transfusão, a preparação do hemocomponente a ser usado, bem como sua administração implicam procedimentos de grande responsabilidade médica, daí a importância da existência de um comitê transfusional, multidisciplinar, para orientar e integrar essas atividades, visando a maior segurança para os pacientes, para os membros do corpo clínico, para o serviço de hemoterapia e para o hospital.

É preciso lembrar que mesmo com todos os riscos advindos da transfusão, quando indicada de maneira precisa, ela será definitiva na manutenção dos processos vitais do seu paciente. Pensando dessa forma, na maioria das vezes agimos com o bom senso, no sentido de pesar sempre os riscos e benefícios da terapia transfusional. Nos últimos anos, tem-se notado que a atitude de muitos médicos com relação à hemoterapia está cada vez mais conservadora; as evidências científicas mostram que não há benefício da transfusão precoce, principalmente de concentrado de hemácias, quando comparamos indivíduos hígidos no período peri e pós-operatório.

Não podemos deixar de falar um pouquinho sobre doação de sangue, tipos sanguíneos e armazenamento. Atualmente, em nosso país, não se pode vender sangue, por isso todas as doações são voluntárias. Pode-se doar sangue de duas maneiras: sangue total e aférese. O processo de aférese remove um componente específico do sangue, por exemplo plaquetas, e retorna ao doador os componentes restantes como glóbulos vermelhos e plasma. A aférese permite que diversos componentes sanguíneos sejam coletados separadamente. O intervalo preconizado entre cada doação é de 3 meses para sangue total e por aférese pode-se doar plaquetas mensalmente e concentrado de hemácias trimestralmente.

Após a coleta o sangue vai para o processamento e, além das provas sorológicas, bacteriológicas e imunológicas, é identificado ainda o tipo sanguíneo. De maneira bem simplificada, pode-se dizer que existem quatro grupos sanguíneos: A, O, B e AB, que são determinados geneticamente. Uma proteína existente nos glóbulos vermelhos do sangue "informa" a qual grupo você pertence. O sangue do grupo A tem proteína A e proteína anti-B. Do grupo B tem proteína B e proteína anti-A. Do grupo AB tem proteína A e proteína B e não tem anti-A nem anti-B. Do grupo O não tem proteína A ou B e tem proteínas anti-A e anti-B.

Você já deve ter concluído que a proteína anti-B causa reação se sangue B for transfundido num paciente do grupo A. Do mesmo modo, a proteína anti-A causa reação se sangue A for transfundido num paciente do grupo B. Pacientes do grupo AB podem receber, além do sangue AB, tanto sangue do tipo A, como do tipo B (porém sangue A e B somente em situações de emergência). Ainda em situações de emergência, todos podem receber sangue do tipo O. Todos os grupos, A, B, AB e O, podem ser fator Rh positivo ou negativo. Os grupos sanguíneos são, portanto: A+, A-, B+, B-, AB+, AB-, O+ e O-. Além dos principais grupos sanguíneos apresentados, existem subgrupos e outras proteínas que podem tornar tipos de sangue de um mesmo grupo incompatíveis entre si.

A porcentagem dos grupos sanguíneos na população brasileira é aproximadamente igual à da população mundial. Salvo em determinados grupos étnicos (com pouca ou nenhuma miscigenação), como os índios brasileiros em que a quase totalidade dos indivíduos é do grupo O+. Essa porcentagem é: grupo A^+ = 36%, grupo O^+ = 37%, grupo B^+ = 9%, grupo O^- = 7%, grupo A^- = 6%, grupo AB^+ = 3%, grupo B^- = 2%, grupo AB^- = 1%.

Depois do processamento do sangue, quando finalizado, ele é armazenado. Cada unidade de sangue é normalmente separada em diferentes componentes:

- Concentrado de hemácias (células vermelhas do sangue): são elas que carregam o oxigênio para os tecidos do corpo e retiram o CO_2 desses mesmos tecidos. São transfundidas geralmente para o tratamento de anemias e podem ser armazenadas, em condições especiais, por um período de até 35 dias.
- Plaquetas: são importantes no processo de coagulação do sangue e no controle de alguns tipos de hemorragias. São armazenadas sob temperatura ambiente controlada, sob agitação constante, por no máximo 5 dias.

- Plasma fresco congelado: utilizado para controlar certos tipos de sangramento quando existem baixos níveis de alguns fatores de coagulação. É armazenado congelado por até um ano.
- Crioprecipitado: contém apenas alguns fatores de coagulação específicos e é extraído do plasma fresco congelado. É armazenado a temperaturas abaixo de -22ºC por até um ano.
- Outros derivados do sangue incluem: albumina humana, imunoglobulinas e concentrados de fatores de coagulação. Esses produtos são feitos por indústrias farmacêuticas e não pelos bancos de sangue.

Existem altos custos agregados ao sangue: coleta, testes, sorologia, armazenamento e transporte, recrutamento e seleção de doadores, testes imuno-hematológicos, separação e preparo dos componentes do sangue, triagem imuno-hematológica do receptor do sangue, testes de compatibilidade doador x receptor, controle de qualidade interno e externo, instalação e acompanhamento das unidades transfundidas, supervisão médica 24 horas, entre outros. Por conseguinte, o custo final de uma transfusão inclui todos esses procedimentos. O sangue não é cobrado, pois é um bem tão precioso que não tem preço, além disso. Os bancos de sangue são remunerados apenas pela realização de todos os procedimentos mencionados anteriormente.

FISIOPATOLOGIA

Apesar de todas as ressalvas que possam ser feitas aos protocolos para a hemotransfusão, baseados em determinados níveis de hematócrito ou hemoglobina, a transfusão em pacientes clínicos e anêmicos raramente está indicada com hemoglobina superior a 10 g/dL, e quase sempre está indicada quando a hemoglobina é menor que 6 a 7 g/dL. Entre estes dois limites, a decisão de transfundir o paciente deve ser tomada com base na análise individual de cada caso.

Em pacientes internados em unidades de terapia intensiva, há uma tendência de se manter o hematócrito mais elevado, tendo em vista que possíveis mecanismos compensatórios para a anemia estão geralmente comprometidos nesse grupo de indivíduos.

É importante destacar que em pacientes com doenças pulmonares obstrutivas crônicas (DPOC), os níveis de hemoglobina podem ser bastante elevados (16-18 g/dL, por exemplo) e que diminuições destes níveis para, por exemplo, 13 g/dL podem ser mal tolerados e exigir transfusão de concentrados de hemácias. De maneira geral, em pacientes com DPOC sintomáticos deve-se manter a hemoglobina acima de 10 g/dL.

Do mesmo modo, pacientes com cardiopatias, sobretudo isquêmicas, também toleram muito mal a anemia ou as quedas relativamente brandas do hematócrito. Nestes casos, a transfusão de concentrados de hemácias deve ser feita para manter os níveis de hemoglobina acima de 9-10 g/dL.

Os pacientes portadores de insuficiência renal crônica quase sempre apresentam graus acentuados de anemia, em decorrência da diminuição dos níveis séricos de eritropoetina; contudo, a transfusão de hemácias na IRC pode e deve ser evitada, valendo-se da reposição de eritropoetina. A transfusão é necessária nos pacientes que apresentam hemoglobina inferior a 6-7 g/dL, o que, praticamente, só acontece naqueles que não utilizam eritropoetina ou que apresentam algum tipo de problema com esta medicação.

Talvez a situação mais importante seja a transfusão de concentrados de hemácias nas hemorragias agudas. Neste caso, a tomada de decisão tem que ser imediata e para isso é imprescindível reconhecer clinicamente uma anemia aguda. Recomenda-se que a partir de uma perda volêmica superior a 25-30% da volemia total seja realizada a infusão de pelo menos 1 unidade de concentrado de hemácias. O hematócrito não é um bom parâmetro para guiar a decisão de transfundir ou não, em decorrência do fato de que ele só começa a diminuir entre uma e duas horas depois do início da hemorragia. A transfusão de hemácias está indicada nas hemorragias agudas em função dos sinais clínicos.

COMPLICAÇÕES

A transfusão é um evento irreversível que acarreta benefícios e riscos em potencial para o receptor. Entre os riscos, a reação transfusional é qualquer evento desfavorável que o paciente sofra, em decorrência da transfusão, durante ou após sua administração. A reação transfusional é, portanto, toda e qualquer intercorrência que ocorra como consequência da transfusão sanguínea ou após sua administração.

Aproximadamente 1/4 das transfusões de sangue (realizadas pelos bons serviços de hemoterapia, que fazem a triagem sorológica e a pesquisa dos anticorpos irregulares de todos os doadores) são acompanhadas de alguma iatrogenia precoce ou tardia. Afortunadamente, a maioria destas são benignas, entretanto, algumas podem comprometer seriamente e até mesmo irreversivelmente o paciente transfundido. Qualquer reação transfusional deve ter a seguinte conduta: suspensão da transfusão, manutenção da veia com cristaloide e comunicação imediata ao médico de plantão e ao serviço de hemoterapia.

QUADRO 1 Classificação das reações imunes

	Imune	Não imune
Aguda < 24 horas	Reação febril não hemolítica	Contaminação bacteriana
	Reação hemolítica	Hipotensão por inibidor ECA
	Reação alérgica: leve, moderada, grave	Sobrecarga de volume
	TRALI	Hemólise não imune
		Embolia aérea
		Hipotermia
		Hipocalcemia
Crônica > 24 horas	Aloimunização eritrocitária	Hemossiderose
	Reação enxerto *versus* hospedeiro	Doenças infecciosas
	Aloimunização plaquetária	
	Púrpura pós-transfusional	
	Imunomodulação	
	Hemólise	

ECA: enzima conversora de angiotensina; TRALI: lesão pulmonar aguda relacionada à transfusão.
Fonte: adaptada de: Hebert et al., 1999.

Sempre deve-se ter em mente que ao prescrever uma transfusão de sangue ou componente, o médico deve analisar profundamente a relação custo/benefício dessa terapêutica. Existia uma antiga máxima em hemoterapia que estabelecia que quem precisava de uma bolsa de sangue não precisava de nenhuma. A tendência atual vai mais no sentido oposto, que é o de transfundir uma quantidade de hemácias suficiente para a correção dos sinais/sintomas de hipóxia ou para que o nível de hemoglobina atinja um nível aceitável.

Considera-se que a transfusão de uma bolsa (uma unidade) de concentrado de hemácias (CH), normalmente, eleva o hematócrito em 3 pontos e o nível de hemoglobina em 1 g, em um adulto médio (70 kg). No entanto, estes números são aproximados. Para determinar com precisão o efeito de uma transfusão, em termos da elevação da hemoglobina, é preciso conhecer a volemia do paciente e a massa de hemoglobina contida em uma bolsa de concentrado de hemácias, que normalmente varia de 55 a 65 g.

A fórmula para esse cálculo é:

$$\text{N. de unidades de CH} = \frac{\text{Volemia (litros)} / 100 \times (\text{Hb desejada} - \text{Hb paciente})}{\text{Quantidade de hemoglobina por bolsa}}$$

Na prática usa-se mais a melhora clínica do paciente do que qualquer conta ou fórmula que possa existir, afinal, a clínica é soberana. Existem duas formas de transfundir hemácias: por meio do concentrado de hemácias e pelo sangue total.

A transfusão de sangue total está indicada em situações em que ocorre diminuição da capacidade de transporte de O_2 e do volume circulante. Entretanto, na vigência de uma hemorragia aguda até o limite de 25% de perda, pacientes previamente hígidos podem ser tratados apenas com infusão de expansores de volume (cristaloides ou coloides, como soro fisiológico, ringer, dextran etc.). Pacientes com perdas maiores que 25% do volume ou previamente anêmicos, idosos, debilitados e/ou portadores de patologias cardiocirculatórias poderão receber, após a infusão inicial e imediata dos expansores de volume, o concentrado de hemácias para correção da hipóxia. Nestes últimos, a reposição de volume deve ser bastante criteriosa para evitar sobrecarga circulatória.

Nas grandes hemorragias, que requerem a reposição de mais de uma volemia, a possibilidade de uma coagulopatia dilucional (não prevenida com a utilização de sangue total) deve ser considerada. Nestes casos, com uma adequada monitorização clínico-laboratorial e supervisão do hemoterapeuta, pode ser indicada a reposição de plasma fresco, concentrado de plaquetas e/ou crioprecipitado. Sabe-se que, mantida a volemia (pressão arterial e venosa estáveis, boa perfusão e diurese normal), pacientes com perdas agudas de sangue (cirúrgicos ou não) podem suportar muito bem hematócrito próximo de 25% e/ou hemoglobina de 8 g%.

Chamamos ainda atenção para o fato de que, tão importante quanto a infusão imediata de expansores e/ou de sangue, é dispor de adequado acesso venoso, permitindo a rápida reposição desses produtos. Portanto, uma das primeiras condutas ao atender um paciente em choque hemorrágico é a dissecção de veia e/ou implantação percutânea de catéteres venosos.

O concentrado de hemácias é o componente de escolha para restaurar e manter a capacidade de transporte de O_2. Sabe-se que os níveis de hemoglobina e/ou hematócrito não devem ser utilizados como critério básico para indicação de reposição. Sintomas e sinais de hipóxia e de déficit cardiocirculatório são os elementos primordiais na decisão de transfundir ou não um paciente cronicamente anêmico.

Além do concentrado de hemácias, outro hemocomponente muito transfundido na emergência são as plaquetas. A transfusão de plaquetas pode ser realizada na profilaxia ou no tratamento de hemorragias, em pacientes com trombocitopenia ou trombocitopatia. O objetivo da transfusão terapêutica de plaquetas não é elevar a contagem de plaquetas acima de um certo limite, mas ajudar a corrigir o distúrbio hemostático, que pode estar contribuindo para a hemorragia.

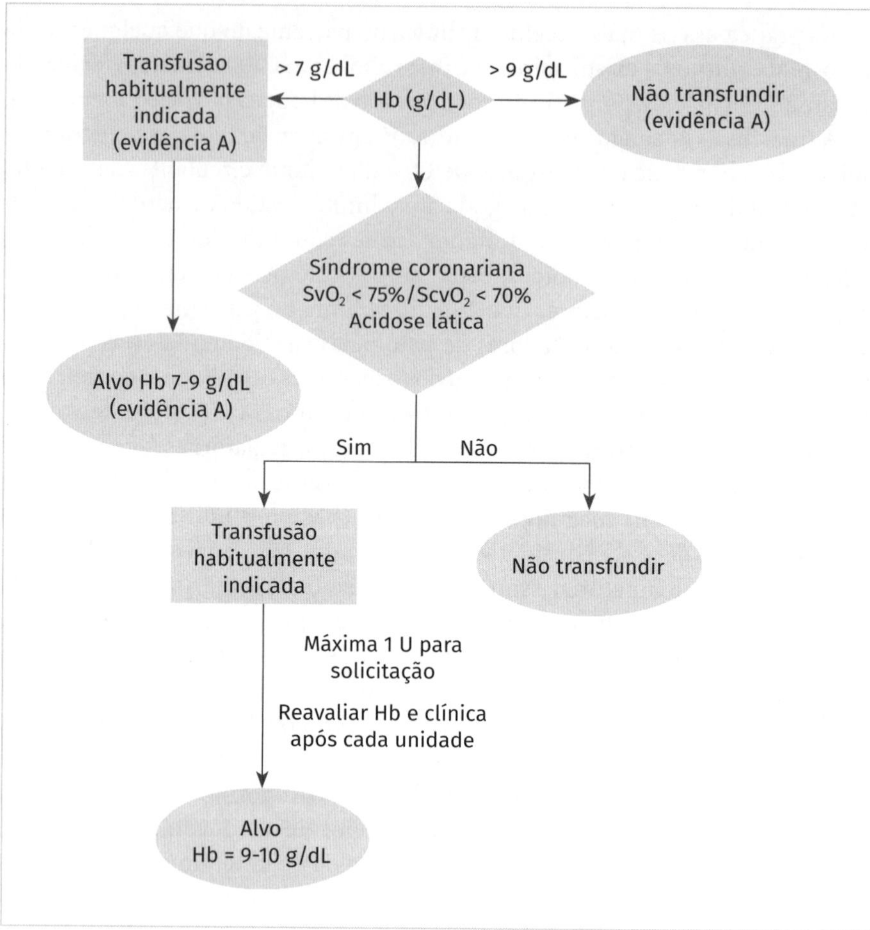

FIGURA 1 Algoritmo para transfusão de concentrado de hemácias. SvO_2: saturação venosa de oxigênio; $ScvO_2$: saturação venosa mista de oxigênio.
Adaptada de Guia de Condutas Hemoterápicas do Hospital Sírio-Libanês, 2. ed., 2010.

A transfusão terapêutica de plaquetas está indicada no paciente que apresenta disfunção plaquetária e hemorragia com risco de vida, independentemente da contagem de plaquetas. A transfusão terapêutica de plaquetas também está indicada no paciente com hemorragia em curso e contagem de plaquetas inferior a 50.000/μL.

Por outro lado, a transfusão profilática de plaquetas tem como objetivo prevenir hemorragias espontâneas ou induzidas por pequenos traumas ou por procedimentos invasivos. Está indicada nos pacientes com trombocitopenias agudas por deficiência de produção, quando a contagem de plaquetas for inferior a 10.000/μL ou inferior a 50.000/μL antes de procedimentos invasivos.

Por último, e menos comumente utilizado, dispomos ainda do plasma do crioprecipitado, do fator VII e do fator VIII para tratamento dos distúrbios de coagulação. O plasma fresco congelado é empregado na reposição das perdas plasmáticas que ocorrem nos grandes queimados; como coloide, na reposição de volume nas hemorragias agudas e, algumas vezes em pediatria, como coadjuvante na hidratação de desnutridos e no tratamento da doença hemorrágica do recém-nascido. Quando disponíveis, albumina humana a 5 ou 25% e fração proteica do plasma devem ser preferidas por promoverem eficazmente a reposição volêmica, sem os riscos de transmissão de doenças. Esses componentes estão indicados no tratamento dos diferentes distúrbios da hemostasia como esses

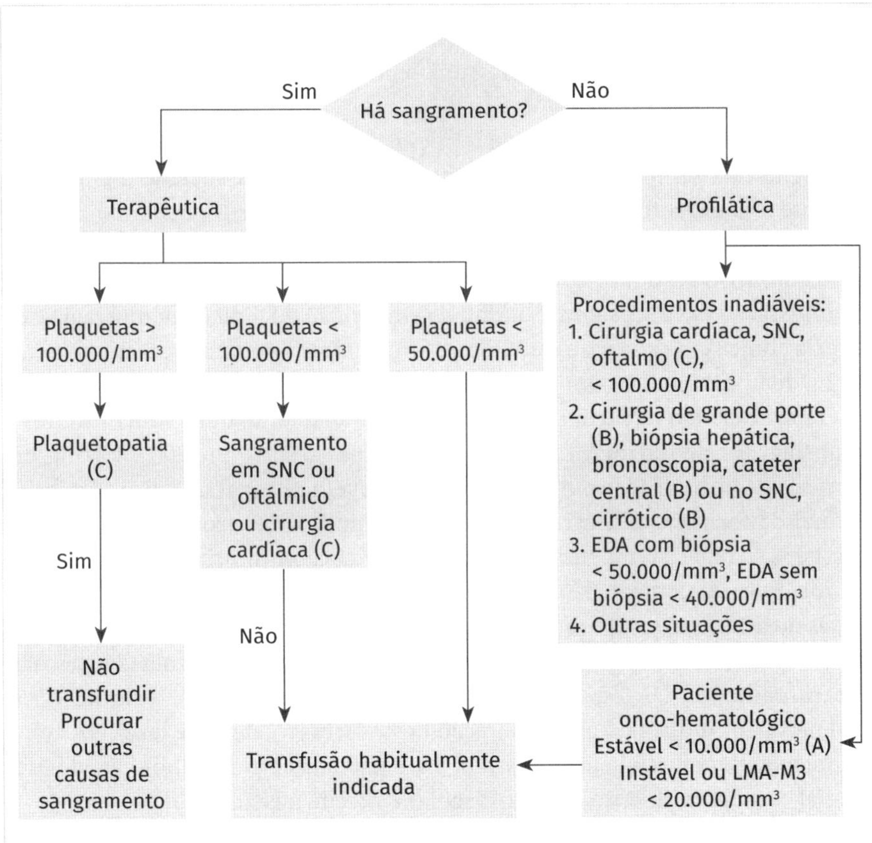

FIGURA 2 Algoritmo para transfusão de plaquetas.

Adaptada de Guia de Condutas Hemoterápicas do Hospital Sírio-Libanês, 2. ed., 2010.

distúrbios geralmente requerem monitorização laboratorial e acompanhamento clínico especializado.

FIBRINOGÊNIO

O concentrado de fibrinogênio liofilizado é um medicamento usado no tratamento e na profilaxia da predisposição para hemorragias em casos de hipofibrinogenemia, disfibrinogenemia e afibrinogenemia congênita. O nome comercial do fibrinogênio mais encontrado no mercado é Haemocomplettan® (contém concentrado de fibrinogênio purificado – fator I da coagulação, um derivado do plasma humano).

Os quadros clínicos mais importantes que podem estar associados a uma síndrome de desfibrinação são os seguintes: complicações obstétricas, leucemias agudas especialmente leucemia promieloide, cirrose hepática, intoxicações, lesões extensas, hemólise após erros de transfusão, intervenções cirúrgicas, infecções, sepse, todas as formas de choque assim como tumores, especialmente pulmão, pâncreas, útero e próstata.

É importantíssimo dizer, desde o início, que se deve utilizar qualquer fator de coagulação, sempre guiado pelo exame laboratorial associado à clínica do paciente. No entanto, se houver alteração laboratorial e o paciente não tiver sangramento ativo, não está indicada a administração deste hemocomponente.

A administração do fibrinogênio é feita por via venosa e a frequência da administração deve ser sempre orientada em função do grau de hemorragia e da eficácia clínica em cada caso individual. Em geral, administram-se inicialmente 1 a 2 g de fibrinogênio, com perfusões subsequentes, se necessário.

O limite crítico de fibrinogênio plasmático, abaixo do qual podem sobrevir hemorragias, é de 100 mg/dL. Os valores normais variam entre 200 e 450 mg/dL. Os níveis de fibrinogênio em circulação não devem ultrapassar o limite inferior normal de forma a minimizar o risco de complicações tromboembólicas. É indispensável que a terapêutica de substituição seja monitorizada com precisão por meio de um controle laboratorial.

Os doentes que recebem fibrinogênio devem ser cuidadosamente observados para detecção de sinais ou sintomas de trombose ou coagulação vascular disseminada (CVD). Em especial, a disfibrinogenemia pode originar uma tendência trombótica da administração deste fármaco; deve-se levar em conta o potencial benefício da administração a pacientes com trombofilias, doença arterial coronária, doença cerebrovascular e recém-nascidos.

FATOR VII

Conhecido comercialmente como Novoseven®, o fator recombinante de coagulação VIIa (FVIIa) é obtido por tecnologia de DNA recombinante. O fator recombinante de coagulação VIIa presente no Novoseven® é estruturalmente muito similar ao fator VII ativado humano derivado do plasma. O mecanismo de ação na indução da hemostase inclui a ativação direta do FX para FXa quando, então, inicia-se a conversão de protrombina em trombina, levando à formação de conexão hemostática pela conversão de fibrinogênio em fibrina. Adicionalmente, FVIIa ativa FIX em FIXa.

Está indicado no tratamento de sangramento grave, ou para pacientes com hemofilia hereditária ou adquirida que possuem inibidores aos fatores de coagulação VIII ou IX. As reações adversas graves são raras, no entanto observaram-se alterações da coagulação incluindo diminuição da contagem de plaquetas e diminuição do fibrinogênio; presença de produtos de degradação de fibrina (FDP) e dímero-D bem como eventos trombóticos incluindo infarto do miocárdio têm sido relatados.

Após a diluição, o medicamento deve ser injetado intravenosamente durante 2-5 minutos (injeção *bolus*). Recomenda-se uma dose inicial de 4,5 KUI (90 mcg) por kg de peso corpóreo. Intervalo de dose: inicialmente 2-3 horas até se obter a hemostasia e até que a melhora clínica seja observada.

COMPLEXO PROTROMBÍNICO

O complexo protrombínico é composto por fatores II, IX e X. Trata-se de um concentrado preparado de plasma humano. Esses fatores são sintetizados no fígado com a ajuda da vitamina K.

Está indicado para a terapia e profilaxia de distúrbios da coagulação sanguínea causados por uma deficiência adquirida ou hereditária dos fatores II, IX e X, dependentes da vitamina K.

No curso do tratamento com concentrados do complexo protrombínico, podem ocorrer eventos tromboembólicos, particularmente após a administração de doses elevadas e/ou em pacientes com fatores de risco trombótico.

A atividade de protrombina deve ser elevada para a faixa terapêutica superior para a profilaxia de sangramento. Geralmente são suficientes 25-50 UI/kg para normalizar a atividade de protrombina. Antes da intervenção cirúrgica, deve-se alcançar uma atividade de protrombina de, no mínimo, 50% em pacientes submetidos a anticoagulação oral. O nível deve ser mantido durante, pelo menos, 48 horas de pós-operatório.

BIBLIOGRAFIA RECOMENDADA

1. Murphy MF, Wallington TB. Guidelines for the clinical use of red cell transfusions. Br J Haematol. 2001;113:24-31.
2. Hebert PC, Tinmouth A, Corwin HL. Controversis in RBC transfusion in the critical ill. Chest. 2007;131:1583-90.
3. Hebert, PC et al. Multicenter randomized, controlled clinical trial of transfusion requirements in critical care. N Engl J Med. 1999;340:409-17.
4. Slichter, SJ. Platelet transfusion therapy. Hematol Oncol Clin N Am. 2007;21:697-729.
5. Guia de condutas hemoterápicas do Hospital Sírio-Libanês, 2. ed. São Paulo: Hospital Sírio-Libanês; 2010.
6. Manual do Comitê Transfusional do Hospital Alemão Oswaldo Cruz, 1.ed. São Paulo: Hospital Alemão Oswaldo Cruz; 2011.
7. American Society of Anesthesiologists Task Force on Perioperative Blood Transfusion and Adjuvant Therapies. Practice Guideliness for perioperative blood transfusion anda adjuvant therapies. Anestesiology. 2006;105:198-208.
8. James P. Aubuchon. Guidelines for the use of blood warming devices. AABB 2002.
9. Chamone DAF, Novaretti MCZ, Dorlhiac-Llacer PE. Manual de transfusão sanguínea. São Paulo: Roca; 2001.
10. Brasil. Agência Nacional de Vigilância Sanitária. Resolução RDC n. 153 de 14 de junho de 2004. Regulamento técnico para procedimentos de hemoterapia. Diário Oficial da União, Brasília, 07/06/2004, item A.5, p. 2.
11. British Committee for Standards in Haematology, Blood Transfusion Task Force. Guidelines for the use of fresh frozen plasma. Transfusion Medicine. 1992;2:57-63.
12. Brasil. Agência Nacional de Vigilância Sanitária. Resolução RDC n. 23, de 24 de janeiro de 2002. Diário Oficial da União, Brasília, 27/03/2002, n. 19, seção 1, p.25.
13. Rebulla P, et al. The threshold for prophylactic platelet transfusions in adults with acute myeloid leukemia. N Engl J Med. 1997;337:1870-5.
14. Schiffer CA, Anderson KC, et al. American Society of Clinical Oncology. Platelet transfusion for patients with cancer: clinical practice guidelines of the American Society of Clinical Oncology. 2001;19:1519-38.
15. British Committee for Standards in Haematology, Blood Transfusion Task Force. Guidelines for the platelet transfusion threshold safe in critical ill patients with cardiovascular diseases? Critical Care Medicine. 2001;29:227-33.
16. British Committee for Standards in Haematology, Blood Transfusion Task Force. Guidelines for the platelet transfusion. Br J Haematol. 2003;122:10-23.
17. Dunst J. The use of epoetin alfa to increase and maintain hemoglobin levels during radiotherapy. Seminars in Oncology. 2001;28(2Suppl.8):42-8.
18. Goodnoudgh LT. Erythropoient therapy versus red cell transfusion. Curr Opinion Hematology. 2001;8:405-10.

22

Controle de temperatura: identificando e tratando a hipotermia

Bruno Francisco de Freitas Tonelotto
Regiane Xavier Dias
Guilherme H. S. Moura

INTRODUÇÃO

A manutenção da homeostase térmica durante o período intraoperatório é um componente crucial da gestão anestésica e cirúrgica. A temperatura corporal é influenciada por uma miríade de fatores, desde as respostas fisiológicas intrínsecas do paciente até as intervenções médicas e o ambiente da sala de cirurgia. Desvios da normotermia, seja na forma de hipotermia ou hipertermia, podem ter consequências significativas para o paciente, afetando a coagulação sanguínea, a resposta metabólica ao trauma, a farmacocinética e farmacodinâmica dos medicamentos, e até mesmo a recuperação pós-operatória e os resultados cirúrgicos.

A hipotermia perioperatória inadvertida é considerada uma situação de emergência potencialmente fatal. Diretrizes de prática clínica sobre como gerenciar a hipotermia, baseadas em evidências e opiniões de especialistas, podem salvar vidas.

Este capítulo se aprofundará na importância do controle da temperatura corporal no intraoperatório, discutindo os mecanismos fisiológicos subjacentes, as consequências de desvios térmicos e as estratégias modernas para a monitorização e intervenção térmica durante a cirurgia.

FISIOLOGIA DA TERMORREGULAÇÃO

A termorregulação é um sistema fisiológico que, por meio de *feedbacks* negativos e positivos, mantém a temperatura corporal em valores pré-estabelecidos. A temperatura corporal é rigorosamente regulada no compartimento central, principalmente pelo hipotálamo. A temperatura central varia aproximadamente 1°C, de acordo com o ritmo circadiano e o ciclo menstrual, mas, em condições fisiológicas, ela permanece estável dentro de uma janela de alguns décimos de grau.

Na década de 1960, foi descoberto que outras áreas além do hipotálamo e da pele, como partes extra-hipotalâmicas do cérebro, tecidos abdominais profundos e medula espinhal, também influenciam a termorregulação. Os tecidos periféricos, principalmente braços e pernas, atuam como um amortecedor térmico, e sua temperatura oscila consideravelmente. Por exemplo, em pacientes hospitalizados expostos à temperatura ambiente, os tecidos periféricos geralmente estão entre 2 e 4°C mais frios do que o núcleo.

A temperatura do núcleo do corpo é meticulosamente mantida por meio de um equilíbrio entre a produção e a dissipação de calor. Esse calor é originado em todas as células do corpo, sobretudo em decorrência do metabolismo aeróbico. Órgãos como coração, rins, cérebro e fígado têm as maiores taxas metabólicas em repouso, enquanto, durante atividades físicas, o músculo esquelético é o principal produtor de calor. Em termos numéricos, um adulto tem uma taxa metabólica basal de cerca de 1 kcal/kg/h (=1,16 J/s), o que se traduz em 1.500 a 1.800 kcal/dia (= 6.280 – 7.536 kJ/dia).

A produção de calor pode ser potencializada em até 600% acima da taxa basal por causa da atividade física e do tremor. O corpo perde calor principalmente por meio de mecanismos como condução, convecção, radiação e evaporação.

O processo de termorregulação é sustentado por três pilares essenciais: a detecção da temperatura, sua regulação central e as respostas desencadeadas. A temperatura é continuamente monitorada por termorreceptores que podem ser encontrados na pele, no fígado, nos músculos esqueléticos, no hipotálamo e em outras regiões do sistema nervoso central.

A resposta aferente é mediada por células sensíveis ao calor e ao frio distribuídas pelo corpo. Essas células são distintas e reagem a mudanças de temperatura de maneira oposta. Os receptores de calor, por exemplo, são mais ativos durante o estresse térmico e aparentam ser uma classe de proteínas específica.

Os sinais térmicos são transmitidos principalmente por fibras nervosas específicas, com fibras C detectando calor e, também, transmitindo sensações de dor. A informação térmica é processada em várias partes do corpo que atuam em conjunto.

A regulação térmica central envolve a medula espinhal, o cérebro e, em particular, o hipotálamo. Este desempenha um papel central na termorregulação, processando e integrando informações termorreguladoras com origens distintas, mas, embora seja o principal integrador, a medula espinal e outras áreas do sistema nervoso central também processam essas informações. A regulação da temperatura é influenciada por inúmeros fatores, incluindo neurotransmissores, ritmos circadianos, fases do ciclo menstrual e condições médicas.

Em resposta a variações térmicas, o corpo ativa mecanismos efetores, ajustando a produção ou a perda de calor para o ambiente. A resposta eferente consiste em componentes autonômicos e comportamentais. As principais defesas autonômicas em resposta ao frio são: a vasoconstrição arteriolar nos dedos das mãos e dos pés (regulando o fluxo sanguíneo da pele e, assim, a perda de calor para o ambiente) e os tremores.

A vasoconstrição cutânea é frequentemente usada para reduzir a perda de calor. Outras respostas incluem:

- Termogênese com e sem tremores, aumentando a produção de calor metabólico.
- Sudorese, mediada por nervos colinérgicos, sendo essencial para dissipar o calor em ambientes quentes.
- Vasodilatação, influenciada pelo óxido nítrico, que também desempenha um papel na regulação térmica, especialmente durante o estresse térmico.

TERMORREGULAÇÃO DURANTE A ANESTESIA

A hipotermia perioperatória inadvertida, definida como uma queda na temperatura central para menos de 36°C, pode causar várias complicações. Mesmo uma hipotermia leve aumenta a incidência de infecção da ferida, eventos isquêmicos miocárdicos pós-operatórios e perda de sangue durante a cirurgia, além de prolongar a recuperação pós-operatória. Assim, fornecer e manter a normotermia no período perioperatório é importante para se obter ótimos resultados cirúrgicos, bem como para a segurança e satisfação do paciente.

Durante a anestesia geral, a regulação comportamental da temperatura não é aplicável, pois o paciente está inconsciente e, muitas vezes, paralisado. Os anestésicos gerais alteram os limiares de resposta ao calor e ao frio, expandindo a faixa de variação de temperatura de cerca de 0,3°C para 2-4°C. Anestésicos como propofol, alfentanila e dexmedetomidina têm efeitos específicos nos limiares de resposta, assim como anestésicos voláteis, como isoflurano e desflurano.

A combinação de alterações nos limiares de resposta resulta em uma ampliação da faixa de temperatura na qual os mecanismos de defesa termorregulatória não são ativados, nesse intervalo o paciente se torna poiquilotérmico. Outras drogas, como clonidina, óxido nitroso e midazolam, também têm impactos variados na termorregulação. Estímulos dolorosos podem influenciar levemente os limiares de vasoconstrição.

Em lactentes, crianças e adultos sob anestesia com isoflurano ou halotano, a vasoconstrição termorreguladora é menos eficaz. Por outro lado, pacientes entre 60 e 80 anos de idade possuem um limiar de vasoconstrição cerca de 1°C menor do que aqueles entre 30 e 50 anos.

A termogênese sem tremores, que é relevante em animais e crianças, não é observada em adultos anestesiados e é inibida em animais por anestésicos voláteis. Em recém-nascidos anestesiados com propofol, a taxa metabólica não aumenta devido à termogênese sem tremores.

A hipotermia inadvertida é, de longe, o distúrbio térmico perioperatório mais comum e resulta da alteração da termorregulação associada à exposição a um ambiente de sala de operação fria. Destas duas causas, no entanto, a termorregulação prejudicada é mais importante.

O calor é transferido do paciente para o ambiente por meio de quatro métodos: radiação, condução, convecção e evaporação. A radiação e a convecção são as principais responsáveis pela perda de calor durante procedimentos cirúrgicos.

Todas as superfícies irradiam calor se estiverem com temperatura acima de zero absoluto e, também, absorvem calor das superfícies ao redor. A radiação é, provavelmente, a principal forma de perda de calor em cirurgias. A condução, que é a transferência de calor entre superfícies adjacentes, é geralmente mínima durante a cirurgia, pois o paciente está, normalmente, apenas em contato com almofadas de espuma isolantes nas mesas cirúrgicas.

A convecção ocorre quando o ar em movimento perturba a camada isolante de ar parado junto à pele, aumentando a perda de calor. Embora a velocidade do ar nas salas de cirurgia seja geralmente baixa, a convecção é o segundo mecanismo mais importante de perda de calor.

A evaporação da pele é uma fonte menor de perda de calor em adultos anestesiados, mas é significativa em crianças, especialmente em recém-nascidos prematuros. A perda de calor através do sistema respiratório é mínima, e a evaporação de feridas cirúrgicas pode contribuir para a perda de calor, mas ainda não foi quantificada em humanos.

Durante a anestesia geral, a temperatura do corpo cai em um padrão específico: uma queda rápida inicial, seguida por uma diminuição lenta e linear, e depois estabiliza. Cada fase tem causas distintas.

Os anestésicos voláteis causam vasodilatação e inibem a vasoconstrição termorregulatória, mas isso só aumenta ligeiramente a perda de calor. Anestésicos também reduzem a taxa metabólica em 20-30%. A queda inicial da temperatura central se deve à redistribuição do calor do núcleo para a periferia por causa da vasodilatação induzida pelo anestésico.

Após essa redistribuição, a temperatura central cai lentamente por 2-4 horas em decorrência da perda de calor excedendo a produção metabólica. Depois de

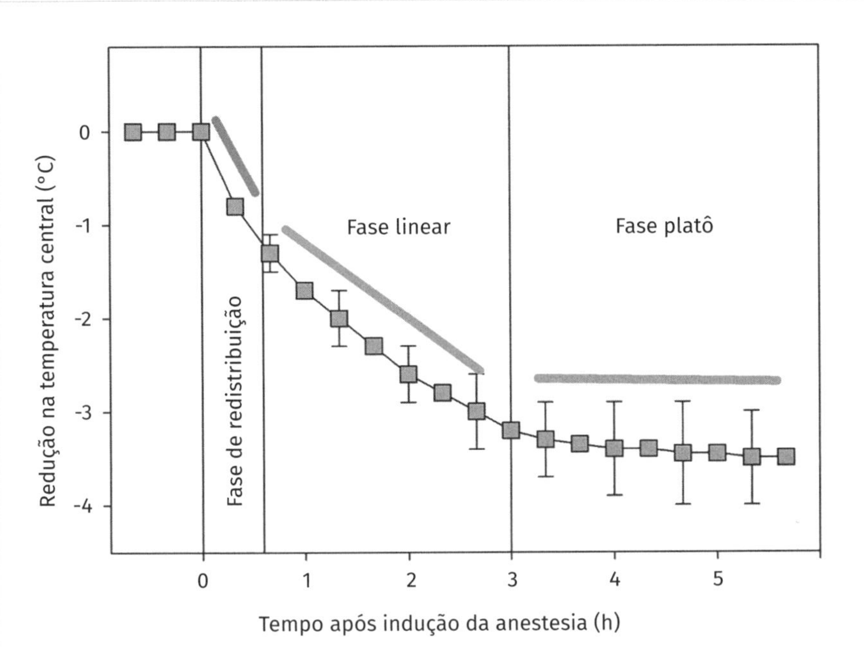

FIGURA 1 Redução da temperatura durante o ato anestésico.
Adaptada de Rauch et al., 2021.

3-4 horas, a temperatura estabiliza. Isso pode ser decorrente de um equilíbrio térmico ou da vasoconstrição termorregulatória, que diminui a perda de calor. No entanto, a produção de calor não parece aumentar em resposta à hipotermia.

Um fator adicional para a estabilização da temperatura pode ser a restrição do calor metabólico ao núcleo, mantendo sua temperatura, enquanto a temperatura periférica continua a cair. Assim, mesmo que a temperatura central se estabilize, a quantidade de calor do corpo continua a diminuir.

De maneira semelhante à anestesia geral, na anestesia do neuroeixo a termorregulação também está comprometida. Mesmo que o paciente não perceba, isso pode causar tremores. Assim, ele pode estar hipotérmico sem sentir frio. Tanto a anestesia epidural quanto a espinhal diminuem os limiares de vasoconstrição e tremores. Acredita-se que isso não seja decorrente do anestésico em si, mas da alteração na percepção térmica por um bloqueio na entrada térmica de áreas anestesiadas, fazendo com que o cérebro interprete a falta de informação fria como um aquecimento relativo da perna. Além disso, a combinação de anestesia regional com sedativos e analgésicos pode agravar a inibição da termorregulação.

Um ponto crucial é que, durante a anestesia regional, a temperatura da pele influencia mais a percepção térmica do que a temperatura central. Assim, o paciente pode sentir calor mesmo quando está hipotérmico. A consequência é que, durante a anestesia regional, as defesas contra o frio são ativadas em temperaturas mais baixas, são menos eficazes e o paciente, muitas vezes, não percebe que está hipotérmico. A monitorização da temperatura central é rara, fazendo com que a hipotermia passe despercebida frequentemente.

Semelhante à anestesia geral, a hipotermia é constantemente observada durante a anestesia regional. Após a indução da anestesia, a temperatura central geralmente cai entre 0,5 e 1,0°C. Essa queda inicial acontece por causa da redistribuição interna de calor entre o núcleo e a periferia do corpo. A hipotermia contínua ocorre em decorrência da perda de calor excedendo a produção de calor metabólico.

Durante a anestesia regional, a temperatura do núcleo pode continuar a cair, pois a vasoconstrição nas pernas é impedida, afetando o equilíbrio térmico. Quando a anestesia regional é combinada com a geral, a temperatura do núcleo tende a diminuir continuamente, tornando essencial o monitoramento e a gestão da temperatura.

Tremores são comuns durante a anestesia do neuroeixo, geralmente precedidos por hipotermia e vasoconstrição. Eles são desencadeados quando a hipotermia redistributiva reduz a temperatura do núcleo. Embora a temperatura do anestésico local possa não influenciar a incidência de tremores, manter a normotermia pode reduzir significativamente o risco.

Além disso, tremores de baixa intensidade podem ocorrer em pacientes normotérmicos por razões desconhecidas, possivelmente relacionadas à dor ou à ativação do sistema nervoso simpático. Várias drogas, como meperidina e clonidina, podem ser eficazes no tratamento de tremores durante a anestesia regional.

MANIPULAÇÕES TÉRMICAS PERIOPERATÓRIAS

Durante procedimentos cirúrgicos, a vasoconstrição termorregulatória é altamente eficaz em prevenir a hipotermia. No entanto, muitos pacientes não atingem um nível de hipotermia que ative as respostas termorregulatórias, tornando-os vulneráveis à variação de temperatura. A hipotermia intraoperatória pode ser reduzida limitando a perda de calor para o ambiente, seja por resfriamento do ambiente operacional, evaporação das incisões ou pelo resfriamento causado pela administração de fluidos intravenosos frios. A eficiência dessas técnicas varia.

Durante a anestesia, o corpo produz calor a uma taxa de aproximadamente 0,8 kcal/kg/h. Com a perda de calor para o ambiente superando essa produção, a temperatura corporal pode cair cerca de 1°C por hora. A maioria do calor metabólico é perdida através da pele, mas durante a anestesia, incisões cirúrgicas e fluidos intravenosos frios também contribuem para essa perda.

A queda inicial de 0,5-1,5°C na temperatura central é quase inevitável em decorrência da redistribuição de calor do núcleo para os tecidos periféricos mais frios. O aquecimento da superfície geralmente não impede a hipotermia na primeira hora de anestesia devido ao grande fluxo de calor do núcleo para a periferia e ao tempo necessário para transferir o calor da superfície para o núcleo. No entanto, essa redistribuição pode ser prevenida.

O aquecimento da pele antes da anestesia aumenta o conteúdo de calor do corpo, especialmente nas pernas. Se os tecidos periféricos forem suficientemente aquecidos, a vasodilatação induzida pela anestesia causará pouca hipotermia redistributiva. O pré-aquecimento por apenas 30 minutos pode prevenir significativamente essa redistribuição. O *afterdrop*, após a circulação extracorpórea, é uma forma de hipotermia redistributiva. O aquecimento da pele durante e após a cirurgia pode reduzir essa queda em 60%, essa redução não ocorre necessariamente pela prevenção da perda de calor, mas sim por restringir a redistribuição.

A temperatura ambiente na sala de operações é crucial para determinar a perda de calor do paciente, influenciando a radiação, convecção e evaporação. Aumentar essa temperatura pode minimizar a perda de calor, mas temperaturas acima de 23°C podem ser desconfortáveis para a equipe. O isolamento passivo

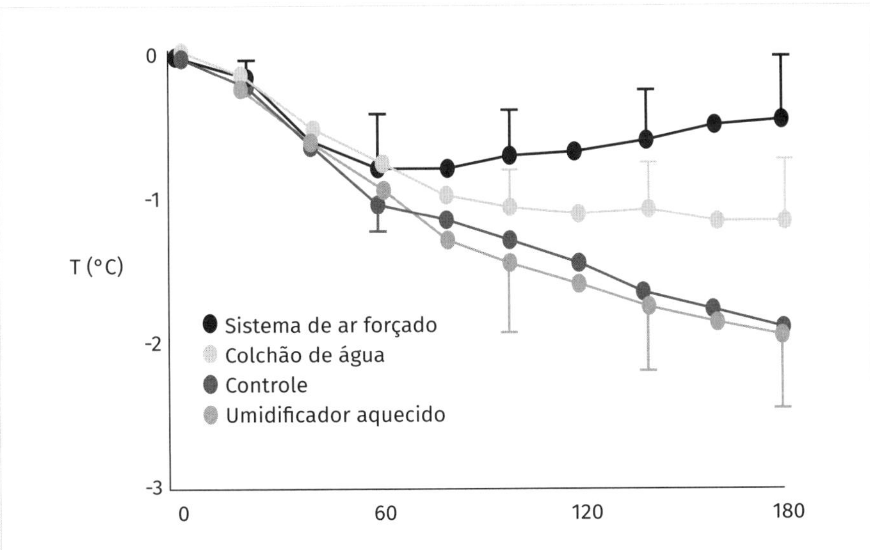

FIGURA 2 Manipulações térmicas perioperatórias.

da pele, como cobertores ou campos cirúrgicos, pode reduzir a perda de calor em cerca de 30%. No entanto, adicionar mais camadas ou aquecer o isolamento tem benefícios limitados. A área da pele coberta é mais crucial do que as partes específicas isoladas.

O isolamento passivo geralmente não é suficiente para grandes cirurgias, necessitando de aquecimento ativo. Colchões de água circulante são frequentemente ineficazes e podem causar lesões. Em contraste, sistemas de ar forçado são mais eficazes, seguros e econômicos, tornando-se o método de aquecimento mais comum em ambientes cirúrgicos.

Quando se observa o aquecimento de fluidos intravenosos identifica-se que eles não são usados para aquecer pacientes, pois não podem ultrapassar significativamente a temperatura corporal. No entanto, a administração de fluidos frios pode causar perda de calor, especialmente em grandes volumes. Por exemplo, uma unidade de sangue refrigerado ou 1 L de solução cristaloide à temperatura ambiente pode reduzir a temperatura média do corpo em cerca de 0,25°C.

Aquecedores de fluidos são úteis para minimizar essa perda de calor em procedimentos que requerem grandes volumes. Em procedimentos menores, o impacto é limitado. A maioria dos aquecedores de fluidos são adequados para casos de rotina, mas sistemas de alto volume são essenciais para situações como trauma, em que grandes volumes de fluido precisam ser administrados rapidamente.

MONITORIZAÇÃO DA TEMPERATURA

A incidência de hipotermia perioperatória varia amplamente (de 4 a mais de 70%). Nas últimas duas décadas, a conscientização sobre os riscos associados à hipotermia perioperatória aumentou entre anestesiologistas e cirurgiões. No entanto, ainda há espaço para melhorias, uma delas seria aumentar o número de pacientes que tenham sua temperatura corporal aferida no intraoperatório.

A monitorização da temperatura corporal é essencial para detectar hipotermia e prevenir o sobreaquecimento. As medições mais precisas da temperatura são obtidas em locais como a membrana timpânica, a artéria pulmonar, o esôfago distal e a nasofaringe. Além disso, a temperatura muscular e da pele podem ser usadas para avaliar a vasomotricidade e garantir uma monitorização neuromuscular adequada.

Os tradicionais termômetros de mercúrio foram substituídos por sistemas eletrônicos que oferecem precisão e são descartáveis. No entanto, é importante notar que os monitores infravermelhos que medem a temperatura da membrana timpânica ou da pele não são considerados confiáveis e não devem ser utilizados no intraoperatório.

A temperatura do núcleo do corpo é mais bem avaliada em locais como a artéria pulmonar, o esôfago distal, a membrana timpânica ou a nasofaringe. Embora as temperaturas da superfície da pele sejam geralmente mais baixas do que a temperatura do núcleo, elas podem refletir a temperatura central quando ajustadas corretamente. Durante procedimentos que envolvem circulação extracorpórea, a temperatura retal e da bexiga podem não ser tão confiáveis quanto as medidas do núcleo.

A monitorização da temperatura é recomendada durante a maioria dos procedimentos anestésicos para detectar variações de temperatura. Após a indução anestésica, é comum que a temperatura central caia em decorrência da redistribuição interna de calor. Portanto, a monitorização é especialmente importante em procedimentos que duram mais de 30 minutos sob anestesia geral ou mais de 1 hora no total. Em situações de anestesia regional, a monitorização torna-se crucial em cirurgias de cavidade corporal por causa do risco de hipotermia.

DIRETRIZES DE GESTÃO DA TEMPERATURA

Os objetivos do monitoramento da temperatura e gerenciamento térmico perioperatório são detectar distúrbios térmicos e manter a temperatura corporal adequada durante a anestesia. Os dados disponíveis sugerem as seguintes diretrizes:

- Manter a normotermia (superior a 36°C) contribui para minimizar o balanço nitrogenado negativo no pós-operatório. Atenção para o risco de hipertermia.
- O aquecimento de líquidos utilizados na reposição volêmica durante a cirurgia e a insuflação de ar aquecido diretamente na superfície do paciente diminuem a queda da temperatura central. A utilização de calor irradiado para aquecer o paciente antes do procedimento cirúrgico evita a perda de calor central para a periferia por causa da vasodilatação causada pelos anestésicos.
- Manter a superfície corpórea exposta o mínimo possível, inibindo a perda de calor.
- Para que haja a transferência de quantidades consideráveis de calor através da superfície da pele são necessários, pelo menos, 30 minutos de aquecimento prévio.
- A resolução do CFM 2.174/2017 orienta a monitorização da temperatura em todos os pacientes nos extremos de idades e procedimentos com tempo estimado superior a 1 hora.

Observação importante: sempre que for utilizada a manta térmica, deve-se monitorizar a temperatura.

TABELA 1 Indicações para uso de manta térmica

Indicações
Extremos de idade: > 60 anos ou < 12 anos
Procedimentos com duração prevista de 1 h
Cirurgias de urgência/emergência
Cirurgias de alta e média complexidade
Cirurgias com risco de sangramento (> 500 mL – adultos; > 7 mL/kg – pediátricos)
Coagulopatias prévias
Nefropatias prévias
Cardiopatias prévias
Antecedentes de tremores

BIBLIOGRAFIA RECOMENDADA

1. Bert AA, Stearns GT, Feng W, Singh AK. Normothermic cardiopulmonary bypass. J Cardiothorac Vasc Anesth. 1997;11(1):91-99.
2. Frank SM, El-Rahmany HK, Cattaneo CG, Barnes RA. Predictors of Hypothermia during Spinal Anesthesia. Anesthesiology. 2000;92(5):1330-4.
3. Greif R, Akca O, Horn EP, Kurz A, Sessler DI. Supplemental perioperative oxygen to reduce the incidence of surgical-wound infection. N Engl J Med. 2000;342(3):161-7.
4. Iaizzo PA, Kehler CH, Carr RJ, Sessler DI, Belani KG. Prior hypothermia attenuates malignant hyperthermia in susceptible swine. Anesth Analg. 1996;82(4):803-9.
5. Hopf HW, Hunt TK, West JM, Blomquist P, Goodson WH 3rd, Jensen JA, et al. Wound tissue oxygen tension predicts the risk of wound infection in surgical patients. Arch Surg. 1997;132(9):997-1004.
6. Mauermann WJ, Nemergut EC. The anesthesiologist's role in the prevention of surgical site infections. Anesthesiology. 2006;105(2):413-421.
7. Sessler DI. Perioperative thermoregulation and heat balance. Ann N Y Acad Sci. 1997;813:757-77.
8. Sessler DI. Complications and treatment of mild hypothermia. Anesthesiology. 2001;95(2):531-43.
9. Sessler DI, Akça O. Nonpharmacological prevention of surgical wound infections. Clin Infect Dis. 2002;35(11):1397-1404.
10. Tayefeh F, Kurz A, Sessler DI, Lawson CA, Ikeda T, Marder D. Thermoregulatory vasodilation decreases the venous partial pressure of oxygen. Anesth Analg. 1997;85(3):657-62.
11. Vaughan MS, Vaughan RW, Cork RC. Postoperative hypothermia in adults: relationship of age, anaesthesia, and shivering to rewarming. Anesth Analg. 1981;60(10):746-751.
12. Conselho Federal de Medicina. Resolução CFM n. 2.174/2017. Brasília: CFM; 2017. 15 p.
13. Zaballos Bustingorri JM, Campos Suárez JM. Hipotermia intraoperatoria no terapéutica: prevención y tratamiento (parte II). Rev Esp Anestesiol Reanim. 2003;50(4):197-208.
14. Arrich J, Schütz N, Oppenauer J, Vendt J, Holzer M, Havel C, et al. Hypothermia for neuroprotection in adults after cardiac arrest. Cochrane Database Syst Rev. 2023;5(5):CD004128.
15. Babiker Mohamed MA, Abdelwahab Abdelkarim WA, Salih Aabdeen MA, Elobid Ahmed TH, Sarsour HHH, El-Malky AM, et al. Evidence-based clinical practice guidelines for the

management of perioperative hypothermia: Systematic review, critical appraisal, and quality assessment with the AGREE II instrument. Ann Med Surg (Lond). 2022;79:103887.

16. Bjertnæs LJ, Næsheim TO, Reierth E, Suborov EV, Kirov MY, Lebedinskii KM, et al. Physiological changes in subjects exposed to accidental hypothermia: an update. Front Med (Lausanne). 2022;9:824395.
17. Urits I, Jones MR, Orhurhu V, Sikorsky A, Seifert D, Flores C, et al. A comprehensive update of current anesthesia perspectives on therapeutic hypothermia. Adv Ther. 2019;36(9):2223-32.
18. Rauch S, et al. Perioperative hypothermia: a narrative review. Int J Environ Res Public Health. 2021;18(16):8749.

23

Anafilaxia

Bruno Francisco de Freitas Tonelotto
Claudia Marquez Simões

INTRODUÇÃO

O termo anafilaxia refere-se à reação de hipersensibilidade imediata sistêmica (tipo I), ocasionada por liberação de mediadores inflamatórios, de forma repentina e imediata, a partir de mastócitos e basófilos, mediada pela imunoglobulina E (IgE). O termo reação anafilactoide refere-se a um evento clinicamente semelhante à anafilaxia, porém sem a participação da classe de imunoglobulinas da anafilaxia. Muitos podem ser os fatores desencadeantes de uma reação anafilática. Durante o ato cirúrgico, por exemplo, podemos citar os anestésicos, os materiais cirúrgicos tanto sintéticos como biológicos, transfusão sanguínea, dentre outros. No entanto, existe uma lista muito maior de possíveis agentes que estão envolvidos com menor regularidade.

Os pacientes submetidos à anestesia geral e cirurgia podem experimentar mudanças fisiológicas complexas. O reconhecimento de uma reação alérgica que ocorre durante a anestesia é potencialmente complicado. Alguns dos sinais e sintomas iniciais da reação alérgica são "blindados" pela anestesia, como por exemplo: desconforto, prurido, dispneia, *rash* cutâneo. Em virtude disso devemos estar sempre atentos a situações em que seja muito provável o diagnóstico de anafilaxia e muitas vezes deve-se tratar mesmo sem ter certeza.

A incidência de anafilaxia durante a anestesia geral é de 1:10.000 a 1:20.000. A grande variabilidade nas estimativas de prevalência e incidência reflete as dificuldades em determinar o denominador (ou o número total de casos de anestesia), bem como as limitações no diagnóstico de anafilaxia perianestésica. Os fatores de risco incluem asma, sexo feminino, outras condições alérgicas como eczema ou febre do feno, múltiplas cirurgias ou procedimentos passados e distúrbios mastocitários, incluindo síndrome de ativação de mastócitos, síndrome de ativação de mastócitos monoclonal e mastocitose sistêmica.

A anafilaxia apresenta sinais e sintomas cutâneos, respiratórios e cardiovasculares, bem como o envolvimento variável de outros sistemas orgânicos. Metade dos casos são inicialmente detectados como colapso cardiovascular súbito. Tende a ser grave e tem uma taxa de mortalidade maior do que a anafilaxia que ocorre em outros ambientes. Esta é, pelo menos em parte, atribuível a fatores que prejudicam o reconhecimento precoce de anafilaxia, como a incapacidade do paciente para relatar os sintomas iniciais e cobertura da pele com campos cirúrgicos. A administração intravenosa de drogas e tensões concomitantes da cirurgia ou doença podem também contribuir.

O diagnóstico de anafilaxia perioperatória é clínico. Um elevado no soro total de triptase, nível de histamina no plasma, ou de histamina elevadas, prostaglandina ou metabólitos na urina, obtidos em intervalos de tempo apropriados durante e depois da reação, são altamente sugestivos de anafilaxia, apesar de níveis normais não excluírem o diagnóstico.

Anafilaxia perioperatória, imunologicamente mediada ou não, tem se tornado mais comum. Isso se deve provavelmente por causa do uso mais frequente de anestesia e da complexidade crescente das drogas utilizadas. Reconhecimento e tratamento imediato são particularmente importantes. Vigilância para os sinais de anafilaxia e consideração de fatores de risco, com possibilidade de modificação dos agentes utilizados, provavelmente contribuirá para a redução da morbidade e mortalidade associadas a estas reações.

PATOGÊNESE

A anafilaxia é uma síndrome aguda, potencialmente letal, multissistêmica resultante da liberação repentina de mastócitos e células, mediadores derivados de basófilos na circulação. No entanto, há uma condição essencial para um indivíduo desenvolver choque anafilático, sensibilização prévia à determinada substância que, no contato, tenha produzido IgE específica contra o imunógeno. A produção de IgE pode ocorrer em qualquer contato prévio e prepara o sistema imune para responder imediatamente, com desgranulação mastocitária, a uma nova exposição.

Existem vários mecanismos que conduzem à ativação de mastócitos e basófilos, sendo cada vez mais agrupados sob o termo anafilaxia porque o tratamento inicial dessas reações é o mesmo, independentemente do gatilho ou mecanismo envolvido, e a gravidade clínica das reações pode ser similar. Deve-se lembrar ainda que um mesmo agente pode causar reações por mais de um mecanismo distinto.

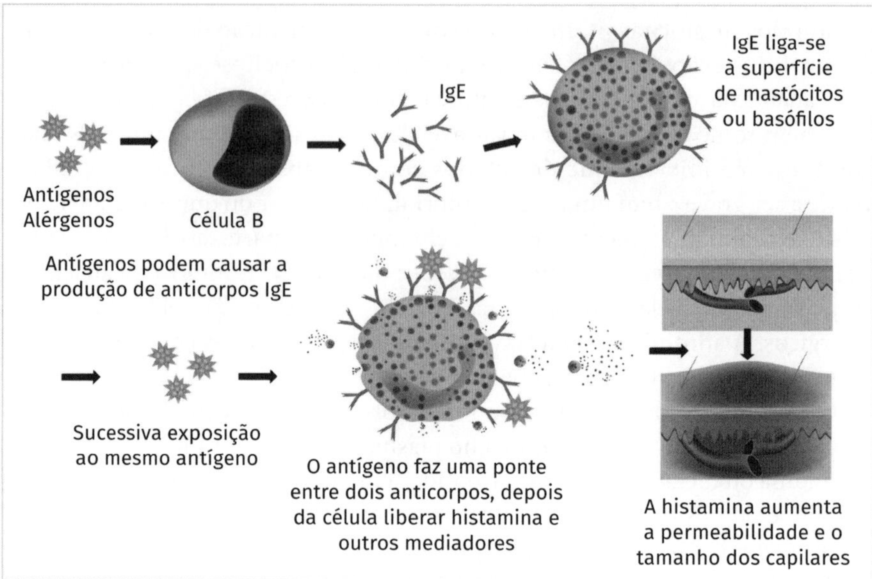

FIGURA 1 Reação alérgica.

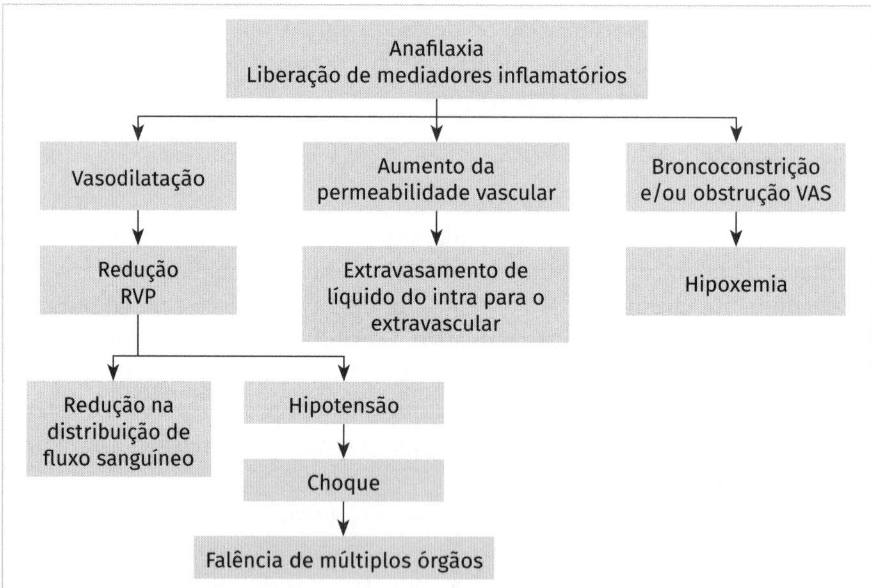

FIGURA 2 Principais mecanismos envolvidos na anafilaxia. RVP: resistência vascular periférica; VAS: vias aéreas superiores.

Fonte: Louzada Jr et al., 2003.

ETIOLOGIA

As causas identificáveis mais comuns de anafilaxia perioperatória são: bloqueadores neuromusculares, antibióticos, látex, hipnóticos (barbitúricos principalmente), opioides e coloides. Além disso, vale dizer que o sangue e seus derivados cursam como uma das primeiras causas de anafilaxia.

Agentes desencadeantes mais comuns

Bloqueadores neuromusculares

De acordo com os estudos mais recentes, de 50-70% dos casos de anafilaxia relacionados à anestesia foram decorrentes de bloqueadores neuromusculares (BNM). No entanto, a taxa elevada de reações atribuídas a BNM em alguns estudos podem basear-se em resultados de testes de pele, e estas drogas podem causar reação cutânea não específica (isto é, os falsos-positivos), resultando em má identificação destes agentes como causadores de anafilaxia.

Os BNM podem causar anafilaxia tanto por meio de reação mediada por IgE e ativação de mastócitos direta não imunológica como da ativação direta de mastócitos. As últimas são mais comuns, no entanto, as reações graves são geralmente mediadas por IgE. A liberação de histamina pode ser mais proeminente com certos BNM, como o atracúrio. Os agentes comumente implicados incluem atracúrio, pancurônio, o rocurônio, succinilcolina, tubocurarina e vecurônio.

A alergia aos BNM é mais comum em mulheres do que em homens, 3:1. Os pacientes que reagem a um BNM podem reagir a outros, por causa da reatividade cruzada. O grupo de amônio quaternário compartilhado provavelmente subjaz a este fenômeno. Os agentes que potencialmente reagem de forma cruzada com relaxantes musculares incluem: acetilcolina, colina, morfina, neostigmina e pentolínio. A exposição anterior a esses medicamentos pode sensibilizar os indivíduos a agentes relaxantes musculares, resultando em reações anafiláticas.

Antibióticos

Os antibióticos (ATB) administrados antes, durante ou imediatamente após a anestesia foram responsáveis por 12 a 15% dos gatilhos identificáveis nos estudos epidemiológicos. No entanto, há relatos de séries americanas culpando os ATB por 50% das anafilaxias intraoperatórias. Antibióticos betalactâmicos (especificamente penicilinas e cefalosporinas) e a vancomicina são os agressores mais comuns.

Látex

O látex de borracha natural foi responsável por aproximadamente 20% dos casos de anafilaxia perioperatória. Essa percentagem tem diminuído, uma vez que a exposição ao látex foi reduzida na maioria das salas cirúrgicas. Entretanto, a exposição oculta ainda é responsável por um número significativo de reações. A alergia ao látex é mais provável em indivíduos com exposição repetida a luvas de látex ou cateteres de cirurgias anteriores ou de uso profissional, com atenção especial às crianças com espinha bífida e à saúde dos trabalhadores.

Há uma variedade de potenciais fontes de látex em ambientes cirúrgicos e de procedimentos. As fontes mais comuns de exposição ao látex significativas no cenário perioperatório são os itens que têm contato com a superfície da pele ou mucosas prolongadas, como: luvas, drenos, cateteres, artigos de borracha rígida, como correias, tubos e medidores de pressão arterial.

Reações ao látex tendem a ocorrer mais tarde em procedimentos cirúrgicos (p. ex., 30 minutos ou mais após o início da intervenção); sintomas podem se desenvolver após superfícies viscerais serem tratadas ou manipuladas por médicos usando luvas de látex.

Agentes desencadeantes menos comuns

Agentes hipnóticos

Agentes de indução hipnótica representam cerca de 2% dos casos de anafilaxia perioperatória. Existem dois tipos de agentes de indução: barbitúricos (p. ex., tiopental, metoexital) e não barbitúricos (por exemplo, benzodiazepinas, propofol, etomidato e cetamina), sendo os barbitúricos os responsáveis pela maioria das reações.

Opioides

Os opioides utilizados em anestesia/analgesia são uma causa comum de rubor e urticária após administração intravenosa, embora opioides raramente causem reações potencialmente fatais. Tipicamente, os opioides provocam sintomas cutâneos limitados que não são mediados por IgE. A morfina ou meperidina pode causar a desgranulação de mastócitos da derme, resultando na libertação de histamina e outros mediadores e levando à lavagem e urticária, angioedema, embora raramente.

Coloides e expansores plasmáticos

Coloides e expansores plasmáticos como dextrano ou hetastarch (hidroxietilamido, HES) são responsáveis por cerca de 3% das causas identificáveis de anafilaxia perioperatória. Taxas relatadas de anafilaxia foram menores que 0,1% das administrações de cada uma das várias preparações. A albumina também tem implicado reações anafiláticas perioperatórias raras, embora os mecanismos não tenham sido elucidados. Além disso, as gelatinas do tipo Gelafundin® e Isocel® também foram implicadas na gênese de anafilaxias.

Outros agentes

Coletivamente, os outros agentes representam cerca de 5% das reações de anafilaxia. São eles: contraste radiológico, concentrado de hemácias e derivados do sangue, metabissulfitos e bissulfitos (utilizados como conservantes de medicamentos), anti-inflamatórios não hormonais, clorexedine, iodopovidona, bacitracina, óxido de etileno e ortoftalaldeído (agentes de esterilização), estreptoquinase e uroquinase, azul de metileno, insulina, anestésico local, heparina, protamina, aprotinina, hialuronidase.

FATORES DE RISCO

Ver Figura 3.

QUADRO CLÍNICO

O quadro clínico da anafilaxia perioperatória mais comumente se caracteriza com alterações cardiovasculares e respiratórias (caso o paciente esteja consciente). O colapso do sistema cardiovascular é a primeira manifestação detectada em até 50% dos casos. A taquicardia é um sinal cardiovascular clássico de anafilaxia, embora a bradicardia ocasionalmente se desenvolva mais tarde na reação se o paciente tornar-se hipoxêmico ou desenvolver bloqueio cardíaco.

No aparelho respiratório, o broncoespasmo pode se apresentar como aumento súbito na pressão ventilatória necessária para inflar os pulmões, aumento no dióxido de carbono ao final da expiração, ou diminuição da saturação arterial de oxigênio. Deve-se lembrar que durante o quadro de anafilaxia, o edema de laringe pode se desenvolver rapidamente, representando dificuldade para entubação ou até mesmo estridor pós-operatório (por isso deve-se ter sempre muita atenção ao extubar esses pacientes).

Com essa definição do quadro clínico, pode se pensar que o diagnóstico de anafilaxia no intraoperatório seja fácil e simples; pelo contrário, o diagnóstico pode ser particularmente difícil, pois: a) os sintomas iniciais ou leves, como coceira ou falta de ar, podem passar despercebidos, pois o paciente não consegue se comunicar; b) sinais cutâneos, como rubor, urticária e angioedema, podem ser perdidos porque o paciente é coberto para a cirurgia. Como resultado desses fatores, a reação pode ser detectada somente quando alterações respiratórias e hemodinâmicas dramáticas se desenvolverem.

As reações alérgicas que ocorrem durante os primeiros 30 minutos de anestesia são mais provavelmente decorrentes de antibióticos, agentes bloqueadores neuromusculares (NMBA) ou agentes de indução hipnótica, porque esses agentes

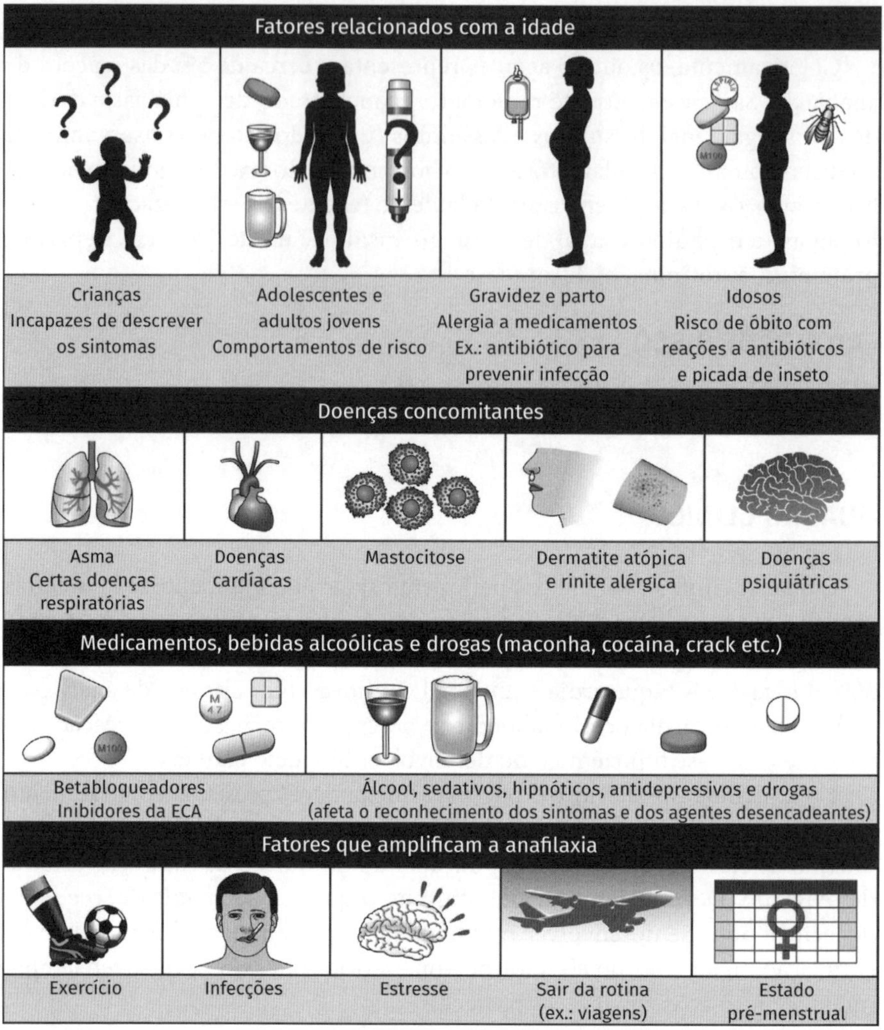

FIGURA 3 Idade, doenças concomitantes e medicamentos contribuem para anafilaxia mais grave e até fatal. Alergias são fatores de risco para anafilaxia desencadeada por alimentos, exercícios e látex, mas não apresentam risco elevado para anafilaxia por picada de insetos e meios de contraste.

ECA: enzima conversora da angiotensina.

Fonte: adaptada de Simons et al., 2011.

são administrados no início do procedimento. As reações que apresentam após os primeiros 30 minutos é mais provável em decorrência do látex, ou de agentes mistos, como a protamina, expansores de plasma ou corantes supravitais. Reações também podem ocorrer após mudanças bruscas de sangue ou outros fluidos, como a remoção de um torniquete, desclampeamento dos vasos sanguíneos, ou após a manipulação uterina seguida pela administração de ocitocina.

TABELA 1 Sinais e sintomas da anafilaxia

Gastrointestinal: dor abdominal, aumento do peristaltismo com urgência para evacuar ou liberação de esfíncter, náusea, vômito, diarreia
Oral: prurido labial, língua e palato, edema de lábios e língua e laringe
Respiratório: obstrução de vias aéreas superiores por angioedema de língua, orofaringe ou laringe; broncoespasmo, aperto no peito, tosse, sibilância, rinite, espirros, congestão nasal e rinorreia
Cutânea: eritema difuso, rubor, urticária, prurido, angioedema
Cardiovascular: astenia, hipotensão, arritmia, choque hipovolêmico, síncope, dor torácica
Ocular: edema periorbital, eritema, eritema conjuntival, lacrimejamento
Genitourinário: cólicas uterinas, urgência miccional ou incontinência urinária
Sintomas iniciais de maior gravidade desenvolvem-se rapidamente e atingem pico entre 3-30 minutos.

DIAGNÓSTICO

O diagnóstico de anafilaxia perioperatória é clínico e baseado na presença de sinais e sintomas característicos em um curso de tempo plausível. Já foi dito anteriormente, mas é preciso ressaltar mais uma vez que o diagnóstico de anafilaxia durante a anestesia geral e no pós-operatório é dificultada por uma série de fatores: o paciente não é capaz de relatar as alterações que podem descrever o evento; as manifestações cutâneas são um importante indicador, no entanto podem estar escondidos pelo campo cirúrgico; as alterações cardiovasculares consequentes do quadro podem ser confundidas com outras causas de colapso cardiovascular que caibam no momento. Além disso, a bradicardia ocorre mais frequentemente no cenário da anafilaxia durante a anestesia do que em outras situações, apesar dos profissionais da saúde pensarem sempre em taquicardia associada à anafilaxia.

Podemos utilizar alguns testes laboratoriais no momento da reação anafilática: amostras de sangue coletadas no momento da reação ou logo após podem revelar elevações da triptase ou histamina, que são mediadores liberados pelos mastócitos e basófilos. A liberação desses mediadores pode ajudar a distinguir a anafilaxia de outros eventos perioperatórios, como choque cardiogênico, por exemplo. A liberação do mediador ocorre transitoriamente após a ativação de mastócitos significativa em alguns pacientes, particularmente aqueles com hipotensão. Analisa-se também os metabólitos urinários de histamina e/ou metabólitos de prostaglandina que podem estar aumentados após anafilaxia. Os resultados normais não excluem o diagnóstico, mas aumento dos níveis, das substâncias supracitadas, suportam o diagnóstico.

Uma avaliação posterior para alergia a medicamentos deve ocorrer depois que o paciente se recuperou totalmente. O diagnóstico de anafilaxia perioperatória é sempre um desafio por causa das múltiplas drogas administradas ao mesmo tempo ou separadamente, mas em sequência, e os efeitos da própria anestesia.

DIAGNÓSTICO DIFERENCIAL

Ver Tabela 2.

TABELA 2 Diagnóstico diferencial

Outras causas de sintomas respiratórios
Reação asmática aguda
Aspiração
Estridor pós-extubação
Edema pulmonar
Embolia pulmonar
Pneumotórax hipertensivo
Lesão pulmonar aguda transfusional (TRALI)
Tamponamento cardíaco
Choque cardiogênico
Hemorragia
Mau posicionamento do tubo orotraqueal
Hipertermia maligna
Miotonias e espasmo do músculo masseter
Hipercalemia
Hipoglicemia

(continua)

TABELA 2 Diagnóstico diferencial (*continuação*)

Sobredosagem de drogas vasoativas
Simpatectomia parcial da medula espinhal
Sepse
Reação vasovagal
Embolia gasosa
Outras causas de angioedema
Outras causas de urticária
Níveis de triptase ou histamina devem ser normais em todas essas outras doenças

TRATAMENTO

Ver Tabela 3.

PREVENÇÃO

A prevenção da anafilaxia perioperatória é um ideal difícil de ser alcançado por causa de: rara ocorrência dessas reações, fisiopatologia complexa, capacidade limitada dos testes de sensibilidade e pouca capacidade em definir o risco de ocorrência. Entretanto, pode-se utilizar alguns recursos na tentativa de prevenir esse evento potencialmente fatal.

A história médica cuidadosa que incide sobre as reações adversas anteriores é a mais importante. Uma reação à medicação antes aumenta inespecificamente a possibilidade de reações adversas, e múltiplas reações medicamentosas anteriores representam um risco maior ainda. Indivíduos atópicos podem estar em maior risco por causa de um aumento da frequência de reações ou, mais frequentemente, de um aumento da gravidade das reações.

As reações anteriores devem ser cuidadosamente avaliadas, indicando testes específicos se for o caso. Os antibióticos devem ser administrados se possível diluídos em um soro fisiológico a 0,9% de 100 mL, lento, com monitoramento hemodinâmico cuidadoso. Drogas com propriedades de liberação de histamina (p. ex., morfina, d- tubocurarina, vancomicina, relaxantes musculares quaternários) devem ser administradas o mais lentamente possível, particularmente em indivíduos com asma ou doença cardiopulmonar. Deve-se, ainda, orientar os pacientes a evitarem, quando possível, o uso de antagonistas beta-adrenérgicos, inclusive os usados para tratamento de glaucoma, que podem exacerbar o quadro.

Os regimes de pré-tratamento, com glicocorticoides e anti-histamínicos H1 e H2, como usados para pacientes que têm reações ao material radiológico, não têm sido comprovados para evitar reações, mas podem reduzir a gravidade delas.

TABELA 3 Tratamento

1. Reconhecer	Taquicardia Broncoespasmo Alterações na mecânica ventilatória inexplicáveis Lesões urticariformes na pele e eczemas Angioedema
2. Atitude imediata	Interrupção imediata do fator predisponente Chamar por ajuda: pode ser necessário diluir drogas vasoativas, bem como colher exames laboratoriais etc.; dessa forma é sempre bom ter a ajuda de outro anestesista. Ventilar com oxigênio a 100% Encerrar ou abandonar o procedimento assim que possível ABC: ▪ A = via aérea Garantir e estabelecer a patência da via aérea, se necessário por reposicionamento da cabeça e do pescoço, intubação endotraqueal ou cricotireoidotomia de emergência. ▪ B = respiração Manter ventilação e oxigenação suficientes para adequado estado mental e saturação de oxigênio de no mínimo 91%, determinada por oximetria de pulso. Tratamento do broncoespasmo se necessário. Equipamento para intubação endotraqueal deve estar prontamente disponível para uso imediato em caso de falência respiratória, indicada por deterioração do nível de consciência, falência respiratória ou estridor refratários à suplementação de oxigênio e epinefrina. ▪ C = circulação Minimizar ou eliminar a exposição ao agente causal por descontinuação da infusão, como nos casos de radiocontraste, ou pela colocação de torniquete venoso proximal ao sítio de injeção ou picada de inseto. Avaliar a adequação da perfusão pela medida da taxa de pulsação, pressão arterial, nível de consciência e tempo de preenchimento capilar. Estabelecer acesso IV com cateter de grosso calibre (16 a 18) e administrar solução isotônica como solução salina. Um segundo acesso IV pode ser estabelecido caso seja necessário.

(continua)

TABELA 3 Tratamento (*continuação*)

3. Tratamento	Manejo farmacológico da anafilaxia – ABC ▪ A = adrenalina (epinefrina) Adrenalina é a droga de escolha para anafilaxia. Estimula os receptores beta e alfa-adrenérgicos e inibe posterior liberação de mediadores mastócitos e basófilos. A dose usual para adultos é de 0,3-0,5 mg administrada por via IM a cada 10-20 minutos ou quando necessário. A dose para crianças é de 0,01 mg/kg até o máximo de 0,3 mg, IM, a cada 5-30 minutos se necessário. Doses menores, como 0,1 a 0,2 mg administradas via IM quando necessário, são usualmente adequadas para tratar anafilaxia leve, muitas vezes associada ao teste cutâneo alérgico ou imunoterapia. Adrenalina deve ser aplicada precocemente no manejo da reação e a dose titulada à resposta clínica. Hipotensão grave pode requerer administração IV lenta de adrenalina. A resposta do paciente determina a taxa de infusão. ▪ B = difenidramina (Benadril®) Anti-histamínicos não são úteis para o manejo inicial da anafilaxia, mas podem ser úteis uma vez que o paciente esteja estabilizado. Difenidramina pode ser administrada por via IV, IM ou oral. Cimetidina oferece benefício teórico de reduzir tanto a arritmia cardíaca induzida por histamina, que é mediada por receptores H2 e, vasodilatação associada à anafilaxia, mediada por receptores H1 e H2. Cimetidina, até 300 mg a cada 6 a 8 horas, pode ser administrada por via oral ou lentamente por via IV. Doses devem ser ajustadas para crianças. ▪ C = corticosteroides Corticosteroides não são benéficos na anafilaxia aguda, mas podem prevenir recidiva ou anafilaxia protraída. Hidrocortisona (100-200 mg) ou equivalente pode ser administrada a cada 6-8 horas nas primeiras 24 horas. Doses devem ser ajustadas para crianças.
4. Acompanhamento	Observação Orientação do paciente e familiares acerca da doença: informações acerca da doença devem ser oferecidas verbalmente e por escrito ao paciente e seus familiares. Orientar sobre os testes de sensibilidade Se necessário encaminhar o paciente à UTI Prevenção

BIBLIOGRAFIA RECOMENDADA

1. Tejedor Alonso MA, Sastre DJ, Sanchez-Hernandez JJ, et al. Idiopathic anaphylaxis: a descriptive study of 81 patients in Spain. Ann Allergy Asthma Immunol. 2002;88:313-8.
2. Lieberman P. Unique clinical presentations of anaphylaxis. Immunol Allergy Clin North Am. 2001;21:813-27.
3. Cianferoni A, Novembre E, Mugnaini L, et al. Clinical features of acute anaphylaxis in patients admitted to a university hospital: an 11-year retrospective review (1985-1996). Ann Allergy Asthma Immunol. 2001;87:27-32.
4. Dibs SD, Baker MD. Anaphylaxis in children: a 5-year experience. Pediatrics. 1997;99:E7.
5. Viner NA, Rhamy RK. Anaphylaxis manifested by hypotension alone. J Urol. 1975;113:108-10.
6. Soreide E, Buxrud T, Harboe S. Severe anaphylactic reactions outside hospital: etiology, symptoms and treatment. Acta Anaesthesiol Scand. 1988;32:339-42.
7. Valabhji J, Robinson S, Johnston D, et al. Unexplained loss of consciousness: systemic mastocytosis. J R Soc Med. 2000;93:141-2.
8. Sampson HA. Utility of food-specific IgE concentrations in predicting symptomatic food allergy. J Allergy Clin Immunol. 2001;107:891-6.
9. Braganza SC, Acworth JP, McKinnon DR, et al. Paediatric emergency department anaphylaxis: different patterns from adults. Arch Dis Child. 2006;91:159-63.
10. Portier MM, Richet C. De l'action anaphylactique de certains venims. C R Soc Biol 1902;54:170-2.
11. Levy JH, Yegin A. Anaphylaxis: what is monitored to make a diagnosis? How is therapy monitored? Anesthesiol Clin North Am. 2001;19:705–15.
12. Adkinson F, Pongracic J. Drug allergy. In: Holgate ST, Church MK, Lichtenstein LM, eds. Allergy. 2nd ed. London: Mosby; 2001:155-62.
13. Castells MC, Horan RH, Ewan PW, et al. Anaphylaxis. In: Holgate ST, Church MK, Lichtenstein LM, eds. Allergy. 2nd ed. London: Mosby; 2001:163-73.
14. Laxenaire MC, Mertes PM, Benabes B, et al. Anaphylaxis during anaesthesia: results of a two-year survey in France. Br J Anaesth. 2001;87:549-58.
15. Vervloet D, Magnan A, Birnbaum J, et al. Allergic emergencies seen in surgical suites. Clin Rev Allergy Immunol. 1999;17:459-67.
16. Laxenaire MC. Epidemiologie des reactions anaphylactoides peranesthesiques: quatrieme enquete multicentrique (juillet 1994-decembre 1996). Ann Fr Anesth Reanim. 1999;18:796-809.
17. Fisher MM, Baldo BA. The incidence and clinical features of anaphylactic reactions during anesthesia in Australia. Ann Fr Anesth Reanim. 1993;12:97-104.
18. Fasting S, Gisvold SE. Serious intraoperative problems: a five-year review of 83,844 anesthetics. Can J Anaesth. 2002;49:545-53.
19. Harboe T, Johansson SG, Florvaag E, Oman H. Pholcodine exposure raises serum IgE in patients with previous anaphylaxis to neuromuscular blocking agents. Allergy. 2007;62:1445.
20. Leynadier F, Sansarricq M, Didier JM, Dry J. Prick tests in the diagnosis of anaphylaxis to general anaesthetics. Br J Anaesth. 1987;59:683.
21. Baldo BA, Fisher MM. Anaphylaxis to muscle relaxant drugs: cross-reactivity and molecular basis of binding of IgE antibodies detected by radioimmunoassay. Mol Immunol. 1983;20:1393.

22. Pedersen AF, Green S, Rose MA. Failure to investigate anaesthetic anaphylaxis resulting in a preventable second anaphylactic reaction. Anaesth Intensive Care. 2012;40:1053.
23. Mertes PM, Tajima K, Regnier-Kimmoun MA, et al. Perioperative anaphylaxis. Med Clin North Am. 2010;94:761.
24. Chaiear N, Foulds I, Burge PS. Prevalence and risk factors for latex allergy. Occup Environ Med. 2000;57:501.
25. Moscicki RA, Sockin SM, Corsello BF, et al. Anaphylaxis during induction of general anesthesia: subsequent evaluation and management. J Allergy Clin Immunol. 1990;86:325.
26. Hirshman CA, Edelstein RA, Ebertz JM, Hanifin JM. Thiobarbiturate-induced histamine release in human skin mast cells. Anesthesiology. 1985;63:353.
27. Baker MT, Naguib M. Propofol: the challenges of formulation. Anesthesiology. 2005;103:860.
28. Marik PE. Propofol: therapeutic indications and side-effects. Curr Pharm Des. 2004;10:3639.
29. Wang H, Cork R, Rao A. Development of a new generation of propofol. Curr Opin Anaesthesiol. 2007;20:311.
30. Hofer KN, McCarthy MW, Buck ML, Hendrick AE. Possible anaphylaxis after propofol in a child with food allergy. Ann Pharmacother. 2003;37:398.
31. Palacios Benito R, Domínguez Ortega J, Alonso Llamazares A, et al. Adverse reaction to tetrazepam. J Investig Allergol Clin Immunol. 2001;11:130.
32. Louzada Jr P, Oliveira FR, Sarti W. Anafilaxia e reações anafilactoides. Med Rib Preto. 2003;36:399-403.
33. Simons FE, Ardusso LR, Bilò MB, El-Gamal YM, Ledford DK, Ring J, et al.; World Allergy Organization. World Allergy Organization anaphylaxis guidelines: summary. J Allergy Clin Immunol. 2011;127(3):587-93.e1-22.

24

Problemas no manejo da via aérea pediátrica: laringoespasmo e broncoespasmo

Marcella Marino Malavazzi Clemente
Bruno Francisco de Freitas Tonelotto

INTRODUÇÃO

A prática da anestesiologia pediátrica envolve desafios únicos, exigindo não apenas o conhecimento das peculiaridades fisiológicas e farmacológicas da população pediátrica, mas também uma habilidade apurada para lidar com situações críticas que podem surgir durante o perioperatório. Entre essas situações, o laringoespasmo e o broncoespasmo destacam-se como complicações respiratórias de significativa importância clínica, apresentando desafios tanto para anestesiologistas pediátricos quanto para generalistas que atendem crianças ocasionalmente.

O laringoespasmo, caracterizado por um espasmo reflexo das cordas vocais que leva à obstrução das vias aéreas, é uma emergência anestésica que pode ocorrer em qualquer fase do perioperatório, mas é mais comum durante a indução ou emergência da anestesia. Esta condição pode variar desde uma obstrução parcial, que causa dificuldade respiratória e estridor, a uma obstrução completa, que pode levar rapidamente a hipoxemia grave e suas consequências. O manejo rápido e eficaz é fundamental para evitar complicações potencialmente fatais.

O broncoespasmo, caracterizado pela constrição dos brônquios, resulta em resistência aumentada ao fluxo aéreo e dificuldade respiratória. Esta condição é particularmente preocupante em pacientes pediátricos com histórico de asma ou outras doenças respiratórias. O broncoespasmo intraoperatório pode ser desencadeado por uma variedade de fatores, incluindo a irritação das vias aéreas, reações alérgicas, ou como resposta a alguns medicamentos.

Ambas as condições, embora distintas em suas manifestações e mecanismos subjacentes, requerem um alto nível de vigilância, conhecimento e preparo por parte do anestesiologista. A habilidade de identificar rapidamente os sinais e

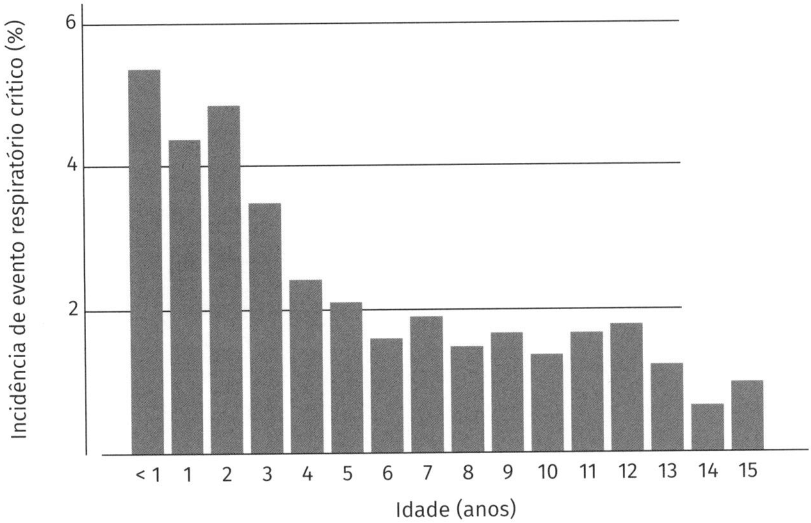

FIGURA 1 Incidência de eventos respiratórios críticos por idade.
Fonte: adaptada de: Sims e Farrell, 2020.

sintomas iniciais, compreender os fatores de risco e as condições predisponentes, e implementar estratégias eficazes de manejo são fundamentais para garantir a segurança e o bem-estar do paciente pediátrico.

Este capítulo tem como objetivo fornecer aos anestesiologistas generalistas um guia abrangente para o manejo do laringoespasmo e broncoespasmo no intraoperatório em pacientes pediátricos. Abordaremos a fisiopatologia, fatores de risco e estratégias de prevenção, reconhecimento precoce e tratamento do laringoespasmo e broncoespasmo. Com este conhecimento, o anestesiologista estará melhor preparado para enfrentar esses desafios que representam aproximadamente 30% dos eventos respiratórios em pacientes pediátricos, minimizando o risco de complicações e assegurando um desfecho favorável para seus pequenos pacientes.

DEFINIÇÃO E FISIOPATOLOGIA

Laringoespasmo

O laringoespasmo é uma condição aguda e potencialmente grave, caracterizada pelo fechamento reflexo das cordas vocais, resultando em obstrução variável das vias aéreas superiores. Este fenômeno pode ocorrer de forma parcial ou completa, levando a uma gama de manifestações clínicas, desde dificuldade respiratória leve até uma obstrução aérea total, que pode ser fatal se não for prontamente tratada.

Fisiologicamente, o laringoespasmo é uma resposta protetora das vias aéreas, desencadeada por estímulos como secreções, sangue ou manipulação das vias aéreas. O reflexo é mediado por receptores sensoriais na laringe, que, quando estimulados, provocam um espasmo dos músculos adutores das cordas vocais, principalmente o músculo cricoaritenoide lateral. Este espasmo resulta no fechamento abrupto da glote, impedindo a passagem de ar e podendo levar rapidamente a hipoxemia e hipercapnia.

Em crianças, o laringoespasmo é particularmente preocupante em decorrência do pequeno calibre das vias aéreas e maior suscetibilidade a obstruções. Além disso, crianças têm uma menor reserva e maior demanda metabólica de oxigênio, tornando-as mais vulneráveis às consequências da hipoxemia.

Broncoespasmo

O broncoespasmo é caracterizado por uma constrição dos brônquios, que leva à resistência aumentada ao fluxo aéreo e dificuldade respiratória. Esta condição é comumente associada a asma e outras doenças pulmonares reativas, mas também pode ser desencadeada no intraoperatório por estímulos alergênicos, irritantes das vias aéreas ou reações a medicamentos.

A fisiopatologia do broncoespasmo envolve uma combinação de inflamação ou remodelamento das vias aéreas e hiper-reatividade brônquica. Durante um episódio de broncoespasmo, ocorre uma contração do músculo liso brônquico, edema da mucosa, produção de muco e possível obstrução das vias aéreas. Esses eventos levam a um aumento da resistência das vias aéreas, diminuição do fluxo aéreo e, eventualmente, hipoxemia.

Crianças com histórico de asma ou outras doenças respiratórias crônicas podem ter uma resposta exacerbada a estímulos como indução anestésica inalatória, dor, plano anestésico superficial ou mesmo a instrumentação da via aérea.

O reconhecimento precoce e o manejo adequado do laringoespasmo e broncoespasmo são fundamentais para evitar complicações graves. Compreender a fisiopatologia dessas condições permite uma abordagem mais eficaz na prevenção, no diagnóstico e no tratamento dessas emergências respiratórias durante a anestesia pediátrica.

FATORES DE RISCO

Fatores de risco para laringoespasmo

O laringoespasmo, uma das complicações mais temidas na anestesia pediátrica, pode ser precipitado por uma variedade de fatores.

- Idade e anatomia pediátrica: crianças, especialmente aquelas com menos de um ano de idade, têm uma anatomia das vias aéreas propensa a obstruções. A laringe é mais alta e anterior, as cordas vocais são mais propensas a espasmos, e a traqueia é mais estreita, aumentando o risco de laringoespasmo.
- Infecções respiratórias recentes: pacientes com histórico de infecções respiratórias recentes apresentam uma maior sensibilidade e hiper-reatividade das vias aéreas, tornando-as mais suscetíveis ao laringoespasmo. A inflamação e o edema associados a infecções podem exacerbar a resposta das vias aéreas a estímulos irritantes.
- Refluxo gastroesofágico (RGE): o RGE é um fator de risco significativo para o laringoespasmo, pois o ácido gástrico que reflui para o esôfago pode alcançar a laringe, causando irritação e aumentando a probabilidade de espasmo das cordas vocais.
- Procedimentos nas vias aéreas superiores: intervenções cirúrgicas ou diagnósticas envolvendo as vias aéreas superiores podem irritar a laringe e desencadear laringoespasmo, especialmente se houver manipulação direta da laringe ou das cordas vocais.
- Aspiração de secreções ou corpos estranhos: a aspiração de secreções, sangue ou corpos estranhos durante a cirurgia pode irritar as vias aéreas e desencadear um reflexo de laringoespasmo.
- História de laringoespasmo ou hiper-reatividade das vias aéreas: pacientes com histórico de laringoespasmo ou doenças que causam hiper-reatividade das vias aéreas, como asma, têm risco aumentado de desenvolver laringoespasmo.

Fatores de risco para broncoespasmo

O broncoespasmo, por outro lado, tem seus próprios fatores de risco específicos, muitos dos quais se sobrepõem com os do laringoespasmo, mas também incluem elementos únicos relacionados a doenças dos brônquios.

- História de asma ou doenças respiratórias: crianças com asma ou outras doenças respiratórias crônicas são particularmente suscetíveis ao broncoespasmo. A hiper-reatividade brônquica inerente a essas condições pode ser exacerbada por estímulos intraoperatórios.

- Alergias e hipersensibilidades: pacientes com histórico de alergias, especialmente aquelas relacionadas a medicamentos ou látex, podem ter um risco aumentado de broncoespasmo decorrente de reações alérgicas durante a anestesia.
- Exposição a irritantes das vias aéreas: fumaça cirúrgica, gases anestésicos e aspiração de conteúdo gástrico são exemplos de irritantes que podem desencadear broncoespasmo.
- Uso de medicamentos: certos medicamentos, incluindo bloqueadores beta e alguns anestésicos, podem induzir broncoespasmo em pacientes suscetíveis.
- Fatores ambientais e estresse: fatores como a temperatura da sala de cirurgia e o estresse psicológico também podem influenciar a reatividade das vias aéreas.
- Tabagismo passivo: a exposição ao fumo passivo pode aumentar a reatividade brônquica e o risco de broncoespasmo, especialmente em crianças.

Ao identificar esses fatores de risco, o anestesiologista pode adotar medidas preventivas específicas e estar preparado para intervir prontamente caso ocorram sinais de laringoespasmo ou broncoespasmo. A avaliação pré-operatória detalhada, incluindo uma história clínica completa e exame físico, é essencial para identificar pacientes em risco e planejar uma estratégia anestésica apropriada. Além disso, a comunicação eficaz com a equipe cirúrgica e os cuidadores do paciente é fundamental para garantir um ambiente seguro e preparado para responder a essas emergências respiratórias.

Outro fator que influencia e propicia a instalação de ambas as condições é a superficialização do nível da anestesia na criança, portanto a instrumentação das vias aéreas deve ser feita com muito cuidado nesta população, tendo o cuidado de um adequado plano anestésico.

PREVENÇÃO

A prevenção do laringoespasmo e do broncoespasmo intraoperatórios faz parte da rotina do anestesista pediátrico. A prevenção tem início na avaliação pré-anestésica e na utilização de técnicas não farmacológicas para diminuição da ansiedade pré-operatória. A escolha adequada da medicação pré-anestésica, agentes adequados para indução e manutenção da anestesia e escolha dos dispositivos para manutenção da via aérea também contribuem positivamente para a diminuição dos eventos adversos respiratórios.

Avaliação pré-anestésica detalhada

- História clínica completa: uma avaliação minuciosa do histórico médico da criança é fundamental. Isso inclui a investigação de episódios prévios de laringoespasmo ou broncoespasmo, asma, alergias, infecções respiratórias recentes e histórico de refluxo gastroesofágico e tabagismo passivo.
- Exame físico focado: atenção especial deve ser dada à auscultação pulmonar, avaliação das vias aéreas e sinais de infecção respiratória ativa.
- Discussão com os pais ou responsáveis: compreender as preocupações e expectativas dos pais ou responsáveis, pois eles podem fornecer informações valiosas sobre a tolerância da criança a procedimentos anteriores e sua resposta a estímulos estressantes.

Preparo adequado das vias aéreas

- Escolha de dispositivos para vias aéreas: a seleção do dispositivo apropriado para o manejo das vias aéreas, seja uma máscara laríngea ou um tubo endotraqueal, deve levar em consideração o procedimento cirúrgico, a duração da cirurgia e os fatores de risco individuais da criança. Quanto menor a instrumentação da via aérea, menor o risco do estímulo, portanto o uso dos dispositivos supraglóticos podem apresentar uma potencial vantagem neste aspecto.
- Técnica de intubação cuidadosa: em casos de intubação traqueal, a técnica deve ser realizada de maneira suave e em plano anestésico adequado para minimizar a irritação das vias aéreas e o risco de laringoespasmo (sempre considerando um adequado plano anestésico).
- Manejo das vias aéreas deve ser realizado pelo anestesista mais experiente. Utilizar tubos com *cuff*: menor incidência de extubação, menos vazamento, melhor ventilação por pressão positiva, menos episódios de troca do tubo. Sempre monitorar a pressão com cuffômetro

Uso de medicações pré-operatórias

- Medicação pré-anestésica: não é recomendado o uso de benzodiazepínicos. Quando necessário, administrar clonidina ou dexmedetomidina.
- Broncodilatadores: em crianças com histórico de asma ou infecção recente de vias aéreas, o uso pré-operatório de broncodilatadores pode ajudar a prevenir a ocorrência de eventos adversos respiratórios durante a anestesia. Administra-se salbutamol 20 a 30 minutos antes da indução anestésica na dose de 2,5 mg para crianças < 20 kg e 5 mg para > 20 kg em nebulização ou 2-8 *puffs* com espaçador.

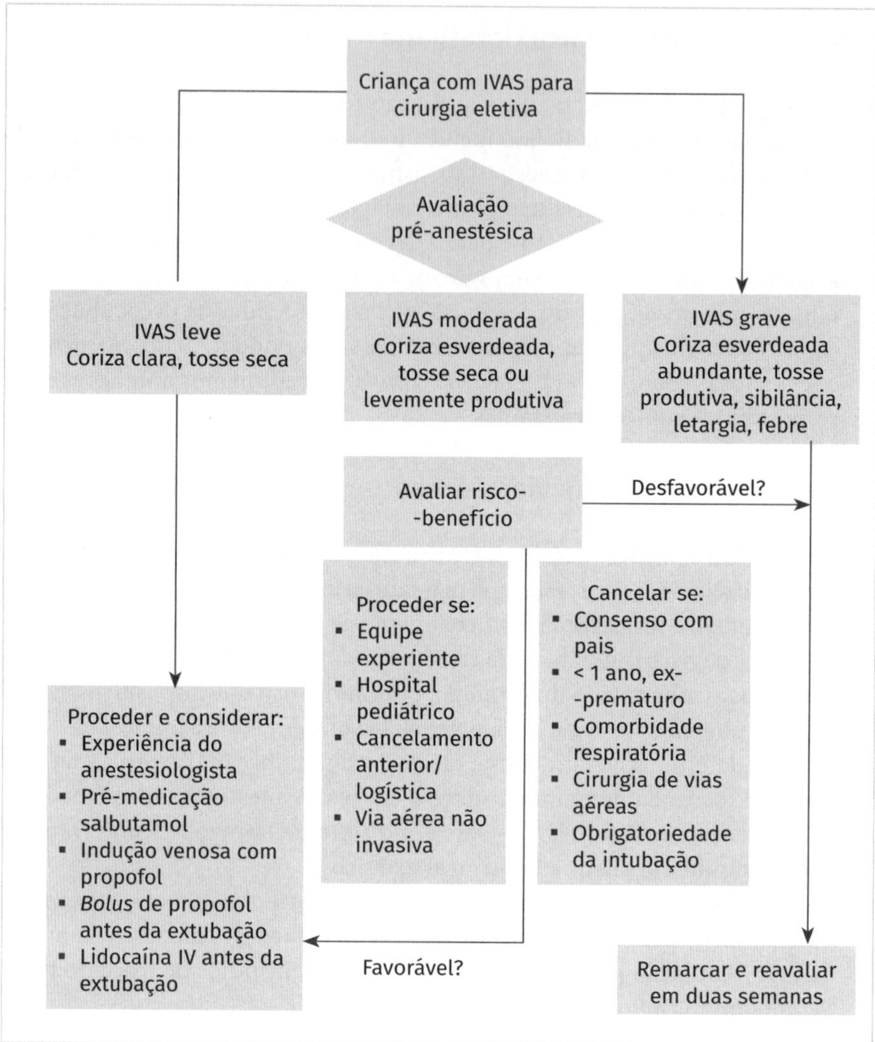

FIGURA 2 Algoritmo de manejo perioperatório de crianças com infecção das vias aéreas superiores (IVAS) para cirurgia eletiva.

Fonte: adaptada de Regli et al., 2017.

Técnicas de indução e manutenção anestésica

- Fármaco anestésico: propofol é o melhor anestésico geral para inibir reflexos de vias aéreas, tem efeito broncodilatador, mas incomparável aos anestésicos inalatórios.

- Anestésicos inalatórios são excelentes broncodilatadores, mas não deprimem muito os reflexos de vias aéreas. O anestésico inalatório de escolha é o sevoflurano. Desflurano não é recomendado em crianças com infecção das vias aéreas superiores (IVAS).
- Considerar lidocaína IV 1-2 mg/kg imediatamente antes da intubação ou do despertar para prevenção do laringoespasmo. Evitar lidocaína tópica nas cordas vocais, pois aumenta a incidência de dessaturação e não previne laringoespasmo

Educação e treinamento da equipe

- Treinamento em emergências respiratórias: toda a equipe de anestesia deve estar adequadamente treinada para reconhecer e gerenciar rapidamente o laringoespasmo e o broncoespasmo. Simulações e treinamentos regulares são essenciais.
- Comunicação eficaz: uma comunicação clara e eficaz entre os membros da equipe cirúrgica é vital, especialmente em situações de emergência. Protocolos claros devem estar estabelecidos para a rápida mobilização de recursos em caso de complicações respiratórias.

Ao implementar estas estratégias preventivas, o anestesiologista pode reduzir significativamente o risco de laringoespasmo e broncoespasmo em pacientes pediátricos, contribuindo para um desfecho cirúrgico mais seguro e rápida recuperação pós-operatória.

Sinais e sintomas

O reconhecimento precoce de laringoespasmo e broncoespasmo é fundamental para a implementação de medidas terapêuticas eficazes e a prevenção de complicações graves. A identificação dessas condições requer uma observação atenta e uma interpretação cuidadosa dos sinais clínicos e dos dados de monitoramento. Também vale destacar a necessidade de discriminar ambas as situações, permitindo assim o tratamento adequado.

Laringoespasmo

- Estridor: um som agudo e de alta frequência durante a inspiração, indicativo de obstrução das vias aéreas superiores.
- Dificuldade respiratória: a criança pode apresentar aumento do esforço respiratório, uso de musculatura acessória e retrações das abas nasais, intercostais ou supraesternais.

- Cianose: coloração azulada da pele e mucosas, indicando hipoxemia.
- Dessaturação de oxigênio: queda nos níveis de oxigênio medidos pela oximetria de pulso.
- Tosse ou engasgo: pode ocorrer se o laringoespasmo for desencadeado por estímulo mecânico (ex.: aspiração, cânula orofaríngea etc.).
- Incapacidade de ventilar: em casos graves, pode ser impossível ventilar o paciente por causa da obstrução completa das vias aéreas.

Broncoespasmo

- Sibilância: sons respiratórios agudos, geralmente mais audíveis durante a expiração, indicativos de estreitamento das vias aéreas.
- Aumento do trabalho respiratório: uso de musculatura acessória, retrações torácicas e aumento da frequência respiratória.
- Alterações na capnografia: a capnografia pode mostrar um padrão de curva achatada ou prolongada, refletindo a obstrução das vias aéreas e a retenção de CO_2.
- Hipoxemia: redução nos níveis de oxigênio sanguíneo, que pode ser progressiva e grave.
- Redução do fluxo aéreo: detectável durante a ventilação mecânica, com aumento da resistência ao fluxo aéreo.
- Alterações na complacência pulmonar: pode haver uma diminuição na complacência pulmonar, tornando a ventilação mais difícil.

MONITORIZAÇÃO INTRAOPERATÓRIA

A monitorização contínua é essencial para o reconhecimento precoce do laringoespasmo e broncoespasmo.

- Capnografia: a capnografia fornece informações valiosas sobre a ventilação e a perfusão. Alterações no traçado capnográfico podem ser um dos primeiros indicadores de broncoespasmo.
- Oximetria de pulso: a oximetria de pulso permite a detecção precoce de hipoxemia, que pode ser um sinal de laringoespasmo ou broncoespasmo.
- Monitoramento da pressão das vias aéreas: um aumento súbito na pressão das vias aéreas pode indicar uma obstrução, seja decorrente de laringoespasmo ou broncoespasmo.
- Ausculta pulmonar: a ausculta regular dos pulmões pode revelar sibilância ou diminuição dos sons respiratórios, sugerindo broncoespasmo.
- Observação visual: a observação do padrão respiratório, uso de musculatura acessória e coloração da pele são aspectos importantes do monitoramento.

- Comunicação com a equipe cirúrgica: manter uma comunicação aberta com a equipe cirúrgica é crucial, pois eles podem notar mudanças no campo operatório que podem indicar uma complicação respiratória.

O reconhecimento precoce e a intervenção imediata são a chave para o manejo bem-sucedido do laringoespasmo e broncoespasmo. A vigilância constante e a interpretação adequada dos sinais clínicos e dos dados de monitoramento permitem ao anestesiologista responder rapidamente, minimizando o risco de complicações e garantindo a segurança do paciente pediátrico.

TRATAMENTO AGUDO

O manejo agudo do laringoespasmo e do broncoespasmo no ambiente intraoperatório pediátrico é um aspecto crítico da prática anestésica, exigindo uma resposta rápida e eficaz para garantir a segurança do paciente. A abordagem ao laringoespasmo e ao broncoespasmo, embora compartilhe algumas semelhanças, requer estratégias específicas adaptadas às características únicas de cada condição.

No caso do laringoespasmo, o primeiro passo é garantir a patência das vias aéreas. Isso pode ser alcançado por meio de manobras simples, como a elevação do queixo e retificação das vias aéreas. A manobra descrita por Larson pode ser aplicada e consiste em localizar o ponto atrás do lóbulo da orelha, entre o ramo da mandíbula e o processo mastoide, e realizar pressão firme, se possível deslocando a mandíbula anteriormente. Esta manobra pode auxiliar a reverter o laringoespasmo.

Em situações em que o paciente não responde a essas medidas iniciais, a aplicação de pressão positiva suave, utilizando uma máscara facial e um balão de ressuscitação, pode ser eficaz para superar a obstrução das vias aéreas. Se o laringoespasmo persistir, medicamentos como propofol ou succinilcolina podem ser administrados. O propofol, por suas propriedades relaxantes das vias aéreas, pode aliviar o espasmo, enquanto a succinilcolina, um relaxante muscular de ação rápida, pode ser usada para facilitar a ventilação e possivelmente a intubação traqueal, se necessário. Vale lembrar que caso a hipoxemia se instale rapidamente, ela mesmo irá causar o relaxamento da musculatura e irá permitir a ventilação com pressão positiva, permitindo a recuperação da adequada oxigenação tecidual.

Por outro lado, o manejo do broncoespasmo começa com a identificação e remoção, se possível, do agente desencadeante. A administração de broncodilatadores inalatórios, como o salbutamol, é a pedra angular do tratamento. Esses medicamentos atuam relaxando o músculo liso brônquico e aliviando a obstrução das vias aéreas. Aumentar a profundidade da anestesia também pode

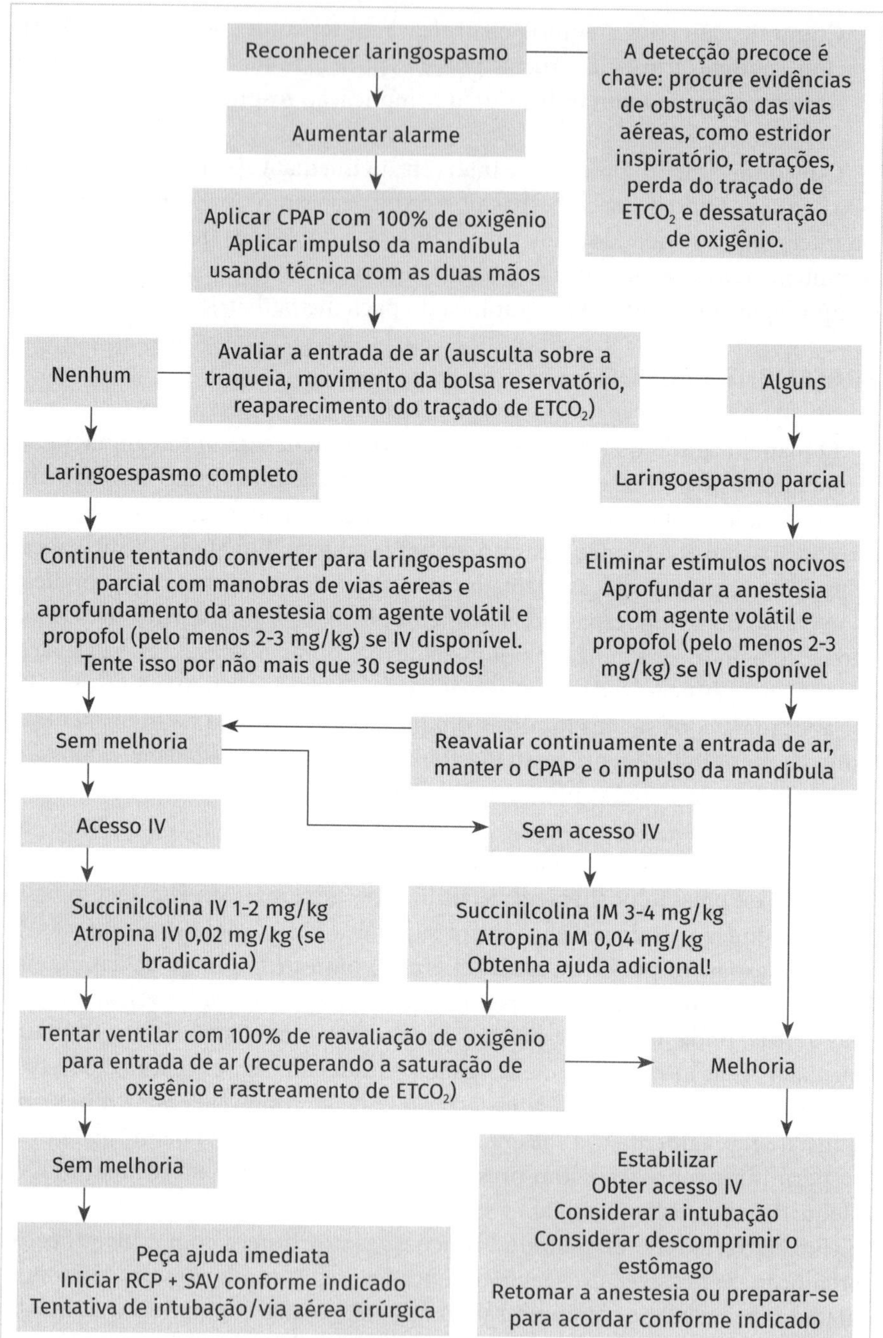

FIGURA 3 Algoritmo de tratamento do laringoespasmo.

Fonte: Kalra A, 2014.

ser benéfico, pois a anestesia profunda pode ajudar a reduzir a reatividade das vias aéreas. Em casos de broncoespasmo grave ou refratário, corticosteroides podem ser administrados para reduzir a inflamação das vias aéreas. Além disso, a reavaliação da ventilação mecânica é essencial, ajustando os parâmetros do ventilador para otimizar a ventilação e minimizar o trabalho respiratório, evitando complicações decorrentes da ventilação mais agressiva e do aumento de pressão que irá ocorrer.

Durante o manejo de ambas as condições, é vital manter a calma e a comunicação clara com a equipe cirúrgica. Informar a equipe sobre a situação e as medidas que estão sendo tomadas é necessário para garantir uma abordagem coordenada e eficaz. Além disso, o monitoramento contínuo dos sinais vitais e da oxigenação é essencial para avaliar a resposta ao tratamento e a necessidade de intervenções adicionais.

O manejo eficaz do laringoespasmo e do broncoespasmo em pacientes pediátricos requer um entendimento claro das causas subjacentes, reconhecimento precoce dos sinais e sintomas, e uma abordagem terapêutica rápida e adaptada às necessidades específicas de cada paciente. Por meio dessas estratégias, o anestesiologista pode minimizar o risco de complicações graves e garantir um desfecho seguro e bem-sucedido para o procedimento cirúrgico.

TABELA 1 Broncoespasmo: o que usar e o que considerar

	Evitar	Considerar
Pré-medicação	Benzodiazepínicos para pré-medicação	Alfa-agonista se pré-medicação necessária
		Albuterol/salbutamol inalatório pré-operatório
Manejo de via aérea	Tubos endotraqueais sem *cuff*	O dispositivo de vias aéreas menos invasivo possível
	Lidocaína tópica nas cordas vocais	Remoção profunda do dispositivo de vias aéreas
	Anestesiologista menos experiente	Lidocaína IV para suprimir laringoespasmo em pacientes de alto risco/procedimento de alto risco
Indução anestésica	Inalação	Intravenoso
Agentes anestésicos	Desflurano	Propofol: boas propriedades de embotamento dos reflexos das vias aéreas, mas apenas efeito broncodilatador leve
		Agentes voláteis: boas propriedades brocodilatadoras, mas efeitos limitados na supressão dos reflexos das vias aéreas

TRATAMENTO TARDIO

O manejo pós-episódio de laringoespasmo e broncoespasmo em pacientes pediátricos é uma fase crítica que requer atenção meticulosa e cuidados contínuos para assegurar a recuperação completa e prevenir recorrências. Após a resolução imediata da emergência respiratória, é essencial manter um monitoramento intensivo e implementar cuidados de suporte adequados para garantir a estabilidade do paciente e facilitar sua recuperação.

Inicialmente, o monitoramento pós-episódio envolve a observação contínua das funções respiratórias do paciente. Isso inclui o monitoramento rigoroso da oximetria de pulso e da capnografia, permitindo a detecção precoce de quaisquer sinais de hipoxemia ou alterações na ventilação. A avaliação regular dos sinais vitais, como frequência cardíaca e pressão arterial, também é crucial para identificar possíveis complicações cardiovasculares secundárias ao evento respiratório. Além disso, a auscultação pulmonar frequente é recomendada para avaliar a presença de sibilância ou outros sons anormais que possam indicar uma recorrência de broncoespasmo ou outras complicações pulmonares.

Os cuidados de suporte são igualmente importantes no período pós-episódio. A hidratação adequada, seja por via oral ou intravenosa, contribui para a diluição das secreções brônquicas e facilita a expectoração. A analgesia adequada deve ser fornecida para garantir o conforto do paciente. Isso é particularmente importante em crianças, pois o desconforto pode levar a choro e agitação, que podem exacerbar a reatividade das vias aéreas.

Além disso, a avaliação para alta da recuperação anestésica deve ser feita com cautela. Pacientes que sofreram laringoespasmo ou broncoespasmo podem requerer um período prolongado de observação na unidade de recuperação pós-anestésica (URPA). Critérios rigorosos devem ser aplicados antes de considerar a alta do paciente, incluindo a estabilidade das vias aéreas, a normalidade dos parâmetros respiratórios e cardiovasculares, e a ausência de sinais de complicações. Em alguns casos, pode ser apropriado considerar a admissão hospitalar para observação contínua, especialmente se houver preocupações sobre a possibilidade de recorrência ou se o paciente tiver comorbidades significativas.

A comunicação com os pais ou responsáveis é também um aspecto vital do cuidado pós-episódio. Eles devem ser informados sobre o evento, as medidas tomadas e o que esperar durante a recuperação. Instruções claras devem ser fornecidas sobre sinais de alerta e quando buscar atendimento médico após a alta.

O período pós-manifestação de qualquer condição respiratória é um momento crítico que exige vigilância contínua, cuidados de suporte apropriados e uma comunicação eficaz com a equipe de cuidados e a família do paciente. Por meio dessas medidas, o anestesiologista pode assegurar uma recuperação segura do paciente pediátrico, minimizando o risco de complicações a longo prazo e promovendo um retorno tranquilo às atividades diárias.

BIBLIOGRAFIA RECOMENDADA

1. Alalami AA, Ayoub CM, Baraka AS. Laryngospasm: review of different prevention and treatment modalities. Pediatric Anesthesia. 2008;18:281-8.
2. BS. von Ungern-Sternberg, Walid H, et al. Salbutamol premedication in children with a recent respiratory tract infection. Pediatric Anesthesia. 2009;19(11):1064-9.
3. Coté CJ, Lerman J, Todres D. A practice of anesthesia for infants and children, 4. ed. Philadelphia: Elsevier; 2009.
4. Hobaika AB, Lorentz MN. Laryngospasm. Rev Bras Anestesiol. 2009;59(4):487-95.
5. Tait AR, Malviva S. Anesthesia for the child with upper respiratory tract infection: still a dilemma? Anesth Analg. 2005:100:59-65.
6. Sims C, Farrell T. An overview of pediatric anesthesia. In: Sims C, Weber D, Johnson C (eds). A guide to pediatric anesthesia. Cham: Springer; 2020.
7. Smith A, França UL, McManus ML. Trends in the use of noninvasive and invasive ventilation for severe asthma. Pediatrics. 2020;146(4):e20200534.
8. Spaeder MC, Custer JW, Miles AH, Ngo L, Morin NP, Scafidi S, et al. A multicenter outcomes analysis of children with severe rhino/enteroviral respiratory infection. Pediatr Crit Care Med. 2015;16(2):119-23.
9. Wilson-Baig N, Walker R. Relief of laryngospasm with gentle chest compressions during direct laryngotracheobronchoscopy. Anaesth Rep. 2023;11(2):e12268.
10. Lee TC, Wulfovich S, Kettler E, Nation J. Predictors of overnight postoperative respiratory complications in obese children undergoing adenotonsillectomy for obstructive sleep apnea. Int J Pediatr Otorhinolaryngol. 2022;162:111334.
11. Manouchehrian N, Abbasi R, Jiryaee N, Beigi RM. Comparison of intravenous injection of magnesium sulfate and lidocaine effectiveness on the prevention of laryngospasm and analgesic requirement in tonsillectomy. Eur J Transl Myol. 2022;32(4):10732.
12. Bhatt M, Roback MG. Pediatric procedural sedation and laryngospasm: how much should I worry? Ann Emerg Med. 2022;80(6):497-8.
13. Vitale L, Rodriguez B, Baetzel A, Christensen R, Haydar B. Complications associated with removal of airway devices under deep anesthesia in children: an analysis of the Wake Up Safe database. BMC Anesthesiol. 2022;22(1):223.
14. Ghazal EA, VAdi MG, Mason LJ, Coté CJ. Preoperative evaluation, premedication, and induction of anesthesia. In: Cote C, Lerman J, Anderson B. A practice of anesthesia for infants and children, 6ª ed. Philadelphia: Elsevier; 2017.
15. Regli A, Becke K, von Ungern-Sternberg BS. Curr Opin Anesthesiol. 2017, 30:362-7.
16. Becke K. Anesthesia in children with a cold. Curr Opin Anesthesiol. 2012,25(3):333-9.
17. Ramgolam A, et al. Inhalational versus intravenous induction of anesthesia in children with a high risk of perioperative respiratory adverse events. Anesthesiology, 2018.
18. Kalra A. Management of laryngospasm in the operating room. Pediatric Anesthesia Digital Handbook; 2014.

25

Critérios de desmame ventilatório e extubação

Bruno Francisco de Freitas Tonelotto

INTRODUÇÃO

O desmame da ventilação mecânica (VM) e a extubação são processos críticos e delicados na assistência ao paciente em ventilação invasiva. A VM é utilizada em pacientes com dificuldade respiratória grave ou incapacidade de respirar de forma adequada por si mesmos. Retirar o paciente da VM pode ser mais difícil que mantê-lo. O processo de retirada do suporte ventilatório ocupa cerca de 40% do tempo total que o paciente aparece acoplado à VM.

O objetivo do desmame é retirar gradualmente o suporte ventilatório e permitir que o paciente respire espontaneamente novamente, enquanto a extubação envolve a remoção do tubo endotraqueal que foi inserido na traqueia do paciente para permitir a VM.

Deve ser realizado de forma criteriosa, pois um desmame inadequado ou precoce pode levar a complicações respiratórias e reintubação, aumentando o risco de infecções e prolongando o tempo de internação. Existem diferentes métodos para o desmame, como o desmame baseado em critérios clínicos, o desmame baseado em testes de respiração espontânea e o desmame baseado em protocolos.

A literatura tem demonstrado, mais recentemente, que protocolos de identificação sistemática de pacientes em condições de interrupção da VM podem reduzir significativamente sua duração. Por outro lado, a busca por índices fisiológicos capazes de predizer, acurada e reprodutivelmente, o sucesso do desmame ventilatório ainda não chegou a resultados satisfatórios e definitivos.

Para evitar complicações durante o desmame e a extubação, é essencial a monitorização rigorosa do paciente, incluindo a avaliação da função pulmonar, níveis de oxigênio no sangue, frequência cardíaca e outros parâmetros clínicos. Além disso, a equipe médica deve estar preparada para lidar com possíveis complicações após a extubação, como broncoespasmo, obstrução das vias aéreas, ou insuficiência respiratória.

Em resumo, o desmame da VM e a extubação são processos cruciais que exigem uma abordagem individualizada e cuidadosa. A decisão de desmamar e extubar o paciente deve ser baseada em critérios clínicos e monitorização contínua, visando garantir uma transição segura do suporte ventilatório para a respiração espontânea do paciente. A atenção cuidadosa a todos os aspectos clínicos é essencial para evitar complicações e melhorar os resultados do paciente.

DEFINIÇÕES

- Desmame: processo de mudança da ventilação artificial para ventilação espontânea.
- Interrupção da VM: é a retirada da VM em um paciente que passou pelo teste de ventilação (ou respiração) espontânea.
- Teste de ventilação espontânea: é uma técnica simples e eficaz para o desmame ventilatório. Consiste em aliar a capacidade do paciente ventilar, sem auxílio.
- Extubação e decanulação: extubação é a retirada da via aérea artificial. No caso de pacientes traqueostomizados, utiliza-se o termo decanulação.

DESMAME DA VENTILAÇÃO MECÂNICA

O desmame da VM é o processo de retirada gradual do suporte ventilatório fornecido por meio do ventilador mecânico. Esse processo visa permitir que o paciente retome sua respiração espontânea de forma adequada, sem a necessidade do auxílio do ventilador. O desmame é uma etapa crucial no tratamento de pacientes em ventilação invasiva e geralmente é bem-sucedido para a maioria dos pacientes.

A duração da ventilação está associada ao aumento de incidência de complicações como pneumonia associada à VM, disfunção diafragmática induzida pela VM, polineuromiopatia do doente crítico, aumento de mortalidade e tempo de internação. Por outro lado, a retirada prematura do suporte ventilatório pode acarretar reintubação e aumento de mortalidade. Dessa maneira, é importante estabelecer estratégias visando reduzir o tempo de VM e simplificar o desmame sem que haja risco de reintubação.

Existem diferentes abordagens para o desmame, e a escolha do método depende das condições clínicas e fisiológicas do paciente. Alguns dos métodos de desmame incluem:

- Desmame baseado em critérios clínicos: nesse método, o médico avalia critérios clínicos como melhora do quadro respiratório, estabilidade hemodinâmica, oxigenação adequada e níveis de pressão positiva nas vias aéreas. Quando esses critérios são atendidos, o desmame é iniciado.
- Desmame baseado em testes de respiração espontânea: nesse método, o paciente é submetido a testes de respiração espontânea, nos quais ele assume o controle de sua própria respiração, mesmo que por um curto período.
- Desmame baseado em protocolos: protocolos padronizados de desmame podem ser usados para orientar o processo de retirada do suporte ventilatório de forma mais sistemática e consistente.

Não existe uma abordagem perfeita, portanto um misto das três parece ser o ideal. Geralmente são utilizadas combinações de critérios, pois estes não estão claramente definidos e variam entre os estudos. Para se considerar o início do processo de desmame, a doença que contribuiu para a descompensação respiratória deve estar sob controle.

O paciente deve apresentar estabilidade hemodinâmica, expressa por boa perfusão tecidual, independência de vasopressores (doses baixas são toleráveis) e ausência de insuficiência coronária descompensada ou arritmias com repercussão hemodinâmica.

Alguns índices fisiológicos preditivos do desmame podem auxiliar na decisão de iniciar ou não o desmame. Entre os índices mensurados durante a VM, alguns podem predizer o resultado do desmame quando medidos durante 1 a 3 minutos de respiração espontânea: frequência respiratória, volume corrente e relação frequência/volume corrente, sendo o último o preditor com maior acurácia.

Recomenda-se o início do desmame ventilatório utilizando-se o modo pressão de suporte, pois permite que o desmame seja gradual. Considerando-se o cenário da terapia intensiva, isso poderia ser feito por meio da redução dos valores da pressão de suporte de 2 a 4 cmH_2O, de duas a quatro vezes ao dia, tituladas conforme parâmetros clínicos, até atingir 5 cmH_2O, níveis compatíveis com os do teste de respiração espontânea.

Outro modo advogado e permitido nessas situações é o modo ventilação mandatória intermitente sincronizada sem pressão de suporte (SIMV). Este modo intercala ventilações espontâneas do paciente com períodos de ventilação assisto-controlada do ventilador mecânico. No entanto, é consenso que este método é menos adequado que o anterior.

Entretanto, no cenário da anestesia isso é um pouco diferente. A maioria dos pacientes que serão submetidos a anestesia geral não possuem patologias pulmonares prévias e não necessitarão de um desmame ventilatório demorado e cauteloso. Porém, apesar de não terem patologias prévias, esses pacientes merecem cuidado redobrado nesse momento.

Na anestesia, não é indicado desmamar o paciente da VM em modo manual (apenas conectado ao aparelho de anestesia). Quando se utiliza esta forma de desmame, submete-se o paciente a um esforço respiratório de no mínimo 5 cmH_2O, o necessário para vencer o circuito respiratório e as pressões internas do aparelho de anestesia. Se esse processo (desmame) se alongar, pode levar a falência respiratória por aumento do trabalho ventilatório.

COMO REALIZAR O TESTE DE VENTILAÇÃO ESPONTÂNEA

O teste de ventilação espontânea desempenha um papel fundamental no processo de desmame ventilatório mecânico em pacientes que necessitaram de suporte ventilatório em decorrência de condições médicas ou cirúrgicas. Esse teste é um marco crucial para avaliar a capacidade do paciente em respirar de forma independente novamente, permitindo que ele seja gradualmente retirado do ventilador mecânico. Estudos recentes reforçam a importância desse período, relatando uma alta taxa de reintubação em torno de 15-25% na terapia intensiva.

O objetivo principal do teste de ventilação espontânea é identificar se o paciente tem a capacidade funcional de manter ventilação adequada e trocas gasosas eficientes sem a ajuda do suporte ventilatório. Isso não apenas alivia a dependência do ventilador, mas também reduz os riscos associados à VM prolongada, como infecções respiratórias, lesões pulmonares induzidas pela ventilação e outros efeitos colaterais. Dessa forma, os pacientes em desmame devem ser monitorados de forma contínua quanto a variáveis clínicas, alterações na troca gasosa e variáveis hemodinâmicas.

Algumas abordagens comuns:

- Pressão positiva contínua nas vias aéreas (CPAP): o paciente recebe um fluxo contínuo de ar a uma pressão constante para manter as vias aéreas abertas e ajudar na troca gasosa. Isso permite que o paciente respire espontaneamente, mas com suporte adicional.
- Pressão de suporte: o paciente recebe uma pressão positiva de 5 cmH_2O durante a inspiração para facilitar a expansão pulmonar e diminuir o trabalho respiratório e, posteriormente, uma CPAP de 5 cmH_2O atuando para manter o maior número de alvéolos abertos e aumentando as taxas de sucesso no desmame.
- Tubo T (*T-tube*): o paciente respira diretamente no ambiente, sem nenhuma assistência ou pressão positiva, simulando a respiração natural.

A desconexão da ventilação mecânica deve ser realizada oferecendo oxigênio suplementar a fim de manter taxas de saturação de oxigênio no sangue arterial (SaO_2) acima de 92%. A suplementação de oxigênio deve ser feita com uma FiO_2 até 0,4; se FiO_2 maiores forem necessárias, reavaliar o paciente.

Durante o teste, a equipe de saúde multidisciplinar monitora de perto o paciente, observando a frequência respiratória, a saturação de oxigênio, o esforço respiratório, a capacidade de tosse e a presença de sinais de fadiga respiratória. Se o paciente mantiver uma ventilação adequada e estiver clinicamente estável, isso é considerado um sinal positivo de que ele está pronto para a extubação.

No entanto, é importante observar que o teste de ventilação espontânea pode não ser adequado para todos os pacientes. Algumas condições médicas subjacentes, como insuficiência respiratória grave, fraqueza muscular significativa ou problemas neurológicos, podem dificultar a realização bem-sucedida desse teste.

A avaliação contínua e próxima é fundamental para identificar precocemente sinais de intolerância e mecanismos de falência respiratória. Caso os pacientes apresentem algum sinal de intolerância, o teste será suspenso e haverá o retorno às condições ventilatórias prévias. Nessas situações, a equipe médica pode optar por estratégias alternativas ou realizar ajustes no plano de desmame.

O teste de ventilação espontânea é um momento crítico na jornada de um paciente para se recuperar da VM. Ele ajuda a determinar quando o paciente está pronto para respirar de forma independente, minimizando os riscos associados à ventilação prolongada e promovendo uma transição suave para a respiração autônoma. A decisão de realizar esse teste é baseada na avaliação cuidadosa do paciente, levando em consideração fatores médicos, clínicos e de segurança.

TABELA 1 Parâmetros clínicos e funcionais para interromper o teste de respiração espontânea

Frequência respiratória	> 35 irpm
Saturação de oxigênio	< 90%
Frequência cardíaca	> 140 bpm
Pressão arterial	> 180 mmHg ou < 90 mmHg
Agitação, sudorese, alteração do nível de consciência	

irpm: incursões respiratórias por minuto; bpm: batimentos por minuto.

CUIDADOS GERAIS ANTES DA EXTUBAÇÃO

Os cuidados gerais pré-extubação são fundamentais para garantir uma transição segura e bem-sucedida do suporte ventilatório mecânico para a respiração espontânea. Esses cuidados visam minimizar os riscos de complicações e garantir que o paciente esteja em condições adequadas para suportar a ventilação independente após a extubação. No ambiente cirúrgico, esses cuidados não devem ser diminuídos, independentemente do paciente ser portador ou não de patologia pulmonar.

Cuidados gerais a serem considerados antes da extubação:

- Avaliação multidisciplinar: a decisão de extubar um paciente deve ser tomada em conjunto por uma equipe multidisciplinar, que inclui médicos anestesiologistas, intensivistas, enfermeiros e outros profissionais de saúde envolvidos no cuidado do paciente. No período perioperatório, geralmente esta decisão fica a cargo do anestesiologista, podendo ser partilhada com outros membros da equipe multidisciplinar.
- Equipamentos e materiais: certifique-se de que todo o equipamento necessário para a reintubação esteja pronto e disponível, caso necessário. Isso inclui tubos endotraqueais de diferentes tamanhos, laringoscópio, cateter de oxigênio, medicamentos para sedação e relaxamento muscular, entre outros.
- Aspiração traqueal e da orofaringe: aspirar as vias aéreas antes da extubação tem como objetivos diminuir a quantidade de secreção nas vias aéreas baixas e retirar a secreção que se acumula acima do balonete da cânula traqueal, evitando sua aspiração para os pulmões.
- Avaliação dos parâmetros ventilatórios: antes da extubação, avalie os parâmetros ventilatórios do paciente, incluindo frequência respiratória, pressões inspiratórias e expiratórias, volumes correntes e níveis de oxigênio. Certifique-se de que os valores estejam dentro de limites aceitáveis.
- Manutenção da oxigenação: certifique-se de que o paciente esteja adequadamente oxigenado antes da extubação. Pode ser necessário ajustar a fração inspirada de oxigênio (FiO_2) para garantir uma saturação de oxigênio adequada.
- Verifique se o paciente está descurarizado: é desejável a utilização de dispositivo eletroestimulador (ex.: *train of four* – TOF), para testar se o paciente ainda está sob efeito de relaxantes musculares (quando for o caso).
- Teste de ventilação espontânea: descrito anteriormente.
- Analgesia adequada: certifique-se de que o paciente esteja com analgesia adequada antes da extubação. A dor, a ansiedade e o desconforto podem levar a complicações durante a extubação.
- Monitoramento contínuo: mantenha monitorização contínua dos sinais vitais, incluindo frequência cardíaca, pressão arterial, frequência respiratória, saturação de oxigênio e capnografia.
- Posicionamento adequado: posicione o paciente de forma a facilitar a ventilação espontânea, garantindo uma boa expansão pulmonar. Isso pode

incluir elevar a cabeceira da cama (30-45 graus) e manter o paciente em uma posição confortável.

- Plano de reintubação: tenha um plano claro e preciso de reintubação em caso de falha na extubação. Isso deve incluir a ação a ser tomada em diferentes cenários, como dificuldades na ventilação, obstrução das vias aéreas, insuficiência respiratória, entre outros. Não espere a deterioração completa do paciente, chame ajuda e seja proativo.

Deve-se lembrar que cada paciente é único, e a decisão de extubação deve ser baseada em uma avaliação clínica individualizada. A segurança do paciente é a prioridade e todos os cuidados devem ser tomados para garantir uma transição suave e segura para a ventilação espontânea após a extubação.

EXTUBAÇÃO

Após o sucesso do desmame e a estabilização das condições respiratórias do paciente, a extubação pode ser realizada. A extubação é o procedimento de remoção do tubo endotraqueal, que foi inserido na traqueia do paciente para fornecer suporte ventilatório. Esse procedimento é geralmente realizado quando o paciente já é capaz de respirar de forma independente e apresenta sinais de prontidão para a remoção do tubo.

A extubação é uma etapa crítica, pois a retirada do tubo pode levar à obstrução das vias aéreas ou a complicações respiratórias. Portanto, a decisão de extubar o paciente deve ser tomada com cautela e baseada em critérios clínicos sólidos. Alguns dos sinais positivos para a extubação são frequência respiratória adequada e estável, saturação de oxigênio nos níveis desejados, níveis de consciência satisfatórios e força muscular respiratória adequada.

Após a extubação, é fundamental monitorar o paciente cuidadosamente para detectar qualquer sinal de dificuldade respiratória ou outras complicações. Caso surjam problemas respiratórios ou instabilidade clínica após a extubação, pode ser necessário reintubar o paciente para garantir sua segurança e bem-estar.

RESUMO

O desmame da VM e a extubação são etapas cruciais no tratamento de pacientes que necessitaram de suporte ventilatório invasivo. O processo de desmame deve ser conduzido de forma cuidadosa e individualizada, observando a resposta do paciente e garantindo sua segurança durante a transição para a respiração espontânea.

TABELA 2 *Check-list* pré-extubação

Hemodinâmica	Estabilidade hemodinâmica, com pressão arterial e frequência cardíaca dentro de faixas aceitáveis.
Respiratório	A frequência respiratória e os padrões respiratórios devem ser regulares e adequados. O paciente não deve estar em esforço respiratório excessivo ou demonstrar sinais de fadiga respiratória.
Consciência	Acordado e alerta, capaz de seguir comandos simples. Isso é um indicativo de que o paciente está mentalmente apto a cooperar durante a ventilação espontânea.
Tosse	O paciente deve ser capaz de tossir de forma eficaz para limpar as vias aéreas (evita o acúmulo de secreções e previne complicações respiratórias).
Oxigênio	A saturação de oxigênio (SpO_2) deve ser mantida em níveis aceitáveis para o paciente, indicando uma troca gasosa adequada. A necessidade de altos níveis de oxigênio suplementar pode indicar dificuldades na respiração espontânea.
CO_2	A $PaCO_2$ deve estar em níveis adequados, sugerindo uma ventilação eficaz. Valores significativamente elevados podem indicar retenção de CO_2 em decorrência da ventilação inadequada.
FiO_2	O paciente deve estar respirando com uma fração inspirada de oxigênio baixa e tolerando bem, indicando boa oxigenação e função pulmonar.
Patência da via aérea	O paciente deve ser capaz de manter as vias aéreas desobstruídas e protegidas, evitando aspiração de conteúdo gástrico ou outras complicações.

A extubação deve ser realizada quando o paciente apresenta sinais de prontidão e estabilidade respiratória, com monitorização contínua após o procedimento. O conhecimento e a experiência da equipe médica são fundamentais para garantir que o desmame e a extubação ocorram de maneira adequada, promovendo a recuperação do paciente e evitando complicações respiratórias.

BIBLIOGRAFIA RECOMENDADA

1. III Consenso de Ventilação Mecânica. Desmame e interrupção da ventilação mecânica. J Bras Pneumol. 2007;33(Supl2):S128-S136.
2. Eskandar N, Apostolakos MJ. Weaning from mechanical ventilation. Crit Care Clin. 2007;23(2);263-74.

3. Levine S, Nguyen T, Taylor N, Friscia ME, Budak MT, Rothenberg P, et al. Rapide disuse atrophy of diaphragm fibers in mechanically ventilated humans. N Engl J Med. 2008;358(13):1327-35.
4. Zamora VE, Joia AI, Silva KM. Impacto da polineuromiopatia do paciente crítico no desmame da ventilação mecânica. Fisioter Bras. 2010;11(1):54-64.
5. Epstein S K. Weaning from mechanical support. Curr Opin Crit Care. 2009;15:36-43.
6. Boles JM, Bion J, Cormors A, Herridge M, Marsh B, Melot C, et al. Weaning from mechanical ventilation. Eur Respir J. 2007;29(5):1033-56.
7. Frutos-Vivar F, Ferguson ND, Esteban A, Epstein SK, Arabi Y, Apezteguia C, et al. Risk factors for extubation failure in patients following a successful spontaneous breathing trial. Chest. 2006;130(6):1664-71.
8. Nemer SJ, Barbas CSV. Parâmetros preditivos para desmame da ventilação mecânica. J Bras Pneumol. 2011;37(5):669-79.
9. MacIntyre NR, Cook DJ, Ely EW, Epstein SK, Fink JB, Heffner JE, et al. Evidence-based guidelines for weaning and discontinuing ventilator support: a collective task force facilitate by the American College of Chest Physicians; the American Association.
10. Santangelo E, Mongodi S, Bouhemad B, Mojoli F. The weaning from mechanical ventilation: a comprehensive ultrasound approach. Curr Opin Crit Care. 2022;28(3):322-330.
11. Le Neindre A, Philippart F, Luperto M, Wormser J, Morel-Sapene J, Aho SL, et al. Diagnostic accuracy of diaphragm ultrasound to predict weaning outcome: a systematic review and meta-analysis. Int J Nurs Stud. 2021;117:103890.
12. Navalesi P, Frigerio P, Patzlaff A, Haubermann S, Henseke P, Kubitschek M. Prolonged weaning: from the intensive care unit to home. Rev Port Pneumol. 2014;20(5):264-72.

26

Anestesia do neuroeixo: subaracnoide e peridural

Nicole Panzuto Djabraian

INTRODUÇÃO

A anestesia do neuroeixo desempenha um papel importante não só para a cirurgia, mas também para o controle da dor pós-operatória. É capaz de promover bloqueio simpático, sensitivo ou motor, e até mesmo a combinação destes, a depender da dose, da concentração e do volume de anestésico local administrado. Dentre vários benefícios desta técnica anestésica destacam-se a atenuação da resposta sistêmica ao estresse cirúrgico, a redução de sangramento intraoperatório e a diminuição da incidência de eventos tromboembólicos e da morbidade e mortalidade em pacientes de alto risco.

ANATOMIA DO NEUROEIXO

A competência para realizar anestesia do neuroeixo depende do conhecimento da anatomia da coluna e da medula espinhal.

A coluna vertebral se estende do forame magno até o hiato sacral. É formada por 33 vértebras, sendo: 7 cervicais, 12 torácicas, 5 lombares, 5 sacrais que são fundidas formando o sacro e 4 coccígeas também fundidas que formam o cóccix.

As vértebras têm características regionais particulares que são importantes para as técnicas utilizadas no acesso ao neuroeixo em determinadas situações clínicas. De forma geral, com exceção da vértebra C1 (atlas) que não tem nem corpo vertebral nem processo espinhoso, as vértebras cervicais, torácicas e lombares possuem: corpo vertebral, pedículo, processo transverso, lâmina e processo espinhoso (que são as proeminências ósseas que sentimos ao palpar as costas do paciente). A lâmina conecta o processo transverso ao processo espinhoso bilateralmente enquanto os pedículos conectam o processo transverso ao corpo vertebral. As vértebras cervicais possuem corpo vertebral pequeno e processo espinhoso bífido e horizontalizado. Nas vértebras torácicas, o processo espinhoso é mais pontiagudo e angulado no sentido caudal, o que define o ângulo necessário para a colocação e o avanço da agulha para acessar o canal vertebral nesta região. Já as vértebras lombares são maiores e o processo espinhoso é horizontalizado. Na prática, podemos identificar topograficamente alguns processos espinhosos que são mais proeminentes e assim auxiliar em que nível o bloqueio será realizado. Os processos espinhosos de C1, C7 e T1 são os primeiros a serem palpados no sentido craniocaudal e o fato de as vértebras torácicas se articularem com as costelas nos permite a identificação do processo espinhoso de T12 por meio da palpação da 12ª costela. Também conseguimos estimar a localização de alguns interespaços através de linhas imaginárias, sendo as mais conhecidas: extremidades das escápulas (T7-T8), corno sacral (S5) e crista ilíaca, também chamada de linha de Tuffier, que teoricamente cruza a coluna vertebral no nível da vértebra L4 ou do interespaço L4-L5. Contudo, a forma mais fidedigna e, portanto, mais segura de determinar o nível de punção do neuroeixo é por meio do uso do ultrassom.

A medula espinhal é contínua com o tronco cerebral proximalmente e termina distalmente no cone medular com os filamentos terminais e a cauda equina. O nível em que a porção distal termina varia de L3 nas crianças até a borda inferior de L1 nos adultos e isso acontece porque existe uma diferença entre a velocidade de crescimento da coluna vertebral e do sistema nervoso central. Esse conhecimento é importante para nossa prática clínica, pois ao realizar bloqueio subaracnoide abaixo de L3 evita-se um possível trauma medular, embora seja válido lembrar que em 30% dos indivíduos a medula termina em T12 enquanto em 10% ela pode terminar além de L3. Envolvendo a medula existem três membranas, as chamadas meninges, sendo que da mais interna para a mais externa temos: pia-máter, aracnoide e dura-máter. Limitados pelas meninges, há três espaços: subaracnoide, subdural e epidural (peridural). O espaço subaracnoide encontra-se entre a pia-máter e a aracnoide. É o espaço em que está contido o líquido cefalorraquidiano (LCR), sendo o sítio de injeção do anestésico local para raquianestesia. O espaço subdural fica entre a aracnoide e a dura-máter. O espaço epidural compreende o espaço virtual entre a dura-máter e o ligamento amarelo; contém nervos espinais, gordura, linfáticos e vasos sanguíneos, e é o sítio de injeção para a anestesia peridural.

O suprimento sanguíneo para a medula espinhal é proveniente de uma única artéria espinhal anterior (artéria vertebral), que abastece a porção ventral (motora) da medula espinhal e 2 artérias espinhais posteriores (artéria cerebelar inferior), que alimentam a porção dorsal (sensorial). Um dos maiores ramos, a artéria de Adamkiewicz (artéria espinhal anterior), pode emergir entre os níveis de T7 a L3 (mais frequentemente ao nível de T9) e irriga a região torácica inferior e lombar superior. Trauma ou isquemia dessa artéria pode levar à síndrome da artéria espinhal anterior, resultando em paralisia dos membros inferiores, perda de dor e da sensação de temperatura com preservação da propriocepção e vibração.

Cada nervo espinhal inerva uma área da pele chamada dermátomo. O nível T4 corresponde à linha intermamilar, T6 ao apêndice xifoide, T8 à linha que une as rebordas do gradil costal, T10 ao umbigo e T12 à linha que une as espinhas ilíacas anterossuperiores.

INDICAÇÃO

Basicamente, a anestesia do neuroeixo é indicada quando o procedimento cirúrgico pode ser realizado com determinado nível de bloqueio que não produza efeitos adversos ao paciente. O nível de anestesia ou analgesia necessário é muito importante porque os efeitos fisiológicos de um bloqueio alto podem ser insustentáveis.

- Raquianestesia: geralmente é indicada para cirurgias abdominais inferiores, cirurgias perineais e de membros inferiores.
- Peridural: cirurgia torácica, cirurgias abdominais inferiores, cirurgia de membros inferiores e parto.

CONTRAINDICAÇÃO

Existem poucas contraindicações absolutas ao bloqueio do neuroeixo, sendo as mais importantes: recusa do paciente, infecção no local de punção, alergia a alguma droga utilizada no bloqueio, incapacidade de manter-se imóvel durante o procedimento (ex., pacientes com agitação) e hipertensão intracraniana.

Sobre as contraindicações relativas, deve-se pesar o risco-benefício do bloqueio de neuroeixo para tomada de decisão, sendo as principais: mielopatia ou neuropatia periférica, cirurgia espinhal prévia, esclerose múltipla, espinha bífida, estenose aórtica, hipovolemia, uso de anticoagulantes ou coagulopatia e bacteriemia.

ALTERAÇÕES FISIOLÓGICAS

Precisamos conhecer os efeitos fisiológicos provocados pelo bloqueio de neuroeixo para conduzir a anestesia de forma segura. Resumimos nos Quadros 1 a 6 as principais alterações que ocorrem em cada sistema e as respectivas intervenções caso sejam necessárias.

QUADRO 1 Alterações cardiológicas

	Efeito	Mecanismo
Volume sistólico	↓	Simpatectomia: vasodilatação arterial (↓ pós-carga) e venodilatação (↓ pré-carga)
Débito cardíaco	↓ ou =	Alterações dependem: do tônus simpático basal de cada paciente (maior tônus do idoso leva a variações hemodinâmicas maiores) e da extensão da simpatectomia (altura do bloqueio)
Frequência cardíaca	↓ ou =	Simpatectomia periférica (T5-L2) extensa: sangue venoso represado nos membros inferiores, vísceras abdominais e pélvicas
		Bloqueio alto: decorrente do bloqueio das fibras cardioaceleradoras (T1-T5)
Fluxo coronariano	↓	Fluxo sanguíneo coronariano é controlado pela pressão aórtica e pela resistência coronariana. O bloqueio subaracnoide reduz a pressão aórtica, porém também diminui o trabalho cardíaco e a demanda de O_2 (benéfico em paciente com doença cardíaca isquêmica)
		Autorregulação do fluxo coronariano pela demanda de O_2

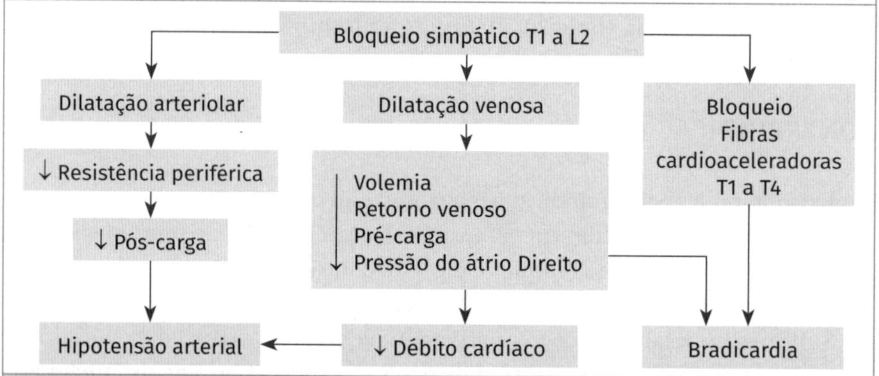

Tratamento: hipotensão e bradicardia
Hidratação com cristaloides pré-bloqueio: incerto
Mudança do posicionamento: cefalodeclive
Vasopressores: preferencialmente efedrina – *bolus* de 5 a 10 mg, EV
Atropina: 0,4 a 1 mg, EV, se efedrina for ineficaz no tratamento da bradicardia
Epinefrina: se bradicardia intensa ou insucesso das medidas a anteriores

QUADRO 2 Alterações respiratórias

	Efeito	Mecanismo
Capacidade vital/ VRE/PFE	↓	Paralisia dos músculos acessórios (abdominais e intercostais), que são necessários para a expiração forçada → prejuízo na capacidade de eliminar secreções
VC/FR/troca gasosa	=	São preservados até bloqueios torácicos médios em pacientes sem doenças respiratórias preexistentes pelo fato do diafragma, músculo primordial da ventilação, ser inervado pelo plexo cervical (C3-C5)
Atenção		
A dispneia pode ocorrer mesmo com volume-minuto normal pelo fato do paciente não sentir a parede torácica nem os movimentos respiratórios		
Depressão respiratória, apesar de ser um evento raro, pode ocorrer tanto em decorrência de hipoperfusão dos centros respiratórios bulbares (por causa da hipotensão arterial severa causada pelo bloqueio simpático) como pela presença de altas concentrações de opioides na solução		
Cuidado em pacientes com doença pulmonar obstrutiva pois possuem dependência dos músculos acessórios para mobilizar secreções e manter ventilação adequada		
Cuidados		
Evitar uso de altas doses de opioides, especialmente no espaço subaracnoide		
Evitar uso concomitante de opioides parenterais ou sedativos		
Evitar ou limitar a dose em: idosos, pacientes com apneia do sono, doenças coexistentes etc.		

FR: frequência respiratória; PFE: pico de fluxo expiratório; VC: volume corrente; VRE: volume de reserva expiratório.

QUADRO 3 Alterações gastrointestinais

	Efeito	Mecanismo
Peristaltismo	↑	Bloqueio da inervação simpática esplâncnica causando: relaxamento esfincteriano, contração intestinal, hiperperistaltismo e aumento de secreções
Secreções TGI	↑	Simpatectomia = predominância parassimpática
Náusea/vômito	–	Multifatorial: hiperperistaltismo gastrointestinal causado pela atividade parassimpática sem oposição, hipotensão, uso de opioides e história prévia de náusea
Fluxo sanguíneo hepático	↓ ou =	Depende da pressão arterial média
		Inalterado se paciente hemodinamicamente estável

TGI: trato gastrointestinal.

QUADRO 4 Alterações genitourinárias

	Efeito	Mecanismo
Função do músculo detrusor da bexiga	↓	Bloqueio parassimpático (fibras sacrais S2-S4) → retenção urinária
		A capacidade de urinar em geral não retorna até a anestesia sensorial regredir a S3
Fluxo sanguíneo renal e função renal	↓ ou =	Preservados quando a pressão de perfusão é adequada
		Acompanha as variações da PAM: inalterado se PAM > 80 mmHg

PAM: pressão arterial média.

QUADRO 5 Alteração endócrino-metabólica

	Efeito	Mecanismo
Resposta ao estresse cirúrgico (REMIT)	↓	Bloqueio da informação sensorial aferente, que desempenha importante papel em iniciar e manter a REMIT

REMIT: resposta endócrina, metabólica e imunológica ao trauma.

QUADRO 6 Alterações neurológicas

	Efeito	Mecanismo
Fluxo sanguíneo cerebral	↓ ou =	Autorregulação dentro de limites
		Mais suscetíveis: pacientes idosos e com hipertensão arterial preexistente
		Causa: hipotensão arterial induzida pela anestesia espinal
Sistema reticular ativador ascendente	↓ = sedação	Deaferentação: diminuição da estimulação aferente sensorial (oriunda da região anestesiada) ao cérebro
		Correlação com a altura do bloqueio e não com a concentração de anestésico local

MECANISMO DE AÇÃO

O anestésico local se liga ao tecido nervoso e interrompe a transmissão sináptica do potencial de ação, resultando em bloqueio do estímulo. Tanto na raquianestesia quanto na peridural, os sítios de ligação do anestésico local estão localizados dentro da medula espinhal e nas raízes nervosas dos espaços subaracnoide e peridural. A velocidade do bloqueio dependerá do tamanho, da área de superfície e do grau de mielinização das fibras nervosas expostas ao anestésico local além de sua concentração (ver Capítulo "Anestésicos locais")

Ordem do bloqueio

A regressão do bloqueio neural ("recuperação") segue a ordem inversa, com as fibras motoras se recuperando primeiro que as fibras sensoriais.

O bloqueio sensorial diferencial descreve como a altura máxima do bloqueio varia de acordo com cada uma das modalidades sensoriais. Essa é outra manifestação da diferença na suscetibilidade das fibras nervosas ao anestésico local. Por exemplo, a ordem de dermátomos bloqueados pelo anestésico local, do mais alto ao mais baixo, é: simpática, sensorial e depois motora.

Tanto para raquianestesia quanto para anestesia peridural, outras medicações podem ser administradas junto com o anestésico local com o intuito de melhorar a qualidade e prolongar a duração do bloqueio. São elas: opioides, agonistas alfa-2 adrenérgicos (ex.: clonidina) e vasoconstritores (ex.: epinefrina). Estes últimos podem prolongar a duração do bloqueio ao diminuir a taxa de absorção sistêmica do anestésico local.

Pequenas fibras simpáticas pré-ganglionares
(Fibras B – 1 a 3 micrômetros, mielinizadas)

↓

Sensibilidade termoálgicas ("frio")
(Fibras C – 0,3 a 1 micrômetro, amielinizadas)

↓

Sensibilidade à picada/agulhada
(Fibras A delta – 1 a 4 micrômetros, mielinizadas)

↓

Sensibilidade tátil
(Fibras A beta – 5 a 12 micrômetros, mielinizadas)

↓

Motor
(Fibras A alfa – 12 a 20 micrômetros, mielinizadas)

FIGURA 1 Ordem do bloqueio.

TIPOS DE AGULHA

As agulhas espinhais e epidurais têm características importantes, como o calibre e formato da ponta. O diâmetro externo é usado para determinar o calibre em Gauge, de forma que quanto maior o Gauge menor o diâmetro da agulha e menor a probabilidade de cefaleia pós-punção. Algumas agulhas, particularmente as de menor calibre, vêm acompanhadas de um introdutor para evitar que entortem ou que o lúmen obstrua com tecido celular enquanto atravessam o ligamento interespinhoso. Quanto ao tipo de ponta temos:

- Agulhas espinhais cortantes. Exemplo: Quincke, Pitkin e Greene.
- Agulhas espinhais não cortantes (ponta de lápis). A ideia é que, por não serem cortantes, elas divulsionem as fibras da dura-máter fazendo um orifício menor e com baixo potencial de aumentar de diâmetro, já que a elasticidade da dura-máter tracionaria as bordas do orifício e aumentaria seu tamanho. Exemplos: Whitacre e Sprotte.
- Agulhas epidurais. Essas agulhas têm geralmente 16 a 18 G e têm uma ponta chamada "Huber", curva e romba, de 15 a 30 graus, que foi projetada para reduzir o risco de punção dural acidental e para guiar a introdução do cateter em direção cefálica. Exemplo: Tuohy, Hustead, Crawford.

RAQUIANESTESIA

Técnica

Compreende uma série de passos, que são os 4 "P": preparação, posição, projeção e punção.

Preparação

Os aparelhos e equipamentos devem ser checados antes da chegada do paciente em sala. Qualquer procedimento anestésico começa com a monitorização (pressão arterial, oxímetro de pulso e cardioscópio). Em seguida, estabelecemos a venóclise antes do início da anestesia ou então checamos sua perviedade caso haja acesso venoso prévio. Quando não houver contraindicações, é possível realizar uma sedação consciente, que nada mais é que manter o paciente calmo, colaborativo e sem depressão respiratória. Anestesia geral ou sedação profunda impede o paciente de reconhecer sinais de alarme, como dor ou parestesia, caso a agulha esteja muito próxima do tecido nervoso. Lembrar sempre de oferecer O_2 suplementar quando a sedação for administrada.

Faz parte também da preparação separar os materiais que serão utilizados: campo fenestrado, gaze, líquido antisséptico e um recipiente para ele, agulha para aspirar os anestésicos, seringa, agulha de raqui, anestésico local e adjuvantes (caso use algum).

Posição

Pode ser realizada com o paciente tanto em posição sentada como em decúbito lateral. Neste último o paciente flexiona a coxa sobre o abdome e o pescoço em direção ao joelho com o intuito de abrir o espaço vertebral. Já a posição sentada facilita a identificação da linha mediana, especialmente em pacientes obesos e com escoliose. O paciente se mantém ereto e podemos fornecer um travesseiro para que ele "abrace", de forma que consiga relaxar os ombros e encurvar a região lombar inferior para abrir o espaço vertebral.

Projeção e punção

Tradicionalmente, a linha de Tuffier é utilizada como referência anatômica para localizar o interespaço de L4-L5 e com isso guiar a altura em que faremos a punção. Como já mencionado anteriormente, a punção abaixo de L3 confere uma margem de segurança adicional, diminuindo a probabilidade de penetrarmos na medula espinhal. Uma vez que o interespaço apropriado foi escolhido, a antissepsia da região lombar é realizada com clorexidina alcoólica. Pode-se ou não infiltrar a pele e o tecido subcutâneo com anestésico local para diminuir o desconforto principalmente nos casos em que houver suspeita de que a punção será difícil.

Existem duas técnicas principais: mediana e paramediana. Na abordagem mediana a agulha é inserida na linha média; entre o processo espinhoso superior e o processo espinhoso inferior do interespaço escolhido; e inclinada suavemente em direção cefálica. Atravessa os seguintes planos, consecutivamente: pele → tecido celular subcutâneo → ligamento supraespinhoso → ligamento interespinhoso → ligamento amarelo → espaço epidural → dura-máter → membrana subaracnoide. O avanço lento da agulha permite a sensação tátil causada pela resistência dos diferentes tecidos de forma que, ao atravessar a dura, temos a sensação de um "*click*" ou "*pop*". O guia é então retirado e o retorno de LCR confirma a localização correta no espaço subaracnoide. Já a abordagem paramediana é mais adequada em situações em que a mediana será difícil, como quando há estreitamento do interespaço, na escoliose e em pacientes com ligamento interespinhoso muito calcificado (idosos). Começa com a identificação do processo espinhoso que forma a borda inferior do interespaço escolhido. A agulha é inserida 1 cm lateral a este ponto e é direcionada para o meio do interespaço em uma inclinação cefálica de aproximadamente 45 graus com uma angulação medial suficiente (em torno de 15 graus) para compensar o ponto de inserção lateral. Os planos atravessados consecutivamente são: pele → tecido celular subcutâneo → musculatura paravertebral → ligamento amarelo → dura-máter → membrana subaracnoide. Uma das principais diferenças entre as duas abordagens é que na paramediana o ligamento amarelo é a primeira resistência encontrada.

Não havendo presença de sangue no LCR nem sensação de parestesia pelo paciente, injeta-se lentamente o anestésico local.

Fatores que afetam a altura e duração da raquianestesia

Dentre os diversos fatores que influenciam na distribuição do anestésico local dentro do espaço subaracnoide e na altura do bloqueio, os mais importantes são: a baricidade da solução (densidade comparada à do LCR), dose do anestésico local e posição do paciente levando em consideração a baricidade. A adição de vasoconstritor (ex., epinefrina) e o tipo de anestésico local escolhido influenciarão na duração do bloqueio espinhal. As soluções são classificadas como hipobáricas, isobáricas ou hiperbáricas com base na densidade delas em relação à densidade do LCR.

Soluções hiperbáricas geralmente contêm glicose/dextrose, o que torna sua densidade maior que a densidade liquórica, e migram a favor da gravidade, no sentido abaixo do local de injeção. Na posição supina tendem a se depositar para baixo no LCR, em direção a regiões dependentes da coluna. Se um dermátomo mais alto for necessário, o paciente pode ser colocado na posição Trendelenburg (cefalodeclive), o que permite que a solução hiperbárica migre em direção cefálica. Já a posição de cefaloaclive provoca dispersão em direção à região sacral.

Soluções hipobáricas são produzidas pela diluição do AL com água destilada, o que torna sua densidade menor que a do LCR. Tendem a se deslocar no sentido acima do local de injeção e distribuem-se para as regiões não dependentes da coluna. Embora sejam menos usadas na prática clínica, são vantajosas em cirurgia perianal ou em outros procedimentos que exijam um cefalodeclive acentuado ou posição *jackknife*.

Soluções isobáricas possuem densidade equivalente à do LCR. Tendem a não serem influenciadas pelas forças gravitacionais e com isso se espalham de forma limitada dentro do espaço subaracnoide, ficando mais próximas ao sítio de injeção. Isso pode ser vantajoso porque a posição do paciente não altera a altura do bloqueio. Produzem um bloqueio motor mais profundo e duradouro.

A gravidade só influenciará na distribuição das soluções hiperbáricas e hipobáricas até elas estarem suficientemente diluídas no LCR, quando então elas se tornam isobáricas. Neste momento, a solução de anestésico local não mais se move em resposta a mudanças de posicionamento do paciente e dizemos que o bloqueio está "fixo".

ANESTESIA PERIDURAL

A anestesia peridural permite que a medicação seja administrada de forma contínua ou intermitente no espaço epidural até dias após o ato cirúrgico, se necessário. Diferentemente da anestesia subaracnoide, pode ser realizada em qualquer nível da coluna vertebral. A extensão da incisão cirúrgica deve ser conhecida para que o cateter de peridural seja inserido no lugar adequado.

Técnica

A técnica é muito semelhante à dos 4 "P" da raquianestesia. A preparação e a posição são realizadas da mesma forma e com o paciente acordado, portanto abordaremos aqui apenas algumas particularidades. Um *kit* epidural é tipicamente usado e inclui uma agulha Tuohy 16 ou 18 G com mandril (marcada em centímetros para controle da profundidade da penetração), um cateter de 16 ou 18 G (flexível, calibrado, atraumático, resistente, radiopaco, ponta romba e orifícios laterais) e uma seringa de perda de resistência graduada para identificação do espaço epidural.

Projeção e punção

Tanto a abordagem mediana como a paramediana podem ser usadas. A escolha do interespaço depende da localização da cirurgia e pode ser feito através das referências anatômicas mencionadas no início do capítulo ou com o auxílio do USG. Escolhido o interespaço e feita a antissepsia da região com clorexidina alcoólica, realiza-se um botão anestésico com lidocaína 1 ou 2% para diminuir o desconforto da punção. A agulha epidural é introduzida em uma determinada inclinação, de acordo com o nível que estivermos puncionando, sendo discretamente cefálica nas regiões lombares e torácicas baixas e acentuadamente cefálica nas regiões torácicas médias, em decorrência da angulação do processo espinhoso dessas regiões. A agulha epidural é avançada ainda com o mandril pela pele, tecido subcutâneo, ligamento supraespinhoso e ligamento interespinhoso. O ligamento interespinhoso tem sensação tátil arenosa característica como se estivéssemos introduzindo a agulha em um saco de areia, sendo até possível ouvir um "crec". Neste ponto o mandril pode ser removido, a seringa encaixada e o conjunto progredido até se alcançar o ligamento amarelo, que é quando há aumento da resistência notada pela pressão positiva sentida no êmbolo da seringa. A identificação do espaço epidural pode ser obtida por meio da técnica da perda de resistência ou da técnica da gota pendente.

Na técnica da perda de resistência, a seringa de baixa resistência contendo salina ou ar é acoplada na agulha de Tuohy e, então, é inserida milimetricamente com uma das mãos enquanto a outra mantém a pressão no êmbolo da seringa durante a progressão. Quando o ligamento amarelo é rompido, perde-se a pressão positiva sentida no êmbolo e o ar (ou salina) existente na seringa é rapidamente injetado no espaço epidural, sendo este o sinal de Dogliotti. A seringa pode, então, ser retirada e o cateter introduzido por dentro da agulha até a marca 15-18 cm aproximadamente, para garantir que um comprimento suficiente entre no espaço epidural. A agulha é removida de forma cuidadosa e pode-se tracionar um pouco o cateter até que 4 a 6 cm dele permaneçam dentro do espaço epidural. Após alocado, uma seringa contendo uma "dose teste" de lidocaína com epinefrina 1:200.000 é encaixada na extremidade do cateter. Aspira-se antes de injetar para garantir que não haja refluxo de sangue ou LCR e, após, são administrados 3 mL da dose teste. A epinefrina serve como marcador para garantir que o cateter não tenha penetrado um vaso sanguíneo (se positivo, espera-se um aumento na frequência cardíaca). Ajuda também a identificar se o cateter está localizado dentro do espaço subaracnoide. Se não houver mudança sensitiva ou motora após 3 minutos do teste, provavelmente o cateter não está no espaço subaracnoide.

Com a técnica da gota-pendente, uma pequena gota de salina é colocada no canhão da agulha. Conforme a agulha atravessa a pressão positiva das diversas estruturas já descritas, a gota de salina permanece no canhão da agulha. Uma vez que a agulha atinge e atravessa o ligamento amarelo, a gota é sugada para dentro da agulha por causa da pressão negativa existente no espaço epidural.

Fatores que afetam o bloqueio peridural

Diferentemente da raquianestesia, a altura do bloqueio na anestesia peridural não é influenciada pela baricidade ou posição adotada pelo paciente após a injeção. Na peridural, o nível da punção e o volume de anestésico injetado são os principais determinantes da extensão do bloqueio. A concentração e a massa do anestésico local são os principais determinantes da qualidade da anestesia, como o início e a duração do bloqueio sensitivo e motor.

A quantidade de anestésico local necessária para produzir anestesia com a peridural é significativamente maior do que a necessária na raquianestesia, pois o anestésico local precisa atravessar mais barreiras para atingir a raiz nervosa. Por essa razão, o tempo para início do bloqueio peridural é maior do que para a raquianestesia e, consequentemente, a instalação do bloqueio simpático também é lenta, causando uma redução gradativa da resistência vascular e assim maior estabilidade hemodinâmica.

ANESTESIA COMBINADA RAQUI-PERI (DUPLO BLOQUEIO)

Esta técnica combina as vantagens da raquianestesia (início de ação rápido e denso) com as vantagens da peridural (passagem de cateter para infusão contínua de medicações), associada à diminuição dos efeitos colaterais das técnicas isoladas. Porém, contudo, também expõe o paciente ao risco de ambas as técnicas. Ótima técnica para analgesia pós-operatória e para anestesia obstétrica.

Técnica

Existem duas técnicas para a realização do duplo bloqueio: a técnica de duas punções separadas e a técnica da "agulha dentro da agulha".

Na técnica da "agulha dentro da agulha", utiliza-se um *kit* especial que contém uma agulha de peridural (Tuohy) com um pequeno orifício na ponta que permite a passagem da agulha espinhal (Whitacre 27 G). Uma vez localizado o espaço peridural pela técnica da perda de resistência, a agulha de raqui é introduzida através da agulha de peri e perfura a dura-máter, permitindo a visualização do refluxo de LCR no canhão da agulha. Após a injeção da solução anestésica no espaço subaracnoide, retira-se apenas a agulha de raqui e o cateter é passado 3 a 5 cm no espaço peridural através da agulha de Tuohy.

A técnica das duas punções separadas é muito utilizada quando não há *kit* de duplo bloqueio disponível. Primeiramente são realizadas a punção do espaço peridural e a passagem do cateter em um determinado espaço e, após, a raquianestesia e a injeção da solução anestésica em outro espaço.

COMPLICAÇÕES: RAQUIANESTESIA E PERIDURAL

Síndrome da cauda equina

Existem alguns relatos de lesão neurológica permanente quando se usava lidocaína em raquianestesia. Inicialmente, essa situação era associada quando se administravam altas doses através de um cateter espinhal (raqui contínua), mas também surgiram relatos com doses únicas. O paciente desenvolve disfunção vesical e intestinal bem como paralisia de membros inferiores.

Sintomas neurológicos transitórios

Esse fenômeno pode ter relação com todos os anestésicos locais administrados na raquianestesia, porém é muito mais comum com a lidocaína. Resulta em dor nas costas que irradia para nádegas e membros inferiores sem déficit motor ou sensitivo. Geralmente é autolimitado e é resolvido em alguns dias. A incidência aumenta quando os pacientes são colocados na posição de litotomia.

Cefaleia pós-punção dural

Quando a dura-máter é perfurada (tanto na raqui quanto de forma não intencional durante anestesia peridural), o LCR extravasa pelo orifício e gera uma queda na pressão liquórica. Essa pressão negativa causa tração das raízes nervosas e estruturas intracranianas quando o paciente está de pé. Obviamente, um orifício maior levará a uma maior incidência de cefaleia pós-punção dural (CPPD), portanto a punção dural inadvertida com as agulhas grossas de peridural tem mais chance de CPPD.

O conceito de Monro-Kellie afirma que o volume intracraniano deve permanecer inalterado. Portanto, se houver um vazamento de LCR decorrente da punção dural, os outros constituintes intracranianos (sangue e tecido cerebral) precisariam aumentar seu volume para que a pressão intracraniana e a pressão de perfusão cerebral permanecessem dentro da variação normal. Como o tecido cerebral é um constituinte sólido, com baixa capacidade para expandir seu volume de forma aguda, a possibilidade restante é que o volume sanguíneo intracraniano aumente (vasodilatação). Portanto, dor da CPPD também pode ser causada, em parte, por um aumento no fluxo sanguíneo cerebral (e vasodilatação cerebral) como consequência da baixa pressão ou volume do LCR.

A característica da CPPD é uma dor de cabeça bilateral desenvolvida alguns dias após punção lombar que piora na posição sentada ou de pé e que é aliviada ao deitar (componente postural). Também pode ser acompanhada de náusea, vômito e alterações visuais. O tratamento inicial tem enfoque no repouso ao leito e reposição de volume. Analgésicos para dor podem ajudar. Existem outras medidas, mas com eficácia incerta. O tratamento definitivo é o *blood patch* epidural e uma alternativa que vem trazendo resultados positivos é o bloqueio do gânglio esfenopalatino.

Raqui alta/raqui total

Consiste na anestesia sensitiva e motora excessiva associada à perda da consciência. A perda de consciência pode ocorrer pela isquemia do centro respiratório causado pela hipotensão profunda. O tratamento tem enfoque no "ABC" (*airway, breathing, circulation*) e a intubação traqueal geralmente é necessária.

Hematoma espinhal/epidural

A incidência de hematoma após epidural é aproximadamente 1/150.000 e 1/200.000 após raqui. A maioria dos casos ocorre em pacientes com alguma coagulopatia. A lesão neurológica é por compressão direta e isquemia decorrente do efeito de massa causado pelo hematoma em formação. O reconhecimento imediato é crucial para evitar dano neurológico permanente. Geralmente os sintomas incluem: dor nas costas de início agudo com progressão para déficit sensitivo e motor. Exame de imagem como RM e avaliação com neurocirurgião devem ser realizados o mais rápido possível, pois é necessário realizar descompressão medular cirúrgica de emergência para prevenir um dano neurológico permanente, caso seja operado em tempo hábil.

Abscesso epidural

É uma complicação potencialmente devastadora. O tempo médio para o surgimento dos sintomas é de 5 a 14 dias após a colocação do cateter peridural. Há uma progressão dos sintomas que normalmente resultam em dor nas costas (exacerbada pela percussão no local de inserção peridural), seguida do desenvolvimento de dor radicular e, então, déficit sensitivo e motor e finalmente paraplegia. Assim como no hematoma espinhal, avaliação neurocirúrgica e exame de imagem devem ser realizados o mais rápido possível.

BIBLIOGRAFIA RECOMENDADA

1. Longo MA, Cavalheiro BT, de Oliveira Filho GR. Laparoscopic cholecystectomy under neuraxial anesthesia compared with general anesthesia: systematic review and meta--analyses. J Clin Anesth. 2017;41:48-54.
2. Li J, Krishna R, Zhang Y, Lam D, Vadivelu N. Ultrasound-guided neuraxial anesthesia. Curr Pain Headache Rep. 2020;24(10):59.
3. Alley EA, Mulory MF. Neuraxial anesthesia for outpatients. Anesthesiol Clin. 2014;32(2): 357-69.
4. Soffin EM, Memtsoudis SG. Anesthesia and analgesia for total knee arthroplasty. Minerva Anestesiol. 2018;84(12):1406-12.
5. Kaushal M, Rubin RE, Kaye AD, Gritsenko K. Anticoagulation and neuraxial/peripheral anesthesia. Anesthesiol Clin. 2017;35(2):e21-e39.
6. Devroe S, Van de Velde M, Rex S. General anesthesia for caesarean section. Curr Opin Anaesthesiol. 2015;28(3):240-6.
7. Vallejo MC, Zakowski MI. Post-dural puncture headache diagnosis and management. Best Pract Res Clin Anaesthesiol. 2022;36(1):179-89.
8. Choi S, Mahon P, Awad IT. Neuraxial anesthesia and bladder dysfunction in the perioperative period: a systematic review. Can J Anaesth. 2012;59(7):681-703. Erratum in: Can J Anaesth. 2017.
9. Moore JM. Continuous spinal anesthesia. Am J Ther. 2009;16(4):289-94.
10. Barbosa FT, Castro AA, Sousa-Rodrigues CF. Neuraxial anesthesia for orthopedic surgery: systematic review and meta-analysis of randomized clinical trials. Sao Paulo Med J. 2013;131(6):411-21.
11. Irizarry-Alvarado JM, Seim LA. Perioperative management of anticoagulants. Curr Clin Pharmacol. 2017;12(3):145-51.
12. Crowley LJ, Buggy DJ. Shivering and neuraxial anesthesia. Reg Anesth Pain Med. 2008;33(3):241-52.
13. Gerheuser F, Roth A. Periduralanästhesie [Epidural anesthesia]. Anaesthesist. 2007;56(5):499-523; quiz 524-6.
14. Mulroy MF, Salinas FV. Neuraxial techniques for ambulatory anesthesia. Int Anesthesiol Clin. 2005;43(3):129-41.

27

Bloqueios periféricos guiados por ultrassonografia: o essencial

Bruno Francisco de Freitas Tonelotto
Eva Marquez Flores
Pedro Paulo Kimachi

INTRODUÇÃO

A anestesia regional oferece uma série de vantagens, incluindo analgesia pós-operatória eficaz, redução no consumo de opioides após a cirurgia, minimização da sensibilização dos neurônios periféricos e centrais, bem como menor risco de dor crônica persistente. Além disso, os bloqueios regionais promovem uma recuperação funcional otimizada após a cirurgia e diminuem o risco de complicações pós-operatórias. Nos últimos anos, o progresso tecnológico, especialmente o uso de ultrassonografia, tornou essa técnica anestésica mais segura e confortável para os pacientes.

Foi necessário mais de uma década de avanços na tecnologia de ultrassonografia para alcançar resoluções de imagem suficientemente precisas, o que resolveu um grande desafio: a visualização adequada da agulha, das estruturas anatômicas e da dispersão do anestésico em tempo real. Hoje, com a disponibilidade de aparelhos portáteis de ultrassonografia e excelente qualidade de imagem, a ultrassonografia é cada vez mais usada na anestesia regional, facilitando a execução do procedimento, reduzindo o tempo de latência e as falhas, diminuindo as doses de anestésico local (AL) necessárias e aumentando a segurança, mesmo em situações difíceis. As evidências científicas continuam a apoiar o uso da ultrassonografia, que não aumenta a incidência de lesão nervosa e ainda ajuda a reduzir o risco de efeitos adversos, como bloqueio do nervo frênico no bloqueio interescalênico, pneumotórax e intoxicação por anestésico local.

Para a utilização eficaz da ultrassonografia (USG) em anestesia regional, é essencial que haja disponibilidade do equipamento, treinamento adequado e familiarização com sua tecnologia. Os anestesiologistas precisam dominar os princípios teóricos relacionados à USG, possuir conhecimento detalhado da anatomia relevante e acumular experiência na execução de diversos casos com as técnicas descritas. Esse conjunto de habilidades e recursos contribui significativamente para a segurança e eficácia da anestesia regional com ultrassonografia.

PREMISSAS BÁSICAS DA ULTRASSONOGRAFIA

A ultrassonografia tornou-se uma ferramenta indispensável na prática da anestesiologia moderna. Este tópico visa fornecer uma compreensão rápida dos princípios básicos da ultrassonografia, essencial para o entendimento do restante do capítulo.

O que é ultrassom?

O ultrassom é uma forma de energia sonora que se propaga por meio de ondas de som de alta frequência, inaudíveis ao ouvido humano. Na medicina, essas ondas são utilizadas para criar imagens de estruturas internas do corpo.

Como o ultrassom é gerado?

O ultrassom é gerado por um transdutor, que converte energia elétrica em ondas sonoras. Essas ondas sonoras, ao serem emitidas e refletidas de volta ao transdutor, são novamente convertidas em sinais elétricos que são processados para formar uma imagem.

Anatomia da imagem ultrassonográfica

A imagem ultrassonográfica é uma representação bidimensional das estruturas internas do corpo. A interpretação correta dessas imagens é crucial e requer compreensão da anatomia e fisiologia relevantes.

Ecogenicidade

A ecogenicidade refere-se à capacidade de uma estrutura de refletir ondas de ultrassom. Estruturas podem ser classificadas como hiperecoicas (brilhantes), hipoecoicas (escuras), anecoicas (sem eco) ou isoecoicas (semelhantes ao tecido circundante).

Princípios físicos do ultrassom

- Frequência e penetração: a frequência das ondas de ultrassom determina a resolução da imagem e a profundidade de penetração. Frequências mais altas proporcionam maior resolução, mas menor penetração, enquanto frequências mais baixas penetram mais profundamente com resolução reduzida.
- Equipamento de ultrassonografia – transdutores: existem diferentes tipos de transdutores, cada um adequado para aplicações específicas. Transdutores de alta frequência são usados para estruturas superficiais, enquanto os de baixa frequência são melhores para estruturas mais profundas.
- Ajustes do equipamento: entender como ajustar o ganho, a profundidade e o foco é essencial para otimizar a qualidade da imagem.

PREPARO DO MATERIAL

Para a adequada realização dos bloqueios periféricos guiados pela ultrassonografia é necessário seguir um conjunto de diretrizes e procedimentos. Os itens a seguir são uma sugestão de preparo do material necessário para a realização da anestesia regional.

Preparação do campo cirúrgico

Mesa auxiliar e campo cirúrgico estéril devem ser providenciados. O campo cirúrgico deve conter uma cuba com solução antisséptica, como clorexidina 0,5% alcoólica. Devem ser disponibilizadas seringas, agulhas, gazes, pinças e outros materiais necessários. Todos os itens devem ser dispostos em local de fácil acesso para a mão dominante do anestesiologista.

Assistência adicional

Caso não seja possível acessar o material de forma adequada, é recomendável a presença de um auxiliar durante o procedimento.

Preparação da pele

A pele na área de interesse deve ser preparada utilizando a solução antisséptica. O local deve ser isolado com compressas ou campos cirúrgicos estéreis.

Preparação do transdutor (probe)

Um auxiliar é designado para segurar o transdutor (probe) durante o procedimento. Um filme plástico estéril é colocado sobre o transdutor, servindo como curativo protetor e estéril. O cuidado deve ser tomado para evitar a formação de bolhas de ar entre o filme e o transdutor.

Aplicação do gel e varredura

Deve-se segurar o transdutor com a mão não dominante, que a partir deste momento é considerada contaminada. Gel próprio para ultrassonografia estéril ou gel de lidocaína estéril é aplicado sobre a pele ou o transdutor. O anestesiologista realiza a varredura da região topográfica relacionada ao nervo a ser bloqueado.

ENTENDENDO OS CONCEITOS "*IN PLANE*" E "*OUT OF PLANE*" (EM PLANO E FORA DE PLANO)

Os bloqueios neurais sonoguiados podem ser realizados de duas maneiras principais: em plano e fora de plano. Esses métodos referem-se à orientação da agulha em relação ao feixe de ultrassom durante o procedimento de bloqueio nervoso.

Bloqueio neural em plano

- Definição: no método em plano, a agulha é inserida paralelamente ao feixe de ultrassom. Isso permite que a agulha inteira seja visualizada no monitor de ultrassom durante o procedimento.
- Vantagens: a principal vantagem é a visualização contínua da agulha, o que pode aumentar a precisão e a segurança do procedimento. Isso é especialmente útil em bloqueios mais complexos ou em áreas com estruturas sensíveis ao redor.
- Desafios: pode ser mais técnico e exigir maior habilidade para manter a agulha no mesmo plano do feixe de ultrassom durante todo o procedimento.

Bloqueio neural fora de plano

- Definição: no método fora de plano, a agulha é inserida perpendicularmente ao feixe de ultrassom. Neste caso, apenas a ponta ou uma parte da agulha é visualizada na tela do ultrassom.

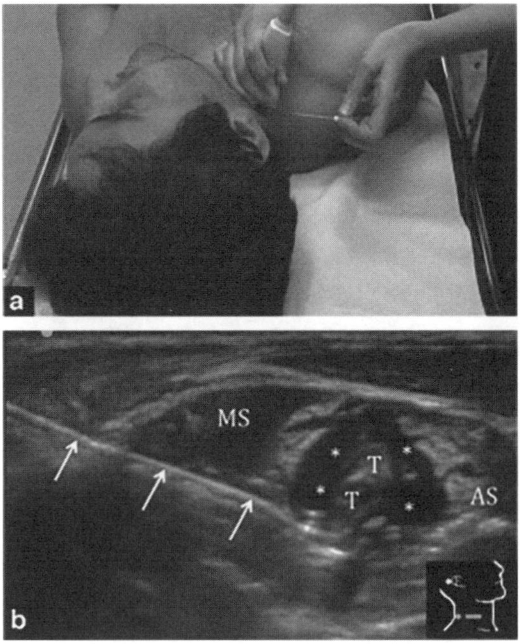

FIGURA 1 Exemplo de bloqueio do plexo braquial em plano.
Fonte: Lapegue et al., 2014.

- Vantagens: este método pode ser mais rápido e mais fácil de realizar para praticantes com menos experiência em ultrassonografia. Também pode ser mais adequado para algumas localizações anatômicas.
- Desafios: a desvantagem é que apenas uma pequena seção da agulha é vista na tela, o que pode aumentar o risco de lesão inadvertida de estruturas próximas.

BLOQUEIOS DE MEMBROS SUPERIORES

Bloqueios do plexo braquial

O bloqueio do plexo braquial é uma técnica anestésica amplamente utilizada em cirurgias dos membros superiores, proporcionando eficaz anestesia intraoperatória e analgesia pós-operatória. Ele pode ser realizado em diferentes abordagens, incluindo interescalênica, supraclavicular, infraclavicular e axilar.

O plexo braquial é composto pelos ramos anteriores das raízes nervosas de C5-T1, com contribuição de C4 e T2. Os troncos superior, médio e inferior se formam a partir das raízes nervosas e se subdividem em divisões anteriores e posteriores. As três divisões posteriores se unem para formar o fascículo poste-

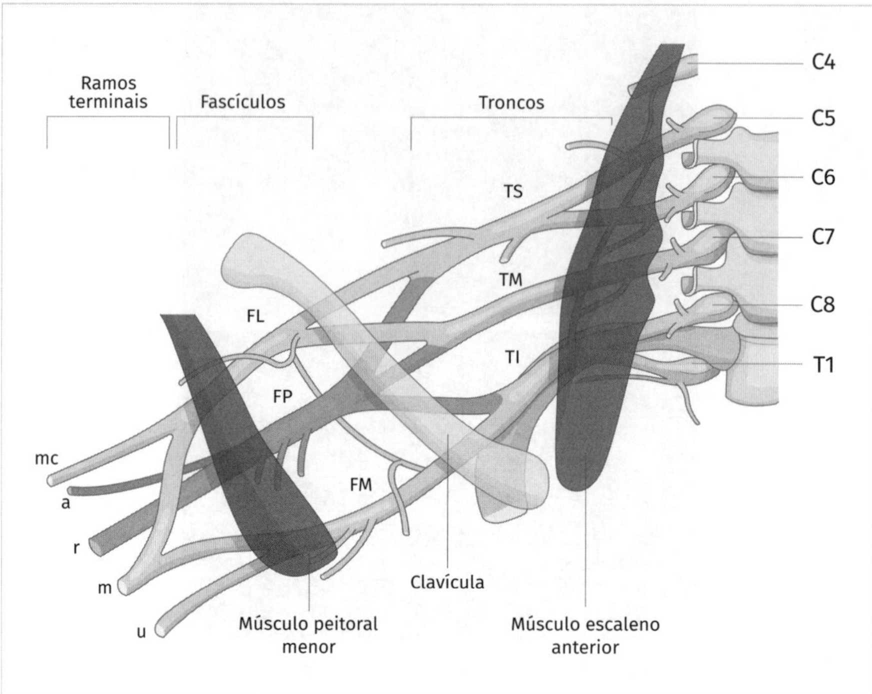

FIGURA 2 Esquema anatômico do plexo braquial.

mc: musculocutâneo; a: axilar; r: radial; m: mediano; u: ulnar; FL: fascículo lateral; FM: fascículo medial; FP: fascículo posterior; TS: tronco superior; TM: tronco médio; TI: tronco inferior.

Fonte: Lapegue et al., 2014.

rior. O fascículo lateral, formado pelas divisões anteriores dos troncos superior e médio, dá origem aos nervos musculocutâneo, peitoral lateral e parte lateral do nervo mediano. O fascículo medial, composto pela divisão anterior do tronco inferior, origina os nervos peitoral medial, cutâneo medial do braço, cutâneo medial do antebraço, ulnar e parte medial do nervo mediano. O fascículo posterior é responsável pelos nervos subescapular, toracodorsal, axilar e radial.

Graças ao conhecimento anatômico e sonoanatômico e ao treinamento adequado, é possível realizar bloqueios em várias partes do plexo braquial, proporcionando anestesia eficaz para cirurgias nos membros superiores.

Interescalênico

O bloqueio do plexo braquial na região interescalênica é uma técnica anestésica que envolve a identificação das raízes nervosas de C5-T1 para proporcionar

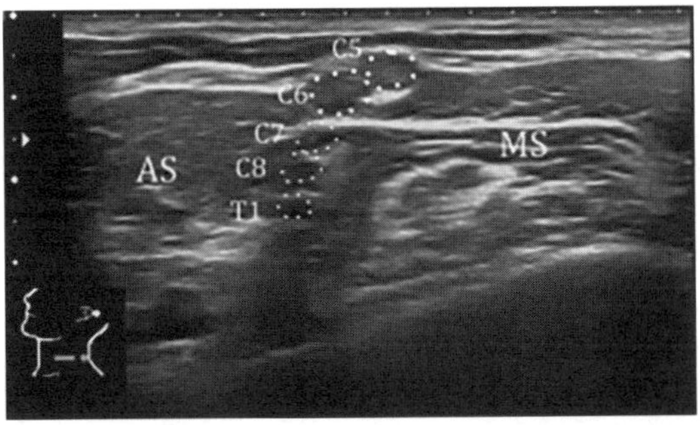

FIGURA 3 Sonoanatomia do plexo braquial, via interescalênica.

Fonte: Lapegue et al., 2014.

anestesia eficaz em cirurgias dos membros superiores. Para realizar o bloqueio, é necessária a utilização de ultrassonografia e um probe linear de alta frequência.

O paciente é posicionado em decúbito dorsal com a cabeça levemente inclinada para o lado oposto ao bloqueio desejado. O transdutor é posicionado na altura da cartilagem cricoide para visualizar as estruturas anatômicas, incluindo a carótida e a veia jugular interna, atrás do músculo esternocleidomastóideo. As raízes do plexo braquial são identificadas entre os músculos escaleno anterior e escaleno médio.

O nervo frênico também pode ser visualizado durante o exame ultrassonográfico, e é importante manter uma distância segura dele ao realizar o bloqueio. A punção com a agulha é feita no plano ou fora do plano do feixe sonoro do transdutor para envolver as raízes nervosas com anestésico local.

Em pacientes obesos, a localização do plexo braquial pode ser mais desafiadora e, nesses casos, sugere-se localizar o plexo na região supraclavicular e prosseguir com o exame até a região interescalênica.

Outras abordagens possíveis incluem o bloqueio interescalênico ligeiramente mais baixo para anestesiar a parte superior dos membros superiores e o bloqueio seletivo do tronco superior como alternativas ao bloqueio interescalênico convencional. No entanto, deve-se ter cuidado para evitar lesões nos nervos adjacentes e na artéria cervical transversa. A prevenção de lesões nervosas e do nervo frênico é essencial, e a utilização de menores volumes de anestésico local é recomendada para reduzir os riscos associados a essa técnica.

Supraclavicular

A abordagem do bloqueio do plexo braquial na região supraclavicular, realizada com base em parestesia ou neuroestimulação, costumava apresentar complicações decorrentes da proximidade do plexo a estruturas nobres, como a

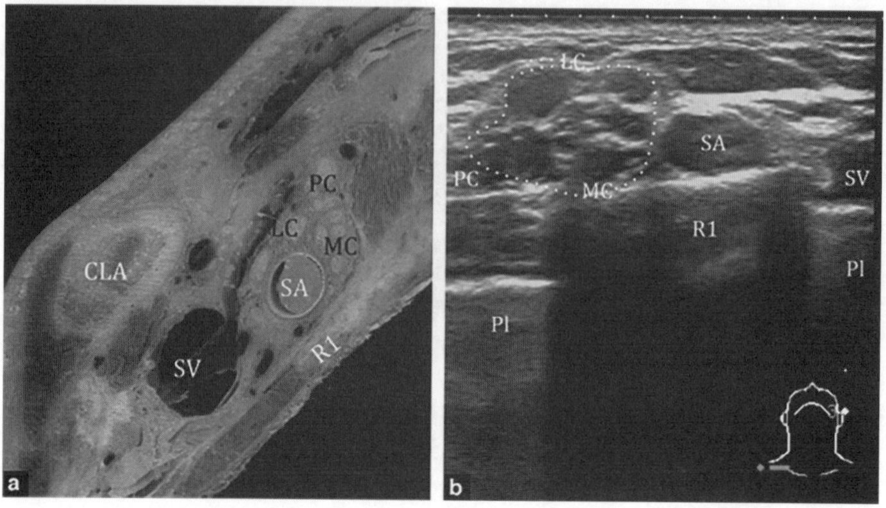

FIGURA 4 Anatomia do cadáver e sonoanatomia do plexo braquial via supraclavicular.

Fonte: Lapegue et al., 2014.

artéria subclávia e a pleura. No entanto, o uso do ultrassom tornou essa técnica mais segura e eficaz, permitindo a identificação das estruturas em tempo real.

Para realizar o bloqueio, é necessário um transdutor linear de alta frequência e uma agulha de 5 cm. O transdutor é posicionado na região supraclavicular, e a artéria subclávia é identificada como uma estrutura redonda e pulsátil. Os troncos do plexo braquial e suas divisões aparecem como imagens arredondadas hipoecoicas, semelhantes a um "cacho de uvas".

Antes da punção, é importante identificar a primeira costela hiperecoica com sua sombra acústica e a pleura. A punção é realizada no plano que possibilita a visualização completa do trajeto da agulha até que sua ponta esteja próxima ao plexo, e então o anestésico local é injetado e sua dispersão é verificada.

É importante mencionar que, em algumas situações, o plexo braquial pode estar envolvido em duas bainhas distintas, resultando no plexo braquial superior e inferior. Nesses casos, mesmo com um posicionamento adequado da agulha, a dispersão do anestésico local envolverá apenas as estruturas contidas na bainha perfurada, exigindo o reposicionamento da agulha.

Infraclavicular

Na região infraclavicular, os fascículos do plexo braquial estão localizados posteriormente à artéria axilar, abaixo dos músculos peitoral maior e peitoral menor, próximos à costela e à pleura. Por causa de sua profundidade e proximidade com estruturas importantes, as técnicas de bloqueio às cegas eram menos populares. No entanto, com o uso da ultrassonografia, essa abordagem está se tornando mais comum para cirurgias no úmero distal e antebraço, principalmente quando se deseja uma analgesia contínua de plexo para uma boa ancoragem do cateter nos tecidos musculares.

Para realizar o bloqueio do plexo braquial infraclavicular, é recomendável fazer um "pré-exame" ultrassonográfico para determinar o tipo de transdutor mais adequado, uma vez que os fascículos podem estar localizados em profundidade, exigindo o uso de um transdutor curvo de baixa frequência para melhor identificação das estruturas. Caso não seja possível obter uma imagem adequada com o transdutor linear de alta frequência, pode-se tentar a abdução e rotação externa do braço do paciente, o que trará os músculos peitoral maior e menor para uma posição mais fina, tornando as estruturas mais superficiais. Além disso, essa tração no compartimento vasculonervoso aproximará os fascículos uns dos outros, facilitando a visualização por meio da combinação das imagens hiperecogênicas.

Com o tipo de transdutor determinado, o paciente em decúbito dorsal horizontal e o campo preparado, o transdutor é posicionado na região infraclavicular próxima ao processo coracoide para obter o melhor corte transversal dos vasos axilares. Nesse momento, identificam-se os músculos peitoral maior e menor, a costela, a pleura, a artéria axilar (pulsátil) e a veia axilar (compressível). Os fascículos posterior e lateral do plexo são visualizados como estruturas hiperecogênicas abaixo e ao lado da artéria, enquanto o fascículo medial pode ser observado medialmente à artéria. Uma agulha de 5-10 cm é introduzida no mesmo plano do transdutor, e seu trajeto é acompanhado até que a ponta esteja devidamente posicionada.

Axilar

Na região axilar, o plexo braquial está localizado superficialmente e já se encontra dividido em seus ramos terminais. Os nervos radial, mediano e ulnar estão em estreito contato com a artéria axilar, enquanto o nervo musculocutâneo está posicionado entre os músculos bíceps e coracobraquial.

Para realizar o bloqueio nessa região, o paciente deve estar em decúbito dorsal horizontal, com o braço abduzido a 90 graus. O campo e o transdutor linear de alta frequência são preparados para o procedimento.

O transdutor é posicionado na região axilar, procurando obter uma visualização transversal da artéria axilar, que é anecoica e pulsátil. A confirmação pode ser feita com o uso do Doppler, se necessário. Os nervos mediano, radial e ulnar cercam a artéria e apresentam diferentes características ecogênicas, com forma redonda ou oval, lembrando "alcaparras". O nervo musculocutâneo apa-

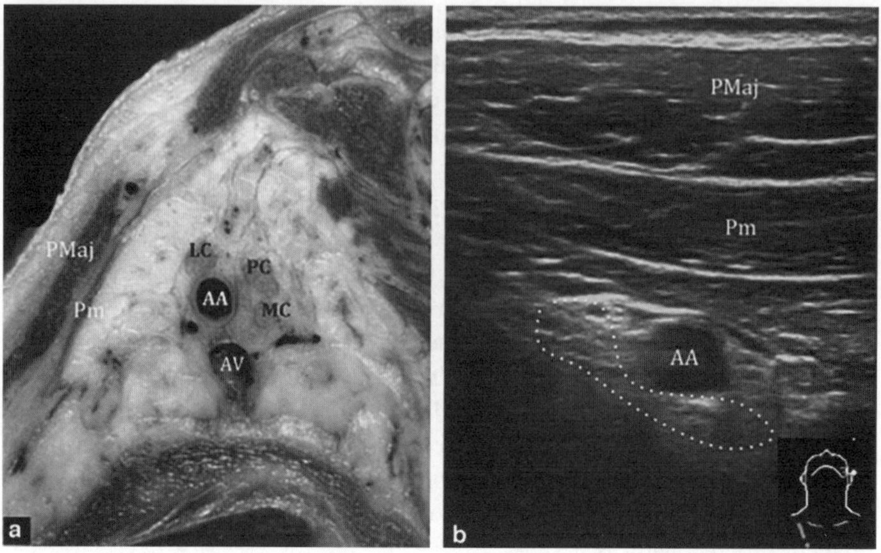

FIGURA 5 Anatomia do cadáver e sonoanatomia do plexo braquial via supraclavicular.

Fonte: Lapegue et al., 2014.

rece como uma estrutura fusiforme hiperecogênica entre os músculos bíceps e coracobraquial. Geralmente, o nervo mediano está próximo e na face bicipital da artéria axilar, o nervo ulnar na face tricipital e o nervo radial pode ser mais difícil de visualizar, pois está localizado abaixo do reforço acústico da artéria ou próximo ao nervo ulnar.

Nessa região, é importante confirmar a identificação das estruturas nervosas e vasculares com o uso do Doppler, pois a forma e a ecogenicidade dos nervos podem se assemelhar a alguns ramos da artéria axilar. Além disso, pode ser desafiador localizar a veia axilar, que está próxima ao nervo ulnar e ao tríceps. Para facilitar a visualização da veia axilar, é importante evitar aplicar pressão excessiva do transdutor contra a pele. A agulha (5 cm) é inserida no plano ou fora do plano do transdutor até que sua ponta esteja adequadamente posicionada. Após aspiração, verifica-se a dispersão do anestésico local ao redor dos nervos, sendo geralmente suficiente uma quantidade de 2 a 5 mL por nervo.

BLOQUEIO DOS MEMBROS INFERIORES

Bloqueio do nervo femoral

O nervo femoral, o maior ramo do plexo lombar originado de L1-L4, percorre o músculo psoas maior, emerge na sua borda lateral inferior e se posiciona entre este e o músculo ilíaco, sob a fáscia ilíaca. Ele passa atrás do ligamento inguinal, dividindo-se em partes anterior e posterior.

Para realizar o bloqueio do nervo femoral, o paciente deve estar deitado de costas com o membro a ser anestesiado levemente rodado para fora. O transdutor é colocado 1 a 2 cm abaixo da prega inguinal, perpendicular ao eixo sagital, para visualizar o nervo femoral em corte transversal. O nervo está localizado lateralmente à artéria femoral, medialmente ao músculo sartório e ventromedialmente ao músculo iliopsoas.

Após aplicar um anestésico local na pele, a agulha é inserida lateralmente em relação ao transdutor, direcionada para o espaço sob a fáscia ilíaca e visualizada diretamente. Injeta-se 20 mL de anestésico local, observando sua dispersão ao redor do nervo.

Bloqueio do nervo obturador

O nervo obturador, composto por fibras sensitivas e motoras originadas de L2, L3 e L4, emerge da borda medial do músculo psoas maior, atravessa a pélvis inferiormente e anteriormente, e passa pelo canal obturatório. Ele se divide em ramos anterior e posterior, localizados entre os músculos adutores da coxa.

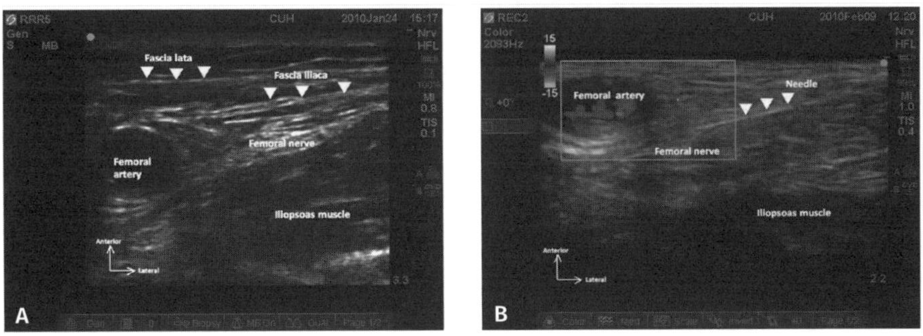

FIGURA 6 Sonoanatomia do nervo femoral (A) e sonoatomia do nervo femoral com Doppler da artéria e veia femoral (B).

Fonte: Szucs et al., 2010.

Para o bloqueio do nervo obturador, o paciente é posicionado de costas, com o membro inferior ligeiramente abduzido e rodado para fora. Utiliza-se um transdutor posicionado perpendicularmente à pele e paralelo ao ligamento inguinal para identificar o feixe neurovascular femoral. Movendo o transdutor medial e distalmente, visualiza-se um "triângulo muscular" formado pelos músculos pectíneo, adutor longo e adutor breve, onde se localiza o ramo anterior do nervo obturador. O ramo posterior está entre o adutor breve e o adutor magno.

Injeta-se de 8 a 10 mL de anestésico local, observando sua dispersão no septo aponeurótico intermuscular ou ao redor do nervo. Em alguns casos, após a injeção, os ramos do nervo obturador podem ser visualizados como estruturas hiperecoicas dentro de uma área anecoica formada pelo anestésico.

Bloqueio do canal dos adutores

O canal dos adutores, ou canal de Hunter, é um túnel fascial na coxa que se estende do ápice do trígono femoral até o tendão do músculo adutor magno, permitindo a passagem dos vasos femorais para a fossa poplítea. Este canal é delimitado pelo vasto medial na frente e lateralmente, pelos adutores longo e magno atrás, e pelo sartório medialmente. Além dos vasos femorais, o canal contém o nervo safeno e o nervo para o vasto medial.

O nervo safeno, o maior ramo cutâneo do nervo femoral, inerva a face medial do joelho, perna, maléolo medial e arco plantar. Seu bloqueio, geralmente realizado no canal dos adutores, pode também ser feito em outras áreas, como infra patelar e maléolo medial.

Para bloquear o nervo safeno, o paciente é colocado de costas com a perna rodada para fora. Utiliza-se um transdutor linear para localizar a artéria femoral profunda, com o nervo geralmente posicionado entre as 9 e 11 horas em relação à artéria. Após preparo asséptico, uma agulha de 5 cm é inserida no plano ou fora do plano do transdutor, atravessando a membrana vastoadutora até se aproximar do nervo, seguido pela injeção de anestésico local. Em caso de dúvida sobre a localização do nervo, o anestésico pode ser injetado às 9 horas da artéria femoral profunda, após confirmar a perfuração da membrana vasto adutora.

Bloqueio do nervo ciático-poplíteo

O nervo ciático, o maior em diâmetro e comprimento no corpo humano, origina-se do fascículo superior do plexo sacral (L4, L5, S1, S2, S3), passa pelo forâmen isquiático maior, desce entre o trocânter maior do fêmur e a tuberosidade isquiática, tornando-se superficial sob o músculo glúteo máximo e ao longo da coxa, dividindo-se em nervos tibial e fibular comum no terço inferior da coxa.

O bloqueio do nervo ciático pode ser feito por várias técnicas, mas será focado aqui o bloqueio guiado por ultrassonografia na abordagem poplítea. Na fossa poplítea, o nervo ciático fica entre os músculos bíceps femoral e semitendíneo/semimembranáceo, dividindo-se em nervo fibular comum e tibial. A ultrassonografia ajuda a identificar o ponto exato de divisão do nervo ciático para um bloqueio eficaz.

Para realizar o bloqueio, o paciente pode ser posicionado de barriga para baixo ou de costas com o joelho do lado a ser bloqueado dobrado em 90 graus. Usa-se um transdutor linear de 7-10 MHz para escanear a região poplítea, identificando a artéria poplítea, que fica mais profunda e medial em relação ao nervo ciático, e os músculos bíceps femoral e semimenbranáceo. O nervo ciático aparece superficial em relação à artéria poplítea.

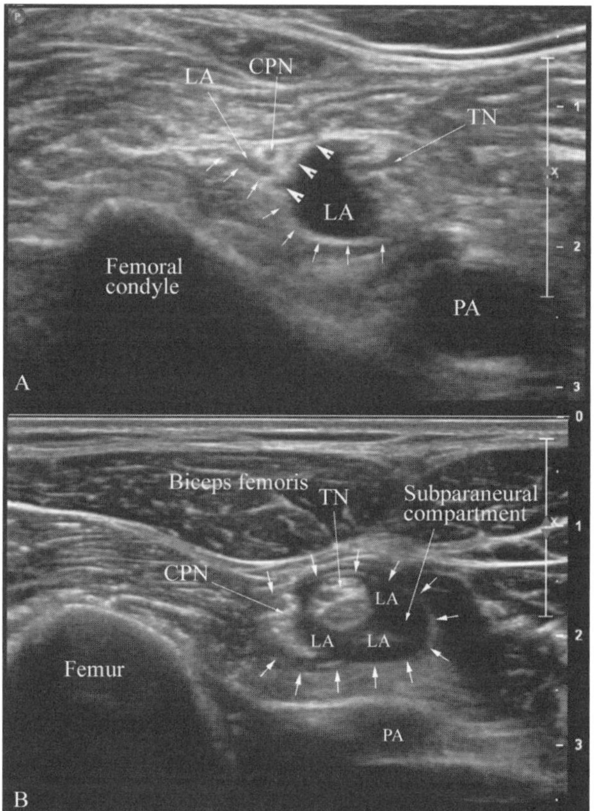

FIGURA 7 Sonoanatomia do nervo ciático-poplíteo.

Fonte: Karmakar et al., 2021.

Às vezes, é necessário inclinar o transdutor para obter um corte mais perpendicular do nervo ciático, facilitando sua visualização como uma estrutura hiperecoica. Se o ângulo for muito diferente de 90 graus, o nervo pode parecer menos ecogênico e se misturar com as estruturas musculares, dificultando sua identificação.

Após identificar as estruturas, introduz-se uma agulha de 5-8 cm no plano ou fora do plano do transdutor até se aproximar do nervo, perfurando a fáscia paraneural. Injeta-se o anestésico local, observando sua dispersão ao redor do nervo. Se necessário, reposiciona-se a agulha. Geralmente, utiliza-se de 20 a 25 mL de anestésico local para este bloqueio.

BLOQUEIOS DA PAREDE ABDOMINAL

O abdome, localizado entre o tórax e a pelve, é dividido para fins descritivos em parede abdominal anterior, paredes laterais direita e esquerda, e parede abdominal posterior. Sua estrutura é composta por várias camadas: pele, tecido subcutâneo, fáscia profunda, músculos, fáscia transversal, gordura extraperitoneal e peritônio parietal.

A parede abdominal anterior é revestida por uma fáscia com lâminas superficial e profunda, e contém quatro pares principais de músculos: os músculos planos (oblíquo externo, oblíquo interno e transverso do abdome) e o músculo reto do abdome. A inervação da pele e dos músculos da parede abdominal anterior é feita principalmente pelos ramos ventrais dos seis nervos torácicos inferiores (T7 a T11) e os nervos subcostais (T12). A parte inferior da parede anterior é inervada pelos ramos ventrais do primeiro nervo lombar e um ramo do último nervo torácico, através dos nervos íleo-hipogástrico e ilioinguinal, que inervam a pele da região da virilha e a área anteroinferior da crista ilíaca até o anel inguinal superficial.

Os principais ramos aferentes da parede abdominal seguem pelos espaços intercostais e localizam-se entre os músculos oblíquo interno e transverso do abdome, formando o plano neurovascular ou plano transverso abdominal. Os nervos cutâneos anteriores atravessam a bainha do músculo reto abdominal próximo ao plano mediano. Os ramos T7 e T9 inervam a pele acima do umbigo, T10 ao redor do umbigo, e T11, T12, L1 abaixo do umbigo.

Bloqueio do plano transverso abdominal

O bloqueio no plano transverso abdominal, que reduz o uso de opioides pós-operatórios e anestésicos intraoperatórios com baixo índice de complicações, está se tornando cada vez mais popular. Este bloqueio é feito entre os músculos oblíquo interno e transverso do abdome, onde passam os nervos aferentes da parede abdominal. O triângulo de Petit, formado pelo músculo oblíquo externo, latíssimo dorsal e a crista ilíaca, é um ponto de acesso eficaz para esta técnica, bloqueando as raízes nervosas da sexta torácica até a primeira lombar.

Este método é eficaz para analgesia em incisões infraumbilicais, sendo útil em várias cirurgias como prostatectomia, colectomia, histerectomia, entre outras. Para incisões supraumbilicais, é necessário um bloqueio complementar no plano transverso abdominal subcostal, localizado no ângulo entre o último arco costal e a borda externa do músculo reto abdominal.

Durante o procedimento, o paciente deve estar deitado de costas, com o abdome exposto desde os arcos costais inferiores até a crista ilíaca. Utiliza-se um transdutor linear de 10-12 MHz, posicionado sobre a área anatômica identificada, com a agulha inserida no plano ou fora do plano. Identificam-se os três músculos da parede abdominal lateral, a cavidade peritoneal e a movimentação intestinal, além de vasos sanguíneos com Doppler colorido. Uma agulha 22 G é inserida paralelamente ao transdutor. Antes do bloqueio, pode-se confirmar o local com a injeção de 1-2 mL de soro fisiológico ou anestésico local, observando a expansão do plano abdominal transverso por ultrassonografia. Finalmente, injeta-se 10-20 mL de anestésico no plano confirmado.

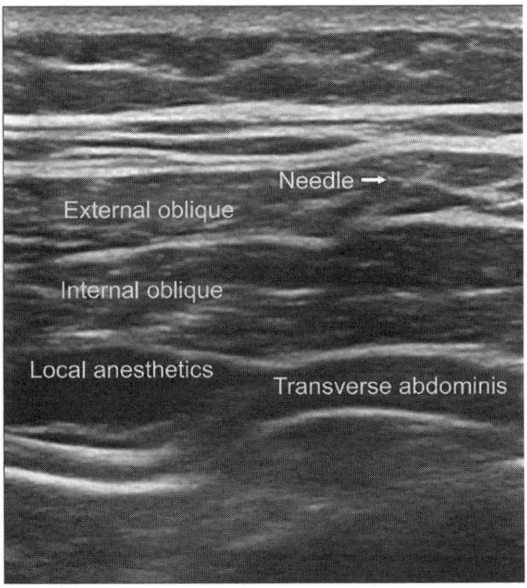

FIGURA 8 Sonoanatomia do bloqueio do plano do músculo transverso abdominal (TAP).

Fonte: Hubbard et al., 2023.

Bloqueio do plano do músculo quadrado lombar

O bloqueio do quadrado lombar, desenvolvido por R. Blanco, é uma técnica de anestesia que visa o bloqueio unilateral da parede abdominal, estendendo-se da T6 até a L1. O músculo quadrado lombar, localizado no abdômen, auxilia na depressão da caixa torácica e na flexão lateral da coluna vertebral. Ele se origina na crista ilíaca e no ligamento iliolombar, inserindo-se na 12ª costela e nas vértebras lombares L1 a L4, sendo inervado pelo nervo subcostal e os primeiros quatro nervos lombares.

Diferentemente do bloqueio transverso abdominal (TAP), o bloqueio do quadrado lombar (QL) não se limita apenas à analgesia para incisões próximas ao umbigo, mas cobre os dermátomos de L2 a T4. Acredita-se que o anestésico local se acumule na borda lateral do QL e se espalhe para o espaço paravertebral. Este bloqueio requer atenção especial em decorrência da necessidade de uma grande quantidade de anestésico, riscos de punção inadvertida de vasos retroperitoneais ou perfuração renal.

Para realizar o bloqueio, o paciente deve estar deitado de costas com elevação da pelve ipsilateral ou de lado contralateral. Após a assepsia da pele, usa-se um transdutor de alta frequência (5-10 MHz) para orientar a agulha transversalmente entre a crista ilíaca e a margem costal, posterior à linha medioclavicular. Identifica-se o músculo quadrado lombar, no mesmo plano que o psoas maior e o eretor da espinha. Utiliza-se uma agulha de neuroestimulação de 100 mm, introduzindo-a no plano até o local desejado, e infiltra-se 20 mL de anestésico local, com cuidado para posicionar a ponta da agulha entre a face posterior do músculo quadrado lombar e a face anterior do músculo eretor da espinha.

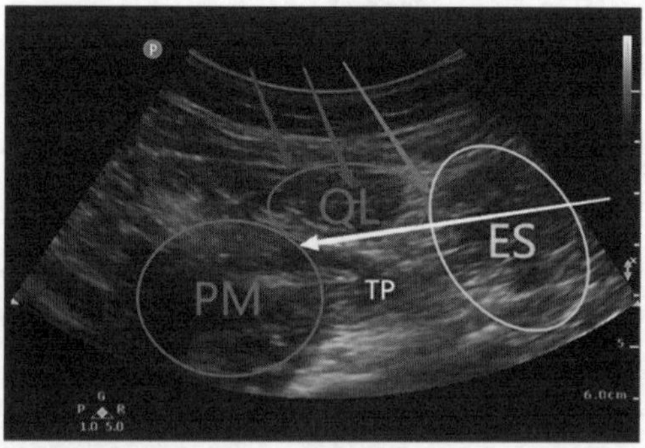

FIGURA 9 Sonoanatomia do bloqueio do plano do músculo quadrado lombar.

PM: psoas maior; ES: eretor da espinha; QL: quadrado lombar. As setas representam as possibilidades de injeção do anestésico local.

Fonte: Long et al., 2023.

BIBLIOGRAFIA RECOMENDADA

1. Ninane V, Lecoq JP, Fontaine R, Brichant JF. Regional anesthesia: an extra-benefit for our patients. Rev Med Liege. 2015;70(1):27-31.
2. La Grange P, Foster PA, Pretorius LK. Application of the Doppler ultrasound bloodflow detector in supraclavicular brachial plexus block. Br J Anaesth. 1978;50(9):965-7.
3. Williams SR, Chouinard P, Arcand G, Harris P, Ruel M, Boudreault D, et al. Ultrasound guidance speeds execution and improves the quality of supraclavicular block. Anesth Analg. 2003;97(5):1518-23.
4. Chan VW, Perlas A, McCartney CJ, Brull R, Xu D, Abbas S. Ultrasound guidance improves success rate of axillary brachial plexus block. Can J Anaesth. 2007;54(3):176-82.
5. Lapegue F, Faruch-Bilfeld M, Demondion X, Apredoaei C, Bayol MA, Artico H, et al. Ultrasonography of the brachial plexus, normal appearance and practical applications. Diagn Interv Imaging. 2014;95(3):259-75.
6. Szucs S, Morau D, Iohom G. Femoral nerve blockade. Med Ultrason. 2010;12(2):139-44.
7. Karmakar MK, et al. Ultrasound-guided subparaneural popliteal sciatic nerve block: there is more to it than meets the eyes. Regional Anesthesia & Pain Medicine. 2021;46:268-275.
8. Hubbard G, Hubert C, Vudayagiri L, Tullington J, Merino K, Vaidya A, et al. Transversus abdominis plane blocks in laparoscopic inguinal hernia repair: a review. Hernia. 2023;27(5):1059-65.
9. Long X, Yin Y, Guo W, Tang L. Ultrasound-guided quadratus lumborum block: a powerful way for reducing postoperative pain. Ann Med Surg (Lond). 2023;85(10):4947-4953.
10. Silverman M, Zwolinski N, Wang E, Lockwood N, Ancuta M, Jin E, Li J. Regional analgesia for cesarean delivery: a narrative review toward enhancing outcomes in parturients. J Pain Res. 2023;16:3807-35.
11. Admiraal M, Marhofer P, Hopkins PM, Hollmann MW. Peripheral regional anaesthesia and outcomes: a narrative review of the literature from 2013 to 2023. Br J Anaesth. 2023;S0007-0912(23)00567-6.
12. Kang R, Ko JS. Recent updates on interscalene brachial plexus block for shoulder surgery. Anesth Pain Med (Seoul). 2023;18(1):5-10.

28

Acesso vascular venoso (central e periférico) e arterial

Bruno Francisco de Freitas Tonelotto

INTRODUÇÃO

A terapia intravenosa é a administração de substâncias líquidas diretamente em uma veia por meio de uma agulha ou cânula inserida, permitindo o acesso imediato à corrente sanguínea para transportar fluidos e medicamentos. O termo "intravenosa" significa "dentro de uma veia", entretanto, mais comumente, é utilizado para se referir à terapia endovenosa.

Em comparação com outras vias de administração, a via intravenosa é o caminho mais rápido para o transporte de soluções e drogas pelo corpo. O acesso venoso periférico é indicado em situações que se necessita acessar o sistema circulatório para administração de fluidos e drogas, sobretudo em pacientes com intolerâncias ou contraindicações a medicações orais, além dos casos em que a ação imediata das drogas se faz necessária.

A cateterização venosa central e periférica e a arterial são realizadas rotineiramente nas unidades de terapia intensiva e nos centros cirúrgicos pelos anestesiologistas. Embora trate-se de procedimentos muito úteis para a monitorização hemodinâmica e o manuseio terapêutico de pacientes graves, o caráter invasivo do método (cateter venoso central e/ou arterial) traz um alto risco de complicações.

O conhecimento detalhado das referências anatômicas e a estreita obediência aos passos técnicos descritos para o acesso vascular percutâneo auxiliado a técnicas de imagem como a ultrassonografia (USG) são condições decisivamente importantes na minimização de complicações.

HISTÓRICO

No século XVII, surgiram os primeiros experimentos de injeção intravenosa com Christopher Wren injetando vinho e cerveja em um cão em 1656. O médico alemão Johann Daniel Major e Johann Sigismund Elsholtz contribuíram para o desenvolvimento dessa técnica na medicina em 1664 e 1667. A cateterização intravascular foi relatada pela primeira vez em 1733 por Stephen Hales, que mediu a pressão arterial e venosa em animais.

A técnica de administração de drogas intravenosas com agulha foi introduzida por Alexander Wood em 1853, mas foi popularizada por Charles Gabriel Pravaz com o design de uma seringa. Em 1905, Bleichroder descreveu as primeiras cateterizações venosa central e arterial em seres humanos, publicadas em 1912. Meyers popularizou a cateterização venosa prolongada em 1945. Durante a Segunda Guerra Mundial, Aubaniac introduziu a punção percutânea da veia subclávia em 1952, permitindo a ressuscitação volêmica rápida em feridos de guerra, e Wilmore & Dudrick popularizaram a punção venosa central percutânea via veia subclávia em 1968.

ACESSO VENOSO PERIFÉRICO

O acesso vascular periférico para infusão intravenosa é uma das maiores modalidades de tratamento utilizadas na assistência à saúde da maioria dos pacientes hospitalizados, chegando a representar um recurso vital para alguns. É impossível e irresponsável pensar em um procedimento anestésico sem a obtenção de um acesso venoso periférico.

A administração intravenosa de fluidos estabelece uma conexão do meio externo para a circulação do sangue, que ultrapassa o principal mecanismo de defesa corporal, a pele. Dessa forma, o acesso vascular por meio da inserção de um dispositivo intravenoso não é um procedimento inofensivo e está associado a um significativo risco de infecção, manifestando-se, geralmente, nos locais de inserção dos dispositivos. Todo acesso vascular é um procedimento invasivo e, portanto, requer assepsia.

O dispositivo mais utilizado pelos anestesiologistas é do tipo cateter plástico sobre agulha (abocath/jelco). Apesar de sua facilidade de inserção, está associado a uma maior incidência de flebite, complicação ligada ao tempo de permanência do cateter.

A escolha do dispositivo intravenoso depende do que se pretende obter. O dispositivo intravenoso do tipo agulha de aço (*butterfly/scalp*) é indicado nas terapias intravenosas periféricas de curta duração. Seu calibre segue a numeração: 19, 21, 23, 25 e 27. O dispositivo intravenoso do tipo cateter plástico sobre agulha (abocath/jelco) é indicado nas terapias intravenosas periféricas, de média duração, com permanência de até 72 horas na veia. Seu calibre segue a numeração: 14, 16, 18, 20, 22, 24, 26.

TABELA 1 Exemplos de cateter sobre a agulha, seus respectivos tamanho, cor e vazão

Polegadas	Diâmetro/comprimento	Cor do canhão	Vazão (mL/min)
14G	2,10 mm x 45 mm	Laranja	270
16G	1,70 mm x 45 mm	Cinza	180
18G	1,30 mm x 45 mm	Verde	80
20G	1,10 mm x 32 mm	Rosa	54
22G	0,90 mm x 25 mm	Azul	33
24G	0,70 mm x 19 mm	Amarelo	20
26G	0,60 mm x 19 mm	Roxo	15

Após escolher o dispositivo a ser utilizado, deve-se avaliar o melhor local de punção. Os locais de inserção devem seguir preferencialmente a linha de uma veia do tronco do antebraço (veias mediana do antebraço e cotovelo, basílica e cefálica), sendo que, quanto mais distal a fossa cubital, melhor.

TÉCNICA DE ACESSO VENOSO PERIFÉRICO POR PUNÇÃO

1. Separar todo o material a ser utilizado, assim como os dispositivos intravenosos, garrote, material de assepsia, conetor microclave e curativo.
2. Antes de realizar qualquer procedimento, pedir o consentimento e informar o paciente o que será feito.
3. Analisar bem o membro a ser puncionado e escolher o melhor vaso sanguíneo e atentar-se a proteções de membros em decorrência de fístulas arteriovenosas, mastectomias prévias etc.
4. Lavar as mãos e calçar luvas de procedimento.
5. Colocar o garrote 15-20 cm do local a ser puncionado, evitando pressão excessiva que possa interromper o pulso radial. Alguns monitores têm a função de estase venosa e podem ser utilizados para tal fim.
6. Promover a dilatação das veias, incentivando o paciente a abrir e fechar a mão. Em alguns casos podem ser necessários pequenos piparotes ou até mesmo a utilização de compressa morna.
7. Realizar antissepsia rigorosa do sítio de punção. Os agentes mais utilizados são o álcool a 70% e clorexidina 2%.
8. Com o cateter angulado cerca de 45 graus com a pele e paralelo à veia efetua-se a punção e dirige-se o cateter à veia, com o bisel voltado para cima, dessa forma minimizando sua mobilidade e favorecendo sua cateterização. Após o retorno de sangue pela região posterior do jelco, introduzir cerca de 1 mm mais para garantir que a ponta do jelco esteja dentro da veia.

9. Logo após a punção, liberar o torniquete.
10. Antes de retirar a agulha do cateter, realizar uma compressão da veia logo após o cateter para evitar o extravasamento de sangue.
11. Colocar o conector microclave na extremidade do abocath/jelco.
12. Fixar o cateter e realizar o curativo.
13. É desejável que se registre a data e o horário do procedimento.

TABELA 2 Complicações locais

Infiltração	Sintomas: edema, frialdade e desconforto no local, redução do fluxo de infusão. Tratamento: interromper a infusão, elevar o membro e aplicar compressa fria. Nunca tentar drenar a solução infiltrada no subcutâneo.
Flebite	Sintomas: edema, calor, dor, sensibilidade e rubor no local de inserção ou no trajeto da veia. Tratamento: interromper a infusão e aplicar calor no local. Evita-se utilizar a técnica asséptica correta no momento da punção e manipulação do cateter.
Hematoma	Sintomas: equimose e edema imediato no local da punção, podendo haver extravasamento de sangue. Tratamento: interromper a infusão e aplicar bolsa de gelo nas primeiras 24 horas e depois calor no local. Evita-se o hematoma com inserção cuidadosa da agulha no momento da punção, além de cuidados especiais em pacientes com distúrbios de coagulação e em uso de anticoagulantes.
Obstrução	A obstrução pode ser confirmada visualmente. Para evitar, deve-se manter sempre o cateter com solução em gotejamento ou salinizado.

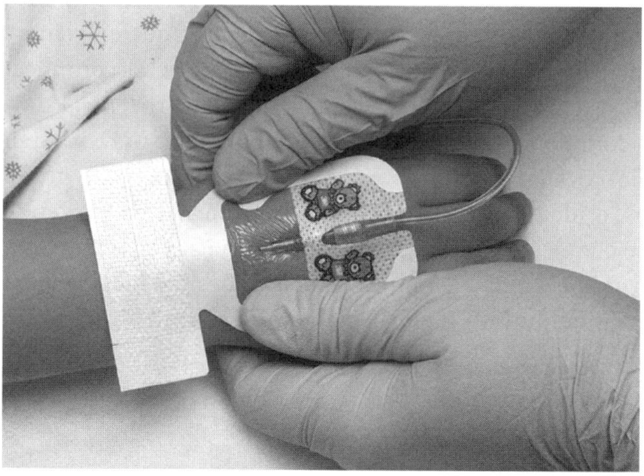

FIGURA 1 Punção venosa periférica com curativo.

TABELA 3 Complicações sistêmicas

Sobrecarga hídrica	É muito comum quando são utilizados cateteres de alto fluxo ou quando o paciente possui cardiopatia prévia. Sintomas: aumento da PA e PVC, dispneia, cianose, tosse, edema palpebral e conjuntival. Tratamento: avaliar os sinais vitais continuamente, avaliar os ruidos pulmonares, oxigênio suplementar, manter o paciente com o tronco elevado.
Embolia gasosa	Sintomas: dispneia, cianose, hipotensão, taquicardia, diminuição da $EtCO_2$. Tratamento: clampear imediatamente o acesso venoso, colocar o paciente em DLE e em Trendelenburg. Dependendo da gravidade pode ser necessária a obtenção de um acesso venoso central para tentar aspirar o ar.
Septicemia (contaminação)	Sintomas: elevação da temperatura logo após o início da infusão, taquicardia, hipotensão, tremores, calafrios. Tratamento: interromper imediatamente a infusão e retirar o cateter. Se possível proceder a cultura da ponta do cateter.

DLE: decúbito lateral esquerdo; $ETCO_2$: dióxido de carbono de final de expiração; PA: pressão arterial; PVC: pressão venosa central.

ACESSO VENOSO CENTRAL

Define-se por canulação venosa central o posicionamento de um dispositivo apropriado de acesso vascular cuja extremidade atinja a veia cava superior ou inferior, independentemente do local da inserção periférica.

A obtenção de um acesso venoso central é um procedimento médico, podendo ser realizado por ele independentemente da especialidade. Diferentemente dos acessos venosos periféricos, são procedimentos que exigem maior perícia em decorrência da complexidade e do potencial de gerar complicações graves.

Ao tomar a decisão de utilizar um acesso venoso central deve-se avaliar as possíveis complicações e pesar o risco e o benefício. Deve-se lembrar que existem indicações para o acesso venoso central e que, para grandes infusões volumétricas, o ideal ainda é o acesso venoso periférico, preferencialmente a veia cubital e com jelco calibroso. As punções mais comumente realizadas são: jugular interna, subclávia e femoral. As dissecções são factíveis, entretanto são procedimentos do âmbito da cirurgia geral e vascular e não são exploradas neste capítulo.

TABELA 4 Indicações de acesso venoso central

Indicações
Hipovolemia refratária
Hipotensão grave
Procedimentos específicos: Swan-Ganz, marca-passo, hemodiálise
Utilização de drogas vasoativas
Impossibilidade de punção de veias periféricas
Monitorização hemodinâmica
Administração de soluções hipertônicas ou irritantes (NPT)

TABELA 5 Contraindicações de acesso venoso central

Contraindicações
Coagulopatias
Evitar locais com infecção ou lesões de pele
Presença de trombose reconhecida no trajeto do vaso
Evitar em politraumatizados

TABELA 6 Complicações

Complicações comuns	Complicações raras
Punção arterial	Osteomielite de clavícula
Perfuração vascular, cardíaca	Fístula arteriovenosa
Lesão nervosa	Perfuração traqueal ou esofágica
Lesão do ducto torácico	Lesão arterial (pseudoaneurisma)
Trombose venosa	Punção aórtica
Pneumotórax	Enfisema subcutâneo
Hemotórax	Infarto pulmonar
Infecção	* Com o uso da ultrassonografia muitas complicações descritas nesta tabela podem ser minimizadas. As complicações variam de 0,5 a 10%.
Embolia gasosa	
Edema pulmonar de reexpansão	
Arritmias cardíacas	
Hematoma no local da punção	

Tipos de cateteres

Quando se fala de acesso venoso central, tem-se disponível dois tipos de cateter: cateter introduzido por meio da agulha (intracath) e cateter introduzido por meio de um fio-guia metálico (técnica de Seldinger).

- Cateter introduzido através de agulha (intracath): após punção, o cateter é passado por dentro da agulha, que em seguida é retirada ficando fora do paciente, entretanto a agulha fica permanentemente junto ao cateter. Visando evitar guilhotinamento do cateter pela agulha, procede-se à adaptação de protetor que mantém alinhamento entre ambos. Obs.: cateter de menor custo, entretanto utilizam-se agulhas mais calibrosas com potencialmente maior dano (laceração) no caso de acidentes. Além disso, este é um cateter monolúmen obrigatoriamente.
- Cateter através da agulha – técnica de Seldinger: após punção, o fio-guia metálico flexível é introduzido através da agulha, esta é retirada em seguida, procede-se dilatação do trajeto com o dilatador, retira-se o dilatador e introduz-se o cateter sobre o fio-guia, por fim o fio-guia é então retirado. Obs.: cateter de maior custo, entretanto as agulhas são mais delicadas com potencialmente menor dano (laceração) no caso de acidentes. Possui os tipos: monolúmen, duplo lúmen e triplo lúmen, com variações de calibre.

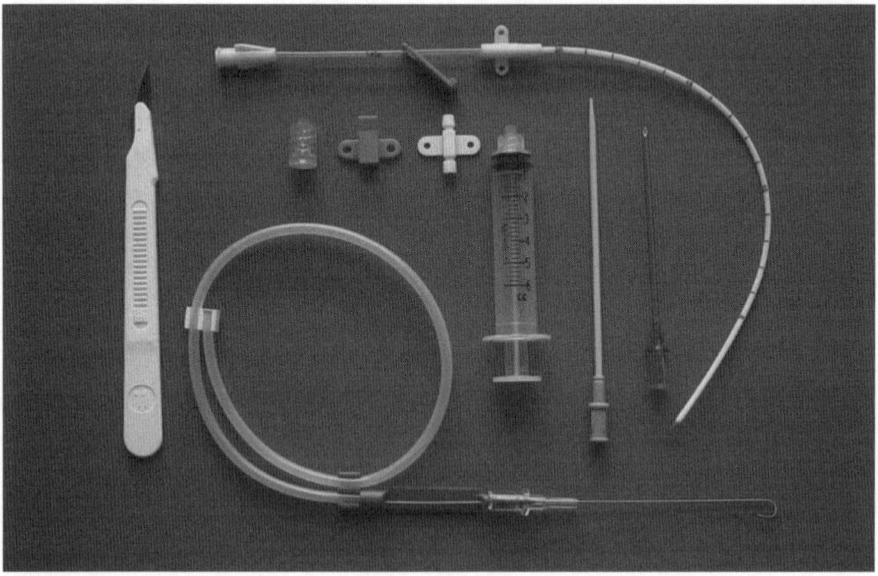

FIGURA 2 *Kit* para punção venosa central pela técnica de Seldinger – cateter monolúmen.

Locais de punção

É importante a avaliação do local de punção de acordo com as características dos pacientes e com a experiência do profissional que realizará a punção. Pode ser em três vias de acesso venoso profundo: veia jugular interna, veia subclávia e veia femoral. O procedimento deve ser realizado com auxílio de ultrassonografia (USG) para a visualização direta do vaso puncionado, reduzindo as potenciais complicações do procedimento.

Técnica de Seldinger

Descrevemos a técnica de Seldinger com e sem o uso de ultrassom, por ser a mais utilizada em nosso serviço.

1. Se o paciente estiver acordado, conversar com ele sobre o procedimento.
2. Monitorização.
3. Separar o material.
4. Monitorizar o paciente.
5. Escolher o local de punção por meio da análise da anatomia de superfície e da ultrassonografia.
6. Posicionar o paciente de acordo com o local a ser puncionado e, se ele tolerar, deve-se colocá-lo em Trendelenburg. Lembrar-se de lateralizar a cabeça.
7. Realizar a antissepsia do local escolhido com clorexidina degermante ou iodopovidona degermante.
8. Colocar gorro e máscara e realizar escovação das mãos e colocação de avental e luva estéril. Ficar atento ao tamanho da luva; luvas de tamanhos não adequados podem dificultar o procedimento.
9. Realizar a assepsia do local com solução alcoólica de clorexidina ou iodopovidona.
10. Colocar campo estéril fenestrado.
11. Verificar se todos os materiais estão na mesa e solicitar a abertura do cateter.
12. Abrir a capa do ultrassom, colocar o gel apropriado dentro da capa. Colocar o ultrassom na capa e fixá-la para que não atrapalhe durante o procedimento. Cuidado para que a superfície do transdutor da USG tenha gel suficiente e que a capa esteja esticada, evitando assim artefatos na imagem.
13. Localizar novamente a imagem da veia com a USG.
14. Faz-se botão anestésico na pele com xilocaína a 2%, visualizando a veia com o probe da USG. Se não estiver utilizando a USG neste momento, após o botão anestésico pode-se utilizar uma agulha 30 × 7 com uma seringa de 5 mL para localizar a veia (caso esteja usando a USG este processo não se faz necessário).

15. Localiza-se a veia novamente. Deve-se posicioná-la bem no meio do probe. Introduz-se a agulha bem no meio do probe (*out of plane*) e punciona-se a veia mantendo pressão negativa sobre o êmbolo. Ao ser atingida a luz da veia, identifica-se a presença de "sangue" na seringa; a seringa é desconectada e a abertura da agulha é ocluída com o dedo, evitando-se embolia gasosa.
16. Introduz-se o fio-guia através da agulha de forma suave e sem resistência até obter posicionamento adequado (distância até o manúbrio do esterno); deve-se observar o monitor cardíaco, pois neste momento podem ocorrer arritmias. Retirar o paciente da posição de Trendelenburg.
17. Retirar a agulha mantendo-se o fio-guia.
18. Checar o posicionamento do guia com a USG.
19. Procede-se pequena incisão ampliando o orifício da punção (só assim o dilatador será capaz de vencer a abertura na pele).
20. Introduz-se o dilatador através do fio-guia, dilatando-se o trajeto do orifício da punção até a luz da "veia puncionada" (só assim o cateter poderá ser introduzido uma vez que há menor calibre da agulha em relação ao cateter, isso não ocorre no intracath).
21. Retira-se o dilatador, mantendo-se o fio-guia.
22. Introduz-se o cateter até o comprimento desejado (distância até o manúbrio do esterno).
23. Retira-se o fio-guia.
24. Coloca-se o conector microclave em ambas as pontas do cateter duplo-lúmen.
25. Com uma seringa de 10 mL aspira-se 5 mL de solução fisiológica (SF) a 0,9%.
26. Proceder a aspiração em ambas as extremidades do cateter para retirar o ar e checar o refluxo, após introduzir pequena quantidade de SF 0,9% (apenas o necessário para "lavar" o cateter).
27. Fixação do cateter à pele usando fio mononylon 3-0 e dispositivo para ancoramento.
28. Realizar curativo. O primeiro curativo deve ser realizado com gaze e micropore.
29. Checar o posicionamento do cateter com a radiografia de tórax ou fluoroscopia contínua.

Obs.: é de extrema importância que a extremidade externa do fio-guia esteja todo o tempo em sua mão, impedindo que ele seja perdido dentro da circulação do paciente.

ACESSO ARTERIAL

Pode-se acessar uma artéria com diferentes intuitos, no entanto, no ato anestésico, a canulação arterial ou o posicionamento de um cateter intra-arterial é indicado principalmente nas situações em que se deseja a monitorização contínua da pressão arterial (PAi), coleta frequente de exames e possibilidade de alteração hemodinâmica súbita.

Vale dizer ainda que em pacientes com choque circulatório, especialmente naqueles acompanhados de elevada resistência vascular sistêmica, pode-se registrar discrepâncias significativas na mensuração da pressão arterial, quando comparados os métodos não invasivos com o método de mensuração direta através de um cateter intra-arterial, o que, sem dúvida, implica erros de avaliação e terapêutica grosseiros e inaceitáveis. Também, em pacientes que requeiram doses fracionadas e ajustáveis de fármacos vasoativos potentes (catecolaminas, vasodilatadores etc.), é de fundamental importância uma mensuração frequente, acurada e, se possível, direta da PA.

TABELA 7 Critérios para a seleção da artéria a ser cateterizada

Artéria de calibre adequado para a medição da pressão arterial
O cateter jamais deve ocluir a artéria em seu diâmetro
A artéria deve ter circulação colateral adequada para evitar necrose distal em caso de trombose
Fácil local de acesso para a manutenção do cateter e coleta de amostras de sangue
Evitar áreas com alto risco de contaminação por microrganismos

TABELA 8 Contraindicações: absolutas e relativas

Infecção de pele no local a ser puncionado
Coagulopatia
Ausência de circulação colateral adequada
Vasculopatia arterial periférica grave

Obtenção da linha arterial

Após pesar os riscos e benefícios, uma linha arterial de longo prazo pode ser obtida por punção percutânea ou por dissecção do vaso. Dá-se preferência, evidentemente, à punção percutânea com dispositivos "plástico sobre agulha" ou pela técnica de Seldinger.

Deve-se ressaltar que se trata, como no caso das punções venosas centrais percutâneas, de um procedimento cirúrgico, devendo-se obedecer aos rigores preconizados de assepsia e antissepsia na sua realização. A colocação e manutenção de um cateter arterial exige técnica extremamente asséptica, pois a contaminação deste sistema implica a inoculação intra-arterial de microrganismos.

Qualquer vaso arterial periférico pode ser puncionado, mas os locais mais comumente utilizados incluem as artérias radial, pediosa e femoral, nesta sequência. Deve-se evitar a artéria braquial pelo potencial risco de complicações tromboembólicas em antebraço e mão. Não há dúvidas de que a artéria radial é a mais frequentemente utilizada e, sempre que possível, contralateral ao lado corporal dominante, tanto em adultos como em crianças. Sempre, antes de qualquer punção radial, deve-se avaliar a circulação colateral pela técnica de Allen.

TABELA 9 Técnica de Allen modificada

1. Elevar a mão do paciente acima da cabeça comprimindo-se a artéria radial e a artéria ulnar por alguns segundos com o paciente em decúbito dorsal horizontal.
2. A mão deve adquirir aspecto pálido.
3. Retornar a mão ao decúbito horizontal e descomprimir a artéria ulnar.
4. O aspecto pálido da mão deve desaparecer em até 6 segundos, demonstrando circulação ulnar satisfatória.
5. Caso isso não ocorra, a punção radial desta mão está contraindicada.

No entanto, uma correlação entre os resultados do teste e o risco de lesão isquêmica da mão não tem sido confirmada, indicando que o teste de Allen pode não ser um preditor útil de isquemia na ausência de lesão vascular. O exame da suplência arterial da mão por meio do ultrassom Doppler é o teste mais indicado para a detecção de anormalidades de fluxo sanguíneo colateral, mas também não se sabe o quanto pode ser útil em prognosticar lesões isquêmicas após a canulação arterial radial.

Descrição da técnica de Seldinger para punção arterial radial

1. Selecionar a artéria radial do lado corporal não dominante.
2. Nos pacientes conscientes, explicar cuidadosamente toda a sequência do procedimento, para obter o máximo de colaboração.
3. Realizar, por precaução, o teste de Allen modificado, como descrito anteriormente.

4. Posicionar o pulso em dorsiflexão, para uma melhor exposição do vaso, com o auxílio de um assistente ou coxim logo abaixo do punho.
5. Palpar a artéria ao longo de seu curso até o ponto em que ela penetra o retináculo flexor. Pode ser útil a marcação do seu trajeto, numa extensão de 2-3 cm, com o auxílio de uma caneta apropriada.
6. A área deve ser preparada com solução antisséptica, seguida da colocação de campo fenestrado estéril. Lembrar que o operador deve estar paramentado cirurgicamente.
7. Injetar pequena quantidade de anestésico local na região a ser puncionada. Isso evita dor e diminui a chance de espasmo arterial durante a punção.
8. Com uma agulha do *kit* específico para punção arterial, punciona-se a artéria, introduzindo-a num ângulo de aproximadamente 30 graus em relação à pele.
9. Quando houver retorno de sangue, esse ângulo deve ser mantido e a introdução do guia por dentro da agulha deve ser lenta, identificando resistências à progressão.
10. Passa-se o cateter pelo guia introduzido previamente, lembrando de retirá-lo após a colocação do cateter. O guia não deve permanecer dentro do cateter.
11. Deve-se fixar o cateter com fio mononylon 4-0.
12. Um curativo apropriado, seguindo o padrão institucional deve ser realizado.

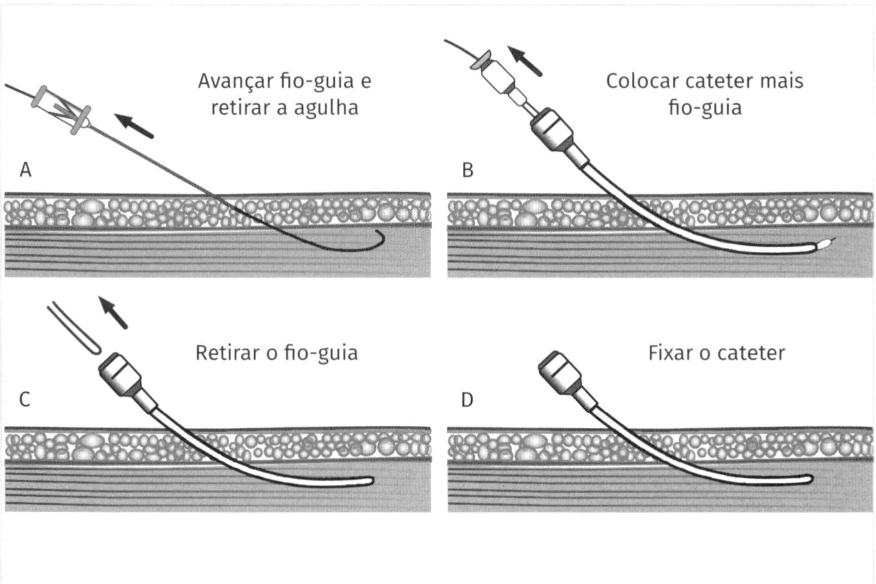

FIGURA 3 Técnica de Seldinger para punção arterial.

Fonte: adaptada de Ogliari e Martins Filho, 2021.

Descrição da técnica de Seldinger para punção arterial femoral

1. Selecionar a artéria femoral a ser puncionada.
2. Nos pacientes conscientes, explicar cuidadosamente toda a sequência do procedimento, para obter o máximo de colaboração.
3. Deve-se palpar o pulso da artéria femoral cerca de 2-3 cm abaixo do ligamento inguinal.
4. Determinar o trajeto da artéria.
5. Realizar tricotomia se necessário.
6. A área deve ser preparada com solução antisséptica, seguida da colocação de campo fenestrado estéril. Lembrar que o operador deve estar paramentado cirurgicamente.
7. Injetar pequena quantidade de anestésico tópico intradérmico no local a ser puncionado, espalhando-o em volta da artéria com suaves movimentos digitais. Isso evita dor e diminui a chance de espasmo arterial durante a punção.
8. Pela técnica de Seldinger, com a agulha em um ângulo de 45 graus em relação à coxa, realiza-se a punção.
9. Quando houver retorno de sangue, retira-se a seringa e progride-se o guia aramado delicadamente por dentro da agulha.
10. Após introduzir o guia deve-se fazer uma pequena dilatação no trajeto, com dilatador próprio que vem junto com o *kit* de artéria femoral.
11. Passar então o cateter pelo guia, conectá-lo no transdutor de pressão arterial invasiva e fixá-lo na coxa com fio mononylon 3-0.
12. Um curativo apropriado, seguindo o padrão institucional, deve ser realizado.

TABELA 10 Complicações

Complicações
Trombose arterial
Embolia proximal e distal
Hematoma
Hemorragia
Infecção
Aneurismas e fístulas arteriovenosas
Complicações neurológicas
Dor e inflamação no local da punção
Sepse
Vasoespasmo
Necrose ou gangrena de dígitos

As principais complicações da cateterização arterial periférica são infecções e isquemia, e aparecem tão mais frequentemente quanto menos são obedecidos os preceitos técnicos adequados para a obtenção da PA contínua e quanto mais tempo a cânula permanecer posicionada.

TABELA 11 Recomendações para a minimização de complicações

1. Utilizar artérias radiais ou pediosas sempre que possível.
2. Realização do teste de Allen modificado antes da canulação da artéria radial. As complicações isquêmicas são menores se o tempo de enchimento capilar da mão pela artéria ulnar for inferior a cinco segundos.
3. Uso de técnica asséptica para manuseio da linha (luvas, antissepsia, curativos adequados etc.).
4. Inserção percutânea é preferível à dissecção.
5. Uso preferível de cateteres de pequeno calibre (20 G ou menores).
6. Fixação segura do cateter, além de fixação do punho ou tornozelo com tala, para evitar movimentação e desconexão acidental do sistema.
7. Irrigação contínua do cateter com sistema fechado de baixo fluxo, usando solução salina estéril. Evitar soluções glicosadas (que facilitam a colonização bacteriana) ou irrigação intermitente tipo *flush* (que tem sido considerada favorecedora de infecções, além de ser causa de embolização distal, e mesmo proximal, incluindo-se até acidentes vasculares cerebrais).
8. Checar diariamente: a) local de inserção do cateter (processo inflamatório) e b) extremidades distais (processo isquêmico).
9. Limitar a canulação arterial ao menor tempo possível, evitando-se deixar o cateter no mesmo local por mais de 72 horas.
10. Remover o cateter sempre que se observar: a) isquemia distal; b) infecção local; c) curva de pressão persistentemente amortecida; e d) dificuldade em se obter sangue pelo cateter. Sempre que houver hipótese de obstrução do cateter por trombo, retirá-lo em aspiração contínua.

BIBLIOGRAFIA RECOMENDADA

1. Johnson CL, Hiatt JR. Vascular access for trauma, emergency surgery, and critical care. In: Wilson SE. Vascular access: principles and practice, 3rd ed. Chicago: Year Book; 1996.
2. Pitta GBB, Castro AA, Burihan E, editores. Angiologia e cirurgia vascular: guia ilustrado. Maceió: UNCISAL/ECMAL & LAVA; 2003.
3. Scott WL. Complications associated with central venous catheters. A survey. Chest. 1998; 94:1221-4.

4. Higa EMS, Atallah NA. Guia de medicina de urgência, 2. ed. Barueri: Manole, UNIFESP--EPM; 2008.
5. Fonseca FP, Rocha PRS. Cirurgia ambulatorial, 3. ed. Rio de Janeiro: Guanabara Koogan; 1999.
6. Pohl FF, Petroiany A. Tubos, sondas e drenos, 8. ed. Rio de Janeiro: Guanabara Koogan; 2000.
7. ATLS - Manual do Curso de Alunos, Colégio Americano de Cirurgiões – Comitê de Trauma, 9. ed.
8. Caltellanos B. Injeções, modos e métodos. São Paulo: Ática; 1997.
9. Major RH. The history of physical diagnosis. In: Delp MH, Manning RT. eds. Major's physical diagnosis. Philadelphia: WB Saunders; 1968. p.1-12.
10. Faivre J. Études experimentales sur les lesions organique du cöeur. Gaz Med Paris. 1856;727.
11. Riva-Rocci R. Un nuovo sfigmomanometro. Gaz Med (Torino). 1896;47:981.
12. Einthoven W. Galvanometrische registrierung des menschlichen elekrtrokardiogramm, zugleich eine beurtheilung der anwendung des capillar elektometers in der physiologie. Pflügers Arch. 1903;99:472.
13. Soldati L de. Circulatión arterial. In: Houssay BA. ed. Fisiologia humana, 4. ed. Buenos Aires: El Ateneo; 1972;220-41.
14. Bleichroeder F. Intra-arterielle therapie. Berl Klin Wchschr. 1912;1503.
15. Forssmann W. Die sondierung des rechten herzens. Klin Wchschr. 1929;8:2085.
16. Cournand A & Ranges HA. Catheterization of the right auricle in man. Proc Soc Exp Biol Med. 1941;46:462-6.
17. Meyers L. Intravenous catheterization. Am J Nurs. 1945;49:930.
18. Peterson LH, Dripps RD, Risman GC. A method for recording the arterial pressure pulse and blood pressure in man. Am Heart J. 1949;37:771.
19. Aubaniac R. L'injection intraveineuse sous-claviculaire: avantages et technique. Presse Med 1952;60:1456.
20. Waitzberg DL, Plopper C, Terra RM. Access routes for nutritional therapy. World J Surg. 2000;24:1468-76.
21. Oh TE, Davis NJ. Radial artery cannulation. Anaesth Intensive Care. 1975;3:12-8.
22. Davis FM, Stewart JM. Radial artery cannulation. A prospective study in patients undergoing cardiothoracic surgery. Br J Anaesth. 1980;52:42.
23. Menezes FH. Acesso venoso e arterial. In: Terzi RGG, Araújo S. eds. Monitorização hemodinâmica e suporte cardiocirculatório do paciente crítico. São Paulo: Atheneu; 1996;53-81.
24. Chung DH, Ziegler MM. Central venous catheter access. Nutrition. 1998;14:119-23.
25. Ogliari ALC, Martins Filho CG. Acesso venoso e punção arterial. Vittalle – Revista de Ciências da Saúde. 2021;33(1):67-83.

29

Sondagem vesical e nasogástrica

Bruno Francisco de Freitas Tonelotto

SONDAGEM VESICAL

Introdução

O cateterismo vesical é um procedimento médico amplamente praticado e de grande importância no diagnóstico e tratamento de diversas condições patológicas. No entanto, sua execução requer cuidados essenciais com a instrumentação urológica para evitar complicações graves.

Uma das contribuições significativas para o cateterismo de demora foi a criação do cateter de Foley, feito de látex mole e posteriormente de silicone, o que reduziu as complicações. Os cateteres são calibrados de acordo com a escala Charriére (Fr), em que um cateter 18Fr tem 6 milímetros de diâmetro.

O cateterismo vesical envolve a introdução de um cateter estéril pela uretra até a bexiga para drenar a urina. É útil em casos de incontinência, obstrução urinária e preparação para cirurgias abdominais. Aproximadamente 10-25% dos pacientes hospitalizados passam por esse procedimento.

Embora seja aparentemente simples, o cateterismo vesical requer atenção aos detalhes para evitar danos ao paciente. A técnica asséptica é fundamental para evitar infecções do trato urinário. A quebra da esterilidade durante a inserção da sonda aumenta o risco de infecção na bexiga, ureteres e rins. A lubrificação adequada e manobras delicadas também são essenciais.

A competência na execução do cateterismo vesical tem sido debatida, com algumas instituições de saúde no Brasil designando enfermeiros para realizar o procedimento. No entanto, o Conselho Federal de Medicina permite que profissionais devidamente capacitados executem a passagem da sonda vesical.

Em resumo, o cateterismo vesical é um procedimento delicado que exige cuidados específicos devido à fragilidade da uretra.

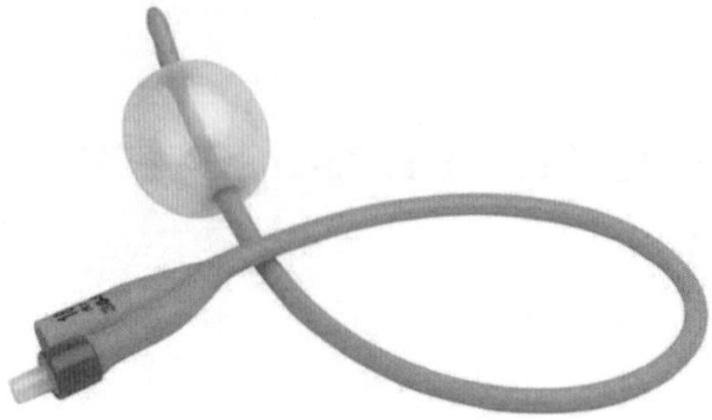

FIGURA 1 Cateter de Foley – um dos dispositivos mais utilizados para sondagem vesical de demora.

Sistema urinário

O sistema urinário é composto por órgãos responsáveis pela produção, pelo armazenamento temporário e pela liberação da urina, desempenhando um papel crucial na manutenção da homeostase ao eliminar resíduos metabólicos, água e outras substâncias do corpo. Ele é constituído por dois rins, dois ureteres, uma bexiga e uma uretra.

Esses órgãos estão localizados na parte posterior do abdome e são considerados retroperitoneais, ou seja, encontram-se atrás do peritônio, na porção frontal da parede posterior do abdome, mais especificamente em seu terço superior. Os rins têm a forma de grãos de feijão e ficam logo acima da cintura, entre o peritônio e a parede posterior do abdome, com uma coloração vermelho-pardo. A parte posterior dos rins é protegida pelas duas últimas costelas e eles estão situados em cada lado da coluna vertebral, na região superior da parede posterior do abdome, entre a 11ª costela e a 13ª vértebra. São órgãos retroperitoneais, com o mesentério e o mesocólon situados à sua frente.

As glândulas suprarrenais são duas estruturas glandulares endócrinas localizadas no polo superior de cada rim, compostas por uma camada cortical e uma medular. A camada cortical secreta hormônios como mineralocorticoides, glicocorticoides, esteroides (incluindo o cortisol, um potente anti-inflamatório endógeno) e hormônios sexuais, além da aldosterona.

Os ureteres são responsáveis pelo transporte da urina da pelve renal até a bexiga. São órgãos de pequeno calibre que realizam peristaltismo, o que é útil na expulsão de cálculos até a bexiga e na condução da urina, sendo compostos por musculatura lisa. A bexiga, como o nome sugere, funciona como um reservatório de urina e está localizada na cavidade pélvica, sendo revestida superiormente pelo peritônio. É um órgão muscular e elástico, situando-se na parte anterior do reto nos homens e na parte anterior da vagina nas mulheres.

A uretra é o canal que permite a comunicação da bexiga com o meio exterior. No homem, a uretra passa pela próstata, o que pode causar dificuldades urinárias quando a próstata aumenta de tamanho. Na mulher, a uretra é mais curta, o que geralmente facilita procedimentos como a passagem da sonda vesical.

Tipos

- Alívio: introdução de um cateter para esvaziamento da bexiga, em pacientes com retenção urinária. Geralmente é utilizado um cateter simples.
- Demora: o cateter é introduzido na bexiga com a finalidade de esvaziá-la, porém com a permanência prolongada. Geralmente é utilizado o cateter de Folley (possui balonete de retenção na extremidade).

Sonda vesical de demora

Material

- Pacote de cateterismo vesical esterilizado (cuba rim, cuba redonda, gazes, pinça Pean ou similar).
- Sonda Foley (feminina: n. 12 a 14; masculina: n. 16 a 18 ou conforme protocolo).
- Luvas estéreis.
- Solução de clorexidina aquosa.
- Ampolas de água destilada – 10 mL.
- Geleia anestésica estéril.
- Campo fenestrado.
- Bolsa coletora de sistema fechado.
- Seringa de 20 mL.

Masculino

1. Lavar as mãos.
2. Orientar o paciente e/ou o acompanhante sobre o que será feito.
3. Preparar o ambiente favorecendo a privacidade do paciente.
4. Colocar o paciente em decúbito dorsal, com as pernas afastadas.
5. Realizar higiene íntima no paciente, conforme técnica padronizada, exceto se o paciente tiver tomado banho antes.
6. Abrir o pacote de cateterismo vesical entre as pernas do paciente, em posição diagonal, com a ponta próxima à região glútea.
7. Abrir e colocar sobre o campo: agulha, seringa, sonda vesical e gaze.
8. Colocar a solução antisséptica na cuba redonda.
9. Abrir a embalagem do coletor e posicionar a ponta da extensão sobre o campo.

10. Fixar a extensão na borda do campo com a presilha e a bolsa coletora na lateral da cama.
11. Abrir a ampola de água destilada e deixá-la sobre a mesa de cabeceira.
12. Abrir a geleia anestésica.
13. Calçar as luvas estéreis.
14. Aspirar água destilada com o auxílio de outra pessoa.
15. Testar o balão, introduzindo quantidade de água recomendada pelo fabricante ou conforme o protocolo da instituição.
16. Conectar a sonda na extensão do coletor.
17. Segurar o pênis perpendicular ao corpo, retraindo o prepúcio.
18. Fazer antissepsia do meato uretral, glande e prepúcio, utilizando as "bonequinhas de gazes", uma para cada região.
19. Introduzir a geleia anestésica no meato uretral, pressionando sua extremidade contra o bico da seringa para evitar refluxo dela.
20. Inserir a sonda até a bifurcação, cerca de 15 a 20 cm, com movimentos para baixo, enquanto segura o pênis elevado, perpendicularmente.
21. Abaixar o pênis lentamente para facilitar a passagem na região da uretra bulbar.
22. Insuflar o balão, conforme indicação do fabricante ou protocolo da instituição.
23. Tracionar a sonda até encontrar resistência.
24. Reposicionar o prepúcio para evitar edema de glande.
25. Fixar a sonda sem tracionar.
26. Lavar as mãos.

Feminino

1. Lavar as mãos.
2. Separar o material e colocar sobre a mesa de cabeceira da paciente.
3. Orientar a paciente e/ou acompanhante sobre o que será feito.
4. Preparar o ambiente favorecendo a privacidade da paciente.
5. Colocar a paciente em posição de litotomia, expondo apenas os genitais.
6. Realizar higiene íntima na paciente, conforme técnica padronizada, exceto se a paciente tiver tomado banho antes.
7. Abrir o pacote de cateterismo vesical entre as pernas da paciente, em posição diagonal, com a ponta próxima à região glútea.
8. Dispor o saco de lixo próximo à cama da paciente.
9. Abrir e colocar sobre o campo: agulha, seringa, sonda vesical e gazes.
10. Colocar a solução antisséptica na cuba redonda.
11. Abrir a embalagem do coletor e posicionar a ponta da extensão sobre o campo.
12. Fixar a extensão na borda do campo com a presilha e a bolsa coletora na lateral da cama.
13. Abrir a ampola de água destilada e deixá-la sobre a mesa de cabeceira.

14. Abrir a geleia anestésica com o auxílio da agulha 40 × 12, nunca com a tampa (risco de contaminação do medicamento).
15. Colocar a geleia anestésica na gaze.
16. Calçar as luvas estéreis.
17. Aspirar água destilada com o auxílio de outra pessoa.
18. Testar o balão, introduzindo quantidade de água recomendada pelo fabricante.
19. Conectar a sonda na extensão do coletor.
20. Lubrificar a sonda com geleia anestésica.
21. Fazer antissepsia da vulva e meato uretral, com a solução de PVPI, utilizando as "bonequinhas de gaze", uma para cada região, desprezando-as na sequência: começar pelo meato uretral, fazendo a antissepsia com movimentos em sentido único, a seguir, grandes e pequenos lábios direito e esquerdo, de cima para baixo.
22. Expor o vestíbulo vaginal separando os pequenos lábios com o dedo indicador e o polegar.
23. Inserir a sonda aproximadamente 10 cm, até visualizar o refluxo da urina.
24. Insuflar o balão com a quantidade de água indicada.
25. Tracionar a sonda com movimentos delicados até encontrar resistência.
26. Fixar a sonda.
27. Deixar a paciente em posição confortável.

Sondagem de alívio

O cateter vesical de alívio tanto pode ser de borracha quanto de plástico. Embora se preste mais ao cateterismo evacuador, em situações de exceção pode ser utilizado como de demora, mediante sua fixação no pênis com 2 tiras de esparadrapo, em Y, cuja haste única é presa ao genital (ventral e dorsalmente); as extremidades duplas são fixadas à sonda.

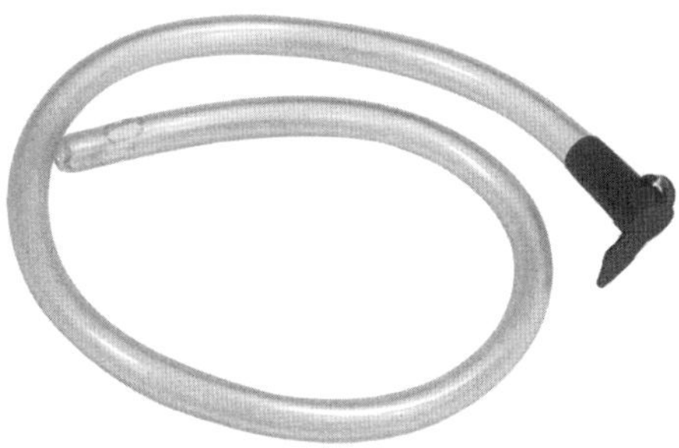

FIGURA 2 Cateter vesical de alívio.

Material

- Pacote de cateterismo vesical esterilizado (cuba rim, cuba redonda, gazes, pinça Pean ou similar).
- Sonda de alívio (feminina: n. 12 a 14; masculina: n. 16 a 18 ou conforme protocolo).
- Luvas estéreis.
- Solução de clorexidina aquosa.
- Geleia anestésica estéril.
- Tubo de ensaio para colher amostra s/n.
- Campo fenestrado.
- Biombo s/n.
- Saco plástico para lixo.

Técnica

1. Reunir o material, explicar ao paciente o procedimento.
2. Propiciar um local iluminado.
3. Posicionar o paciente: homens em decúbito dorsal e mulheres em posição ginecológica.
4. Lavar as mãos e calçar luvas estéreis.
5. Abrir o *kit* estéril.
6. Realizar assepsia da região com clorexidina aquosa.
7. Anestesia tópica com xilocaína gel.
8. Lubrificar a sonda com xilocaína.
9. Introduzir a sonda na uretra com delicadeza: cerca de 5 cm nas mulheres e 15-20 cm nos homens. Lembrar de deixar um recipiente próximo para armazenar a urina que sairá.
10. Ao término, retirar a sonda delicadamente após cessar a saída de urina.

Complicações

- Infecção urinária.
- Hemorragia.
- Bexiga neurogênica.
- Litíase de bexiga.
- Trauma tissular.

Retirada

1. Desinsuflar o balonete completamente (quando houver).
2. Puxar delicadamente o cateter.
3. Se houver resistência na retirada, não forçar. Caso haja necessidade, pedir ajuda ao urologista.

SONDAGEM NASOGÁSTRICA E NASOENTERAL

Introdução

Estima-se que anualmente sejam inseridas cerca de 1 milhão de sondas nasogástricas (NG) e nasoenterais (NE) em adultos e crianças nos Estados Unidos. Embora não haja dados disponíveis para o Brasil, acredita-se que esse procedimento seja comum na maioria das instituições de saúde.

A passagem de sonda nasogástrica envolve a inserção de uma sonda plástica ou de borracha, flexível e de diferentes comprimentos, através da boca ou do nariz. Isso pode ser feito com diversos propósitos, como descomprimir o estômago para remover gases e líquidos, diagnosticar a motilidade intestinal, administrar medicamentos e alimentos, tratar obstruções ou sangramentos, ou coletar conteúdo gástrico para análise.

Atualmente, há uma distinção clara entre as sondas usadas para a infusão de nutrientes e aquelas utilizadas para a drenagem de secreções digestivas. As sondas de polivinil são reservadas exclusivamente para a drenagem gástrica e devem ser usadas por períodos inferiores a 30 dias. O uso de sondas enterais para a administração de alimentos é recomendado sempre que a via oral fisiológica não puder ser utilizada, mas é importante destacar que o trato digestivo deve estar presente e manter sua capacidade de absorção, seja total ou parcial.

Condições ou necessidades que requerem utilização de sonda

- Preparação pré-operatória com dieta elementar.
- Problemas gastrintestinais com dieta elementar.
- Terapia para o câncer.
- Cuidado na convalescença.
- Coma.
- Condições hipermetabólicas.
- Cirurgia maxilofacial ou cervical.

Sistema digestório

O trato digestório é um tubo oco que se estende da cavidade bucal até o ânus, sendo conhecido como canal alimentar ou trato gastrintestinal. Além dos órgãos mencionados anteriormente, é importante considerar que o nariz e a cavidade nasal, embora não façam parte anatomicamente do sistema digestório, desempenham um papel relevante neste contexto.

Na maioria dos mamíferos, o processo de mastigação é fundamental antes que o alimento alcance a faringe. Isso permite a redução do tamanho do alimento, sua umidificação e, em alguns casos, a interação com enzimas digestivas presentes na saliva. Após a mastigação, o bolo alimentar passa pela faringe e é encaminhado para o esôfago. Aqui, movimentos peristálticos conduzem o bolo em direção ao estômago.

Além de direcionar o alimento, esses movimentos mecânicos também promovem a mistura do bolo com os sucos digestivos. O estômago, delimitado pelo esfíncter cárdico (entre o esôfago e o estômago) e o esfíncter pilórico (entre o estômago e o intestino), retém o bolo alimentar, impedindo o refluxo. Durante aproximadamente três horas, ocorre a absorção de água e sais minerais nessa cavidade. O restante, agora chamado de "quimo", continua seu percurso em direção ao intestino delgado.

O nariz, localizado centralmente na face, é dividido em nariz externo (parte exterior) e cavidade nasal (escavação interna). A cavidade nasal é subdividida em compartimentos direito e esquerdo, cada um com uma narina na parte anterior e uma coana na parte posterior, que estabelecem a comunicação com a faringe. Na parede lateral da cavidade nasal, encontramos as conchas nasais (ou cornetos).

É fundamental possuir um conhecimento básico da anatomia para determinar com precisão a rota seguida pelo cateter nasogástrico durante a inserção. É importante destacar que as cavidades nasais são altamente vascularizadas, portanto, a introdução da sonda deve ser realizada com extremo cuidado por esse orifício.

Tipos

A sonda nasogástrica é inserida pelo nariz ou pela boca até o estômago. As mais comumente usadas são: sonda Levine, gástrica simples, Nutriflex, de Moss e Sengstaken-Blakemore (S-B).

- Sonda Levine: esta sonda, disponível em materiais de plástico ou borracha, possui orifícios laterais próximos à ponta e é geralmente inserida pelas narinas. Ela tem uma única luz (tamanhos variando de 14 a 18) e é empregada para várias finalidades, como a remoção de líquidos e gases do trato gastrintestinal superior em adultos, a coleta de amostras do conteúdo gástrico para análises laboratoriais e a administração direta de alimentos e medicamentos no trato gastrintestinal.
- Sonda gástrica simples (Salem-Ventrol): esta sonda é radiopaca e feita de plástico transparente, com duas luzes. É utilizada para descomprimir o estômago e mantê-lo vazio.

- Sonda Nutriflex: este tipo de sonda é especialmente projetado para fins de nutrição. Com 76 cm de comprimento, possui uma ponta pesada de mercúrio para facilitar a inserção e é revestida com um lubrificante que se ativa quando umedecido.
- Sonda de Moss: esta sonda de descompressão gástrica tem 90 cm de comprimento, três luzes e um balão para fixação no estômago quando inflado. É usada para aspiração gástrica e esofagiana, bem como para lavagem. A terceira luz serve como via para alimentação duodenal.
- Sonda S-B: utilizada no tratamento de sangramento de varizes esofagianas, esta sonda possui três luzes e dois balões. Duas das luzes são usadas para inflar os balões, enquanto a terceira é empregada para lavagem gástrica e monitorização do sangramento.

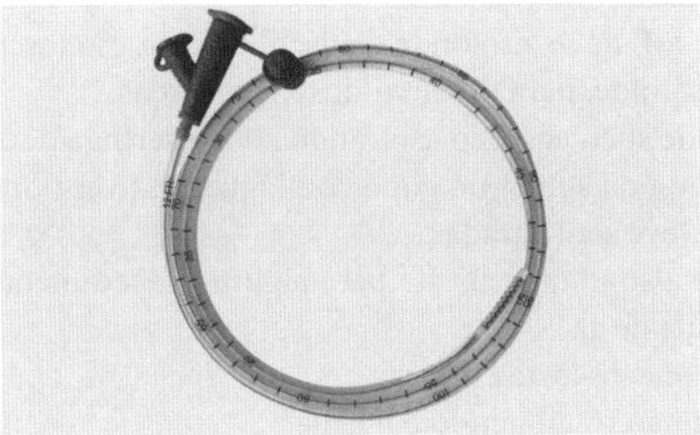

FIGURA 3 Sonda nasoenteral.

Técnica de sondagem com sonda Levine

Material

- Sonda gástrica Levine (mulher 14 a 16; homem 16 a 18).
- Seringa de 20 mL.
- Copo com água.
- Gaze.
- Benzina.
- Toalha de rosto.
- Xilocaína gel.
- Fita adesiva.
- Estetoscópio.
- Biombo s/n.
- Luvas de procedimento.
- Sacos para lixo.

Procedimento

1. Elevar a cabeceira da cama (posição Fowler, 45°) com a cabeceira inclinada para a frente ou decúbito dorsal horizontal com cabeça lateralizada.
2. Proteger o tórax com a toalha e limpar as narinas com gaze.
3. Limpar o nariz e a testa com gaze e benzina para retirar a oleosidade da pele.
4. Medir a sonda do lóbulo da orelha até a ponta do nariz e até a base do apêndice.
5. Marcar com adesivo.
6. Calçar luvas.
7. Lubrificar a sonda com xilocaína.
8. Introduzir a sonda em uma das narinas pedindo ao paciente que degluta.
9. Introduzir até a marca do adesivo.
10. Observar sinais de cianose, dispneia e tosse.
11. Para verificar se a sonda está no local:
    - Injetar 20 mL de ar na sonda e auscultar com estetoscópio, na base do apêndice xifoide, para ouvir ruídos hidroaéreos.
    - Ver fluxo de suco gástrico aspirando com a seringa de 20 mL.
12. Colocar a ponta da sonda no copo com água; se tiver borbulhamento está na traqueia. Deve ser retirada.
13. Toda vez que a sonda for aberta para algum procedimento, dobrá-la para evitar a entrada de ar.
14. Fechá-la ou conectá-la ao coletor.
15. Fixar a sonda não tracionando a narina.

Complicações

- Lesão de asa do nariz e conchas nasais.
- Perfuração do trato gastrointestinal.
- Refluxo gastroesofágico, esofagite.
- Fístula traqueoesofágica.
- Deslocamento.
- Obstrução.
- Irritação nasofaríngea.
- Sinusites/otites.
- Hemorragia.
- Infeção fúngica (uso prolongado).

Retirada

1. Lavar as mãos.
2. Preparar o material e levá-lo à unidade do paciente.
3. Cercar a cama com biombo, se necessário.

4. Colocar papel toalha sobre o tórax do paciente.
5. Forrar a cuba rim com papel toalha e colocá-la ao lado do paciente.
6. Calçar luvas.
7. Desprender o esparadrapo com algodão embebido na benzina.
8. Pegar a sonda com gaze e comprimi-la firmemente.
9. Retirar a sonda com movimentos suaves e colocá-la na cuba rim envolvendo-a com o papel toalha.
10. Anotar no prontuário o procedimento realizado.

BIBLIOGRAFIA RECOMENDADA

1. Potter PA, Perry AG. Fundamentos de enfermagem, 7 ed. Rio de Janeiro: Elsevier; 2009. 1480p.
2. Perry AG, Potter PA. Guia completo de procedimentos e competências de enfermagem, 7 ed. Rio de Janeiro: Elsevier; 2012. 640p.
3. Portal Educação - Cursos Online. Disponível em: http://www.portaleducacao.com.br/enfermagem/artigos/30543/sonda-nasogastrica#!3#ixzz3QMy3dNdX
4. Taylor C, Lillis C, Lemone P. Fundamentos de enfermagem: a arte e a ciência do cuidado de enfermagem. 5 ed. Porto Alegre: Artmed; 2007.1592.
5. Troncon LEA, Marchini JS, Unamuno MRDL, Moraes AC. Tubagens intestinais. In: Pohh F, Petroiano A. Tubos, sondas e drenos. Rio de Janeiro: Guanabara Koogan; 2000. p. 144-155.
6. Gharib AM, Stern EJ, Sherbin VL, Rohrmann CA. Nasogastric and feeding tubes. The importance of proper placement. Postgrad Med. 1996;99:165-8.
7. Helmholz HF. Determination of the bacterial content of the urethra: a new method with results of a study of 82 men. J Urol. 1950;64:158.
8. Cox CE. The urethra and its relationship to urinary tract infection: the flora of the normal female urethra. South Med J. 1966;59:621.
9. Lenz LL. Etiopatogenia. In: Lenz LL (ed.). Infecção urinária. São Paulo: Fundo Editorial BYK; 1994 p. 18-27.
10. Bonelli J, et al. A infecção urinária nas manipulações endoscópicas. J Bras Urol. 1977;3:194-203.
11. Zinner SH. Pathogenesis of urinary tract infections. In: Neu HC, Williams JD (eds). New trends in urinary tract infections. Basel: Karger; 1988. p.9-18.
12. Desautels RE, Harrison JH. Uso inadequado de la sonda uretral. Clin Med N Am. 1959: 1573-84.
13. Ellet MLC. What is known about methods of correctly placing gastric tubes in adults and children. Gastroenterol Nurs. 2004; 27(6):253-9.
14. Unamuno MRDL, Marchini JS. Sonda nasogástrica nasoentérica: cuidados na instalação, na administração da dieta e prevenção de complicações. Medicina (Ribeirão Preto). 2002;35(1):95-101.
15. Cullenl L, et al. Nebulized lidocaine decreases the discomfort of nasogastric tube insertion: a randomized, double-blind trial. Ann Emerg Med. 2004;44(2):131-7.

30

Recuperação pós-anestésica: seleção de boas práticas

Bruno Francisco de Freitas Tonelotto
Claudia Marquez Simões

INTRODUÇÃO

A recuperação pós-anestésica é um período crítico que sucede a qualquer procedimento anestésico. Durante essa fase, o paciente emerge dos efeitos da anestesia e é monitorado para garantir a estabilidade dos sinais vitais e a adequada retomada das funções corporais. Esse período é fundamental, pois as complicações podem ocorrer em decorrência dos resíduos dos agentes anestésicos ou em resposta ao procedimento cirúrgico. Uma vigilância atenta e uma gestão eficaz durante essa fase podem prevenir desfechos adversos e garantir uma transição segura para a recuperação a longo prazo.

Objetivos da recuperação pós-anestésica

Os principais objetivos durante a recuperação pós-anestésica são:

- Assegurar a retomada segura da consciência e das funções fisiológicas.
- Monitorar e tratar quaisquer complicações imediatas, como dor, náusea, vômito ou instabilidade hemodinâmica.
- Avaliar a capacidade do paciente de manter vias aéreas patentes e uma respiração eficaz.
- Facilitar uma recuperação confortável, controlando a dor e minimizando o desconforto.
- Preparar o paciente para a alta da unidade de recuperação pós-anestésica, garantindo que todos os critérios clínicos sejam atendidos.

Este capítulo foi desenhado para servir como um guia abrangente para acadêmicos de medicina e residentes de anestesiologia, fornecendo-lhes o conhecimento e as habilidades necessárias para gerenciar com sucesso a recuperação pós-anestésica dos pacientes.

FISIOLOGIA DA RECUPERAÇÃO ANESTÉSICA

A compreensão da fisiologia da recuperação anestésica é crucial em anestesiologia, pois permite uma avaliação precisa e uma intervenção eficaz durante o período pós-operatório.

Fisiopatologia da reversão dos efeitos anestésicos

A recuperação anestésica é um processo dinâmico que envolve a eliminação dos agentes anestésicos do corpo e a restauração das funções fisiológicas normais. Esse processo é influenciado pelo tipo de anestésico utilizado, pelas características individuais do paciente e pela duração e natureza do procedimento cirúrgico, de acordo com a seguinte ordem:

- Metabolismo e excreção de agentes anestésicos: são eliminados do corpo principalmente por meio de processos metabólicos no fígado e excreção renal. A taxa de eliminação varia significativamente entre diferentes agentes. Anestésicos inalatórios, por exemplo, geralmente são excretados inalterados pelos pulmões, enquanto os anestésicos intravenosos são tipicamente metabolizados no fígado e excretados pelos rins.
- Recuperação da função neuromuscular: após o uso de bloqueadores neuromusculares e sedativos, a restauração dessa função é crucial. A monitorização da função neuromuscular pode ser realizada por meio de técnicas como a estimulação do nervo periférico. A administração de agentes reversores pode ser necessária para acelerar a recuperação da função neuromuscular.
- Recuperação da consciência: a retomada da consciência após anestesia geral é um processo que envolve reativar o sistema reticular ativador ascendente. O tempo necessário para a recuperação da consciência depende tanto da farmacocinética dos agentes utilizados quanto das condições do paciente.

Fatores que influenciam a recuperação anestésica

Diversos fatores podem influenciar o processo de recuperação anestésica, como:

- Tipo de anestesia: a recuperação pode variar significativamente entre anestesia geral, regional e sedação. Por exemplo, pacientes submetidos à anestesia regional podem apresentar recuperação mais rápida da consciência, mas podem necessitar de monitorização prolongada por causa de possíveis complicações, como hipotensão.
- Duração da cirurgia: a exposição prolongada aos agentes anestésicos durante cirurgias de longa duração pode resultar em eliminação mais lenta e despertar mais tardio.
- Características do paciente: idade, peso, comorbidades (como insuficiência hepática ou renal) e uso concomitante de outros medicamentos podem afetar significativamente a farmacocinética e farmacodinâmica dos anestésicos, impactando na recuperação.

Mecanismos de ação dos anestésicos e seus efeitos residuais

Os mecanismos pelos quais os anestésicos atuam são variados e podem contribuir para efeitos residuais no período pós-operatório. São eles:

- Efeitos respiratórios: muitos anestésicos têm o potencial de causar depressão respiratória. A vigilância pós-operatória deve incluir monitoramento rigoroso da ventilação e da oxigenação para prevenir complicações respiratórias.
- Efeitos cardiovasculares: agentes anestésicos podem afetar a função cardiovascular, levando a alterações na pressão arterial e na frequência cardíaca. Uma monitorização cuidadosa da função cardiovascular é essencial durante a recuperação.
- Efeitos neuropsicológicos: desorientação, amnésia ou alterações cognitivas podem ser observados após a anestesia. É importante avaliar o estado mental do paciente e garantir um ambiente seguro durante o despertar.

MONITORIZAÇÃO

A monitorização do paciente na fase pós-anestésica é essencial para assegurar uma recuperação segura e eficaz. Esta seção aborda os aspectos críticos do monitoramento, incluindo parâmetros vitais, avaliação da consciência e função respiratória, e identificação e manejo de complicações comuns.

Parâmetros vitais a serem monitorizados

Durante a recuperação pós-anestésica, é crucial monitorar continuamente certos parâmetros vitais para detectar precocemente qualquer sinal de complicação. Estes incluem:

- Pressão arterial: sua monitorização regular é vital para identificar hipotensão ou hipertensão, que podem ser indicativas de complicações hemodinâmicas ou efeitos residuais dos anestésicos.
- Frequência cardíaca: alterações podem sinalizar distúrbios cardíacos ou resposta a dor e estresse.
- Saturação de oxigênio: a oximetria de pulso deve ser utilizada para avaliar continuamente a oxigenação do paciente, permitindo a detecção precoce de hipoxemia.
- Frequência respiratória: a avaliação da frequência e qualidade da respiração é fundamental para garantir a adequada ventilação.

Avaliação da consciência e da função respiratória

A recuperação da consciência e a retomada da função respiratória adequada são etapas críticas no processo de recuperação.

- Estado de consciência: o nível de consciência do paciente deve ser avaliado regularmente para garantir um despertar adequado da anestesia. A avaliação pode incluir a resposta a estímulos verbais e táteis.
- Função respiratória: deve-se avaliar a capacidade do paciente de manter vias aéreas patentes e uma respiração eficaz. Atentar-se para sinais de obstrução das vias aéreas, depressão respiratória ou aspiração.

Identificação e manejo de complicações comuns

Durante a recuperação, os pacientes podem experimentar várias complicações. O reconhecimento e o tratamento oportunos são essenciais:

- Náuseas e vômitos: comuns no período pós-anestésico, devem ser tratados prontamente para evitar desconforto e riscos de aspiração.
- Dor: a avaliação e o manejo eficaz da dor são cruciais. Deve-se utilizar escalas de avaliação da dor e administrar analgésicos conforme necessário.
- Hipotermia: é uma complicação frequente após procedimentos anestésicos prolongados. O monitoramento da temperatura e a aplicação de medidas

de aquecimento são importantes para evitar complicações associadas à hipotermia.

A monitorização intensiva e abrangente é vital para assegurar uma recuperação segura e confortável para o paciente, minimizando o risco de complicações e promovendo uma transição suave para a fase seguinte de recuperação.

CRITÉRIOS PARA ALTA DA SALA DE RECUPERAÇÃO

O momento de alta da sala de recuperação pós-anestésica (SRPA) também é uma decisão crítica que deve ser baseada em critérios clínicos objetivos. Aqui abordaremos os critérios e considerações necessários para determinar quando um paciente está pronto para ser transferido da SRPA para a enfermaria ou receber alta hospitalar.

Critérios de Aldrete ou outra escala de recuperação

O sistema de pontuação de Aldrete é uma ferramenta amplamente utilizada para avaliar a prontidão do paciente para alta da SRPA (Tabela 1).

TABELA 1 Escala de Aldrete e Kroulik modificada

Definição e função	Escala composta por cinco parâmetros para avaliação com pontuação de 0 a 2, sendo zero a pior resposta e dois a melhor. (Total: 10 pontos)	
Itens de avaliação	Pontos	Condição (se...)
Consciência	2	Completamente acordado
	1	Acorda quando chamado
	0	Não acorda quando chamado
Atividade motora	2	Consegue movimentar os 4 membros voluntariamente ou sob comando
	1	Consegue movimentar apenas 2 membros voluntariamente ou sob comando
	0	Não consegue movimentar membro algum
Respiração	2	Consegue respirar profundamente e tossir
	1	Dispneia ou limitação para respirar
	0	Apneia (em ventilação mecânica)

(continua)

TABELA 1 Escala de Aldrete e Kroulik modificada (*continuação*)

Definição e função	Escala composta por cinco parâmetros para avaliação com pontuação de 0 a 2, sendo zero a pior resposta e dois a melhor. (Total: 10 pontos)	
Itens de avaliação	**Pontos**	**Condição (se...)**
Circulação	2	PA com alteração de até 20% dos níveis pré-anestésico (para cima ou para baixo)
	1	PA com alteração de 20 a 49% dos níveis pré-anestésico (para cima ou para baixo)
	0	PA com alteração ≥ 50% dos níveis pré-anestésico (para cima ou para baixo)
Saturação de O_2	2	Mantém saturação > 92% em ar ambiente
	1	Necessita de oxigenação para manter saturação > 90%
	0	Apresenta saturação < 90% mesmo com oxigenação

Avaliação da dor e do conforto

A dor é um dos principais fatores que podem afetar a recuperação do paciente. Uma avaliação cuidadosa deve ser realizada, geralmente utilizando escalas de dor, como a Escala Visual Analógica (EVA) ou a Escala Numérica de Dor (END). O supervisionamento eficaz da dor não apenas melhora o conforto do paciente, mas também pode prevenir complicações e acelerar a recuperação.

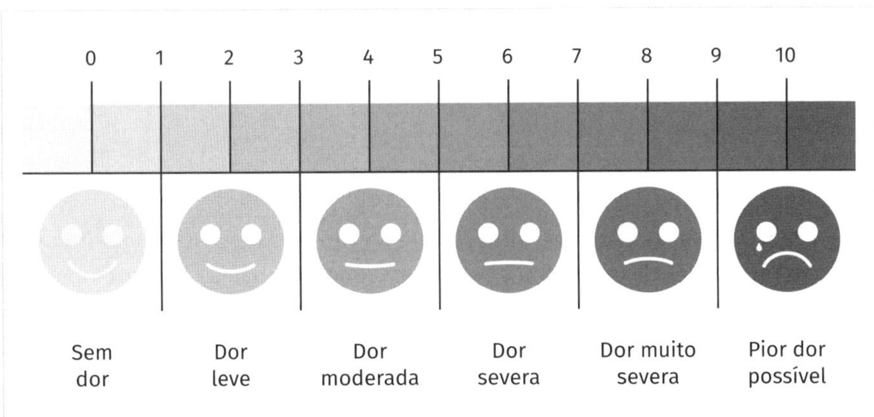

FIGURA 1 Escala Visual Analógica e Numérica para manejo da dor.

Estabilidade dos sinais vitais

Antes da alta da SRPA, é essencial que o paciente tenha sinais vitais estáveis. Isso inclui:

- Pressão arterial e frequência cardíaca: precisam estar dentro de limites aceitáveis e devem ser comparados aos valores pré-operatórios.
- Respiração: o paciente deve ter uma taxa respiratória normal e ser capaz de manter uma oxigenação adequada sem suporte.
- Temperatura corporal: deve ser verificado se o paciente não está hipotérmico, pois a hipotermia pode levar a complicações.

Outros fatores a considerar

Além dos critérios citados anteriormente, outros fatores também devem ser considerados:

- Náuseas e vômitos: o paciente deve estar livre de náuseas e vômitos significativos.
- Estado mental: o paciente deve estar suficientemente lúcido e orientado.
- Mobilidade e função: avaliar se o paciente é capaz de realizar movimentos básicos, como se sentar ou caminhar, conforme aplicável.

A decisão de dar alta da SRPA deve ser tomada com base em uma avaliação abrangente de todos esses fatores, garantindo que o paciente esteja em condições seguras para a próxima fase de recuperação ou para ir para casa. É importante enfatizar que a alta não é apenas uma questão de atingir um certo número em uma escala, mas sim de uma avaliação holística do estado clínico do paciente.

MANEJO DA DOR PÓS-OPERATÓRIA

O manejo eficaz da dor pós-operatória é um dos aspectos mais críticos da recuperação pós-anestésica. Uma abordagem adequada não só proporciona conforto ao paciente, mas também facilita uma recuperação mais rápida e eficiente.

Estratégias farmacológicas para o manejo da dor

O manejo farmacológico da dor envolve o uso de várias classes de medicamentos, individualizados de acordo com a intensidade da dor, tipo de cirurgia e condições do paciente:

- Analgésicos não opioides: como paracetamol e anti-inflamatórios não esteroides (AINE), úteis para dor leve a moderada.
- Opioides: para dor moderada a grave, mas com atenção aos potenciais efeitos colaterais como depressão respiratória, náuseas e constipação.
- Anestésicos locais: bloqueios nervosos ou infiltrações locais podem ser usados para controle de dor em procedimentos específicos.
- Adjuvantes: medicamentos como anticonvulsivantes e antidepressivos podem ser utilizados para potencializar o efeito dos analgésicos e manejar tipos específicos de dor, como a neuropática.

Prevenção e manejo de efeitos colaterais dos analgésicos

O manejo dos efeitos colaterais é tão importante quanto o tratamento da dor em si. É realizado da seguinte maneira:

- Monitorização de efeitos colaterais: pacientes recebendo opioides devem ser monitorados para detectar e tratar possíveis efeitos colaterais, como depressão respiratória, náuseas, vômitos e constipação.
- Estratégias de redução de riscos: incluem o uso de doses mínimas eficazes, rotatividade de medicamentos para minimizar a tolerância e dependência, e uso de medicação para prevenir ou tratar efeitos colaterais específicos.

COMPLICAÇÕES E INTERVENÇÕES

A fase de recuperação pós-anestésica apresenta riscos de complicações, que requerem vigilância e intervenções adequadas dos profissionais de saúde. As mais comuns são:

- Hipoxemia: pode ser causada por uma variedade de fatores, incluindo atelectasia, pneumotórax, edema pulmonar, curarização residual. O tratamento inclui a administração de oxigênio suplementar e, em casos graves, pode requerer ventilação mecânica.
- Obstrução das vias aéreas: pode ocorrer em decorrência de relaxamento da língua ou edema laríngeo. A reabertura das vias aéreas pode ser conseguida com manobras de posicionamento, uso de dispositivos de vias aéreas ou, em casos graves, intubação.
- Aspiração pulmonar: pode ser prevenida com a manutenção de jejum adequado antes da cirurgia e a monitorização cuidadosa pós-operatória. Se ocorrer, o tratamento pode incluir a aspiração das vias aéreas e terapia antibiótica.

- Hipotensão e hipertensão: o manejo da pressão arterial anormal pode incluir a administração de fluidos intravenosos, medicamentos anti-hipertensivos ou vasopressores, dependendo da causa subjacente.
- Arritmias cardíacas: devem ser monitoradas e tratadas conforme necessário com medicamentos antiarrítmicos ou outras intervenções.
- *Delirium* pós-anestésico: pode ser gerenciado com medidas de reorientação, minimização de distúrbios sensoriais e, se necessário, medicação.
- Convulsões: requerem intervenção imediata com anticonvulsivantes e investigação da causa subjacente.
- Náuseas e vômitos: são as complicações gastrointestinais mais comuns e podem ser gerenciados com antieméticos.

CUIDADOS ESPECÍFICOS PARA TIPOS DIFERENTES DE ANESTESIA

O manejo da recuperação pós-anestésica varia significativamente dependendo do tipo de anestesia administrada. A Tabela 2 resume os principais pontos de atenção em cada técnica anestésica.

COMUNICAÇÃO E TRANSIÇÃO DE CUIDADOS

A fase de recuperação pós-anestésica envolve transições críticas de cuidado, em que a comunicação eficaz entre os profissionais de saúde e a transferência adequada de informações são essenciais.

Uma comunicação clara e precisa entre os anestesiologistas, cirurgiões e enfermeiros é fundamental para garantir a continuidade do cuidado. O processo de transferência ou alta deve ser gerenciado com cuidado para garantir a segurança do paciente.

Ao passar as informações sobre o caso, deve-se incluir detalhes sobre o procedimento, anestésicos utilizados, complicações intraoperatórias e recomendações específicas para a recuperação. Recomenda-se a implementação de *checklists* ou formulários padronizados que podem assegurar que todas as informações relevantes sejam comunicadas.

Certifique-se de que o paciente atende aos critérios clínicos para a transferência da unidade de recuperação ou para a alta hospitalar, e que toda a documentação esteja completa e preenchida, incluindo uma descrição detalhada do cuidado pós-operatório, do monitoramento e do plano de manejo da dor.

TABELA 2 Cuidados específicos na recuperação anestésica para diferentes tipos de anestesia

Técnica anestésica	Manejo
Anestesia geral	Retorno da consciência: o paciente deve ser monitorado até que recupere plenamente a consciência e as funções cognitivas.
	Manejo de vias aéreas: é crucial assegurar que o paciente mantenha vias aéreas patentes e uma respiração eficaz. Deve-se observar sinais de obstrução das vias aéreas e depressão respiratória.
	Monitoramento de sinais vitais: monitorar continuamente a pressão arterial, frequência cardíaca, respiração e saturação de oxigênio.
	Avaliação de náuseas e vômitos: comuns após anestesia geral, devem ser tratados prontamente.
Anestesia regional	Retorno da função sensorial e motora: monitorar a recuperação gradual da sensação e o movimento nas áreas afetadas pelo bloqueio.
	Monitorização de complicações neurológicas: estar atento a sinais de complicações como cefaleia pós-raquianestesia e danos nervosos.
	Manejo da dor: embora a anestesia regional possa controlar a dor inicialmente, deve-se planejar o manejo da dor quando o bloqueio diminuir.
Sedação	Retorno da consciência e orientação: certificar-se de que o paciente está plenamente consciente e orientado antes da alta.
	Monitoramento respiratório e cardiovascular: embora menos provável do que com anestesia geral, complicações respiratórias e cardiovasculares ainda podem ocorrer.
	Avaliação de náuseas, vômitos e dor: esses sintomas devem ser monitorados e tratados conforme necessário.

BIBLIOGRAFIA RECOMENDADA

1. Alghamdi AS, Almuzayyen H, Chowdhury T. The elderly in the post-anesthesia care unit. Saudi J Anaesth. 2023;17(4):540-9.
2. Fang L, Wang Q, Xu Y. Postoperative discharge scoring criteria after outpatient anesthesia: a review of the literature. J Perianesth Nurs. 2023;38(4):642-649.e1.
3. Aldwikat RK, Manias E, Tomlinson E, Amin M, Nicholson P. Delirium screening tools in the post-anaesthetic care unit: a systematic review and meta-analysis. Aging Clin Exp Res. 2022;34(6):1225-35.
4. Wang XL, He M, Feng Y. Handover patterns in the PACU: a review of the literature. J Perianesth Nurs. 2021;36(2):136-41.
5. Raval AD, Anupindi VR, Ferrufino CP, Arper DL, Bash LD, Brull SJ. Epidemiology and outcomes of residual neuromuscular blockade: a systematic review of observational studies. J Clin Anesth. 2020;66:109962.
6. Luo J, Min S. Postoperative pain management in the postanesthesia care unit: an update. J Pain Res. 2017;10:2687-98.
7. Xu R, Lian Y, Li WX. Airway complications during and after general anesthesia: a comparison, systematic review and meta-analysis of using flexible laryngeal mask airways and endotracheal tubes. PLoS One. 2016;11(7):e0158137.
8. Levine WC, Dunn PF. Optimizing operating room scheduling. Anesthesiol Clin. 2015;33(4):697-711.
9. Lalani SB, Ali F, Kanji Z. Prolonged-stay patients in the PACU: a review of the literature. J Perianesth Nurs. 2013;28(3):151-5.
10. Gandhi K, Baratta JL, Heitz JW, Schwenk ES, Vaghari B, Viscusi ER. Acute pain management in the postanesthesia care unit. Anesthesiol Clin. 2012;30(3):e1-15.
11. Ead H. From Aldrete to PADSS: Reviewing discharge criteria after ambulatory surgery. J Perianesth Nurs. 2006;21(4):259-67.
12. Hicks RW, Becker SC, Krenzischeck D, Beyea SC. Medication errors in the PACU: a secondary analysis of MEDMARX findings. J Perianesth Nurs. 2004;19(1):18-28.
13. Hoke N, Falk S. Interdisciplinary rounds in the postanesthesia care unit: a new perioperative paradigm. Anesthesiol Clin. 2012;30(3):427-31.
14. Rocca GD, Chiarandini P, Pietropaoli P. Analgesia in PACU: nonsteroidal anti-inflammatory drugs. Curr Drug Targets. 2005;6(7):781-7.

31

Náuseas e vômitos no pós-operatório

Bruno Francisco de Freitas Tonelotto
Carlos Darcy Alves Bersot

INTRODUÇÃO

Náuseas e vômitos após procedimentos cirúrgicos (NVPO) são ocorrências comuns, afetando aproximadamente um terço dos pacientes. Em indivíduos de alto risco, essa incidência pode saltar para até 80%. Muitos pacientes consideram NVPO mais desconfortáveis do que a própria dor pós-operatória. Embora geralmente sejam de natureza benigna, NVPO podem prolongar a estadia hospitalar e retardar a liberação da unidade de recuperação pós-anestésica.

Complicações mais graves, como deiscência da sutura, ruptura esofágica, aspiração, desidratação, aumento da pressão intracraniana e pneumotórax, podem surgir de episódios de vômito. O termo NVPO é frequentemente utilizado para caracterizar náuseas e/ou vômitos que ocorrem na unidade de recuperação pós-anestésica ou nas primeiras 24 horas após a cirurgia.

ENTENDENDO A FISIOPATOLOGIA

A origem exata de NVPO ainda é objeto de estudo. Está claro que várias estruturas do cérebro e certos neurotransmissores desempenham um papel no surgimento de náuseas e vômitos. Estes sintomas podem ser desencadeados por diversos mecanismos, tanto centrais quanto periféricos.

Os principais neurotransmissores envolvidos são: muscarínico M1, dopamina D2, histamina H1, 5-hidroxitriptamina (HT)-3, serotonina e neurocinina 1 (NK1) – substância P. Estes são os alvos primários quando se busca prevenir ou tratar NVPO. A representação visual dessas vias pode ser vista na Figura 1.

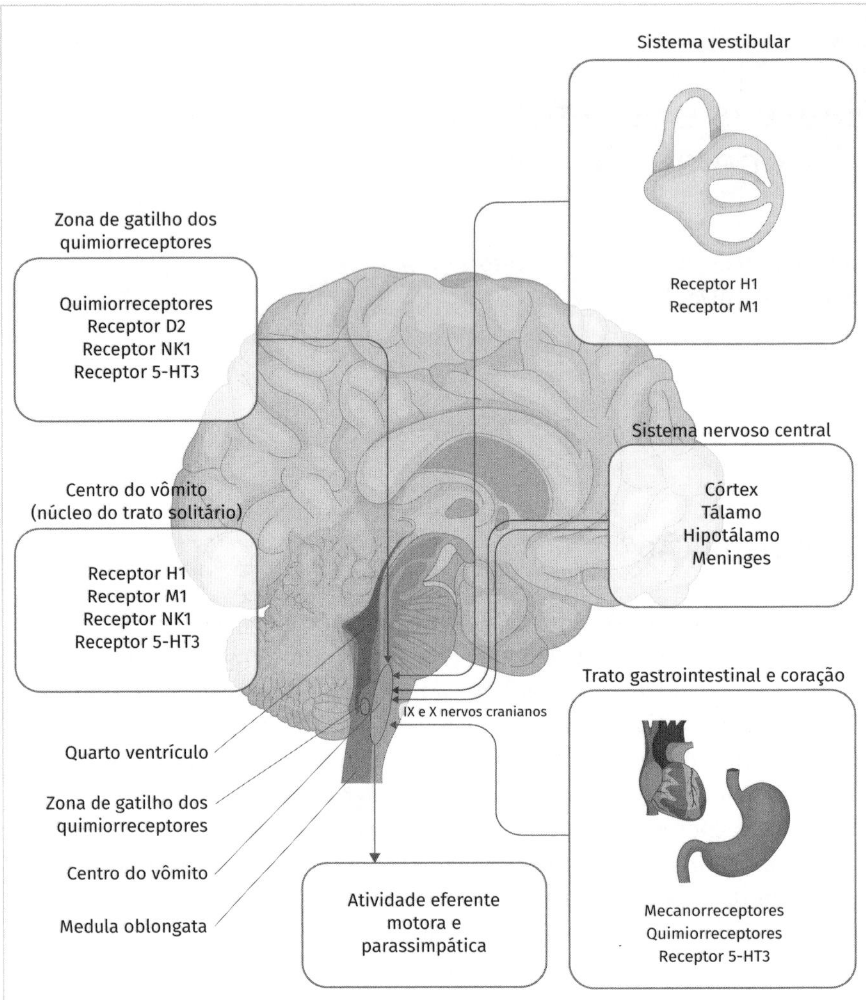

FIGURA 1 Fisiopatologia de náuseas e vômitos após procedimentos cirúrgicos (NVPO).

Fonte: adaptada de Katzing et al., 2009.

- Mecanismos centrais: estímulos como medo, dor, ansiedade, náusea condicionada e perturbações do sistema vestibular podem desencadear náuseas e vômitos. Uma cirurgia como a timpanoplastia, p. ex., pode estimular o sistema vestibular, levando a NVPO por meio dos receptores H1 e M1.
- Mecanismos periféricos: traumas ou toxinas no estômago podem liberar substância P e serotonina, ativando os receptores 5-HT3. Esses receptores,

por sua vez, comunicam-se com o núcleo do trato solitário no cérebro, desencadeando náuseas e vômitos. Ainda não se entende completamente como os estímulos serotoninérgicos levam a esses sintomas.

- Drogas e toxinas: a forma como certas drogas e toxinas, incluindo anestésicos e opioides, causam náuseas e vômitos ainda é um mistério. No entanto, sabe-se que podem estimular a área postrema no cérebro, que, por sua vez, interage com o centro de controle de vômitos através de neurotransmissores como dopamina e serotonina.

A compreensão desses mecanismos é crucial para o desenvolvimento de estratégias eficazes de prevenção e tratamento de NVPO.

IDENTIFICANDO FATORES DE RISCO PARA NVPO

Compreender a fisiopatologia de NVPO é crucial, mas identificar os fatores de risco é igualmente vital. Sem medidas preventivas, o risco de NVPO pode variar consideravelmente, alcançando até 80% em pacientes mais vulneráveis. Vários elementos relacionados ao paciente, à anestesia ou à cirurgia podem influenciar a probabilidade de NVPO.

Características do paciente

- Gênero: ser do sexo feminino é o indicador mais confiável de risco para NVPO. Uma análise abrangente mostrou que o gênero feminino é o maior preditor de NVPO.
- Histórico de NVPO: pacientes que já experimentaram NVPO têm maior probabilidade de enfrentar o problema novamente.
- Não fumantes: aqueles que não fumam têm um risco elevado de NVPO.
- Idade: pacientes mais jovens, especialmente aqueles com menos de 50 anos, têm maior risco de NVPO.
- Reação à quimioterapia: pacientes que tiveram náuseas e vômitos após quimioterapia têm um risco elevado de NVPO.

Fatores anestésicos

- Tipo de anestesia: a anestesia geral tende a ter uma incidência maior de NVPO em comparação com a anestesia regional.

- Anestésicos voláteis: estes estão associados a um risco elevado de NVPO, p. ex., isoflurano, enflurano ou sevoflurano aumentam o risco em comparação com o propofol.
- Anestesia intravenosa total (TIVA): pode reduzir o tempo de internação em pacientes com alto risco de NVPO.
- Óxido nitroso (N_2O): seu efeito emetogênico pode variar, mas a exposição prolongada pode aumentar o risco de NVPO.
- Duração da anestesia: quanto mais tempo um paciente está sob anestesia volátil, maior é o risco de NVPO.
- Opioides: a administração de opioides pode aumentar a incidência de NVPO.
- Reversão do bloqueio neuromuscular: a escolha do agente de reversão, seja neostigmina ou sugamadex, pode influenciar o risco de NVPO. Estudos mostram resultados variados, mas sugamadex pode ter uma ligeira vantagem em termos de redução do risco.

Ao identificar e compreender esses fatores de risco, os profissionais de saúde podem tomar decisões informadas e implementar estratégias para minimizar o risco de NVPO em seus pacientes.

ESTRATÉGIAS E ABORDAGENS

A compreensão dos fatores de risco e da fisiopatologia de NVPO é fundamental para desenvolver intervenções eficazes. Para minimizar o risco de NVPO, recomendam-se:

- Técnicas anestésicas: optar por anestesia regional quando apropriado, minimizar o uso de anestésicos inalatórios e óxido nitroso, garantir hidratação adequada e manter a estabilidade hemodinâmica.
- Intervenções farmacológicas: o uso de medicamentos como corticoides (especialmente dexametasona), antagonistas de serotonina, dopamina, anti-histamínicos, neurocinina e anticolinérgicos pode ajudar a bloquear as vias que causam náuseas e vômitos.
- Terapias alternativas: a acupuntura tem demonstrado eficácia na prevenção de NVPO.

Para pacientes com alto risco de NVPO, é aconselhável uma abordagem multifacetada, incluindo terapia farmacológica combinada. A combinação de dexametasona e ondansetrona (um antagonista do receptor 5-HT3) é frequentemente adotada na prática clínica.

FARMACOLOGIA DOS MEDICAMENTOS ANTIEMÉTICOS

- Antagonistas dos receptores de serotonina (5-HT3): são frequentemente utilizados para prevenir e tratar NVPO. A vantagem é que não causam sedação no pós-operatório. É aconselhável reservar esses medicamentos para tratamento de resgate na unidade de recuperação pós-anestésica.
- Antagonistas de primeira geração: ondansetrona, granisetrona e dolasetrona são exemplos. Todos têm potencial para alterar o eletrocardiograma, especificamente o intervalo QT. Em 2021, a Food and Drug Administration (FDA) emitiu um aviso sobre a ondansetrona decorrente de relatos de isquemia miocárdica.
  - Ondansetrona: a dose para adultos é de 4 mg, IV, ou 8 mg oralmente antes da cirurgia. Para crianças, a dose é de 0,1 mg/kg, IV, até um máximo de 4 mg.
  - Granisetrona: a dose para adultos varia de 0,35 a 3 mg, IV. Para crianças, a dose é de 40 mcg/kg, IV, até um máximo de 0,6 mg.
  - Dolasetrona: a dose para adultos é de 12,5 mg, IV. Para crianças, a dose é de 0,35 mg/kg, IV, até um máximo de 12,5 mg.
- Antagonista de segunda geração: palonossetron é um exemplo. Possui ação mais prolongada e pode ser especialmente eficaz contra náuseas e vômitos tardios. A dose para adultos é de 0,075 mg, IV, durante a indução anestésica.
- Corticoides: a dexametasona pode ser benéfica em decorrência do efeito antiemético direto e ao reduzir a dor pós-operatória e a necessidade de opioides pós-operatórios. Doses mais baixas de dexametasona podem ser necessárias para profilaxia de NVPO do que para alívio da dor. Uma metanálise de 60 estudos randomizados com 6.700 pacientes descobriu que uma dose de 4 a 5 mg de dexametasona, IV, foi tão eficaz quanto 8 a 10 mg, IV, para redução de NVPO.
- Antidopaminérgicos: esta classe de medicamentos inclui droperidol, haloperidol e amisulprida. Em doses baixas, droperidol e haloperidol são tão eficazes quanto a ondansetrona na prevenção de NVPO, mas podem causar sedação. Em 2001, a FDA alertou sobre o potencial de droperidol causar morte súbita cardíaca. Desde então, seu uso nos Estados Unidos diminuiu, embora o risco de complicações cardíacas em doses profiláticas seja mínimo. Ambos, droperidol e haloperidol, podem prolongar o intervalo QT, semelhante à ondansetrona. A combinação de ondansetrona com droperidol ou haloperidol é mais eficaz do que qualquer medicamento isolado, sem aumento adicional no prolongamento do intervalo QT.
  - Droperidol: 0,625 a 1,25 mg, IV.
  - Haloperidol: 1 mg, IV, oral ou IM.

- Amisulprida: aprovada pela FDA em 2020, é eficaz na prevenção e no tratamento de NVPO. Pode causar elevação da prolactina, hipocalemia, calafrios, hipotensão e dor no local da injeção. A dose é de 5 mg, IV, para prevenção e 10 mg, IV, para tratamento de resgate.

- Antagonistas do receptor da neuroquinina 1 (NK1): estes são antieméticos de ação prolongada que mostraram ser eficazes na prevenção de NVPO. O aprepitanto é o único aprovado pela FDA para NVPO. Pode reduzir a eficácia dos contraceptivos hormonais.
- Anti-histamínicos: dimenidrinato e difenidramina são eficazes na prevenção de NVPO. Os efeitos colaterais incluem sedação, boca seca, tontura e retenção urinária. Em crianças, a sedação e o potencial de *delirium* devido à retenção urinária limitam seu uso.
- Procinético: a metoclopramida é um medicamento que pertence à classe dos procinéticos. Ela atua principalmente como um antagonista dos receptores de dopamina D2, o que resulta em aumento da motilidade gástrica e aceleração do esvaziamento gástrico. Além disso, a metoclopramida tem propriedades antieméticas, o que a torna útil no tratamento de náuseas e vômitos de diversas origens. A eficácia da metoclopramida é debatida e ela não é tão eficaz quanto outros antieméticos. Pode causar sintomas extrapiramidais, especialmente em crianças.

Ao considerar a prevenção e o tratamento de NVPO, é essencial uma abordagem individualizada, levando em consideração os fatores de risco do paciente, a cirurgia proposta e as características farmacológicas dos medicamentos disponíveis.

TERAPIA COMBINADA

A combinação de medicamentos para NVPO é uma abordagem que busca maximizar a eficácia terapêutica enquanto minimiza os efeitos adversos. Ao entender as sinergias entre diferentes classes de medicamentos, é possível criar regimes terapêuticos mais eficazes. Os NVPO são mediados por múltiplos neurotransmissores e vias, dessa forma é racional combinar medicamentos. Ao combinar medicamentos que atuam em diferentes vias, obtêm-se um efeito mais abrangente e robusto contra os sintomas.

Combinações comuns e seus benefícios:

- Ondansetrona + dexametasona:
  - Mecanismo: a ondansetrona bloqueia os receptores de serotonina, enquanto a dexametasona tem propriedades anti-inflamatórias e pode inibir a síntese de prostaglandinas.
  - Benefícios: esta combinação é eficaz em prevenir NVPO, especialmente em cirurgias de alto risco para NVPO. A dexametasona potencializa o efeito antiemético da ondansetrona.
- Ondansetrona + metoclopramida:
  - Mecanismo: a metoclopramida bloqueia os receptores de dopamina, complementando a ação da ondansetrona.
  - Benefícios: a combinação pode ser particularmente útil em pacientes que não respondem adequadamente à monoterapia com ondansetrona.
- Ondansetrona + aprepitanto:
  - Mecanismo: o aprepitanto bloqueia os receptores NK1, que são ativados pela substância P, um neurotransmissor envolvido no reflexo do vômito.
  - Benefícios: esta combinação é eficaz em prevenir NVPO tardio, que pode ocorrer várias horas após a cirurgia.

Considerações ao combinar medicamentos:

- Efeitos adversos: a combinação de medicamentos pode aumentar o risco de efeitos adversos. Por exemplo, a metoclopramida pode causar sintomas extrapiramidais e sua combinação com outros medicamentos deve ser feita com cautela.
- Dose: em muitos casos, a dose de cada medicamento em uma combinação pode ser reduzida em comparação com a monoterapia, minimizando assim os efeitos adversos.
- Tempo de administração: alguns medicamentos, como a dexametasona, podem ser mais eficazes quando administrados antes da indução anestésica, enquanto outros, como a ondansetrona, podem ser administrados no final da cirurgia.

A terapia combinada para NVPO é uma abordagem que se baseia na compreensão dos mecanismos subjacentes desses sintomas e na sinergia entre diferentes classes de medicamentos. Ao personalizar a terapia para cada paciente, considerando fatores de risco e o tipo de cirurgia, é possível maximizar a eficácia e minimizar os efeitos adversos.

BIBLIOGRAFIA RECOMENDADA

1. Macario A, Weinger M, Carney S, Kim A. Which clinical anesthesia outcomes are important to avoid? The perspective of patients. Anesth Analg. 1999;89:652.
2. Fortier J, Chung F, Su J. Unanticipated admission after ambulatory surgery: a prospective study. Can J Anaesth. 1998;45:612.
3. Hill RP, Lubarsky DA, Phillips-Bute B, et al. Cost-effectiveness of prophylactic antiemetic therapy with ondansetron, droperidol, or placebo. Anesthesiology. 2000;92:958.
4. Bashashati M, McCallum RW. Neurochemical mechanisms and pharmacologic strategies in managing nausea and vomiting related to cyclic vomiting syndrome and other gastrointestinal disorders. Eur J Pharmacol. 2014;722:79.
5. Katzing BG, Masters SB, Trevor AJ. Basic & clinical pharmacology, 11th ed. Philadelphia: McGraw-Hill Medical; 2009.
6. Spiller R. Recent advances in understanding the role of serotonin in gastrointestinal motility in functional bowel disorders: alterations in 5-HT signalling and metabolism in human disease. Neurogastroenterol Motil. 2007; 19(Suppl2):25.
7. Horn CC, Wallisch WJ, Homanics GE, Williams JP. Pathophysiological and neurochemical mechanisms of postoperative nausea and vomiting. Eur J Pharmacol 2014;722:55.
8. Bountra C, Gale JD, Gardner CJ, et al. Towards understanding the aetiology and pathophysiology of the emetic reflex: novel approaches to antiemetic drugs. Oncology 1996;53(Suppl1):102.
9. Mitchelson F. Pharmacological agents affecting emesis. A review (Part I). Drugs. 1992;43:295.
10. Cohen MM, Duncan PG, DeBoer DP, Tweed WA. The postoperative interview: assessing risk factors for nausea and vomiting. Anesth Analg. 1994;78:7.
11. Apfel CC, Läärä E, Koivuranta M, et al. A simplified risk score for predicting postoperative nausea and vomiting: conclusions from cross-validations between two centers. Anesthesiology. 1999;91:693.
12. Koivuranta M, Läärä E, Snåre L, Alahuhta S. A survey of postoperative nausea and vomiting. Anaesthesia. 1997;52:443.
13. Kranke P, Eberhart LH, Toker H, et al. A prospective evaluation of the POVOC score for the prediction of postoperative vomiting in children. Anesth Analg. 2007;105:1592.
14. Apfel CC, Heidrich FM, Jukar-Rao S, et al. Evidence-based analysis of risk factors for postoperative nausea and vomiting. Br J Anaesth. 2012;109:742.
15. Sinclair DR, Chung F, Mezei G. Can postoperative nausea and vomiting be predicted? Anesthesiology. 1999;91:109.
16. Eberhart LH, Geldner G, Kranke P, et al. The development and validation of a risk score to predict the probability of postoperative vomiting in pediatric patients. Anesth Analg. 2004;99:1630.
17. Eberhart LH, Morin AM, Guber D, et al. Applicability of risk scores for postoperative nausea and vomiting in adults to paediatric patients. Br J Anaesth. 2004;93:386.
18. Rowley MP, Brown TC. Postoperative vomiting in children. Anaesth Intensive Care. 1982;10:309.
19. Palazzo M, Evans R. Logistic regression analysis of fixed patient factors for postoperative sickness: a model for risk assessment. Br J Anaesth. 1993;70:135.
20. Stadler M, Bardiau F, Seidel L, et al. Difference in risk factors for postoperative nausea and vomiting. Anesthesiol. 2003;98:46.

21. Apfel CC, Philip BK, Cakmakkaya OS, et al. Who is at risk for postdischarge nausea and vomiting after ambulatory surgery? Anesthesiol. 2012;117:475.
22. da Silva HB, Sousa AM, Guimarães GM, et al. Does previous chemotherapy-induced nausea and vomiting predict postoperative nausea and vomiting? Acta Anaesthesiol Scand. 2015;59:1145.
23. Apfel CC, Kranke P, Katz MH, et al. Volatile anaesthetics may be the main cause of early but not delayed postoperative vomiting: a randomized controlled trial of factorial design. Br J Anaesth. 2002;88:659.
24. Fernández-Guisasola J, Gómez-Arnau JI, Cabrera Y, del Valle SG. Association between nitrous oxide and the incidence of postoperative nausea and vomiting in adults: a systematic review and meta-analysis. Anaesthesia. 2010;65:379.
25. Tramèr M, Moore A, McQuay H. Omitting nitrous oxide in general anaesthesia: meta-analysis of intraoperative awareness and postoperative emesis in randomized controlled trials. Br J Anaesth. 1996;76:186.
26. Hannon JD, Warner LL, Stewart TM, et al. Antinausea protocol reduces hospital length of stay for laparoscopic Nissen fundoplication. J Cardiothorac Vasc Anesth. 2020;34:1853.
27. Sneyd JR, Carr A, Byrom WD, Bilski AJ. A meta-analysis of nausea and vomiting following maintenance of anaesthesia with propofol or inhalational agents. Eur J Anaesthesiol. 1998;15:433.
28. St Pierre M, Dunkel M, Rutherford A, Hering W. Does etomidate increase postoperative nausea? A double-blind controlled comparison of etomidate in lipid emulsion with propofol for balanced anaesthesia. Eur J Anaesthesiol. 2000;17:634.
29. Laskowski K, Stirling A, McKay WP, Lim HJ. A systematic review of intravenous ketamine for postoperative analgesia. Can J Anaesth. 2011;58:911.
30. Subramaniam K, Subramaniam B, Steinbrook RA. Ketamine as adjuvant analgesic to opioids: a quantitative and qualitative systematic review. Anesth Analg. 2004;99:482.
31. Gorlin AW, Rosenfeld DM, Ramakrishna H. Intravenous sub-anesthetic ketamine for perioperative analgesia. J Anaesthesiol Clin Pharmacol. 2016;32:160.
32. Vallejo MC, Romeo RC, Davis DJ, Ramanathan S. Propofol-ketamine versus propofol-fentanyl for outpatient laparoscopy: comparison of postoperative nausea, emesis, analgesia, and recovery. J Clin Anesth. 2002;14:426.
33. Felts JA, Poler SM, Spitznagel EL. Nitrous oxide, nausea, and vomiting after outpatient gynecologic surgery. J Clin Anesth. 1990;2:168.
34. Bloomfield E, Porembka D, Grimes-Rice M. Avoidance of nitrous oxide and increased isoflurane during alfentanil based anesthesia decreases the incidence of postoperative nausea. Anesth Prog. 1997;44:27.
35. Vanacker BF. The impact of nitrous oxide on postoperative nausea and vomiting after desflurane anesthesia for breast surgery. Acta Anaesthesiol Belg. 1999;50:77.
36. Hovorka J, Korttila K, Erkola O. Nitrous oxide does not increase nausea and vomiting following gynaecological laparoscopy. Can J Anaesth. 1989;36:145.
37. Taylor E, Feinstein R, White PF, Soper N. Anesthesia for laparoscopic cholecystectomy. Is nitrous oxide contraindicated? Anesthesiology. 1992;76:541.
38. Ichinohe T, Kaneko Y. Nitrous oxide does not aggravate postoperative emesis after orthognathic surgery in female and nonsmoking patients. J Oral Maxillofac Surg. 2007;65:936.

39. Mraovic B, Simurina T, Gan TJ. Nitrous oxide added at the end of isoflurane anesthesia hastens early recovery without increasing the risk for postoperative nausea and vomiting: a randomized clinical trial. Can J Anaesth. 2018;65:162.
40. Apfel CC, Kranke P, Eberhart LH, et al. Comparison of predictive models for postoperative nausea and vomiting. Br J Anaesth. 2002;88:234.
41. Wallenborn J, Gelbrich G, Bulst D, et al. Prevention of postoperative nausea and vomiting by metoclopramide combined with dexamethasone: randomised double blind multicentre trial. BMJ. 2006;333:324.
42. Peyton PJ, Wu CY. Nitrous oxide-related postoperative nausea and vomiting depends on duration of exposure. Anesthesiology. 2014;120:1137.
43. Roberts GW, Bekker TB, Carlsen HH, et al. Postoperative nausea and vomiting are strongly influenced by postoperative opioid use in a dose-related manner. Anesth Analg. 2005;101:1343.
44. Marret E, Kurdi O, Zufferey P, Bonnet F. Effects of nonsteroidal antiinflammatory drugs on patient-controlled analgesia morphine side effects: meta-analysis of randomized controlled trials. Anesthesiology. 2005;102:1249.
45. Martinez V, Beloeil H, Marret E, et al. Non-opioid analgesics in adults after major surgery: systematic review with network meta-analysis of randomized trials. Br J Anaesth. 2017;118:22.
46. Cheng CR, Sessler DI, Apfel CC. Does neostigmine administration produce a clinically important increase in postoperative nausea and vomiting? Anesth Analg. 2005;101:1349.

32

Dor aguda pós-operatória

Gabriel Soares de Sousa
João Valverde Filho

CONCEITOS

A dor aguda pós-operatória é o exemplo e modelo de estudo para tratamento de dor aguda. Apesar do seu caráter subjetivo, dor é definida como uma experiência sensorial e emocional desagradável, com dano tecidual real ou em potencial. A dor aguda desempenha papel importante na sobrevivência do organismo, ao funcionar como mecanismo de alerta e proteção biológica. No entanto, a dor aguda deflagrada por estímulos cirúrgicos e até anestésicos (como a laringoscopia, ou a punção arterial para cateterização) apresenta diversos efeitos deletérios para o paciente. Dessa forma, a correta identificação da dor, sua mensuração, prevenção e adequado tratamento são essenciais para a boa prática anestésica.

EPIDEMIOLOGIA

Dor aguda pós-operatória continua apresentando elevada frequência na literatura. Gan, em 2003, por meio de uma pesquisa nacional norte-americana, demonstrou uma incidência de 80% de dor aguda pós-operatória. Destes, 86% relataram dor de moderada a forte intensidade. Dez anos mais tarde, em um estudo similar, Gan demonstrou números parecidos, concluindo que, a despeito da maior educação em dor dos profissionais de saúde, continua sendo um grave problema de saúde pública.

Acredita-se, também, que parte da responsabilidade pela elevada incidência de dor aguda pós-operatória seja seu manejo inadequado. Dados referentes ao período pós-operatório, apesar de escassos, demonstram uma reticência do uso de opioides em pacientes com dor de moderada a forte intensidade. Por esses motivos, a Associação Internacional para Estudo da Dor (IASP) determinou o ano de 2017 como decisivo para o combate de dor aguda pós-operatória.

MECANISMO

O desenvolvimento do conhecimento atual em dor baseia-se muito na medicina translacional, em que modelos laboratoriais de dor (como testes em roedores) são usados como comparativos na explicação de fenômenos clínicos. O entendimento da fisiopatologia da dor a partir de modelos animais elucidou diversas dúvidas que havia sobre os mecanismos de transmissão e modulação da dor.

Lesões cirúrgicas ativam células em tecido periférico especializadas na percepção e transmissão de estímulos dolorosos, os chamados nociceptores. Esses estímulos agressores podem ser de diversas naturezas, como estímulos mecânicos (o corte do bisturi), térmicos (como aquecimento por um eletrocautério) e químicos (como infusão intravenosa de propofol). É importante salientar que a anestesia também tem participação na geração desses estímulos e na consequente dor pós-operatória, como nos casos de laringoscopia, cateterização arterial, fixação de cateteres venosos e posicionamento incorreto do paciente.

Os nociceptores mais envolvidos na transmissão do estímulo doloroso são as fibras nervosas do tipo A-delta (mielinizadas, de condução rápida e localização mais precisa) e do tipo C (não mielinizadas, de condução lenta e localização mais vaga). Os nociceptores carregam a informação de "agressão" captada perifericamente até a medula, entrando pelo corno dorsal. Eles transmitem essa informação para um segundo neurônio, o qual cruza a medula e sobe, por meio de tratos medulares específicos (como o espinotalâmico) até o encéfalo, chegando ao córtex para o processamento cortical, local da expressão do estímulo como dor.

Muito se discute hoje se o termo analgesia deveria ser utilizado para a descrição dos pilares da anestesia. Isso porque dor é uma percepção sensorial, que necessita de processamento cerebral (incluindo experiências prévias com dor, crenças e medos). Se o plano hipnótico anestésico estiver adequado, o processamento cerebral do estímulo doloroso, idealmente, não existirá. Por isso, muito se advoga hoje para utilizar o termo antinocicepção para se referir ao controle de estímulos álgicos durante a anestesia com hipnose adequada.

Estudos mostraram que simples incisões cirúrgicas já são capazes de deflagrar respostas de sensibilização periférica e central, incluindo alterações no nível medular. Isso significa que a sensibilidade ao estímulo doloroso estará maior do que o esperado. A liberação de citocinas inflamatórias tem um papel importante na sensibilização periférica. Por isso, a propriedade analgésica dos anti-inflamatórios é justificada.

Um receptor muito envolvido nesse mecanismo de sensibilização após lesão cirúrgica é o N-metil-D-aspartato (NMDA), presente principalmente no nível medular. A utilização de antagonistas específicos do receptor NMDA durante o intraoperatório para se reduzir a intensidade da dor e o consumo de opioide no período pós-operatório é justificada por esse motivo.

CLASSIFICAÇÃO

Existem diversos tipos de classificação de dor, com o intuito de facilitar a linguagem entre diferentes estudos e protocolos de tratamento. Contudo, a classificação deve ser enxergada não como uma entidade isolada (por exemplo: esse paciente tem apenas dor nociceptiva), mas sim como uma possível combinação dos diferentes tipos de dor (nociceptiva e neuropática, por exemplo).

Primariamente, a dor aguda pós-operatória é o modelo de dor do tipo nociceptivo, no qual seu início é dado por estímulo, ou sensibilização, dos nociceptores. Ela pode ser do tipo somática (quando afeta tecidos periféricos, como o cutâneo) ou visceral (demonstrando um padrão mais difuso de localização). Contudo, componentes neuropáticos podem estar presentes no período pós-operatório imediato, caso lesões nervosas tenham ocorrido (como lesão do nervo ulnar por posicionamento, ou trauma direto de nervos por manipulação cirúrgica, por exemplo).

Temporalmente, a dor pós-operatória costuma ser do tipo aguda. A dor aguda é classificada quando esta permanece por 1 a 3 meses após o estímulo agressor (no caso, a cirurgia). Uma grande preocupação do tratamento indevido da dor aguda pós-operatória é a sua cronificação.

IMPACTOS

O tratamento inadequado da dor aguda pós-operatória não somente traz problemas de ordem de saúde pública e financeira (como prolongamento do tempo de internação, ou prolongamento do tempo na sala de recuperação anestésica), como também consequências negativas ao paciente e sua recuperação.

Além do sofrimento relacionado à experiência dolorosa, alterações fisiológicas também costumam ocorrer. A literatura demonstra que pacientes com dor mal manejada no período pós-operatório apresentam piora da qualidade do sono, aspecto importante na recuperação precoce. Dor estimula o sistema nervoso simpático, com consequente liberação de catecolaminas, aumento da pressão arterial, da frequência cardíaca e, consequentemente, do consumo miocárdico de oxigênio. Em pacientes com reserva metabólica limítrofe (como no caso de pacientes coronariopatas mal controlados), esse aumento do consumo miocárdico de oxigênio logo após um período de estresse cirúrgico é potencialmente perigoso.

Com a ativação exacerbada do sistema nervoso simpático, a dor não controlada pode também reduzir o tempo de esvaziamento gástrico e o peristaltismo intestinal, favorecendo o aparecimento de náuseas e vômitos. A hipomobilidade vesical e ureteral, pela ativação simpática, favorece a retenção urinária.

O paciente com dor tem dificuldade em realizar a movimentação completa da inspiração e expiração. Isso reduz sua capacidade residual funcional e favorece a formação de atelectasia. Além disso, a dor dificulta o ato de tossir, ação importante no período pós-operatório para eliminação de secreções pulmonares. A dificuldade na realização dos movimentos respiratórios secundários à dor descontrolada deve ser sempre aventada nos casos de pacientes com dificuldade no desmame de oxigênio suplementar.

Outro aspecto importante a ser lembrado é a liberação de citocinas e mediadores inflamatórios no paciente com dor aguda mal controlada. Somado à maior liberação de cortisol plasmático, esses pacientes ficam mais sujeitos a atrasos na cicatrização cirúrgica, além de aumentar a predisposição à infecção nas feridas operatórias.

Por fim, a dor resulta em imobilismo, seja pela dor propriamente dita, seja pelo medo do movimento de piorar ou gerar dor (cinesiofobia). A literatura atual nos mostra diversos efeitos deletérios do imobilismo duradouro no período pós-operatório, sendo os eventos tromboembólicos os mais alarmantes deles.

AVALIAÇÃO E MENSURAÇÃO

A dor, por seu caráter subjetivo, deve ter sua avaliação inicial baseada no relato do paciente. Apesar de comumente usados, sinais vitais não devem ser os únicos guias para se identificar e medir dor no período pós-operatório. O paciente deve ter o seu relato aceito como verdade, mesmo que os sinais clínicos não demonstrem, inicialmente, tal fato.

A anamnese e o exame físico devem sempre estar presentes na avaliação do paciente com dor aguda pós-operatória. A descrição dessa avaliação no prontuário é essencial. Deve-se evitar, ao máximo, a prescrição automática de analgésicos, tendo antes uma correta avaliação e elaboração das hipóteses diagnósticas sobre a queixa do paciente. Idealmente, a avaliação de dor no período pós-operatório deve ser feita de forma regular e protocolizada, o que significa que não devemos apenas esperar o paciente nos avisar que está com dor para, então, fazermos uma avaliação. Lembre-se que, para muitos, a crença de que dor no período pós-operatório é algo "normal" ainda é muito comum em nosso meio.

A avaliação da dor deve ter as características dessa queixa pormenorizadas. Perguntas como "onde dói?", "quando começou?", "já sentiu essa dor antes?", "essa dor está melhorando, piorando, ou permanece da mesma maneira?", "a dor mudou de padrão?", "a dor mudou de localidade?" devem ser rotineiras. Avaliar possíveis fatores que agravem ou piorem a dor também são fundamentais, pois podem elucidar eventuais hipóteses diagnósticas. Investigar as características da dor pode ser algo desafiador, em especial por barreiras de comunicação.

O descritor usado pelo paciente pode não ser um termo ao qual estejamos familiarizados. Isso pode gerar confusão no entendimento da queixa (como, por exemplo, o uso de "uma dor que dói"). Nesses casos, não buscar entender o que o paciente realmente quer dizer é um erro grave. Nesses momentos, tente explorar mais o descritor usado, utilizando comparações ("Essa dor se parece com a dor de um corte?"), ou apresentando para ele alguns descritores de fácil entendimento ("Essa dor parece um formigamento? Ou parece mais um choque?").

Além de avaliar, devemos também, na medida do possível, quantificar a dor do paciente. Tão difícil quanto a avaliação, a mensuração não deve ser feita de forma leviana. O correto entendimento da ferramenta de mensuração utilizada, tanto pelo paciente, quanto pelo profissional que a está aplicando, é fundamental. Atualmente, há diversas escalas validadas e traduzidas para se avaliar a dor aguda. As comumente utilizadas no período pós-operatório são a Escala Visual Analógica, a Escala Numérica de Dor e a Escala de Faces (usada, especialmente, na população pediátrica) (Figura 1). O Inventário Breve de Dor também é uma importante ferramenta, que leva em consideração não somente a intensidade da dor, como também seu impacto na qualidade de vida do paciente.

Antes da aplicação das ferramentas de medição de dor, é importante explicar para o paciente seu significado (por exemplo: na Escala Numérica de Dor, zero é sem dor e 10 é a pior dor possível) e verificar o correto entendimento por ele. Pode ser útil utilizar referências para uma melhor compreensão, como por exemplo utilizar a pior dor já experimentada pelo paciente em sua vida como uma dor número 10 na Escala Numérica de Dor.

TRATAMENTO

Os pilares para o correto tratamento da dor aguda são estabelecidos por sociedades internacionais, como a IASP e a Organização Mundial da Saúde (OMS). A avaliação e a mensuração da dor são norteadoras do tratamento, o qual deve ser proporcional à intensidade da dor experimentada pelo paciente. Uma ferramenta muito utilizada para a graduação do tratamento da dor aguda é a Escada Analgésica proposta pela OMS (Figura 2). Apesar de, inicialmente, ter

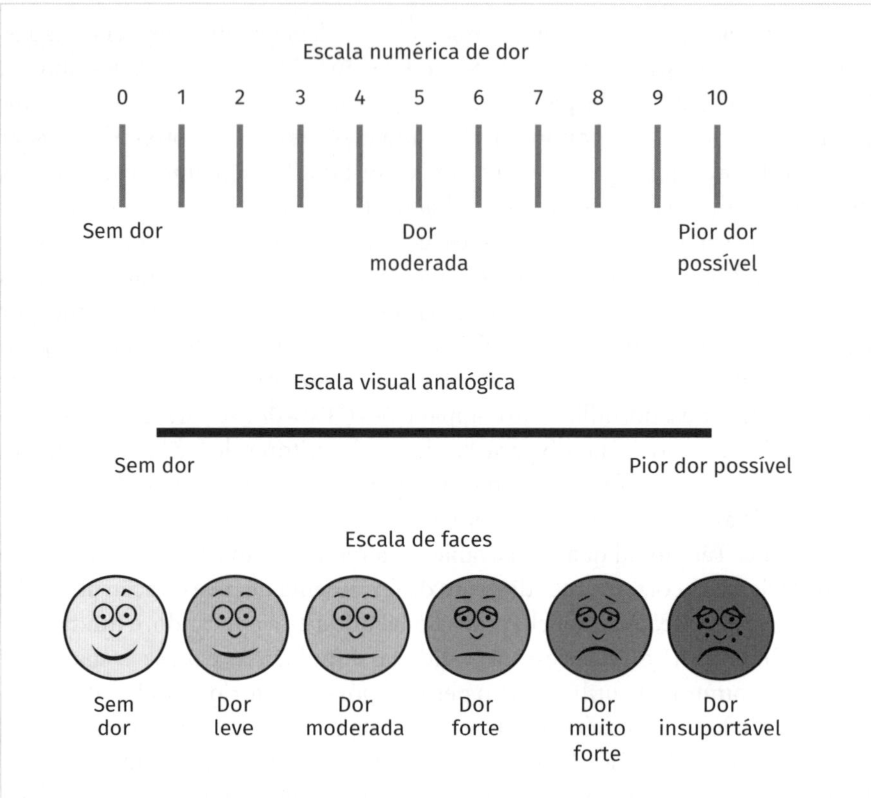

FIGURA 1 Principais escalas usadas para mensuração da dor aguda pós-operatória. A Escala Numérica de Dor varia de zero (sem dor), até 10 (pior dor possível). Valores até 4 são considerados dor leve; de 5 a 7, dor moderada; e de 8 a 10 dor forte. A Escala de Faces de Baker é utilizada, principalmente, em crianças em idade escolar.

sido desenvolvida para o tratamento de dor relacionada ao câncer, a ferramenta teve seu uso ampliado, incluindo a dor aguda.

O "tratamento" de dor aguda pós-operatória deve começar já no período pré-operatório, avaliando-se eventuais comorbidades que o paciente tenha que possam influenciar em sua experiência dolorosa no pós-operatório. Um exemplo disso são os pacientes usuários crônicos de opioides (por exemplo os doentes oncológicos), os quais podem necessitar de maiores doses de opioides no intra e no pós-operatório. Outro exemplo comum são os pacientes com neuropatias periféricas (como a diabética), os quais são mais sujeitos às lesões nervosas por posicionamento, além de apresentarem alterações de sensibilidade e possíveis sensibilizações central e periférica.

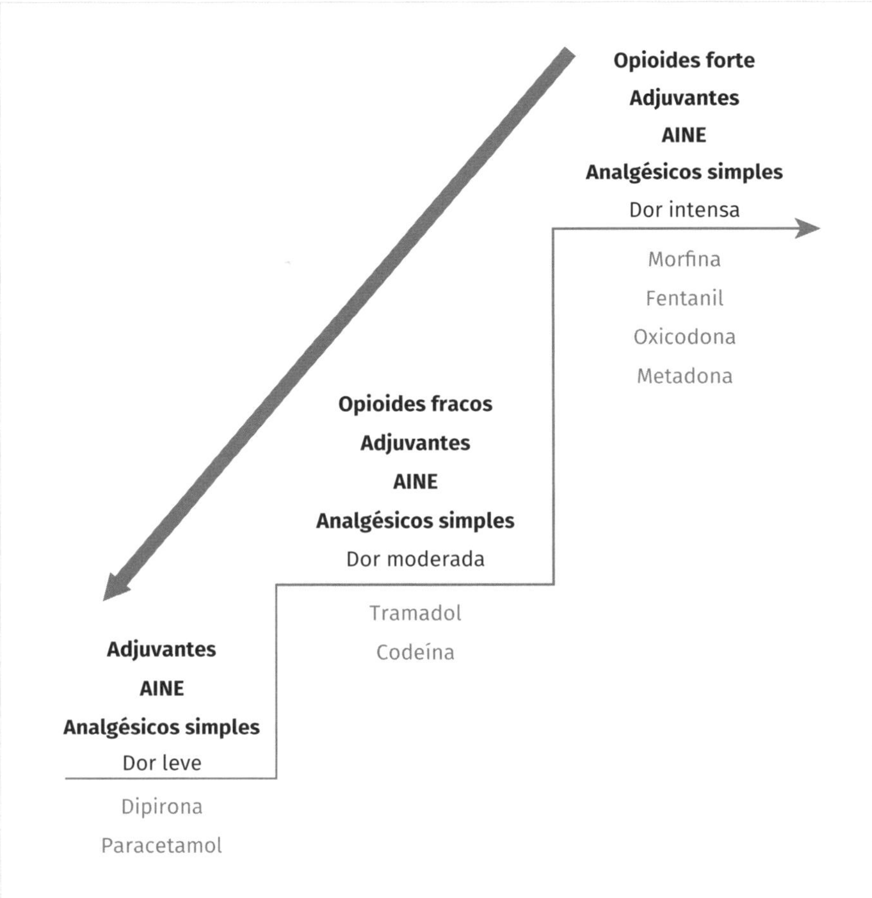

FIGURA 2 A Escada Analgésica da Organização Mundial da Saúde (OMS) foi criada com o propósito de nortear a terapia analgésica, baseando-se na intensidade da dor experimentada pelo paciente. AINE: anti-inflamatórios não esteroidais.

A utilização de diversas vias para controle da dor (a chamada analgesia multimodal) não é um conceito novo, mas sua discussão está em voga nos dias de hoje (principalmente pela alarmante crise de opioides norte-americana). Ao se utilizar fármacos com diferentes mecanismos de ação, as doses individuais necessárias de cada classe de fármaco são reduzidas, diminuindo, dessa forma, os potenciais efeitos colaterais do uso isolado e em maiores doses de cada uma. No caso do paciente usuário crônico de opioide, por exemplo, a utilização de diversas classes de fármacos, somado ao uso de opioides, pode resultar em um melhor controle álgico, com menores efeitos colaterais do que os da utilização apenas de opioides em altas doses.

Opioides

Os opioides são fármacos comumente utilizados no tratamento da dor aguda pós-operatória. O termo opiáceo é mais específico, relacionando-se aos fármacos derivados da papoula, como a morfina, enquanto o termo opioide é mais abrangente, incluindo os fármacos sintéticos, como o fentanil.

A morfina é o protótipo dos opioides, sendo a droga mais utilizada no controle de dor aguda pós-operatória. Nesse contexto, ela pode ser administrada por via oral, via intravenosa ou intramuscular. A via intravenosa é mais utilizada no cenário pós-operatório imediato, enquanto a via oral, desde que bem tolerada, é preferível mais tardiamente (como nas primeiras 24 horas, após saída da sala de recuperação anestésica). A via intramuscular deve ser evitada pela sua absorção errática (diferentes fluxos sanguíneos nos grupamentos musculares) e pelo seu incômodo durante a injeção.

A morfina é um fármaco hidrossolúvel, que se liga, principalmente, aos receptores μ (mi) presentes no sistema nervoso central (incluindo medula). Ao se ligar aos receptores μ, reduz a transmissão do estímulo nociceptivo, incluindo a transmissão pelas vias ascendentes medulares. Sua ação analgésica não possui "efeito-teto", ou seja, não há limite de dose para seu efeito analgésico. Contudo, o aumento da dose costuma ser prejudicado e limitado pelo aparecimento dos efeitos colaterais.

Seus principais efeitos colaterais são:

- Depressão respiratória, de forma dose-dependente, ao inibir a resposta do centro respiratório do tronco cerebral ao aumento das pressões parciais de CO_2 no sangue.
- Sedação, principalmente, por ligação nos receptores μ presentes no sistema límbico.
- Náuseas e vômitos, por ação direta na zona de gatilho quimiorreceptora.
- Bradicardia, por estímulo do núcleo vagal medular.
- Constipação, ao reduzir o peristaltismo intestinal.

A avaliação periódica dos possíveis efeitos colaterais é mandatória, principalmente da depressão respiratória e da sedação.

Sua metabolização hepática produz dois metabólitos: a morfina-3-glucuronídeo e a morfina-6-glucuronídeo, sendo esta última metabolicamente ativa, apresentando propriedades analgésicas ao se ligar nos receptores μ. Uma vez que sua excreção é renal, o uso da morfina em pacientes com redução do *clearance* renal deve ser feito com cautela, por causa do risco de acúmulo da morfina-6-glucuronídeo.

Anti-inflamatórios

Anti-inflamatórios não esteroidais (AINE) são fármacos preconizados no tratamento de dor aguda de leve a moderada intensidade, além de servirem como adjuvantes no controle de dor de forte intensidade. Ao inibirem a enzima ciclooxigenase (COX), presente em diversas células do organismo, reduzem a produção de prostaglandinas a partir do ácido araquidônico. Uma vez que as prostaglandinas produzidas pelas COX estão envolvidas na sensibilização central e periférica, além de atuarem na dor inflamatória, seu uso é justificado no contexto de dor aguda pós-operatória.

No Brasil, os principais AINE não seletivos utilizados no controle de dor aguda pós-operatória são o cetoprofeno e o cetorolaco. Os AINE não seletivos, por inibirem tanto a COX do tipo 1 quanto a COX do tipo 2, apresentam diversos efeitos colaterais, principalmente do trato gastrointestinal. Na tentativa de reduzir essas complicações, foram desenvolvidos AINE seletivos da enzima COX 2, tais como o parecoxibe e o celecoxibe (este, de uso oral apenas). Apesar de serem mais seguros do ponto de vista gastrointestinal, os AINE seletivos da COX 2 apresentaram efeitos cardiovasculares indesejáveis. Por isso, seu uso deve ser restrito em pacientes com comorbidades cardíacas. Por fim, dado que a inibição da produção de prostaglandinas pelos AINE reduz o fluxo sanguíneo renal, seu uso deve ser parcimonioso em pacientes com doença renal prévia, ou naqueles com maior risco de desenvolverem injúria renal aguda (como pacientes de alto risco, hipovolêmicos).

Cetamina

A cetamina é um analgésico potente que, ao antagonizar o receptor NMDA, reduz a liberação de glutamato (principal neurotransmissor envolvido na condução do estímulo doloroso). O uso da cetamina como anestésico já era muito preconizado no intraoperatório, mas seu uso como analgésico no período pós-operatório imediato tem ganhado cada vez mais espaço no tratamento de dor aguda, incluindo seu uso na sala de recuperação anestésica. Isso vem ocorrendo pela liberação no mercado da forma dextrógira da cetamina, a qual possui maior potência analgésica, além de efeitos colaterais dissociativos menores, quando comparado com a apresentação da mistura racêmica.

Seu uso intraoperatório (tanto em bolo, com doses baixas, quanto em infusão contínua) demonstra a necessidade de menores doses de opioides de resgate no período pós-operatório, além de escores reduzidos de dor nesse período. Essa propriedade é caracterizada como "poupadora de opioides" e é interessante, principalmente, naqueles pacientes com histórico de uso crônico de opioides, ou nos que têm fatores de risco para desenvolver comportamento de abuso.

Tem sido cada vez mais utilizado como droga de resgate para controle de dor aguda no período pós-operatório, principalmente após melhora insuficiente da dor com doses crescentes de opioides. Em decorrência de suas características dissociativas psíquicas, devemos sempre explicar esses efeitos colaterais ao paciente antes da administração do fármaco. A utilização prévia de benzodiazepínicos em doses baixas reduz a incidência desse efeito indesejado.

Dipirona (metamizol)

A dipirona é um fármaco extremamente versátil. Dependendo da sua dose, ela pode ter efeitos antipiréticos (doses baixas) até efeitos analgésicos e anti-inflamatórios (doses mais elevadas). Apesar do seu mecanismo de funcionamento não ser claramente estabelecido, atua como importante adjuvante no tratamento da dor aguda.

Lidocaína

A lidocaína, um anestésico local que atua por bloqueio de canais de sódio, apresenta também propriedades analgésicas e anti-inflamatórias. Administrada por via intravenosa, tanto em bolo quanto em infusão contínua, ela reduz a sensibilização central, além de reduzir a despolarização pós-sináptica mediada pelo receptor NMDA. Seu efeito anti-inflamatório justifica seu uso como droga de resgate nos casos de dor aguda pós-operatória. Estudos clínicos têm mostrado que seu uso reduz o consumo de opioides no pós-operatório, além de reduzir os escores de dor (principalmente do tipo visceral), incidência de íleo paralítico e de tempo de permanência na sala de recuperação anestésica, consequência da menor incidência de náuseas e vômitos pós-operatórios. Esses achados foram feitos, principalmente, no contexto de cirurgias abdominais, em que seu uso é altamente justificado.

Bloqueios periféricos

Em determinadas situações, o controle da dor intensa por medidas farmacológicas pode não atingir o resultado esperado, causando grande desconforto e angústia ao paciente. Temos que ter em mente que, mesmo períodos de dor intensa que nos pareçam curtos podem trazer grande sofrimento ao paciente que a experimenta. Nesses casos, a utilização de bloqueios periféricos estaria bem indicada. É importante explicar de forma breve, mas completa, ao paciente sobre o procedimento, obtendo-se o consentimento dele antes da realização do ato. A utilização de ultrassonografia é altamente recomendada, pois aumenta as chances de sucesso na primeira tentativa, reduz a chance de punção nervosa acidental (podendo ser um evento altamente doloroso) e permite o uso de menores doses de anestésicos locais, dada a maior precisão de localização da agulha. Dado o potencial risco de intoxicação por anestésicos locais, idealmente esse procedimento deve ser feito com o paciente monitorizado, em local que disponha de recursos próximos para o controle de possíveis complicações (p. ex., convulsão). Mesmo respeitando-se as doses tóxicas dos anestésicos locais, não podemos nunca excluir a possibilidade de complicações. A sala de recuperação anestésica seria, nesses aspectos, um lugar ideal para a realização de tais procedimentos.

CONSIDERAÇÕES FINAIS

Dor aguda pós-operatória é um fenômeno comum, geralmente mal manejado e que traz diversos impactos negativos ao paciente e à sua recuperação. Seu manejo deve ser planejado desde o período pré-operatório, por meio de uma avaliação pré-anestésica detalhada. A escolha da analgesia intraoperatória pode ter grande impacto na dor aguda pós-operatória e, por isso, técnicas que tentem reduzir os escores de dor no período pós-operatório devem ser utilizadas, sempre que possível. Por fim, dispomos de diversos fármacos para o controle da dor aguda no pós-operatório, mas estes devem ser usados após uma avaliação e mensuração correta da dor do paciente.

BIBLIOGRAFIA RECOMENDADA

1. IASP Task Force on Taxonomyp; Merskey H, Bogduk N. Classification of chronic pain, 2.ed. Part III: Pain terms, a current list with definitions and notes on usage. Seattle: IASP Press; 1994. p. 209-14.
2. Apfelbaum JL, et al. Postoperative pain experience: results from a national survey suggest postoperative pain continues to be undermanaged. Anesthesia & Analgesia. 2003;97(2):534-40.
3. Gan Tong J, et al. Incidence, patient satisfaction, and perceptions of post-surgical pain: results from a US national survey. Curr Med Res Opinion. 2014;30(1):149-60.
4. Dunn LK, Durieux ME. Perioperative use of intravenous lidocaine. Anesthesiology. 2017;126(4):729-37.
5. Eipe N, Gupta S, Penning J. Intravenous lidocaine for acute pain: an evidence-based clinical update. BJA Education. 2016;16(9):292-8.

6. Orgill R, Krempl GA, Medina JE. Acute pain management following laryngectomy. Arch Otolaryngol Head Neck Surg. 2002;128(7):829-32.
7. Pogatzki-Zahn EM, Segelcke D, Schug SA. Postoperative pain:from mechanisms to treatment. Pain reports. 2017;2(2).
8. Ramaswamy S, Wilson JA, Colvin L. Non-opioid-based adjuvant analgesia in perioperative care. Continuing Education in Anaesthesia, Critical Care & Pain. 2013;13(5):152-7.
9. Sinatra R. Causes and consequences of inadequate management of acute pain. Pain Med. 2010;11(12):1859-71.

33

Hipertermia maligna

Ivo Carelli Neto
Bruno Francisco de Freitas Tonelotto
Claudia Marquez Simões

A hipertermia maligna (HM) é uma afecção hereditária e latente, caracterizada por resposta hipermetabólica aos anestésicos voláteis, como o halotano, enflurano, isoflurano, sevoflurano e desflurano, e provavelmente os bloqueadores neuromusculares despolarizantes. Uma característica semelhante de todos os anestésicos inalatórios halogenados é que eles podem causar hipertermia maligna nos indivíduos geneticamente suscetíveis. Atualmente, a succinilcolina é o único bloqueador neuromuscular despolarizante para uso clínico. Ela é usada como adjuvante na anestesia cirúrgica para causar relaxamento da musculatura esquelética, facilitando as manipulações cirúrgicas.

A hipertermia maligna incide nos dois sexos, com predominância no sexo masculino, e atinge ampla faixa etária. A prevalência clássica descrita é de 1 para 15.000 crianças e 1 para 50.000-100.000 adultos e varia nas diferentes populações estudadas. Estudos recentes têm apontado incidências maiores considerando a maior facilidade para diagnóstico, bem como as crises atípicas.

A expressão clínica da HM é variável em decorrência da penetrância genética variável. Ela pode surgir a qualquer momento durante a anestesia e até mesmo algumas horas após a interrupção da exposição ao agente desencadeante. Caracterizada como uma síndrome clínica hipermetabólica, a crise clássica de HM é expressa por rigidez muscular, aumento do consumo de oxigênio e produção de CO_2, acidemia respiratória e metabólica, taquicardia, taquipneia, hiperpotassemia, rabdomiólise e mioglubinúria, no entanto crises mais brandas e de apresentação variada podem estar presentes.

Nem sempre o aumento da temperatura é a manifestação inicial ou proeminente da HM. A elevação da pressão parcial de gás carbônico no sangue arterial ($PaCO_2$) e na mistura exalada ($PETCO_2$) é encontrada precocemente em um episódio de HM, refletindo o hipermetabolismo, característico da doença. A presença desses sinais em paciente exposto a agentes desencadeantes exige imediata consideração da possibilidade de HM.

O método mais confiável para determinar a suscetibilidade à hipertermia maligna é o teste de contratura muscular *in vitro* em presença de halotano e cafeína. Realiza-se uma biópsia muscular e em seguida essas fibras musculares são expostas a concentrações crescentes de halotano e cafeína. Nos casos em que a suscetibilidade à hipertermia maligna é conhecida, deve-se evitar o uso de anestésicos halogenados e bloqueadores neuromusculares despolarizantes.

TABELA 1 Agentes anestésicos e hipertermia maligna

Agentes desencadeantes	Agentes seguros
Succinilcolina	Relaxantes musculares adespolarizantes
Halotano	Óxido nitroso
Isofluorano	Propofol
Enflurano	Etomidato
Sevofluorano	Benzodiazepínicos
Metoxiflorano	Barbitúricos
Desfluorano	Vasopressores
Outros: álcool, ecstasy, 4-m-cresol	Xenônio

FISIOPATOLOGIA

A hipertermia maligna (HM) em primeiro lugar afeta o tecido do músculo esquelético, no entanto, outros tecidos podem ser acometidos em menor grau. A homeostase do cálcio nas células do músculo ocorre de forma errônea nos indivíduos suscetíveis, de modo que vários agentes em circunstâncias específicas como o procedimento anestésico podem aumentar a concentração de cálcio livre ionizado intracelular para níveis prejudiciais. Em condições normais, os níveis de Ca^{++} no mioplasma são controlados pelo receptor rianodina do retículo sarcoplasmático, o receptor di-hidropiridina do túbulo transverso e pelo sistema Ca^{++}-adenosina trifosfatase (Ca^{++}-ATPase).

O defeito primário não é conhecido, contudo acredita-se envolver um mecanismo de liberação de cálcio induzida por um cálcio anormalmente sensível. Assim, pequenos aumentos localizados na concentração de cálcio liberam mais cálcio, desencadeando um *feedback* positivo em cadeia. A concentração aumentada de cálcio provoca inúmeros efeitos nos músculos, como por exemplo a estimulação de contração e estado hipermetabólico, traduzindo-se clinicamente em rigidez e febre.

As exigências sobre os mecanismos homeostáticos para diminuir a concentração de cálcio são tão grandes que se esgotam e o metabolismo é insuficiente para fornecer a fosfocreatina e o ATP, necessários. Dessa forma, os potenciais de membrana não podem ser mantidos e a permeabilidade das membranas celulares aumenta. Isso faz com que a perda de fosfato e H^+, bem como K^+ e Mg^{++}, e depois da mioglobina e creatina quinase. Metabolismo oxidativo, assim, é ainda impedido com a formação de lactato, como um resultado. A acidose resultante estimula inervação simpática, resultando em taquicardia, pressão arterial elevada e vasoconstrição. A hipercalemia causa arritmia.

Em resumo, na crise de HM, o desarranjo da homeostase intracelular de Ca^{++} desencadeia hiperatividade contrátil, hidrólise do ATP, hipertermia, aumento do consumo de O_2, produção de CO_2 e ácido lático, desacoplamento da fosforilação oxidativa, lise celular e extravasamento do conteúdo do citoplasma.

AGENTES DESENCADEANTES

Apresentaremos a seguir uma série de agentes farmacológicos capazes de desencadear a HM. No entanto, os agentes tidos como de maior importância para o gatilho são os potentes anestésicos inalatórios. Na verdade, não há casos comprovados de morte por HM em que um anestésico inalatório potente não tenha sido usado. Permanece ainda a incerteza sobre alguns grupos de drogas por causa da limitação potencial ao extrapolar dados *in vitro* para excluir uma droga, que tem sido implicado na base de um relatório clínico, como um gatilho.

Anestésicos inalatórios potentes

Embora a HM não tenha sido reconhecida até a introdução de halotano, é provável que os vapores de anestésico clássicos, éter dietílico e clorofórmio, para além de outros derivados de éter agora utilizados, foram responsáveis por muitos casos fatais de HM. Dos anestésicos inalatórios contemporâneos, halotano é o mais potente na indução de contração sustentada em tiras de músculo isolado a partir de pacientes HM. A frequência de implicação das drogas voláteis individuais como gatilhos no cenário clínico reflete, no entanto, a frequência de seu uso na anestesia, sendo variável nos diversos centros pelo mundo.

Relaxantes neuromusculares

Os relaxantes neuromusculares despolarizantes, como a succinilcolina, parecem estar envolvidos na gênese da HM por aumentar o cálcio intracelular. Ainda persiste a dúvida se a succinilcolina isoladamente produziria a HM.

Sabe-se, entretanto, que sua associação com a anestesia inalatória leva ao desenvolvimento de uma reação grave de HM. Os anestésicos não despolarizantes bloqueadores neuromusculares são seguros em pacientes com HM. Alguns especialistas recomendam que tubocurarina seja evitada em indivíduos sensíveis à HM, no entanto com o uso clínico decrescente de tubocurarina, este ponto torna-se apenas interesse histórico.

Fenotiazinas

Fenotiazinas foram implicadas em alguns dos primeiros relatos de HM. Como eles foram um dos vários grupos de fármacos administrados a pacientes que desenvolveram as suspeitas de reações da HM, ficou-se a dúvida com relação ao potencial desencadeante. Uma vez introduzidos na literatura, tem sido difícil descontar completamente a possibilidade das drogas desencadearem a HM. Há ainda que se considerar o fato de que a HM tem sido confundida com síndrome neuroléptica maligna, que tem características clínicas semelhantes à HM, mas se desenvolve ao longo de 24-72 horas resultante dos efeitos antidopaminérgicos centrais de drogas tranquilizantes.

Outras drogas

Como mencionado anteriormente, as drogas anticolinérgicas podem agravar a febre por causa de sua ação antissudorífica. Isso pode tornar o tratamento de uma reação desencadeada por HM mais difícil, mas não deve impedir seu uso em situações em que seja realmente necessário. Um grupo de drogas que poderia provocar HM são aquelas que têm estrutura ou ações semelhantes à cafeína. A teofilina e a aminofilina, de fato, podem fazer contratura muscular *in vitro* em músculos de indivíduos suscetíveis à HM; no entanto as concentrações necessárias são supraterapêuticas. Cafeína e outras metilxantinas são inibidores de fosfodiesterase não específicos e é possível que este efeito contribua para a sensibilidade à HM. Vale lembrar que os inibidores específicos da fosfodiesterase tipo III ganharam um lugar no tratamento da insuficiência cardíaca e como inotrópicos em cirurgia cardíaca e devem ser lembrados sempre como predisponentes, apesar de ser necessária uma concentração 100 vezes maior que a terapêutica.

APRESENTAÇÃO CLÍNICA

Nenhum dos sinais e sintomas pelos quais a HM se apresenta são específicos dela. Se compararmos os sinais e sintomas podemos chegar a uma variedade imensa de diagnósticos diferenciais. Várias tentativas têm sido feitas para analisar as características clínicas da HM para utilização em diagnósticos clínicos precisos e específicos; todas até o momento foram frustradas. Hackl et al. compararam resultados de biópsias musculares com sinais clínicos, utilizando uma abordagem estatística sofisticada. Eles geraram modelos de regressão logística na tentativa de prever a suscetibilidade à HM, no entanto, o melhor modelo poderia classificar corretamente apenas 78% dos indivíduos, destacando a dificuldade em prever suscetibilidade à HM de características clínicas.

A despeito da variabilidade de sintomas, estes podem variar de acordo com a intensidade da crise, que pode ir desde a forma fulminante a quadros abortivos. Nem sempre a hipertermia é a manifestação inicial ou mais proeminente da HM. A rigidez de masseter pode existir em 25% dos suscetíveis. A hipertermia pode ser tardia e pode estar ausente. A hipercarbia, já detectada à capnografia, parece preceder as demais manifestações. A hiperventilação, bloqueadores neuromusculares, barbitúricos e hipotermia podem mascarar o diagnóstico de HM.

A HM surge a qualquer momento durante ou após a anestesia, tendo sido descrita a sua ocorrência até 6 horas após a interrupção da exposição ao agente desencadeante. O início da HM varia na sua velocidade. Em alguns casos, a estimulação metabólica será evidente clinicamente dentro de 10 minutos da administração de um anestésico inalatório potente, em outros, pode decorrer várias horas após.

É plausível que a velocidade de aparecimento reflita a taxa de aumento da concentração intracelular de Ca^{2+}, a qual dependerá do medicamento particular utilizado, da concentração do fármaco no músculo e de um número qualquer de variáveis fisiológicas que determinam a eficácia do Ca^{2+} nos processos homeostáticos do indivíduo.

A crise de HM pode manifestar-se tardiamente de maneira recorrente, mesmo após a interrupção da administração do agente desencadeante em até 20% dos casos. Alguns mecanismos são sugeridos como possíveis causas para o surgimento tardio do quadro, como o agente ter pouco poder desencadeante da síndrome, que parece ser o caso do desflurano. Tem-se a impressão de haver diferenças entre os halogenados com relação ao seu potencial para desencadear crises de HM, sendo o halotano o de maior risco. O xenônio parece ser um agente anestésico seguro para HM. Existem relatos de HM desencadeada por álcool, cocaína e outras medicações.

Por fim, existem algumas doenças que estão associadas a HM. A intensa rigidez de masseter, a ponto de dificultar a intubação traqueal após a administração de succinilcolina, tem sido descrita por preceder muitos episódios de HM, e é a mais comum manifestação de HM, principalmente em crianças. Aproximadamente 25% dos adultos que apresentam rigidez de masseter são positivos

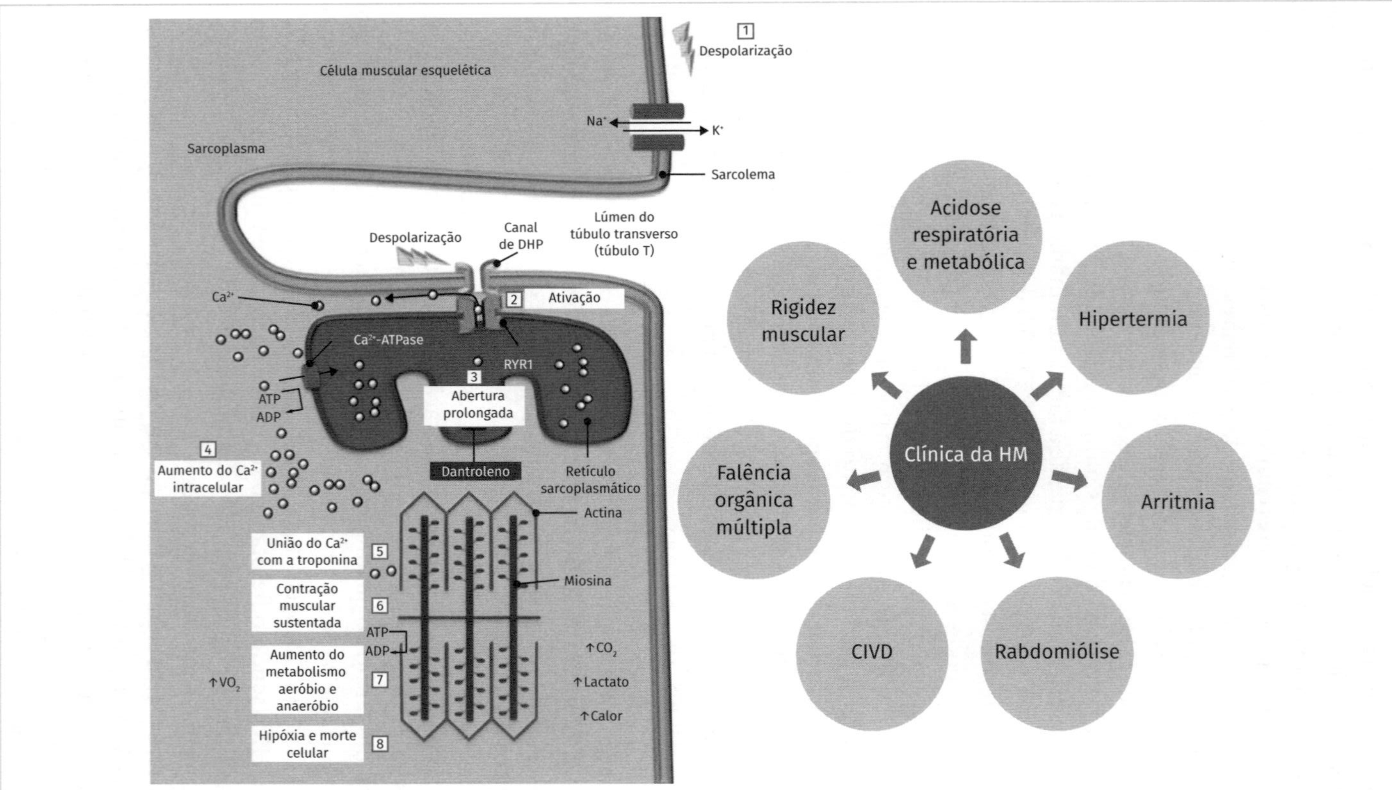

FIGURA 1 Apresentação clínica.

CIVD: coagulação intravascular disseminada; DHP: dihidropiridina; HM: hipertermia maligna.

ao teste para HM. Deve-se sempre considerar a rigidez de masseter como um possível sinal de suscetibilidade à HM e, caso a cirurgia seja eletiva, ela deverá ser postergada. No caso de uma emergência, a anestesia deverá continuar com os agentes considerados seguros. Acreditava-se que várias miopatias poderiam ter associações com a HM, no entanto, a única miopatia que apresenta uma correlação direta é a doença do núcleo central (*central core disease*).

TABELA 2 Manifestações clínicas da hipertermia maligna

Iniciais	Tardias
Taquicardia	Febre acima de 40°C.
Elevação progressiva do CO_2 exalado	Cianose
Rigidez muscular localizada	Má perfusão cutânea
Cianose	Instabilidade pressórica
Arritmias	Rigidez muscular generalizada
Sudorese profusa	

DIAGNÓSTICO

A maioria dos protocolos para a investigação dos indivíduos suscetíveis e dos casos clássicos baseia-se no teste halotano-cafeína, sempre junto com a avaliação clínica. Mesmo nos casos clássicos, a confirmação diagnóstica se faz obrigatória, possibilitando o planejamento da investigação nos familiares dos afetados. O padrão de herança autossômico dominante resulta em pelo menos 50% de probabilidade de positividade nos parentes diretos (pais, filhos e irmãos) de um indivíduo confirmado. Serão, portanto, estes pacientes e seus familiares diretos os candidatos à confirmação diagnóstica por meio de testes de contração ao halotano e à cafeína em material obtido por meio de biópsia muscular.

TABELA 3 Manifestações laboratoriais gerais

Iniciais	Tardias
Hipercapnia (acidose respiratória)	Mioglobinemia
Acidose metabólica	Elevação da CPK
Hiperlactatemia	Elevação da creatinina
Hiperpotassemia	Coagulação intravascular disseminada
Queda da saturação venosa central	

Teste de contração à exposição ao halotano-cafeína

O halotano e a cafeína têm se mostrado satisfatórios para fins de diagnóstico clínico ao longo dos últimos 30 anos. Trata-se da análise da resposta contrátil à exposição a concentrações crescentes de cafeína e halotano e é possível discriminar suscetíveis de normais. Deve-se evitar realizar a biópsia com peso inferior a 20 kg, em pacientes sob tratamento com dantrolene sódico ou bloqueadores de canais de Ca^{++} e nos três meses seguintes a uma crise de HM, quando ainda pode ser encontrada lesão muscular residual. Os locais preferenciais para biópsia são os músculos do vasto lateral da coxa e o reto abdominal. No entanto, a falta de especificidade dos testes e a falta de sensibilidade do teste de cafeína, no entanto, apresentam problemas para estudos genéticos de HM em que a fenotipagem precisa é essencial. Uma abordagem para melhorar a precisão é avaliar outras drogas que induzem a contratura muscular *in vitro* para a sua capacidade para distinguir HM-sensíveis do músculo normal. Duas drogas, ryanodine e clorocresol têm mostrado potencial real.

A genética molecular da hipertermia maligna

Os estudos iniciais de ligação genética encontraram a ligação ao cromossoma 19q12.1-13.2, correspondente ao *locus* do gene do receptor de rianodina (RYR1); gene que codifica o canal de cálcio do retículo sarcoplasmático no músculo esquelético. No entanto, atualmente outros estudos têm descoberto outros genes envolvidos e indicando que apenas a pesquisa dos genes supracitados não seria eficaz, especialmente quando se considera a possibilidade de um defeito no gene estar associado com a suscetibilidade.

CLASSIFICAÇÃO

Ver Tabela 5.

TRATAMENTO

Os passos fundamentais para o controle de uma crise de HM são a interrupção da exposição aos agentes desencadeantes (substituindo-os por agentes seguros) e o tratamento específico com a correção da alteração do metabolismo celular de cálcio pelo dantrolene sódico. No entanto, estes passos são possíveis somente quando o anestesista tem conhecimento dos sinais e sintomas da HM e suspeita imediatamente da crise.

TABELA 4 Estimativa da probabilidade de acerto do diagnóstico clínico de hipertermia maligna

Processo fisiopatológico	Indicadores	Pontos
Rigidez muscular	Generalizada (exceto calafrio)	15 ou
	Espasmo de masseter após succinilcolina	5
	CPK > 20 000 UI com succinilcolina 15 ou	15 ou
Destruição muscular	CPK > 10 000 UI sem succinilcolina	15 ou
	Urina escura	10 ou
	Mioglobinúria > 60 $mcg.L^{-1}$	5 ou
	Mioglobinemia > 170 $mcg.L^{-1}$	5 ou
	Potassemia > 6 $mEq.L^{-1}$	3
Acidose respiratória	$PETCO_2$ > 55 mmHg em ventilação controlada adequada	15 ou
	$PETCO_2$ > 60 mmHg em ventilação espontânea	15 ou
	$PaCO_2$ > 60 mmHg em ventilação controlada adequada	15 ou
	$PaCO_2$ > 65 mmHg em ventilação espontânea	15 ou
	Hipercarbia inapropriada	10
	Taquipneia inapropriada	
Acidose metabólica	BE arterial < -8 mEq.L-1	10
Acidemia	pH arterial < 7,25	10
Hipertermia	Elevação rápida e inapropriada da T	15 ou
	T > 38,8°C (inapropriada)	10
Ritmo cardíaco	Taquicardia sinusal (inapropriada)	3 ou
	Taquicardia ou fibrilação ventricular	3
Dantrolene e acidose	Reversão rápida	5
Antecedente familiar	Em familiar de 1° grau	15
	Em familiar outro que não de 1º grau	5
Antecedente familiar e pessoal	História familiar positiva para HM e outro indicador pessoal sugestivo em experiência anestésica prévia	10
Bioquímica pré-operatória	CK elevada em repouso (em paciente com antecedente familiar de HM)	10

Não somar pontos de indicadores de um mesmo processo fisiopatológico. Considerar a pontuação máxima de cada processo

Pontuação	Probabilidade	Risco de HM
0	Quase impossível	1
3 a 9	Improvável	2
10 a 19	Algo menos que provável	3
20 a 34	Algo mais que provável	4
35 a 49	Bastante provável	5
50 ou +	Quase certo	6

Fonte: Amaral et al., 2009[25].

TABELA 5 Classificação das crises de hipertermia maligna

Segundo Ellis et al.	Segundo Ranklev-Twetman
Fulminante clássica: potencialmente fatal; múltiplas manifestações metabólicas e musculares	Fulminante
Moderada: manifestações metabólicas e musculares sem a gravidade da forma fulminante	Abortiva
Leve: discretas alterações metabólicas, sem manifestações musculares	
Rigidez de masseter com evidência de lesão muscular (aumento de CPK e mioglobinúria)	Espasmo de masseter
Rigidez de masseter associada a alterações metabólicas (elevação de temperatura, arritmias cardíacas)	
Rigidez de masseter isolada	
Morte súbita ou parada cardíaca inexplicadas durante a anestesia	
Outras: febre pós-operatória, rabdomiólise, insuficiência renal, antecedentes familiares suspeitos	Atípicas

CPK: creatinofosfoquinase. Fonte: adaptada de Amaral et al., 2009.

Vale lembrar que o tratamento específico da HM com dantrolene sódico é extremamente necessário e eficaz, entretanto, o tratamento de complicações como hipertermia, acidose metabólica e respiratória, disritmias cardíacas, disfunção renal e distúrbios da coagulação devem ser lembrados sempre.

Episódios de hipertermia maligna são raros e podem ser fatais se não forem diagnosticados e tratados rapidamente. O prognóstico piora quanto maior o tempo para diagnóstico e introdução do tratamento. O reconhecimento precoce dos sinais clínicos de hipertermia maligna e a introdução imediata do tratamento específico com dantrolene sódico podem diminuir a mortalidade de 70% para menos de 10%.

Dessa forma, acredita-se ser extremamente necessário o reconhecimento rápido e preciso de um evento de HM, buscando sempre o tratamento mais eficaz e adequado. É de suma importância que os anestesiologistas busquem atualização constante sobre o tema hipertermia maligna, tendo em vista que a hipertermia maligna é uma emergência anestésica de extrema gravidade, tornando-a uma dramática e desafiante ocorrência para os anestesiologistas.

É importante ressaltar que se o anestesiologista não consegue reconhecer uma crise de hipertermia maligna, pode ocorrer um equívoco sobre a verdadeira causa da morte do paciente. Assim, pode acontecer de uma pessoa morrer em decorrência de uma crise de hipertermia maligna e a causa de morte ser dada apenas como uma de suas complicações, por exemplo, a parada cardíaca.

Dantrolene sódico

O dantrolene sódico é um relaxante muscular, um derivado hidantoínico. A formulação para uso intravenoso é apresentada em frascos-ampola de 70 mL, contendo 20 mg de dantrolene, 3 g de manitol e hidróxido de sódio suficientes para elevar o pH a 9,5 após diluição. O conteúdo de cada frasco-ampola deve ser diluído em 60 mL de água estéril (há dificuldade em diluir este agente em outras soluções) e ser infundido em um equipamento de sangue com filtro. O dantrolene sódico inibe a liberação de cálcio do retículo sarcoplasmático, mantendo a recaptação inalterada.

Deve-se evitar a administração de bloqueadores de canal de cálcio junto com dantrolene sódico, pois apesar do dantrolene não apresentar efeitos de depressão do miocárdio em humanos, em cães há depressão da função cardíaca e surgimento de arritmias. Entre outros efeitos colaterais do dantrolene, incluem-se náusea, vômitos, mal-estar, tonturas e irritação local por causa do elevado pH da solução. No puerpério imediato, o dantrolene pode causar atonia uterina.

COMPOSIÇÃO DO *KIT* DO HOSPITAL SÍRIO-LIBANÊS

- Dantrolene sódico para infusão – 36 frascos (o kit já vem com o diluente).
- Bicarbonato de sódio 8,4% – 1 frasco 250 mL.
- Furosemida 20 mg – 10 ampolas.
- Glicose 50% – 5 ampolas de 20 mL.
- Cloreto de cálcio 10% – 2 ampolas de 10 mL.
- Insulina regular – 1 frasco.
- Manitol 20% – 1 frasco.
- Equipo de sangue.

TABELA 6 Dantrolene

1. Reconhecer	Aumento inexplicado do $ETCO_2$ + Taquicardia + Necessidade de maior FiO_2 para manter a saturação de O_2 A temperatura aumenta tardiamente e não é o primeiro sinal
2. Atitude imediata	Interrupção imediata da inalação de anestésicos voláteis e/ou succinilcolina: a progressão das manifestações de HM (formas abortivas) pode ser interrompida com a retirada do agente desencadeante. No caso de uma crise abortiva ou rigidez de masseter, desde que possível, o procedimento cirúrgico deve ser adiado.

(continua)

TABELA 6 Dantrolene (*continuação*)

2. Atitude imediata	Chamar por ajuda: a diluição do dantrolene sódico é trabalhosa e demora, portanto, um colega poderá ajudá-lo na diluição e no tratamento dos outros sintomas que compõem o quadro. O aquecimento do diluente do dantrolene sódico pode facilitar a diluição e reduzir, assim, o tempo para administração. Hiperventilação com oxigênio puro: não há necessidade de troca do circuito circular ou sistema de absorção de CO. Encerrar ou abandonar o procedimento assim que possível.	
3. Monitorização e tratamento	Administrar o dantrolene Controle da acidose metabólica: bicarbonato de sódio intravenoso, conforme gasometria arterial (em geral, 1 a 2 mEq/kg). Resfriamento ativo: lavagem gástrica, vesical, retal e cavidades (peritoneal ou torácica) eventualmente abertas com NaCl 0,9% gelado; colchão hipotérmico e aplicação de gelo na superfície corporal, até atingir a temperatura de 38°C, para evitar hipotermia. Tratamento das arritmias cardíacas: geralmente controladas com o tratamento da hiperpotassemia e acidemia. As drogas utilizadas devem ser as mesmas preconizadas pelo suporte avançado de vida em cardiologia (ACLS), incluindo lidocaína, amiodarona e procainamida. Não se deve utilizar bloqueadores do canal de cálcio pelo risco de interação com dantrolene sódico. Tratamento da hiperpotassemia: elevação do pH com hiperventilação e/ou infusão de bicarbonato de sódio; insulina 0,1 U/kg em glicose 50%, 1 mL/kg, sem administrar cloreto de cálcio, pois pode piorar a crise. Diurese: manter diurese acima de 2 mL/kg/hora com hidratação e/ou diuréticos (manitol ou furosemida) para evitar lesão secundária à rabdomiólise.	Dantrolene: ▪ Injeções intravenosas de 2,5 mg/kg de dantrolene sódico, repetidas até o completo controle das manifestações de HM, até 10 mg/kg. Monitorização contínua: ▪ Temperatura ▪ $ETCO_2$ ▪ SpO_2 ▪ ECG ▪ PAi Exames laboratoriais: ▪ Ur, Cr ▪ Na e K ▪ HT + PLT ▪ Coagulograma ▪ CPK

(continua)

TABELA 6 Dantrolene (*continuação*)

4. Acompanhamento	Observação: existem relatos de recidivas de crises de HM aparentemente controladas há muitas horas. Recomenda-se observação em unidade de tratamento intensivo durante pelo menos 24 horas. Dantrolene intravenoso: 1 mg/kg a cada 6 horas, durante 48 horas. Controles a cada 6 horas – temperatura, gasometria arterial, níveis sanguíneos de CPK, potássio e cálcio, coagulograma, mioglobina sérica e urinária. Orientação do paciente e familiares acerca da doença: informações acerca da doença devem ser oferecidas verbalmente e por escrito ao paciente e seus familiares. Não o fazer, seja a partir de um caso fatal ou de uma situação clínica controlada, representa expor paciente e familiares a uma crise adicional. Dúvidas: Chame Hot line Hot Line Hipertermia Maligna – informação e orientação durante crise de hipertermia maligna – 24 horas por dia, tel.: (11) 5575-9873, Hospital São Paulo. Notifique o caso: Registro Brasileiro de Hipertermia Maligna.

Adaptada de: CPK: creatinofosfoquinase; Cr: creatinina; ECG: eletrocardiograma; $ETCO_2$: dióxido de carbono final expirado; HT: hematócrito; K: potássio; Na: sódio; PAi: pressão arterial invasiva; PLT: contagem de plaquetas; SpO_2: saturação de oxigênio; Ur: ureia. The UK MH investigation Unit, Academic Unit of Anesthesia, Clinical Scienses Building, Leeds Teaching Hospitals NHS Trust, Malignant Hyperthermia; 2013.

ANESTESIANDO UM PACIENTE SUSCETÍVEL A HIPERTERMIA MALIGNA

Quando se recebeu um paciente que apresentou crise suspeita de hipertermia maligna, ou diagnóstico confirmado de suscetibilidade após o teste halotano--cafeína, deve-se tomar vários cuidados. Dentre eles, o preparo do aparelho de anestesia se faz retirando os vaporizadores, trocando a cal sodada do canister; passagem de fluxo de oxigênio contínuo com dez litros por minuto, durante dez minutos; instalação de circuito novo e troca da bolsa de ventilação.

Sempre que possível deve-se optar pela anestesia regional, independentemente da cirurgia, desde que o paciente e o procedimento permitam. Caso não seja possível realizar a anestesia regional, indica-se a anestesia geral. Esta deve ser realizada com agentes seguros e no ambiente cirúrgico, deve haver pelo menos trinta e seis frascos de dantrolene sódico necessários para o tratamento agudo de crise de HM em adulto de 70 kg.

É necessária ainda a disponibilidade de fármacos para tratamento de eventuais alterações hemodinâmicas, arrítmicas, do equilíbrio ácido-básico e eletrolítico. Dispositivos para controle de temperatura: colchão e/ou manta térmica, assim como soluções geladas de uso venoso e gelo.

Monitorizar de acordo com a Resolução CFM n. 1.802/2006, dando ênfase à monitorização do gás carbônico ao final da expiração e da temperatura em suas diversas formas, de acordo com a técnica da anestesia. No pós-anestésico imediato, além da verificação rotineira de sinais vitais, controlar a temperatura e verificar presença ou não de contraturas musculares, no mínimo por quatro horas. Havendo suspeita de desencadeamento de crise, tratar como uma crise aguda, inclusive com administração de dantrole, cuidados pós-anestésicos e acesso a exames laboratoriais utilizados em suspeita de crise.

As equipes anestésico-cirúrgicas e de enfermagem devem ter treinamento regular para terem participação efetiva em suspeita de crise de HM.

BIBLIOGRAFIA RECOMENDADA

1. Hopkins PM. Malignant hyperthermia: advances in clinical management and diagnosis. Br J Anaesth. 2000;85:118-28.
2. Chamley D, Pollock NA, Stowell KM, Brown RL. Malignant hyperthermia in infancy and identification of novel RYR1 mutation. Br J Anaesth. 2000;84:500-4.
3. Ali SZ, Taguchi A, Rosenberg H. Malignant hyperthermia. Best Pract Res Clin Anesthesiol. 2003;17:519-33.
4. Claxton BA, Cross MH, Hopkins PM. No response to trigger agents in a malignant hyperthermia-susceptible patient. Br J Anaesth. 2002;88:870-3.
5. Urwyler A, Deufel T, McCarthy T, West S. Guidelines for molecular genetic detection of susceptibility to malignant hyperthermia. Br J Anaesth. 2001;86:283-7.
6. Wappler F. Malignant hyperthermia. Eur J Anaesth. 2001;18:632-52.
7. Ranklev-Twetman E. Malignant hyper- thermia: the clinical syndrome. Acta Anaesthesiol Belg. 1990;41:79-82.
8. Iaizzo PA, Kehler CH, Zink RS, Belani KG, Sessler DI. Thermal response in acute porcine malignant hyperthermia. Anesth Analg. 1996;82:782-9.
9. Allen GC, Rosenberg H. Malignant hyperthermia susceptibility in adult patients with masseter muscle rigidity. Can J Anaesth. 1990;37:31-5.
10. Karan SM,Crowl F,MuldoonS M. Malignant hyperthermia masked by capnographic monitoring. Anesth Analg. 1994;78:590-2.
11. Papadimos TJ, Almasri M, Padgett JC, Rush JE. A suspected case of delayed onset malignant hyperthermia with desflurane anesthesia. Anesth Analg. 2004;98:548-9.
12. Burkman JM, Posner KL, Domino KB. Analysis of the clinical variables associated with recrudescence after malignant hyperthermia reactions. Anesthesiology. 2007;106:901-6.
13. Kunst G, Graf BM, Schreiner R, Martin E, Fink RH. Differential effects of sevoflurane, isoflurane, and halothane on Ca2+ release from the sarcoplasmic reticulum of skeletal muscle. Anesthesiology. 1999;91:179-86.
14. Froeba G, Marx T, Pazhur J, Baur C, Baeder S, Calzia E, et al. Xenon does not trigger malignant hyperthermia in susceptible swine. Anesthesiology. 1999;91:1047-52.
15. Wappler F, Roewer N, Kochling A, Braune H, Reissinger T, Schulte, et al. Fulminant malignant hyperthermia associated with ketoacidotic diabetic coma. Intensive Care Med. 1996;22:809-12.

16. Krivosic-Horber R. Malignant hyper- thermia. Treatment of the acute episode. Acta Anaesthesiol Belg. 1990;41:83-6.
17. Krause T, Gerbershagen MU, Fiege M, Weisshorn R, Wappler F. Dantrolene: a review of its pharmacology, therapeutic use and new developments. Anaesthesia. 2004;59:364-73.
18. Baker KR, Landriscina D, Kartchner H, Mirkes DM. The Icarus effect: the influence of diluent warming on dantrolene sodium mixing time. AANA J. 2007;75:101-6.
19. Plattner O, Kurz A, Sessler DI, Ikeda T, Christensen R, Marder D, et al. Efficacy of intraoperative cooling methods. Anesthesiol. 1997;87:1089-95.
20. Hopkins PM. Recrudescence of malignant hyperthermia. Anesthesiol. 2007;106: 893-4.
21. Schönell LH, Sims C, Bulsara M. Preparing a new generation anaesthetic machine for patients susceptible to malignant hyperthermia. Anaesth Intensive Care. 2003;31:58-62.
22. Conselho Federal de Medicina. Resolução n. 1802/2006.
23. Bryson GL, Chuong F, Cox RG, Crowe MJ, Fuller J, Henderson C. Patient selection in ambulatory anesthesia: an evidence- based review: part II. Can J Anesth. 2004;51:782-94.
24. Simões CM, Koishi GN, Rozatti M, Amaral JL. Estamos preparados para diagnosticar e conduzir um episódio de hipertermia maligna? Rev Bras Anestesiol. 2003;53:248-57.
25. Amaral JLG, Carvalho RB, Cunha LBP, Batti MAS, Issy AM, Habib AK, et al.; Sociedade Brasileira de Anestesiologia. Hipertermia maligna. Projeto Diretrizes; 2009.

34

Diagnóstico e tratamento de intoxicação por anestésicos locais

Elaine Gomes Martins

INTRODUÇÃO

Os anestésicos locais (AL) são medicações amplamente utilizadas em toda a prática médica e odontológica. A toxicidade sistêmica por AL é uma complicação potencialmente fatal que afeta principalmente o sistema nervoso central (SNC) e o sistema cardiovascular (CV) e, embora essas intercorrências sejam raras, elas ocorrem e devem ser evitadas. Mesmo sua aplicação tópica pode ocasionar uma toxicidade grave e qualquer cenário no qual os AL são utilizados merece cuidados de prevenção. São descritos neste capítulo os aspectos relevantes sobre a farmacologia dos anestésicos locais e é destacado o tratamento atualmente preconizado no caso de intoxicação grave.

ANESTÉSICOS LOCAIS

Anestésicos locais (AL) são substâncias que, em concentrações apropriadas, bloqueiam de forma totalmente reversível a geração e propagação de impulsos elétricos em tecidos excitáveis. Agem em qualquer parte do sistema nervoso e em todo tipo de fibra, sendo capazes de produzir tanto um bloqueio sensitivo quanto motor por meio do bloqueio dos canais de sódio, impedindo assim a despolarização intracelular[1].

Os anestésicos locais bloqueiam os nervos periféricos, interrompendo a transmissão de potenciais de ação ao longo das fibras nervosas. Para chegar ao seu sítio de ação, principalmente os canais de sódio com tensão controlada, os anestésicos locais devem atingir a membrana do nervo. Isso implica a necessidade da difusão das drogas através dos tecidos e a geração de um gradiente de concentração.

São compostos por um grupo lipofílico (anel benzeno), separado de um grupo hidrofílico (amina terciária) por uma cadeia intermediária que inclui uma ligação éster ou amida. São bases fracas e o tipo de cadeia intermediária é a base da classificação em ésteres ou amidas[1].

Mecanismo de ação

Agem inibindo a condução dos nervos periféricos por um bloqueio nos canais de sódio, que impede a despolarização da membrana. O que determina a potência dos AL é primordialmente a lipossolubilidade; quanto maior a lipossolubilidade, maior a potência anestésica. A margem de segurança é menor para os anestésicos mais lipossolúveis, pois anestésicos locais muito potentes, de alta lipossolubilidade e afinidade proteica são também mais cardiotóxicos[2].

Doses máximas recomendadas

TABELA 1 Doses máximas recomendadas dos diferentes anestésicos locais

Anestésico	Sem adrenalina	Com adrenalina
Lidocaína	4 - 5 mg.kg^{-1}	7 mg.kg^{-1}
Bupivacaína	2 - 3 mg.kg^{-1}	3 mg.kg^{-1}
Levobupivacaína	2 mg.kg^{-1}	2,5 mg.kg^{-1}
Ropivacaína	3 mg.kg^{-1}	–
Prilocaína	7 mg.kg^{-1}	8 - 9 mg.kg^{-1}
Mepivacaína	4 - 5 mg.kg^{-1}	7 mg.kg^{-1}
Clorprocaína	11 mg.kg^{-1}	14 mg.kg^{-1}

A bupivacaína produz efeitos depressores maiores em concentrações mais baixas do que lidocaína, mepivacaína ou prilocaína, além de ser mais arritmogênica. A bupivacaína bloqueia o nó sinusal, prolonga o intervalo PR e induz um tipo de arritmia reentrante. Isso ocorre pelo fato da bupivacaína estar ligada mais fortemente ao sítio do receptor dentro dos canais de sódio (*fast in, slow out*) do que a ropivacaína (*fast in, middle out*) e a lidocaína (*fast in, fast out*), especialmente quando observamos o músculo cardíaco. A ropivacaína é mais segura do ponto de vista cardiovascular do que a bupivacaína e menos potente. Em modelo animal, a levobupivacaína e a ropivacaína apresentaram 30 a 40% menor toxicidade cardiovascular. Há relatos de paradas cardiorrespiratórias provocadas por ropivacaína na literatura, mas com evolução melhor do que as causadas por bupivacaína[3].

Dose-teste

Em procedimentos no neuroeixo, a dose-teste tem como objetivo identificar se a agulha ou o cateter peridural foram introduzidos no espaço subaracnóideo ou em veias inadvertidamente. A aspiração da agulha ou cateter para identificar a presença de sangue ou liquor pode ser útil para prevenir injeções inadvertidas de anestésico local, mas a incidência de teste falso-negativo é alta. A dose teste mais utilizada é de 3 mL de anestésico local (lidocaína) contendo 5 mcg/mL de adrenalina (1:200.000), solução esta mais comumente encontrada nas formulações comerciais de lidocaína com vasoconstritor. A dose deve ser suficiente para que, introduzida no espaço subaracnóideo, determine a anestesia e, introduzida no interior de um vaso sanguíneo, produza aumento médio da frequência cardíaca em 30 batimentos/minuto entre 20 e 40 segundos após a injeção. Em pacientes que utilizam betabloqueador, não se observa aumento nos batimentos cardíacos, podendo inclusive haver diminuição deles. Nestes pacientes, o aumento de pressão arterial sistólica maior ou igual a 20 mmHg é indicador de injeção intravascular. O paciente deve estar sempre monitorizado. A realização da dose teste está sempre recomendada.

INTOXICAÇÃO

Anestésicos locais são drogas relativamente seguras se forem administradas em dosagens adequadas. Reações tóxicas sistêmicas podem ocorrer principalmente após injeção intravascular, subaracnóidea acidental ou doses excessivas. A toxicidade está relacionada diretamente com o nível plasmático elevado dos anestésicos locais e pode envolver tanto o sistema cardiovascular como o SNC. Vale a pena destacar que os sinais e sintomas são crescentes de acordo com a concentração plasmática dos anestésicos locais, portanto a injeção lenta e fracionada, observando as reações do paciente, é sempre recomendada e é um dos principais mecanismos de prevenção da intoxicação.

O uso de epinefrina (vasoconstritor) causa vasoconstrição no sítio de administração, diminui a absorção sistêmica, aumenta a captação neuronal, melhora a qualidade da analgesia, prolonga a duração da ação e limita os efeitos colaterais tóxicos por reduzir a concentração plasmática secundariamente à vasoconstrição local. Níveis plasmáticos para desencadear sinais de toxicidade no SNC são menores que os responsáveis por um colapso cardiocirculatório[4].

A absorção sistêmica é proporcional à vascularização do local de injeção:

EV > traqueal > intercostal > caudal > paracervical > epidural > plexo braquial > ciático > subcutâneo

O potencial de toxicidade do SNC é ainda modificado por outros fatores. Por exemplo, uma diminuição na ligação e depuração das proteínas locais, acidose sistêmica, hipercapnia e hipercarbia podem aumentar o risco de toxicidade do SNC. Por outro lado, a coadministração de agentes depressores do SNC, como barbitúricos e benzodiazepínicos, podem diminuir a probabilidade de efeitos neurotóxicos.

Pensando em populações específicas e suas particularidades, as mulheres grávidas têm alterações fisiológicas que podem aumentar a sua suscetibilidade à toxicidade por anestésicos locais[5]. O aumento do débito cardíaco e o fluxo sanguíneo dos tecidos podem resultar em aumento mais rápido das concentrações plasmáticas de anestesia local, o que aumenta o risco de toxicidade. Reduzidas concentrações de proteína de ligação plasmáticas também podem resultar em maiores concentrações de anestésico local livre. Além disso, trabalhos em modelos animais sugerem que na gravidez pode haver sensibilidade neuronal intrínseca a essas substâncias, o que pode predispor a neurotoxicidade, com convulsões ocorrendo em concentrações plasmáticas mais baixas de ropivacaína do que em mulheres não grávidas[6]. Não temos conhecimento de evidências que sugerem que um aumento na suscetibilidade à toxicidade neurológica necessariamente corresponde a um aumento no risco de toxicidade cardiovascular.

Diferenças na farmacocinética e alterações farmacodinâmicas existem nas crianças em relação ao adulto e essas mudanças determinam quais doses máximas seguras podem ser administradas nessa população. Geralmente, o volume de distribuição de anestésicos locais é maior em crianças do que em adultos, resultando em níveis plasmáticos mais baixos. Isso significa que doses maiores são toleradas em crianças. Doses de bupivacaína até 3 mg/kg e lidocaína até 10 mg/kg são associadas a picos de níveis plasmáticos inferiores a 2 µg/kg, o que é muito inferior ao nível plasmático tóxico[7]. No entanto, em recém-nascidos com menos de 6 meses de idade, a ligação de anestésicos locais às proteínas séricas é aproximadamente metade daquela de crianças e de adultos, e o metabolismo hepático também é menor. Isso resulta em níveis plasmáticos mais elevados e uma maior fração livre (não ligada) de anestésico local no sangue, permitindo que a toxicidade ocorra em nível abaixo dos níveis tóxicos preconizados. A dose máxima de anestésicos locais deve ser reduzida em 50% nessa faixa etária[8].

Intoxicação e anestesia regional

Bloqueios de neuroeixo foram as técnicas com maior número de casos de intoxicação[9] até uma revisão atual feita em 2015[10], na qual prevaleceu o bloqueio interescalênico como o mais relacionado a essa intercorrência. Isso poderia simplesmente refletir a alta frequência desse bloqueio na prática clínica. Por outro

TABELA 2 Particularidades pediátricas e farmacologia dos anestésicos locais

Características	Consequências e riscos	Cuidados na anestesia regional
Frouxidão da inserção de aponeuroses e bainhas	Distribuição aumentada ao longo de trajetos nervosos	Volume maior na peridural e menos nos nervos periféricos
Imaturidade enzimática	Metabolismo lento dos AL	Aumento da meia vida e acúmulo em infusão contínua
Aumento do LEC	Aumento do volume de distribuição	Diminuição da concentração máxima na injeção única
Níveis baixos de albumina e alfa-1-glicoproteína ácida	Maior fração livre de drogas	Maior risco de toxicidade por AL
Aumento do gasto e frequência cardíacos	Aumento do fluxo sanguíneo regional	Aumento da absorção sistêmica dos AL (menor tempo de bloqueio)
Imaturidade simpática, diminuição da adaptação autônoma do coração, menor leito vascular em MMII	Estabilidade hemodinâmica nos bloqueios de neuroeixo	Pré-carga de fluidos e fármacos vasoativos desnecessários

AL: anestésicos locais; LEC: líquido extracelular; MMII: membros inferiores. Fonte: Gropper et al., 2019.

lado, esse procedimento poderia ser considerado um risco relativo de desenvolver toxicidade por causa da rica vascularização presente na região cervical.

A ropivacaína, geralmente primeira escolha para realização dos bloqueios, foi o AL mais associado a intercorrências após a injeção única (*single shot*), enquanto a lidocaína, isolada ou combinada, foi a segunda mais comum, ressaltando que nenhuma dessas drogas é completamente segura.

Em anestesia regional, intoxicação por AL é uma realidade atual? Os relatórios clínicos sugerem que a toxicidade do SNC associada ao uso de anestésicos na anestesia regional é incomum. Liu et al.[11], em sua publicação, fez estimativas da frequência de toxicidade sistêmica por anestésicos locais. Eles assumem a posição de que a taxa de casos relatados é baixa o suficiente para que possamos estar essencialmente livres desse problema. Interpretamos o fato da maneira oposta. Não só é prematuro ter essa conclusão, como também ainda existe uma necessidade contínua de prevenção e educação. Entretanto, particularmente em anestesia regional, um declínio aparente nas taxas globais de intoxicação durante a última década é encorajador. Liu et al. apontam corretamente para este efeito e, como outros, atribuem potencialmente esses resultados a uma prática anestésica mais segura, incluindo o uso de ultrassom em bloqueios periféricos.

SINAIS E SINTOMAS DE INTOXICAÇÃO

A toxicidade por anestésicos locais pode causar sintomas como:

- Inquietação, vertigem e dificuldade visual.
- Parestesias periorais, gosto metálico, confusão mental, alucinações auditivas e visuais.
- Dificuldade de fala e abalos musculares principalmente em face e extremidades (precedem as convulsões).
- Convulsões tônico-clônicas.
- Depressão generalizada do SNC, hipotensão arterial e apneia.
- Reações alérgicas (principalmente os agentes aminoésteres por serem derivados do ácido p-aminobenzoico). As aminoamidas possuem metilparabeno, conservante com estrutura similar ao ácido p-aminobenzoico que também pode provocar hipersensibilidade (mais raro).

Concentrações elevadas deprimem a atividade de marca-passo do nó sinoatrial, resultando em bradicardia sinusal até parada cardiorrespiratória[12]. Quanto maior a potência do AL, maior a lipossolubilidade e maior a afinidade proteica, sendo maior a cardiotoxicidade. A bupivacaína tem grande efeito depressor da condução elétrica do coração via canais de sódio voltagem-dependentes que regulam a fase inicial de despolarização (fase 0). Embora os anestésicos locais possam causar diretamente grandes distúrbios no coração, seus efeitos em outros componentes dos sistemas cardiovasculares podem ser tão importantes. Por exemplo, demonstrou-se que a bupivacaína sistêmica prejudica a regulação pelo SNC do sistema cardiovascular. A interrupção do barorreflexo arterial no tronco cerebral pela bupivacaína pode levar à atenuação da resposta do ritmo cardíaco às mudanças na pressão sanguínea. Os anestésicos locais também atuam no endotélio do músculo liso em torno dos vasos sanguíneos. Na periferia, a vasoconstrição ocorre em doses subclínicas e a vasodilatação, em doses mais elevadas. Na vasculatura pulmonar, no entanto, o aumento das concentrações anestésicas locais produz hipertensão arterial pulmonar. O aumento da resistência vascular pulmonar ocorre antes de qualquer diminuição significativa no inotropismo cardíaco, sugerindo que o resultado é um efeito primário da intoxicação anestésica local, em vez de secundário a um declínio na contratilidade cardíaca[12].

A ressuscitação cardiopulmonar é demorada e difícil, podendo perdurar por períodos prolongados. Via de administração, condições clínicas preexistentes (como a insuficiência hepática), condições fisiológicas (gravidez), idade, alterações do equilíbrio ácido-básico e alterações no estado de hidratação também podem predispor à intoxicação.

Em trabalho realizado com cães, após o colapso cardiovascular de infusões intravenosas de lidocaína, bupivacaína, levobupivacaína e ropivacaína, as taxas de sucesso da reanimação foram maiores para a lidocaína (100%) em relação à ropivacaína (90%), levobupivacaína (70%) e bupivacaína (50%)[13].

TRATAMENTO

A prevenção é muito importante quando se fala sobre intoxicação por anestésicos locais. Aspirar e testar antes de injetar, velocidade de injeção lenta e manter o contato verbal com o paciente, em busca de qualquer sinal ou sintoma precoces de intoxicação ou injeção intravascular inadvertida são condutas fundamentais na prevenção. Quando administrado com AL associado a vasoconstritor, taquicardia pronunciada e/ou hipertensão nos 60 segundos seguintes ao início da administração podem ser sinais de injeção intravascular inadvertida. Dessa forma, a monitorização desses parâmetros (pressão arterial e frequência cardíaca) é importante a fim de se evitar quadros graves de intoxicação[14].

Ao buscarmos sinais de intoxicação por AL, devemos ter em mente o quadro neurológico precoce e dar atenção a sinais/sintomas mais específicos, como alterações gustativas (gosto metálico na boca), alterações auditivas (tinitus) e visuais (diplopia), normalmente ausentes em quadros como distúrbios neurovegetativos que podem ser causados por dor, desconforto, medo e ansiedade. Para identificação desses sintomas é recomendada a realização da anestesia regional com o paciente desperto, com sedação leve/ansiólise, apenas para conforto, buscando maior segurança[14].

Conduta

1. Interromper a administração da droga e manter contato verbal com o paciente.
2. Ofertar oxigênio a 100% por máscara. O oxigênio aumenta o limiar convulsivo e previne hipoxemia, melhorando o prognóstico do quadro. A hipoxemia, hipercarbia e acidose agravam a toxicidade.
3. Colocar o paciente em decúbito dorsal horizontal ou leve Trendelenburg, a fim de melhorar as perfusões cardíaca e cerebral.

4. Acesso venoso estabelecido (sempre antes do início da anestesia loco-regional).
5. Manter monitorização adequada de oxigenação (oximetria de pulso), ritmo e frequência cardíaca (eletrocardiografia contínua) e pressão arterial.
6. Intubação orotraqueal, se necessário.
7. Convulsões: tiopental 50 a 100 mg ou midazolam 0,05-0,1 mg/kg ou propofol 1 mg/kg.
8. Ressuscitação cardiopulmonar (RCP) por períodos prolongados pode ser necessária.
9. Recomenda-se a utilização de emulsão lipídica de óleo de soja, glicerol e fosfolipídeos, um componente da nutrição parenteral pode ser usado como "antídoto" para tratar o colapso cardiovascular causado por sobredose de anestésicos locais[14].

Os mecanismos propostos para o efeito de reversão da intoxicação por anestésicos locais envolvem a formação de uma fase lipídica que extrai as moléculas de anestésico local da fase aquosa do plasma e há difusão da solução lipídica nos tecidos promovendo interação direta com os anestésicos locais e inibição do metabolismo oxidativo. Além disso, a solução lipídica possui efeito inotrópico positivo direto[15].

Tratamento para parada cardíaca induzida por anestésico local com emulsão lipídica endovenosa

Na eventualidade de parada cardíaca induzida por anestésico local refratária às medidas terapêuticas convencionais, e em simultâneo com ressuscitação cardiopulmonar, deve-se iniciar o seguinte regime de emulsão lipídica por via endovenosa:

- Emulsão lipídica TCL/TCM 20%, 1,5 mL/kg em 1 minuto.
- Iniciar imediatamente a perfusão a 0,25 mg/kg/minuto.
- Repetir *bolus* a cada 3-5 minutos (dose máxima de 3 mL/kg) até o restabelecimento da circulação.
- Manter perfusão contínua até estabilidade hemodinâmica.
- Se houver diminuição da pressão arterial, aumentar a velocidade de perfusão para 0,5 mL/kg/minuto (dose total máxima recomendada de 10 mL/kg).

Em termos práticos, para ressuscitar um adulto com 70 kg de peso, deve-se:

- Utilizar bolsa de 500 mL de emulsão lipídica TCL/TCM 20% e seringa de 50 mL.
- Retirar 50 mL e administrar imediatamente, por via endovenosa.
- Colocar o restante do conteúdo da bolsa para administração endovenosa por meio de sistema de soro (macrogotas) para correr em 15 minutos. Repetir o *bolus* inicial até duas vezes se não for restaurada a circulação espontânea.

Inúmeros trabalhos de pesquisa[16-18] sugerem um possível benefício do uso de emulsões lipídicas endovenosas como antídoto em situações com potencial risco de vida em decorrência de cardiotoxicidade da bupivacaína, mepivacaína, ropivacaína, haloperidol, antidepressivos tricíclicos, betabloqueadores lipofílicos e bloqueadores dos canais de cálcio[19].

Deve-se atentar aos riscos da infusão de altas doses de soluções lipídicas como potencial sobrecarga volêmica, lesões pulmonares agudas e aumento abrupto da osmolaridade plasmática[15].

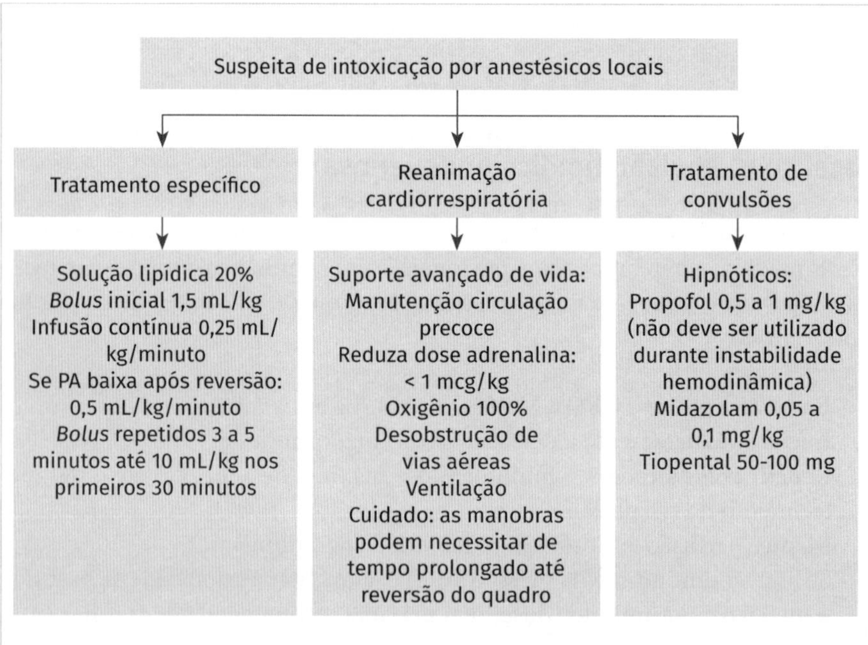

FIGURA 1 Suspeita de intoxicação por anestésicos locais.

Concluindo, intoxicação por anestésicos locais deve sim continuar a ser uma preocupação na anestesiologia. Erros técnicos, pacientes com suscetibilidade não diagnosticada a anestésicos locais, dentre outros fatores, contribuem para a persistência do problema. Relatos de graves intoxicações dentro e fora da sala de cirurgia infelizmente continuam. Podemos reduzir os fatores modificáveis que contribuem para o problema, em grande parte, por meio da educação.

BIBLIOGRAFIA RECOMENDADA

1. Popitz-Bergez FA, Leeson S, Strichartz GR, et al. Relation between functional deficit and intraneural local anesthetic during peripheral nerve block. A study in the rat sciatic nerve. Anesthesiology. 1995;83:583.
2. Fink BR, Cairns AM. Differential slowing and block of conduction by lidocaine in individual afferent myelinated and unmyelinated axons. Anesthesiology. 1984;60:111.
3. Klein SM. Successful resuscitation after ropivacaine- induced ventricular fibrillation. Anesth Analg. 2003;97(3):901-3
4. Neal JM. Effects of epinephrine in local anesthetics on the central and peripheral nervous systems: Neurotoxicity and neural blood flow. Reg Anesth Pain Med. 2003;28:124.
5. Griffiths JD, Le NV, Grant S, Bjorksten A, Hebbard P, Royse C. Symptomatic local anaesthetic toxicity and plasma ropivacaine concentrations after transversus abdominis plane block for Caesarean section. Br J Anaesth. 2013;110(6):996-1000.
6. Santos AC, DeArmas PI. Systemic toxicity of levobupivacaine, bupivacaine, and ropivacaine during continuous intravenous infusion to nonpregnant and pregnant ewes. Anesthesiol. 2001;95:1256-64.
7. Murat I, Montay G, Delleur MM, Esteve C, Saint Maurice C. Bupivacaine pharmacokinetics during epidural anaesthesia in children. Eur J Anaesthesiol. 1988;5:113-20.
8. Stow P J., Scott A, Phillips A, White JB: Plasma bupivacaine concentrations during caudal analgesia and ilioinguinal-iliohypogastric nerve block in children. Anaesthesia. 1988;43:650-3.
9. Di Gregorio G, Neal JM, Rosenquist RW, Weinberg GL. Clinical presentation of local anesthetic systemic toxicity: a review of published cases, 1979 to 2009. Reg Anesth Pain Med. 2010;35:181-7.
10. Vasques F, Behr AU, Weinberg G, Ori C, Di Gregorio G. A review of local anesthetic systemic toxicity cases since publication of the American Society of Regional Anesthesia recommendations: to whom it may concern. Reg Anesth Pain Med. 2015;40(6):698-705.
11. Liu SS, Ortolan S, Sandoval MV, Curren J, Fields KG, Memtsoudis SG, et al. Cardiac arrest and seizures caused by local anesthetic systemic toxicity after peripheral nerve blocks: should we still fear the reaper? Reg Anesth Pain Med. 2016;41(1):5-21.
12. Pitkanen M, Feldman HS, Arthur GR, Covino BG. Chronotropic and inotropic effects of ropivacaine, bupivacaine, and lidocaine in the spontaneously beating and electrically paced isolated, perfused rabbit heart. Reg Anesth. 1992;17:183-92.
13. Data from Groban L, Deal DD, Vernon JC, et al. Does local anesthetic stereoselectivity or structure predict myocardial depression in anesthetized canines? Regional Anesthesia and Pain Medicine. 2002;27:460.
14. AAGBI Safety Guideline. Management of severe local anaesthetic toxicity 2. Disponível em: http://www.aagbi.org/sites/default/files/la_toxicity_ 2010_0.pdf.

15. Cave G, Harvey M, Graudins A. Review article: Intravenous lipid emulsion as antidote: a summary of published human experience. Emerg Med Australasia. 2011;23:123-41.
16. Weinberg GL. Lipid Emulsion infusion resuscitation for local anesthetic and other drug overdose. Anesthesiol. 2012;117:180-7.
17. Rothschild L, Bern S, Oswald S, Weinberg G. Intravenous lipid emulsion in clinical toxicology. Scand J Trauma, Res Emerg Med. 2010;18:51.
18. Rosenblatt MA, Abel M, Fischer GW, Itzkovich CJ, Eisenkraft JB. Successful use of a 20% lipid emulsion to resuscitate a patient after a presumed bupivacaine-related cardiac arrest. Anesthesiol. 2006;105:2178.
19. Weinberg GL. Current concepts in resuscitation of patients with local anesthetic cardiac toxicity. Reg Anesth Pain Med. 2002;27:568.
20. Gropper MA, Cohen NH, Eriksson LI, et al. (eds.). Miller's anesthesia, 9th ed. Regional anesthesia in children, Chapter 76. Philadelphia: Elsevier; 2019.

35

Anestesia fora do centro cirúrgico

Marilia Bonifácio Baranauskas

INTRODUÇÃO

Nas últimas décadas, tem se tornado frequente a solicitação de cuidados anestésicos fora do ambiente tradicional do centro cirúrgico. A anestesia fora do centro cirúrgico ganhou grande popularidade. Tanto o número quanto a complexidade de procedimentos terapêuticos e diagnósticos têm aumentado. A realização dessas anestesias, na maioria dos casos, não pode ser comparada com os cuidados anestésicos dentro do bloco operatório. Existem problemas logísticos específicos, resultando em uma seleção especial de pacientes, avaliação pré-operatória, tratamento e acompanhamento pós-operatório diferenciados.

Cada vez mais procedimentos complexos são realizados fora do centro cirúrgico em pacientes em extremos de idade, portadores de doenças sistêmicas ou variações anatômicas, que requerem atitudes e habilidades especiais, tanto técnicas quanto não técnicas, pois muitas vezes essa população está debilitada para ser submetida à cirurgia, porém terá benefícios com o procedimento proposto.

Nenhuma anestesia ou sedação feita fora do centro cirúrgico deve ser considerada simples, pois requer habilidade, experiência, organização, capacidade de trabalho em grupo e coordenação de equipe, atenção e tomada de decisões rápidas. A escolha da técnica anestésica deve ser avaliada de acordo com a segurança do paciente. Muitas vezes, o preparo pré-anestésico é realizado por colegas não anestesistas, que podem não considerar as interações entre o estado físico do paciente, as medicações de uso diário e os efeitos da anestesia. Os mesmos cuidados adotados no centro cirúrgico devem ser realizados nestes pacientes, que precisam de avaliação pré-anestésica e esclarecimentos e assinatura do consentimento informado.

Problemas que acontecem durante essas anestesias podem ser decorrentes de locações remotas, espaço de trabalho limitado, interferências elétricas entre aparelhos e monitores, iluminação e temperatura inadequados, falta de pessoas tecnicamente habilitadas, escassez de drogas e suprimentos. Geralmente, equipamentos antigos são utilizados nesses ambientes; os anestesiologistas precisam se familiarizar e testá-los previamente a cada procedimento e um programa de manutenção periódica de aparelhos e monitores deve ser instituído.

O planejamento anestésico deve ser delineado, mas precisa-se estar preparado para mudanças de conduta. Sedação e analgesia no paciente em respiração espontânea requer mais habilidade e experiência do que anestesia geral com via aérea controlada. Uma vez que o resultado depende da qualidade do cuidado prestado, protocolos institucionais devem ser adotados e pessoas capacitadas e treinadas devem compor a equipe de trabalho.

TABELA 1 Situações que merecem cuidados especiais durante anestesia fora do centro cirúrgico

Situações
Paciente não cooperativo
Extremos de idade
Previsão de via aérea difícil
Apneia obstrutiva do sono
Ortopneia
Hipertensão intracraniana grave
Obesidade mórbida
Dificuldade de acesso à via aérea
Anormalidades dentárias, orais, craniofaciais, cervicais, torácicas
Diminuição do nível de consciência e incapacidade de proteger vias aéreas
Refluxo gastroesofágico importante e gastroparesia
Trauma
Infecção de vias aéreas e febre inexplicada
Posição ventral
Posição desconfortável
Procedimentos longos, complexos e dolorosos

Fonte: Robbertze et al., 2006.

DEFINIÇÕES

Anestesia geral

É um estado de depressão do nível de consciência durante o qual o paciente não é despertado, mesmo por estímulos dolorosos. A preservação de reflexos e a ventilação estão abolidas, necessitando de assistência respiratória para manutenção da permeabilidade da via aérea e respiração.

Analgesia

Consiste na diminuição ou supressão da sensação dolorosa, sem perda de consciência.

Sedação

É um estado de depressão do nível de consciência, induzido por drogas, em diferentes níveis de intensidade. De acordo com as doses administradas e as respostas individuais dos pacientes, o resultado pode variar desde leve tranquilidade até inconsciência. É classificada em três níveis:

- Ansiólise (sedação mínima): é o estado de tranquilidade e calma induzido por drogas, durante a qual o paciente responde normalmente aos comandos verbais. Embora as funções cognitivas e de coordenação possam estar comprometidas, a função cardiovascular e ventilatória estão preservadas.
- Sedação moderada (sedação consciente): é uma depressão da consciência induzida por drogas, durante a qual o paciente desperta intencionalmente a um comando verbal e/ou a um leve estímulo tátil. Nenhuma intervenção é necessária para a manutenção da via aérea e ventilação espontânea. A função cardiovascular está preservada.
- Sedação profunda: é uma depressão da consciência induzida por drogas, durante a qual o paciente não desperta facilmente, porém responde a estímulos dolorosos repetidos. A ventilação espontânea pode estar comprometida e o paciente pode precisar de assistência para a manutenção da permeabilidade das vias aéreas e/ou suporte ventilatório. A função cardiovascular geralmente está preservada.

Assistência clínica (acompanhamento anestésico)

É caracterizado pelo cuidado do paciente, sem administração de agentes psicotrópicos, podendo ocorrer ou não intervenção terapêutica para a manutenção da estabilidade clínica do paciente. Pode ocorrer necessidade de intervenção anestésica por falta de colaboração do paciente, mudança da condição clínica ou necessidade de realização de procedimentos dolorosos não planejados.

PADRONIZAÇÃO DE CUIDADOS

De acordo com os *guidelines* para anestesia fora do centro cirúrgico da Sociedade Americana de Anestesiologistas, as seguintes recomendações devem ser seguidas:

- Fonte confiável de oxigênio disponível com capacidade para duração de todo o procedimento e alternativa suplementar em caso de falha ou esgotamento da fonte principal.
- Equipamento de aspiração a vácuo adequado e confiável. Os dispositivos de aspiração central são preferíveis aos portáteis.
- Sistema fechado de eliminação de gases anestésicos, para evitar a poluição do ambiente.
- Sistema bolsa-válvula-máscara capaz de fornecer fração inspirada mínima de 90% de oxigênio para realização de ventilação com pressão positiva em caso de necessidade.
- Drogas, suprimentos e equipamentos adequados para a atividade planejada.
- Equipamento de monitorização adequado aos padrões básicos de monitorização anestésica.
- Conexões elétricas suficientes e isolamento elétrico adequado, além de fontes de energia de emergência.
- Espaço adequado para equipamentos e equipe, permitindo fácil acesso ao paciente, monitores e aparelho de anestesia.
- Disponibilidade imediata de equipamento de emergência com desfibrilador, dispositivos e drogas para a ressuscitação cardiopulmonar.
- Equipe treinada para auxiliar o anestesiologista e o sistema de comunicação rápido e fácil com colegas no centro cirúrgico, em caso de necessidade de assistência.
- Observação das rotas de segurança e saída dos locais, quando existirem.
- Manejo adequado pós-anestésico.

Houve aumento na demanda de cuidados anestésicos em diversos locais. Além do setor de radiologia para as tomografias computadorizadas, as ressonâncias magnéticas, os procedimentos de radiologia intervencionista e as biópsias guiadas por ultrassom, também damos suporte na unidade de radioterapia, no setor de biópsias de medula óssea, mielogramas e punções lombares, no setor de endoscopia, na cardiologia intervencionista, no departamento de pediatria, nas unidades de cuidados intensivos, na psiquiatria e no departamento de emergências (para redução de fraturas, suturas, cardioversões, etc.) (Tabela 2).

TABELA 2 Cuidados anestésicos fora do centro cirúrgico

Radiologia	Radioterapia	Endoscopia	Outros
Tomografia computadorizada	Psiquiatria	Endoscopia digestiva alta	Pediatria
Ressonância magnética	Eletroconvulsoterapia	Colonoscopia	Emergência
Radiologia intervencionista	Cardiologia	Colangiografia endoscópica retrógrada	Biópsia de medula óssea
Neurorradiologia intervencionista	Cateterização cardíaca	Gastrostomia endoscópica	Unidade de terapia intensiva
Biópsias guiadas por ultrassom	Ablação por radiofrequência	Broncoscopia	
	Valvuloplastias	Ecoendoscopia	

CONSIDERAÇÕES E CUIDADOS

Local

É extremamente importante a avaliação do local onde será realizado o procedimento, uma vez que pode ser difícil a realização de uma anestesia segura em locais com configuração desfavorável. Equipamentos grandes, que sejam fontes de grande calor, como os da radiologia, além dos aparelhos de anestesia, ocupam grandes espaços que limitam o acesso ao paciente. Outros fatores são: baixa luminosidade, escassez de fontes de energia e possibilidade de interferências elétricas.

Equipamento

Os equipamentos necessários para a realização de uma anestesia segura devem estar prontamente disponíveis: aparelho de anestesia; monitor com eletrocardiograma, oximetria de pulso, monitorização de pressão arterial invasiva e não invasiva, capnografia e termômetro; dispositivos para acesso venoso, manejo de via aérea e drogas anestésicas e de ressuscitação cardiopulmonar.

Deve-se atentar à segurança da mesa em que o paciente deitará e o posicionamento dele, além da disponibilidade de fonte e material de aspiração.

Pessoal e segurança

As pessoas envolvidas com o cuidado de pacientes não cirúrgicos podem não estar familiarizadas com o manejo de pacientes anestesiados. Por vezes, a equipe tem conhecimentos médicos limitados. O treinamento adequado desses assistentes é essencial em situações de emergência.

As considerações de segurança para a equipe de anestesia são importantes. Geralmente, trabalha-se em áreas com risco de radiação. Em muitos locais, não há sistema fechado de eliminação de gases anestésicos, neste caso considere a técnica de anestesia venosa total.

Avaliação pré-procedimento

A avaliação pré-operatória deve ser realizada como na de pacientes que serão submetidos a cirurgias. É importante salientar que muitas crianças e idosos submetidos a procedimentos fora do ambiente cirúrgico têm síndromes e comorbidades que requerem avaliação cautelosa.

Recomendações de jejum

Os protocolos institucionais de tempo de jejum devem ser seguidos. Caso não haja, seguir as recomendações adotadas pela Sociedade Americana de Anestesiologistas.

Escolha da técnica e dos agentes anestésicos

Quando escolher a técnica e os agentes anestésicos utilizados para anestesia fora do centro cirúrgico, os seguintes pontos devem ser considerados:

- A maioria dos casos são procedimentos intervencionistas ambulatoriais. Deve-se optar por drogas de curta duração e rápida recuperação.
- A maioria dos procedimentos não tem estímulo álgico importante durante e pós-procedimento. Raramente deve-se optar por opioides potentes e de longa duração.
- Agentes bloqueadores neuromusculares devem ser utilizados apenas para a entubação orotraqueal, logo opta-se pelos de curta duração.

O anestesiologista precisa entender a sequência de cada procedimento, estimar a duração e o potencial de estímulo álgico para selecionar o tipo de anestesia mais adequado ao paciente. A diferença na escolha da técnica anestésica e dos agentes utilizados está associada à experiência do profissional, às condições do paciente e ao que este deseja durante a intervenção.

Independentemente se o procedimento for simples ou não, todo paciente precisa estar preparado para ser submetido à anestesia geral, pois uma sedação pode necessitar ser convertida para anestesia geral a qualquer momento, em casos de intercorrências.

Preferencialmente, discute-se o caso previamente com o colega que executará a intervenção. Toda equipe deve ser treinada para auxiliar em casos de complicações e ressuscitação cardiopulmonar.

PROCEDIMENTOS

Neurorradiologia intervencionista

Os procedimentos incluem as embolizações de aneurismas cerebrais e malformações vasculares, angiografias e trombólises cerebrais, dentre outros.

Geralmente têm pouco estímulo álgico, porém dá-se preferência à anestesia geral, por apresentar melhores resultados em casos de intercorrências durante o procedimento.

São responsabilidades do anestesista a imobilidade do paciente durante a intervenção; a otimização do fluxo sanguíneo cerebral; o controle da pressão de perfusão; a manutenção da pressão intracraniana; a monitorização do balanço hídrico, da pressão sanguínea e da temperatura corpórea; promoção do rápido despertar; assistência no tratamento de complicações e o acompanhamento do transporte do paciente da sala de procedimento para a sala de recuperação pós-anestésica ou unidade de terapia intensiva.

Além da avaliação pré-anestésica habitual, deve-se detalhar a doença neurológica que resultou na indicação do procedimento. Na avaliação neurológica, identificar déficits prévios, com atenção à escala de coma de Glasgow.

A monitorização padrão em neurorradiologia intervencionista não difere da realizada no ambiente do centro cirúrgico. Procedimentos intracranianos necessitam de monitorização arterial invasiva. A sondagem vesical é necessária em procedimentos mais prolongados.

A monitorização da coagulação por meio do tempo de coagulação ativado (TCA) é fundamental para evitar complicações tromboembólicas. Após obtenção do TCA basal, deve-se proceder à administração de 70 U/kg de heparina para manter o TCA entre 2 e 3 vezes o controle. Repetir em *bolus* ou fazer infusão contínua, se necessário.

O controle da pressão arterial está indicado em neurorradiologia intervencionista. A hipotensão permissiva pode ser indicada para testar a reserva cerebrovascular em pacientes submetidos a oclusão da carótida e reduzir o fluxo à artéria que supre uma MAV antes da oclusão vascular. Durante oclusão arterial aguda ou vasoespasmo, a hipertensão induzida é utilizada para aumentar a perfusão por colaterais.

As complicações em neurorradiologia intervencionista podem ser rápidas e catastróficas. Envolvem eventos hemorrágicos e tromboembólicos.

Complicações hemorrágicas exigem pronta reversão da heparina com protamina e hipotensão induzida para controle do sangramento. As complicações oclusivas exigem elevação dos níveis pressóricos para aumento do fluxo sanguíneo por colaterais e uso de agentes trombolíticos diretamente dentro do vaso ocluído. A terapia triplo H (hemodiluição, hipervolemia, hipertensão) é indicada para eventos que envolvem a ocorrência de vasoespasmo.

TABELA 3 Complicações em neurorradiologia

Hemorrágicas
Rotura de aneurisma
Lesão ou dissecção vascular intracraniana
Oclusivas
Complicações tromboembólicas
Deslocamento das molas de embolização para vasos principais
Fratura das molas de embolização
Vasoespasmo
Outras
Reações ao uso de contrastes
Nefropatia relacionada ao uso de contraste
Hematoma no sítio de punção

Fonte: Nadjat-Haiem et al., 2009.

Cardiologia intervencionista

Os principais procedimentos em cardiologia intervencionista são: fechamento de comunicações intracardíacas, fechamento do canal arterial, dilatação por balão, valvuloplastias e trocas valvares, coronariografia, angioplastias de coronárias e colocação de *stents*, ablação de focos arritmogênicos, implante de marca-passo e cardiodesfibriladores.

Apesar de não haver uma técnica anestésica ideal para os procedimentos hemodinâmicos, é imprescindível que o anestesiologista minimize os efeitos das drogas anestésicas sobre o sistema cardiovascular.

As técnicas anestésicas incluem anestesia local, sedação e anestesia geral. Várias drogas são usadas com sucesso para sedação de pacientes submetidos à cateterização cardíaca. A escolha da técnica anestésica e das drogas dependerá do grau de disfunção cardíaca e da patologia de base. Os efeitos vasculares da manipulação anestésica podem afetar de forma importante a resistência vascular pulmonar (RVP) e/ou a resistência vascular sistêmica (RVS) alterando o fluxo sanguíneo nos dois circuitos. Em geral, o cuidado anestésico prevê manter a perfusão sistêmica e pulmonar, com pressões de enchimento adequadas, FC e perfusão coronariana.

Além da avaliação anestésica de rotina, é de grande importância a avaliação da reserva cardiorrespiratória. Intervenções prévias podem influenciar no planejamento anestésico, além da possibilidade de dificuldade de acesso venoso e cooperação do paciente em decorrência de múltiplas internações. Anormalidades eletrolíticas aumentam o risco de arritmias, devendo ser tratadas previamente.

TABELA 4 Principais cardiopatias encontradas na cardiologia intervencionista.

Shunt	Comunicação interatrial (CIA)
	Comunicação interventricular (CIV)
Sistema de circulação em paralelo	Transposição de grandes artérias
	Retorno anômalo pulmonar
	Ventrículo único
Lesões obstrutivas	Estenose valvar
	Interrupção de arco aórtico
	Coarctação da aorta
Lesões regurgitantes	Insuficiência valvar
Anormalidades de condução	Arritmias
	Bloqueios de condução

Antiarrítmicos devem ser suspensos antes de estudos eletrofisiológicos, pois podem interferir na detecção de vias acessórias ou focos arritmogênicos. Anticoagulantes usualmente devem ser mantidos.

Além da monitorização básica mandatória, a necessidade de monitorização específica dependerá da previsibilidade de complicações do procedimento e da condição do paciente.

Procedimentos complexos exigem pós-operatório em unidades de terapia intensiva. Casos simples podem ser realizados ambulatorialmente. A maioria dos pacientes ambulatoriais está apta a receber alta após quatro a seis horas do procedimento.

Endoscopia gastrointestinal e brônquica

As técnicas anestésicas incluem anestesia local, sedação e anestesia geral. A escolha da técnica anestésica e das drogas dependerá do risco de complicações e da condição clínica do paciente.

Os potenciais riscos incluem instabilidade hemodinâmica decorrente da reserva cardiovascular limitada em pacientes idosos, desidratação resultante do preparo intestinal, respostas vagais decorrentes da distensão do trato gastrointestinal e hipoxemia em decorrência da baixa reserva pulmonar ou sedação profunda dos pacientes.

Devem sempre ser considerados os riscos de broncoaspiração por causa de sangramentos gástricos, consumo de grandes quantidades de agentes de preparo de cólon, retardo do esvaziamento gástrico, obstruções ou gastroparesia. O acesso à via aérea pode estar comprometido por causa do posicionamento do paciente, das salas escuras e do aparelho de endoscopia que bloqueia a via aérea.

Tomografia computadorizada

O anestesiologista é solicitado, frequentemente, para procedimentos na tomografia computadorizada (TC) que envolvem pacientes pediátricos, claustrofóbicos, não cooperativos ou que necessitam de via aérea artificial.

A maioria dos pacientes são ambulatoriais e as técnicas anestésicas podem variar de sedação leve a anestesia geral.

A TC é um exame relativamente rápido e seguro. Alguns cuidados devem ser tomados, principalmente quando há administração de meios de contraste. Se administrado por via oral, há possibilidade de aspiração de conteúdo gástrico, sendo necessária a realização de sedação consciente ou intubação traqueal para proteção de vias aéreas.

Para prevenir a exposição direta à radiação, equipamentos de segurança devem ser utilizados. Algumas salas de procedimentos possuem câmeras de vídeos ou espelhos que permitem a visualização do paciente e sua monitorização contínua fora do ambiente radioativo.

Ressonância magnética

O ambiente da ressonância magnética (RM) é diferente de todos os outros lugares, pois possui campo magnético estático e dinâmico forte além de pulsátil, com ondas eletromagnéticas de alta frequência.

As salas são escuras e com altos níveis de poluição sonora e calor por causa dos aparelhos.

É recomendado que tanto os anestesiologistas quanto os pacientes sejam questionados sobre a presença de materiais ferromagnéticos, dispositivos implantáveis (clipes de aneurisma, valvas cardíacas metálicas, *stents* coronarianos) e corpos estranhos (maquiagem definitiva, tatuagem, fragmentos metálicos intraoculares, *piercings*) em si. Os pacientes precisam ser avaliados para potenciais riscos, idade (neonatos, prematuros ou idosos), condição clínica (disfunção respiratória, instabilidade hemodinâmica, obesidade etc.). A RM é contraindicada para pacientes com dispositivos eletrônicos implantados como marca-passo, cardiodesfibriladores ou estimuladores de nervos, pois há risco de deslocamento e aquecimento desses componentes ou desprogramação.

Imobilidade durante o exame é determinante de boa qualidade das imagens. Nos casos em que essa colaboração não é possível (crianças, portadores de déficit cognitivo, claustrofobia e outros), devem ser realizados sob anestesia. A escolha da técnica anestésica deve ser individualizada e baseada nas condições clínicas do paciente, na duração e no tipo de exame. Podem variar de sedação leve a anestesia geral com intubação orotraqueal ou uso de máscara laríngea.

As principais dificuldades durante o exame consistem na dificuldade de visualizar e acessar o paciente e em limitações na monitorização. Espelhos ou câmeras de vídeos podem melhorar a visualização. O anestesiologista deve ter autonomia para interromper o exame e ter acesso imediato ao paciente, quando necessário.

Os aparelhos de anestesia e monitores devem ser constituídos por materiais livres de ferro e apropriados para RM. Algumas instituições que não possuem esses equipamentos podem utilizar aparelhos convencionais desde que colocados fora da sala de RM. A cardioscopia e o oxímetro de pulso sofrem interferência provocada pelo campo magnético. Medidas automáticas da pressão arterial não invasiva podem ser utilizadas. O uso do capnógrafo é obrigatório por permitir a monitoração da ventilação do paciente e detecção das desconexões no circuito de ventilação. A temperatura pode ser avaliada utilizando um sensor de superfície de fibra óptica ou por meio de um termômetro simples.

A sala de procedimento deve possuir isolamento acústico para minimizar a dissipação do ruído que pode ser superior a 90 decibéis. Dispositivos de proteção auricular estão indicados para o paciente e o anestesiologista.

Sala anexa equipada com aparelhos de monitorização e suporte avançado de vida podem ser usados para indução anestésica e despertar após o término do exame.

Nunca entrar na sala de ressonância com cilindros de oxigênio, laringoscópios, tesouras, estetoscópios ou telefones celulares. Em caso de emergência, retire o paciente da sala de exame e não leve os materiais e equipamentos de ressuscitação cardiopulmonar para dentro do ambiente com campo magnético.

Todos os pacientes devem ser observados em sala de recuperação pós-anestésica até a alta.

Eletroconvulsoterapia

A eletroconvulsoterapia (ECT) é usada no tratamento de algumas doenças psiquiátricas.

A ECT consiste na aplicação de um estímulo elétrico a um ou ambos hemisférios cerebrais, dando origem a convulsão tipo grande mal seguido de uma fase tônica rápida e de uma fase clônica mais prolongada. Na fase tônica ocorre uma descarga parassimpática rápida e, na fase clônica, uma descarga simpática prolongada. Ambas podem dar origem a alterações cardiovasculares significativas, como bradiarritmias, taquiarritmias, hipotensão arterial, hipertensão arterial e assistolia. O tempo de duração da convulsão é utilizado como parâmetro de eficácia do tratamento.

Algumas condições aumentam o risco (anticoagulantes ou distúrbios da coagulação, feocromocitoma, traumatismo craniano recente, marca-passo cardíaco, tromboflebite, malformações cerebrais, alto risco anestésico) e há contraindicações que devem ser conhecidas.

Aspectos técnicos e objetivos do procedimento anestésico para ECT:

- Produzir inconsciência, por um breve período de tempo, por meio de drogas indutoras até a administração do estímulo que, por si só, produz amnésia.
- Modificar os efeitos motores da convulsão, a fim de prevenir lesões ósseas, articulares e musculares, por meio do uso de drogas bloqueadoras neuromusculares.
- Proporcionar uma recuperação rápida e segura do paciente. Dar assistência ventilatória e cardiovascular.

- Provocar mínimos efeitos adversos e ser compatível com os medicamentos em uso pelo paciente.

A ECT é um tratamento eficaz e bem estabelecido para uma série de transtornos psiquiátricos, com poucos e relativamente benignos efeitos colaterais. O anestesiologista deve estar ciente dos fatores que influenciam a duração da atividade das convulsões e deve conhecer o potencial de interações medicamentosas adversas.

COMPLICAÇÕES NO MANEJO DOS PACIENTES

Complicações respiratórias

É necessária a avaliação cuidadosa da via aérea do paciente.

A depressão respiratória é mais frequente durante sedação ou anestesia fora do centro cirúrgico, portanto os anestesistas devem estar familiarizados com o algoritmo de via aérea difícil.

Complicações respiratórias estão associadas à não vigilância por parte do anestesiologista, escolha de técnica anestésica inapropriada, intubação esofágica e bradicardia inexplicada.

Hipotermia

Hipotermia é um evento comum. A monitorização da temperatura e a manutenção da normotermia são dificilmente alcançadas. Baixas temperaturas em ambientes radiológicos, necessárias para melhor funcionamento e maior longevidade do equipamento e aliadas aos extremos de idade exigem observação e medidas para se evitar essa complicação. Embora a hipertermia seja mais rara, pode ocorrer em crianças pequenas expostas por tempo prolongado a um campo magnético potente.

Métodos de redução da hipotermia incluem mantas térmicas, infusão de fluidos aquecidos e aquecimento preemptivo.

Hipoglicemia

Pacientes gravemente enfermos, prematuros ou neonatos têm maior risco de hipoglicemia, sendo necessária a monitorização da glicemia.

Broncoaspiração

A aspiração de conteúdo gástrico é um problema quando se administram sedativos, hipnóticos ou anestésicos, porque os reflexos protetores da via aérea podem estar abolidos. O jejum é um fator muito importante para os pacientes que serão submetidos à cirurgia.

Hipovolemia

Os pacientes em preparo para a colonoscopia ou com restrição de líquidos e dietas rigorosas para a prevenção de broncoaspiração estão sujeitos à desidratação e hipovolemia. Podem apresentar respostas exacerbadas às drogas vasodilatadoras e depressoras do miocárdio. Portanto, a normovolemia deve ser mantida antes do procedimento, por meio da pré-hidratação e injeção lenta das drogas no momento do procedimento, para evitar eventos adversos.

CUIDADOS PÓS-PROCEDIMENTO

Os cuidados pós-procedimento ou pós-sedação são similares aos cuidados pós-cirúrgicos e devem ser realizados de maneira padrão. Eventos respiratórios adversos preveníveis podem ocorrer durante a recuperação, portanto monitorização e observação cuidadosa são necessárias até o completo reestabelecimento do paciente. Escalas de recuperação pós-anestésica ou pós-sedação devem ser utilizadas como parâmetros para a liberação do paciente.

CONCLUSÃO

Anestesia é uma disciplina que requer vigilância constante, bom treinamento e experiência. A segurança do paciente é resultado do alto nível de dedicação, cuidado e trabalho em equipe.

Os procedimentos realizados fora do centro cirúrgico impõem desafios constantes ao anestesiologista. A adoção de protocolos de cuidados aos pacientes é fator determinante de segurança na realização desses procedimentos.

BIBLIOGRAFIA RECOMENDADA

1. Metzner J, Domino KB. Risks of anesthesia or sedation outside the operating room: the role of the anesthesia care provider. Curr Opin Anaesthesiol. 2010;23:523-31.
2. American Society of Anesthesiologists. Statement on nonoperating room anesthesia services. Standards and Practice Parameters; 2023.
3. Robbertze R, Posner KL, Domino KB. Closed claims review of anesthesia for procedures outside the operating room. Curr Opin Anaesthesiol. 2006;19:436-42.
4. Adams K, Pennock N, Phelps B, Rose W, Peters M. Anesthesia services outside of the operating room. Ped Nurs. 2007;33:232-7.
5. Pino RM. The nature of anesthesia and procedural sedation outside the operating room. Curr Opin Anaesthesiol. 2007;20:347-51.
6. Van de Velde M. Pediatric anesthesia and sedation in remote locations. Acta Anaesth Belg. 2001;52:187-90.
7. Hall SC. Pediatric anesthesia outside the operating room. ASA refresher courses in anesthesiology. 1992;20:111-21.
8. Spahn D. Anaesthesia outside the operating room. Curr Opin Anaesthesiol. 2000;13:407.
9. Funk W, Taeger K. Anaesthesia for magnetic resonance imaging/computed tomography. Curr Opin Anaesthesiol. 2000;13:429-32.
10. Hashimoto T, Gupta DK, Young WL. Interventional neuroradiology: anesthetic considerations. Anesthesiol Clin North America. 2002;20:347-59.
11. Sheahan CG, Mathews DM. Monitoring and delivery of sedation. Br J Anaesth. 2014;113(Suppl 2):ii37-ii47.
12. Bell GD, McCloy RF, Charlton JE, Campbell D, Dent NA, Gear MW, et al. Recommendations for standards of sedation and patient monitoring during gastrointestinal endoscopy. Gut. 1991;32:823-7.
13. American Society of Anesthesiologists. Practice advisory: an updated report by the American Society of Anesthesiologists task force on anesthetic care for magnetic resonance imaging. Anesthesiology. 2015;122:495-520.
14. Kotob F, Twersky RS. Anesthesia outside the operating room: general overview and monitoring standards. Int Anesthesiol Clin. 2003;41:1-15.
15. Reddy K, Jaggar S, Gillbe C. The anaesthetist and the cardiac catheterization laboratory. Anaesthesia. 2006;61:1175-86.
16. Shook DC, Gross W. Offsite anesthesiology in the cardiac catheterization lab. Curr Opin Anaesthesiol. 2007;20:352-8.
17. Hollinger I, Mittnacht A. Cardiac cathererization laboratory: catheterization,interventional cardiology,and ablation techniques for children. Int Anesthesiol Clin. 2009;47(3):63-99.
18. Khan A, Mirolo MH, Hughes D, Bierut L. Electroconvulsive therapy. Psychiatr Clin N Am. 1993;16:497-513.
19. Gaines GY 3rd, Rees DI. Electroconvulsive therapy and anesthetic considerations. Anesth Analg. 1986;65:1345-56.
20. Ding Z, White PF. Anesthesia for electroconvulsive therapy. Anesth Analg. 2002;94:1351-64.
21. American Heart Association. Guidelines for cardiopulmonary resuscitation and emergency cardiovascular care. Circulation. 2005;112:143-5.

22. Kotob F, Twersky RS. Anesthesia outside the operating room: general overview and monitoring standards. Int Anesthesiol Clin. 2003;41(2):1-15.
23. Galati MF. Financial aspects of providing anesthesia in nonoperating room locations. Int Anesthesiol Clin. 2009;47(2):93-103.
24. Szalados JE. Anesthesia in remote locations. Int Anesthesiol Clin. 2009;47(2):105-31.
25. Melloni C. Anesthesia and sedation outside the operating room: how to prevent risk and maintain good quality. Curr Opin Anaesthesiol. 2007;20:513-9.
26. Nadjat-Haiem C, Ziv K, Osborn I. Anesthesia for carotid and cerebrovascular procedures in interventional neuroradiology. Int Anesthesiol Clinics. 2009;47(2):29-43.

36

Ecocardiografia básica: ferramentas fundamentais

Bruno Francisco de Freitas Tonelotto
José Leonardo Izquierdo

INTRODUÇÃO

A avaliação clínica do desempenho cardíaco e da pré-carga ventricular é, notoriamente pouco confiável no paciente crítico, principalmente quando são utilizados apenas o exame físico, a pressão arterial, o débito urinário, a distensão venosa jugular e a perfusão capilar como referência. Consequentemente, um número crescente de tecnologias têm sido desenvolvidas com o intuito de auxiliar a reposição volêmica, para que seja adequada a cada cenário específico.

Exames complementares que necessitam de transporte do paciente para uma unidade específica nem sempre podem ser realizados com tempo hábil, como por exemplo uma tomografia computadorizada durante um quadro hipotensivo. Dessa forma, acredita-se que a melhor alternativa seria a utilização de ferramentas com poder diagnóstico à beira do leito, tanto no intraoperatório como na unidade de terapia intensiva.

Na última década desenvolveram-se inúmeros monitores não invasivos do débito cardíaco, no entanto ainda não chegou-se ao padrão-ouro. Além disso, a tecnologia que forneça esses parâmetros deve ser não invasiva, acurada, confiável e com boa relação custo-benefício.

Nessa mesma linha, a ecocardiografia emergiu como uma ferramenta diagnóstica revolucionária na medicina moderna, transformando-se em um pilar fundamental na avaliação cardíaca, especialmente no campo da anestesiologia. Este capítulo é dedicado a fornecer uma compreensão abrangente das técnicas e aplicações essenciais da ecocardiografia no contexto anestésico.

A anestesiologia, como especialidade, exige uma compreensão profunda da fisiologia cardiovascular e da hemodinâmica. Em cenários perioperatórios, os anestesiologistas são confrontados com desafios únicos que exigem decisões rápidas e precisas, muitas vezes sob condições de estresse fisiológico variável. Nesse contexto, a ecocardiografia serve como uma janela para o coração, oferecendo uma avaliação em tempo real da função cardíaca e do estado volêmico do paciente.

A ecocardiografia transesofágica (ETE) e transtorácica (ETT) são as duas modalidades principais utilizadas na prática anestésica. Enquanto a ETE oferece imagens detalhadas e é mais frequentemente usada em cirurgias cardíacas e em pacientes críticos, a ETT é amplamente aplicada em uma variedade de cenários clínicos em decorrência de sua natureza não invasiva e facilidade de uso.

Serão abordados os princípios básicos da ecocardiografia, com ênfase em técnicas de avaliação da função ventricular, cálculo da fração de ejeção, análise do débito cardíaco e interpretação das imagens para avaliação da volemia e do território coronariano. A compreensão desses conceitos é vital para a prática anestésica, pois permite a otimização da gestão de fluidos, a identificação precoce de disfunções cardíacas e a tomada de decisões informadas durante procedimentos cirúrgicos.

O QUE É A ECOCARDIOGRAFIA

A ecocardiografia é um exame não invasivo e indolor que utiliza ondas de ultrassom para criar imagens do coração e dos vasos sanguíneos. É utilizada para avaliar as estruturas e a função do coração, bem como os fluxos e a direção do sangue que passam através dessas estruturas. É segura e indolor.

É indicada para avaliar:

- O tamanho do coração e suas paredes.
- A força do bombeamento do coração.
- Problemas nas válvulas cardíacas.
- Fluidos ao redor do coração.
- Coágulos sanguíneos ou tumores intracardíacos.
- Orifícios anormais entre as cavidades cardíacas.

JANELAS ECOCARDIOGRÁFICAS, MODO M E DOPPLER

Cortes ecocardiográficos transtorácicos

Os cortes ecocardiográficos são visualizações específicas obtidas durante o exame, cada uma fornecendo informações distintas sobre a anatomia e a função cardíaca.

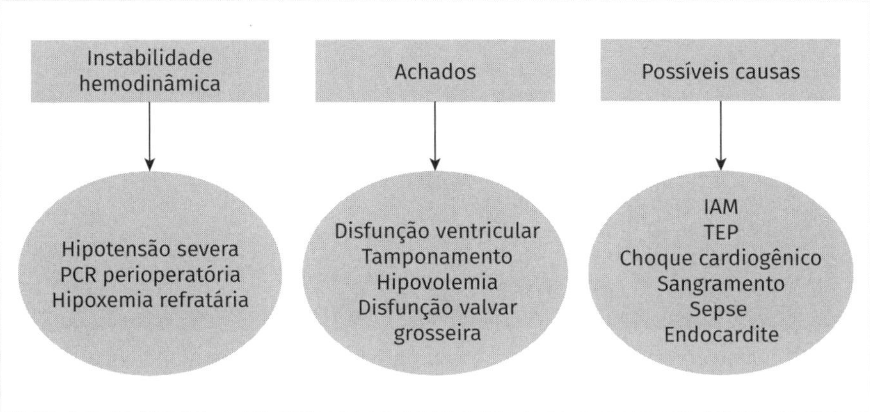

FIGURA 1 Indicações de realização de ecocardiografia transtorácica para diagnóstico de instabilidade hemodinâmica.

IAM: infarto agudo do miocárdio; PCR: parada cardiorrespiratória; TEP: tromboembolismo pulmonar.

Fonte: Spencer et al., 2013.

- Paraesternal eixo longo: este corte oferece uma visão longitudinal do coração, mostrando ventrículo direito, ventrículo esquerdo, átrio esquerdo, válvula mitral, raiz da aorta e válvula aórtica. É útil para avaliar o tamanho das câmaras, a função da válvula aórtica e mitral, a presença de qualquer massa ou trombo. É obtido posicionando o probe na região paraesternal esquerda entre o segundo e o quinto espaço intercostal, colocando o apontador do probe na posição de 11 horas do sentido horário e o feixe do ultrassom direcionado para o ombro direito do paciente.
- Paraesternal eixo curto: é ideal para avaliar o tamanho e a função contrátil regional do ventrículo esquerdo, a espessura da parede ventricular e a função da válvula mitral, os músculos papilares, a volemia do ventrículo esquerdo e a sobrecarga de volume e de pressão do ventrículo direito pelo direcionamento do septo interventricular durante as fases do ciclo cardíaco. Para obter os cortes do eixo curto paraesternal gira-se o probe (em sentido horário) até chegar às 2-3 horas. O feixe do ultrassom deve der direcionado à região dorsal. O primeiro corte a ser visualizado é o corte do plano da valva mitral, ao inclinar-se o probe em sentido caudal aparece o corte do plano dos músculos papilares e o terceiro corte seria o plano apical do eixo curto do VE.

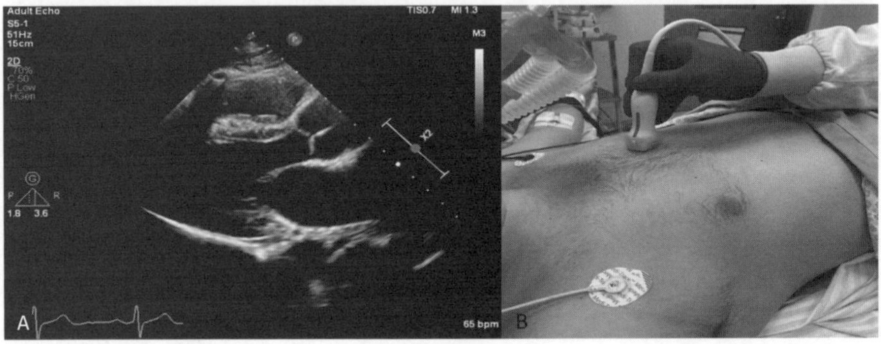

FIGURA 2 Posição do transdutor no tórax do paciente (A). Imagem ecocardiográfica do paraesternal eixo longo (B)

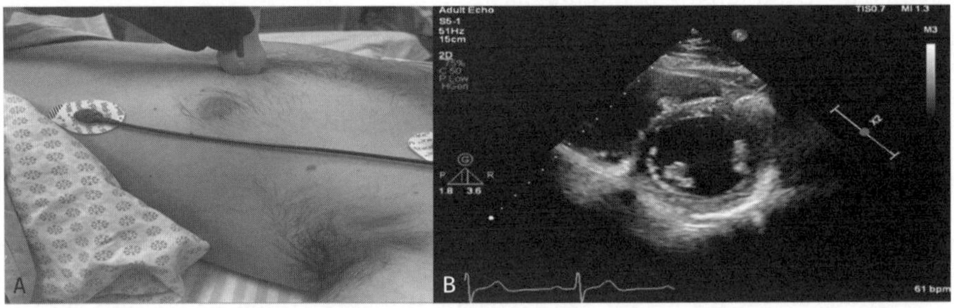

FIGURA 3 Posição do transdutor no tórax do paciente (A). Imagem ecocardiográfica do paraesternal eixo curto (B).

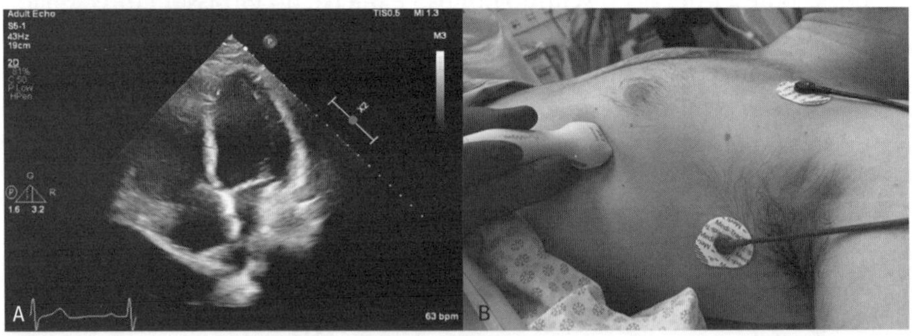

FIGURA 4 Posição do transdutor no tórax do paciente (A). Imagem ecocardiográfica do apical 4 câmaras (B).

- Apical de quatro câmaras: este corte fornece uma visão das quatro câmaras do coração. É fundamental para avaliar o tamanho e a função dos átrios e ventrículos, o pericárdio, a função das válvulas atrioventriculares (mitral e tricúspide) e a presença de *shunts* intracardíacos. Para obter este corte devemos procurar na palpação no hemitórax esquerdo o *ictus cordis* no quinto espaço intercostal entre a linha hemiclavicular e a linha hemiaxilar; após, posiciona-se o probe com o apontador na posição de 3 horas com o feixe do ultrassom direcionado em sentido cefálico.
- Apical de cinco câmaras: semelhante ao corte de quatro câmaras, mas com a inclusão da raiz aórtica. É útil para avaliar a função da válvula aórtica. Uma vez obtido o corte quatro câmaras podemos inclinar o feixe do ultrassom em sentido anterior para ver a janela 5 câmaras (corte ideal para realizar o VTI das vias de saída do VE com Doppler pulsado e da valva aorta com Doppler contínuo).

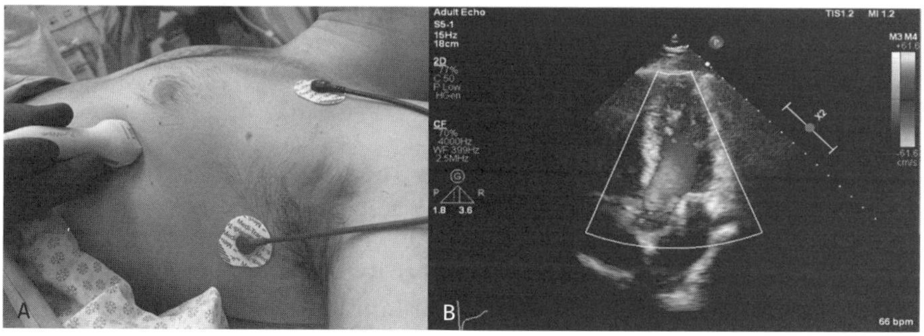

FIGURA 5 Posição do transdutor no tórax do paciente (A). Imagem ecocardiográfica do apical 5 câmaras (B).

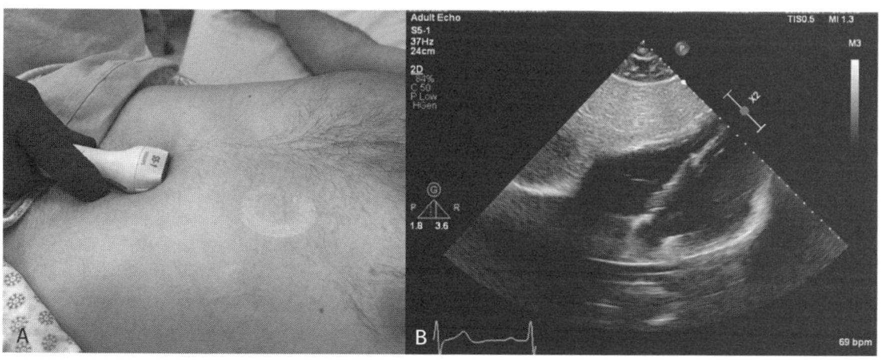

FIGURA 6 Posição do transdutor no tórax do paciente (A). Imagem ecocardiográfica do subcostal (B).

- Corte subcostal: realizado abaixo do esterno, é particularmente útil em pacientes com pulmões hiperinsuflados onde outros cortes podem ser limitados. Permite avaliar o tamanho e a dimensão das câmaras cardíacas direitas e esquerdas e a volemia através da veia cava inferior em pacientes em ventilação espontânea e ter uma estimativa da pressão do átrio direito. Além disso, pode-se: diferenciar derrame pericárdico *versus* tamponamento cardíaco de forma qualitativa e avaliar a função biventricular qualitativamente. Para obter este corte no paciente em ventilação espontânea pode-se solicitar ao paciente a flexão dos membros inferiores (relaxando assim a musculatura abdominal). Após posicioná-lo, coloca-se o probe abaixo do apêndice xifoide com o apontador na orientação de 3 horas e o feixe do ultrassom direcionado em sentido cefálico, o primeiro corte a observar é o plano longitudinal onde se pode avaliar as quatro câmaras cardíacas, o fígado e a cava inferior. Dependendo do grau de inclinação podemos ver múltiplos planos longitudinais. Para facilitar a visualização da cava inferior procedemos girando o feixe de ultrassom e focando o átrio direito e o fígado, a seguir rodando em sentido anti-horário na posição de 12 horas.

Modo M (*motion mode*)

O modo M é uma técnica ecocardiográfica que fornece uma representação unidimensional do movimento das estruturas cardíacas ao longo do tempo. É particularmente útil para diagnosticar cardiomiopatias, doenças valvares e outras anormalidades estruturais, função sistólica biventricular (Tapse, Mapse, Teichholz) e função diastólica (velocidade de propagação do fluxo transmitral). Oferece alta resolução temporal, sendo superior para a avaliação do movimento rápido das válvulas e das paredes do coração. Como desvantagem exibe somente o movimento axial e fornece uma visão limitada da anatomia cardíaca.

Doppler

O Doppler é uma técnica que avalia velocidade, direção, padrão do fluxo sanguíneo dentro do coração e dos grandes vasos e traves do desvio Doppler (diferenças entre as ondas emitidas e refletidas sobre os cristais piezoelétricos localizados no probe do ultrassom).

- Doppler espectral: divide-se em Doppler pulsado e contínuo.
- Doppler pulsado: utiliza um cristal tanto para emitir as ondas de ultrassom quanto para receber. É usado para medir a velocidade do fluxo sanguíneo em locais específicos. Pode determinar: débito cardíaco, função diastólica,

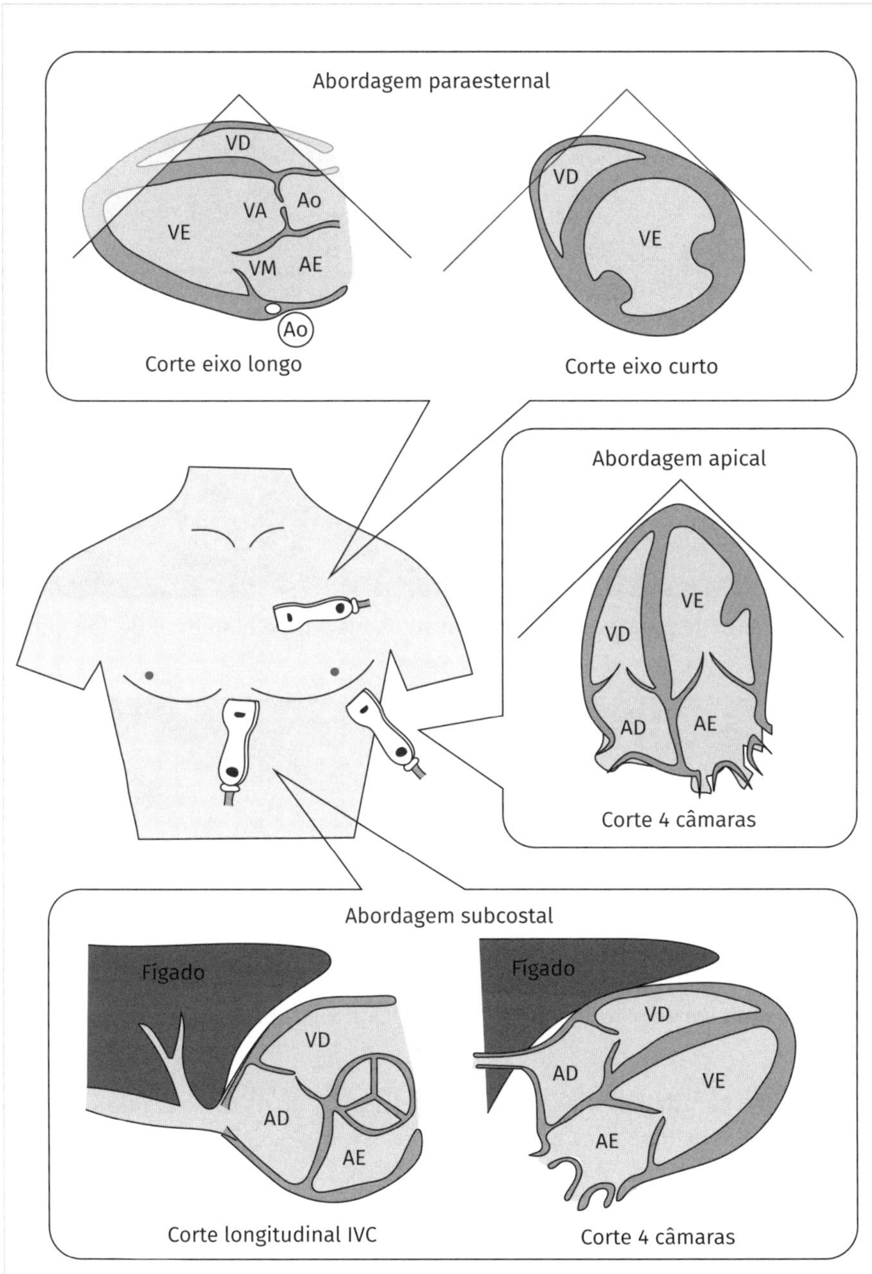

FIGURA 7 Exemplos de cortes transtorácicos do ecocardiograma.

AD: átrio direito; AE: átrio esquerdo; Ao: aorta; VA: válvula aórtica; VCI: veia cava inferior; VD: ventrículo direito; VE: ventrículo esquerdo; VM: válvula mitral.

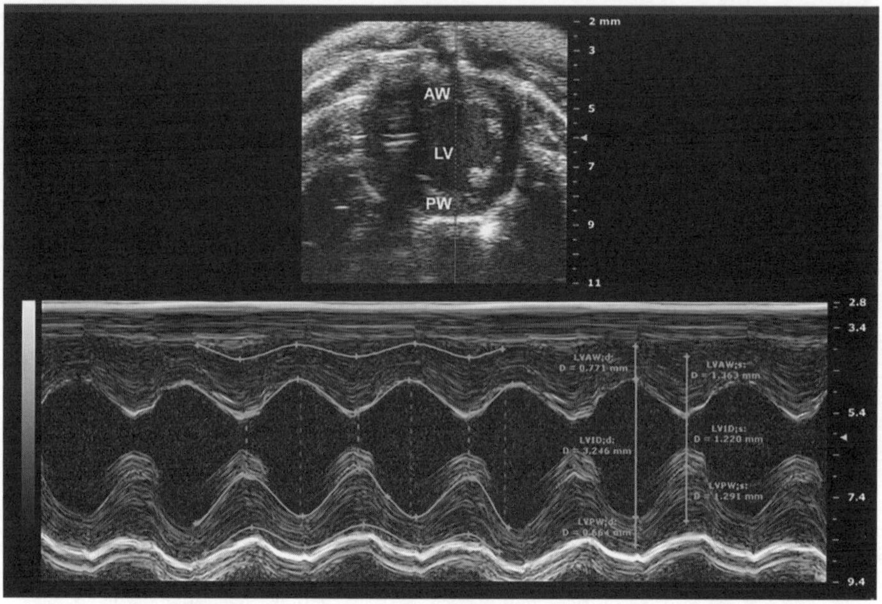

FIGURA 8 Modo M para avaliação da fração de ejeção pelo método de Teichholz.

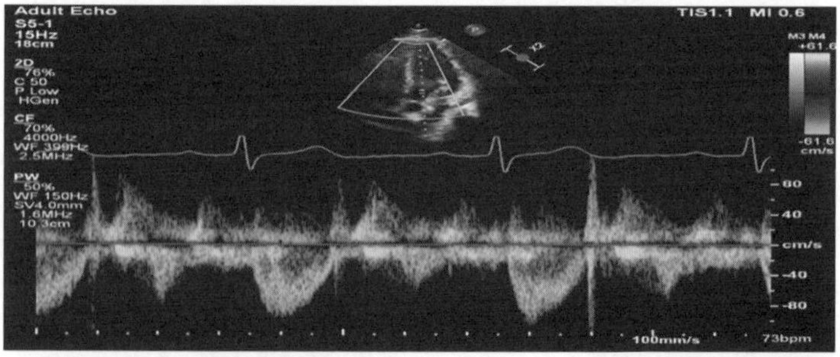

FIGURA 9 Imagem ecocardiográfica transtorácica do Doppler pulsado.

volume regurgitante, relação Q_P/Q_S, velocidades do fluxo do apêndice atrial, velocidade do fluxo das veias pulmonares. Como desvantagem, é limitado a um espectro restrito de velocidades de fluxo.

- Doppler contínuo: utiliza dois cristais, enquanto um cristal emite as ondas do ultrassom e outro cristal recebe as ondas refletidas. É utilizado para medir altas velocidades de fluxo (7 m/s) encontradas nas valvulopatias, como estenoses e insuficiências valvares. Nas análises da onda espectral, caracteriza-se por ter um envelope denso, bordas e velocidades bem definidas. Registra as velocidades mínimas, máximas, proximal e distal.

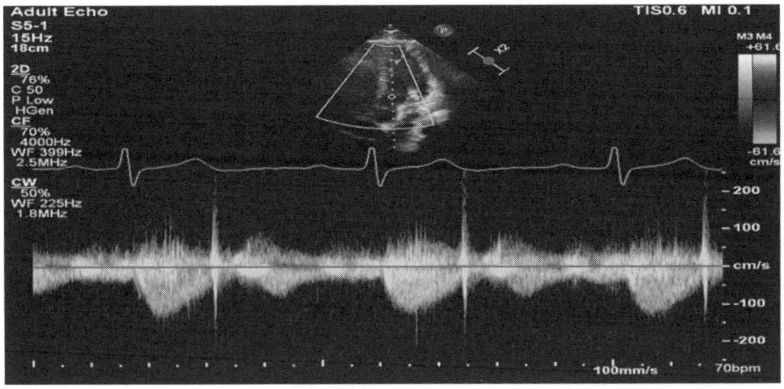

FIGURA 10 Imagem ecocardiográfica transtorácica do Doppler contínuo.

- Doppler colorido: derivado do Doppler pulsado. Fornece uma representação visual do fluxo sanguíneo dentro das câmaras cardíacas e através das válvulas, indicando a direção e a velocidade do fluxo. É útil para detectar regurgitações valvares e *shunts* intra e extracardíacos. Dentro da caixa de cores determinada pelo usuário são usados vários cursores com múltiplos volumes de amostras que determinam as velocidades em escala de cores e não em números (tons de cor escura indicam velocidades baixas e tons mais claros, velocidades altas). Na prática clínica o vermelho reflete o fluxo sanguíneo que vai em direção ao probe e o fluxo de cor azul é o fluxo sanguíneo que se afasta do probe; foram escolhidas estas cores por serem as cores primárias

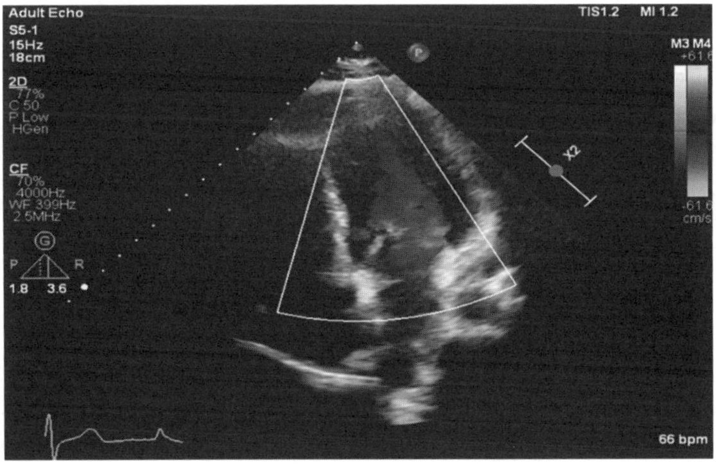

FIGURA 11 Imagem ecocardiográfica transtorácica do Doppler colorido.

da luz. Por ser derivado do Doppler pulsado podemos encontrar o efeito de *aliasing* que se caracteriza pela mudança de cores em áreas com estenoses ou orifícios regurgitantes.

- Doppler tecidual: derivado do Doppler pulsado associado a um filtro de cores que escolhe as ondas de baixas velocidades e altas amplitudes que são exclusivas do tecido miocárdico e não do fluxo sanguíneo e, assim, determina a direção e velocidade do tecido miocárdico, sendo importante na avaliação da função sistodiastólica dos ventrículos, da pressão de oclusão capilar pulmonar, do *strain* 2D.

Os cortes ecocardiográficos, o modo M e o Doppler são componentes fundamentais da ecocardiografia, cada um fornecendo informações únicas e complementares sobre a estrutura e a função cardíaca. A habilidade de interpretar corretamente essas imagens e dados é essencial para o diagnóstico e manejo de ampla gama de condições cardíacas. A ecocardiografia, combinando essas técnicas, oferece uma avaliação detalhada e não invasiva do coração, sendo uma ferramenta indispensável na prática clínica moderna.

Calculando a fração de ejeção

A fração de ejeção (FE) é um dos parâmetros mais importantes na avaliação da função cardíaca, especialmente no contexto da anestesiologia. Ela representa a porcentagem de sangue que é bombeada para fora do ventrículo esquerdo a cada batimento cardíaco. Uma FE normal varia entre 55 e 70%, indicando que o coração está funcionando eficientemente. Valores abaixo de 55% podem indicar disfunção ventricular, enquanto valores muito altos, embora menos comuns, podem sugerir patologias específicas.

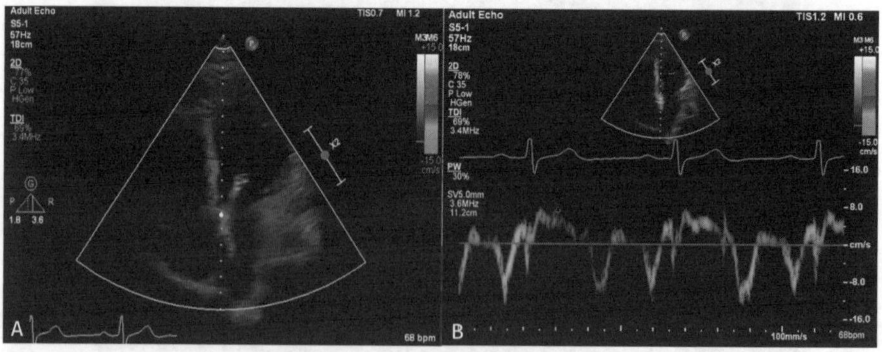

FIGURA 12 Imagem ecocardiográfica transtorácica do Doppler tecidual.

A FE é crucial para o manejo de pacientes tanto no pré quanto no pós-operatório, pois alterações na função ventricular podem influenciar diretamente a escolha de agentes anestésicos, fluidoterapia e o uso de medicamentos inotrópicos e vasoativos.

Método de Simpson

- Princípios básicos: o método de Simpson, também conhecido como método dos discos, é considerado o padrão-ouro para o cálculo da FE. Utiliza imagens ecocardiográficas bidimensionais para dividir o ventrículo esquerdo em múltiplas seções transversais, semelhantes a discos. A soma dos volumes desses discos no final da diástole e no final da sístole permite calcular o volume sistólico e, por conseguinte, a FE.
- Técnica: para realizar este método, o ventrículo esquerdo é visualizado em um plano de quatro câmaras. O operador traça o contorno do ventrículo esquerdo no final da diástole e no final da sístole. O *software* do ecocardiograma então calcula o volume de cada seção transversal e soma-os para obter os volumes totais.

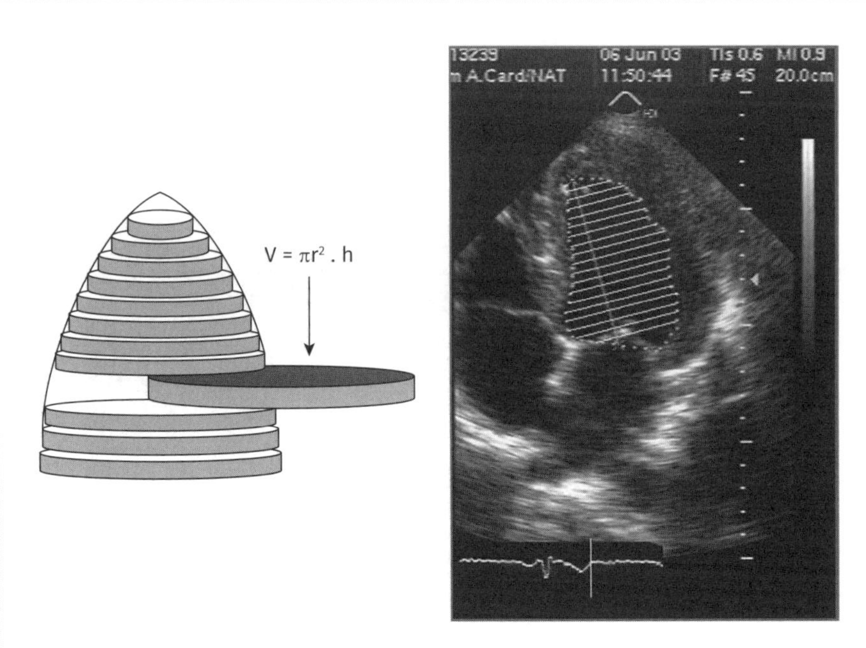

FIGURA 13 Método de cálculo da fração de ejeção pela técnica de Simpson.

- Vantagens e limitações: a principal vantagem do método de Simpson é sua precisão, pois não assume uma forma geométrica específica para o ventrículo esquerdo. No entanto, requer imagens de alta qualidade e pode ser afetado por variações na técnica de imagem.

Método de Teichholz

- Princípios básicos: o método de Teichholz é uma técnica mais antiga, mas ainda utilizada especialmente quando as imagens não são adequadas para o método de Simpson. Baseia-se na medição do diâmetro interno do ventrículo esquerdo e utiliza uma fórmula matemática para estimar o volume ventricular.
- Técnica de medição: a medição é realizada no plano de eixo curto no nível dos músculos papilares. Com ajuda do modo M procedemos a medir o diâmetro linear interno do ventrículo esquerdo durante a diástole e a sístole, e esses valores são inseridos em uma fórmula que estima os volumes ventriculares.
- Vantagens e limitações: o método de Teichholz é rápido e menos dependente da qualidade da imagem em comparação com o método de Simpson. No entanto, sua precisão é limitada, especialmente em ventrículos com geometria anormal, pois a fórmula pressupõe uma forma geométrica específica do ventrículo. Não deve ser usado em pacientes com alteração da contratilidade regional.

O cálculo da fração de ejeção é uma ferramenta diagnóstica fundamental na anestesiologia, fornecendo informações valiosas sobre a função cardíaca do

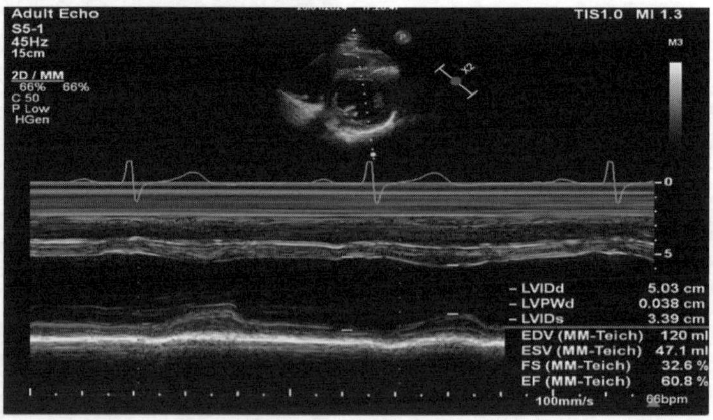

FIGURA 14 Cálculo da fração de ejeção pelo método de Teichholz – ecocardiograma transtorácico.

paciente. Tanto o método de Simpson quanto o de Teichholz têm suas aplicações e limitações. A escolha do método depende da qualidade das imagens ecocardiográficas disponíveis e da experiência do operador. Entender essas técnicas e saber interpretar seus resultados é essencial para o manejo adequado dos pacientes no ambiente perioperatório.

FUNDAMENTOS DO VOLUME SISTÓLICO (VS) E DO DÉBITO CARDÍACO (DC)

O volume sistólico (VS) e o débito cardíaco (DC) são parâmetros cruciais na avaliação da função cardíaca e na gestão hemodinâmica de pacientes sob cuidados anestésicos. O VS refere-se à quantidade de sangue ejetada pelo ventrículo esquerdo a cada batimento, enquanto o DC é o volume de sangue bombeado pelo coração por minuto.

A avaliação do VS e do DC é fundamental, especialmente em pacientes críticos ou durante cirurgias de grande porte. Alterações nesses parâmetros podem indicar disfunção cardíaca ou necessidade de ajuste no manejo de fluidos e medicamentos. O VS e o DC podem ser medidos diretamente por meio de cateteres cardíacos ou estimados indiretamente por meio de métodos não invasivos, como a ecocardiografia.

Calculando o volume sistólico

A ecocardiografia é frequentemente utilizada para estimar o VS. O VS pode ser calculado pela diferença entre os volumes diastólico e sistólico do ventrículo esquerdo ou pelo fluxo que passa pela via de saída do ventrículo esquerdo (VTI).

Fórmula do volume sistólico por Simpson ou Teichholz:

$$\text{VS} = \text{volume diastólico final (VDF)} - \text{volume sistólico final (VSF)}$$

Em que VDF e VSF são calculados com base nas dimensões do ventrículo esquerdo durante a diástole e a sístole, respectivamente.

Fórmula do volume sistólico utilizando-se o VTI do trato de saída do ventrículo esquerdo (VE):

$$\text{VS} = \text{VTI da via de saída do VE} \times \text{área do trato de saída do VE em cm}^2$$

A precisão na medição do VS é vital, pois erros podem levar a interpretações errôneas da função cardíaca e a decisões clínicas inadequadas.

VTI: integral da velocidade de fluxo que passa pela válvula aórtica.

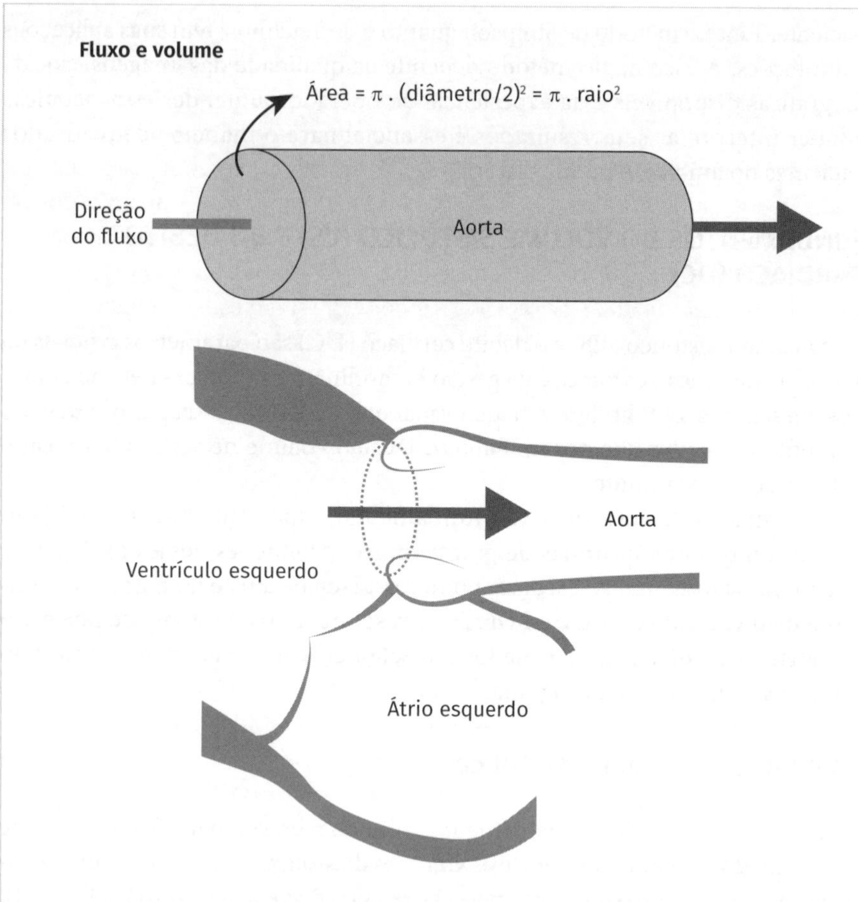

FIGURA 15 Teoria para o cálculo do débito cardíaco utilizando-se o fluxo de sangue que passa pela via de saída do ventrículo esquerdo e a área do mesmo local.

Cálculo do débito cardíaco

Fórmula do débito cardíaco:

$$DC = VS \times \text{frequência cardíaca (FC)}$$

O cálculo do volume sistólico e do débito cardíaco é essencial para a prática da anestesiologia, fornecendo informações críticas sobre a função cardíaca e a hemodinâmica do paciente. A ecocardiografia desempenha um papel central na avaliação desses parâmetros, permitindo uma abordagem não invasiva e abrangente. A compreensão dessas medidas e sua aplicação clínica são fundamentais

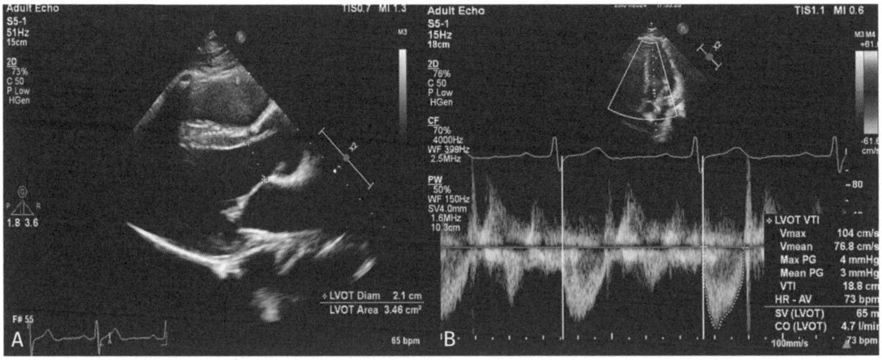

FIGURA 16 Calculando o débito cardíaco por meio da ecocardiografia transtorácia (na prática).

para garantir a segurança e a eficácia do manejo anestésico, especialmente em situações críticas e em cirurgias de grande porte.

AVALIAÇÃO DA VEIA CAVA E VOLEMIA

Entre os métodos não invasivos, o índice de veia cava inferior (VCI) tem sido bastante discutido. Entre os métodos propostos, a avaliação ultrassonográfica do diâmetro da veia cava inferior (DVCI) e seu índice de colapsibilidade (ICVCI) têm um papel importante. Essa técnica visa identificar quaisquer mudanças no padrão respiratório da VCI que indiquem presença de anormalidades (ou seja, congestão hemodinâmica ou depleção intravascular).

Com base no conhecimento consagrado, amplas flutuações do ICVCI indicariam que a depleção intravascular é provável, visto que os valores baixos desse parâmetro significariam uma elevada probabilidade de congestão hemodinâmica. Essas inferências têm confirmação de muitos estudos reconhecidos.

TABELA 1 Tamanhos da veia cava e sua relação com a pressão venosa central

Tamanho VCI, cm	Alteração respiratória	Pressão venosa central
< 1,5 cm	Colapso total	0-5
1,5-2,5	Colapso > 50%	6-10
1,5-2,5	Colapso < 50%	11-15
> 2,5	Colapso < 50%	16-20
> 2,5	Sem alteração	> 20

VCI: veia cava inferior.

Em um paciente saudável em ventilação espontânea, as variações cíclicas da pressão pleural são transmitidas ao átrio direito, causando variações no retorno venoso. Momentaneamente, em indivíduos respirando espontaneamente, a pressão intratorácica diminui durante a inspiração, aumentando assim o retorno venoso e induzindo ao colapso da VCI; ao contrário, durante a expiração, o retorno venoso diminui, ocasionando um aumento no diâmetro da VCI.

Pressões atriais direitas elevadas dilatam a VCI e agravam a colapsibilidade normal da VCI. De acordo com essas observações, a congestão seria indicada por valores relativamente baixos de ICVCI, enquanto a depleção intravascular seria revelada por grandes flutuações no diâmetro da VCI, gerando valores relativamente elevados de ICVCI.

Índice de distensibilidade da VCI
Delta VCI = 100 x (DVCImáx – DVCImín)/DVCImín
▪ Se delta VCI > 18% = respondedor
▪ Se delta VCI < 18% = não respondedor

Índice de variabilidade da VCI
Delta VCI = 100 x (DVCImáx – DVCImín) / [(DVCImáx + DVCImín) / 2]
▪ Se delta VCI > 12% = respondedor
▪ Se delta VCI < 12% = não respondedor

Como realizar a medida da veia cava inferior

A janela subcostal é a mais utilizada para a análise da VCI, sendo que a VCI é visualizada em seu eixo longitudinal nesta projeção. A medida do diâmetro da VCI deve ser realizada ao final da expiração e proximal à junção das veias hepáticas que se localizam aproximadamente 0,5 a 3,0 cm proximal ao óstio do átrio direito (Figura 17). Para a avaliação acurada do colapso da VCI, a variação no diâmetro da VCI com a inspiração e também com a respiração normal devem ser medidas, para garantir que a variação no diâmetro não reflita apenas a translação da VCI para outro plano.

Embora a distensão da VCI denote elevação das pressões de AD, em pacientes com resultados de exames normais prévios, a reavaliação do tamanho e colapsabilidade da VCI na posição lateral esquerda pode ser útil para se evitar inferências potencialmente errôneas a respeito de pressões de enchimento do

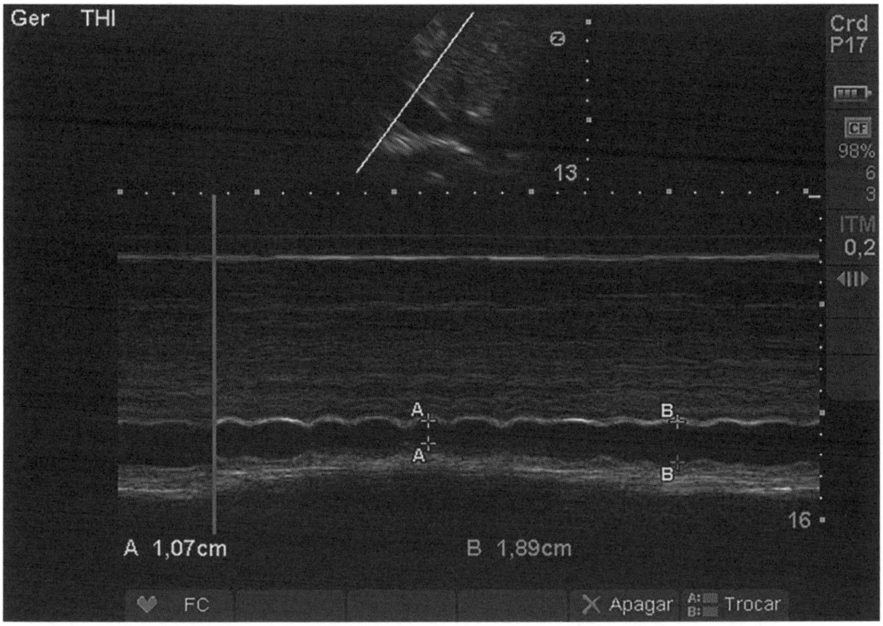

FIGURA 17 Avaliação do diâmetro e da colapsabilidade da veia cava na iminência do átrio direito.

AD aumentadas. A VCI também pode estar dilatada em atletas jovens saudáveis e, nesta população, pode não refletir aumento da pressão de AD.

Limitações do método
▪ Síndrome compartimental abdominal. ▪ Gravidez. ▪ Elevadas pressões de ventilação.

AVALIAÇÃO DO TERRITÓRIO CORONARIANO

A avaliação do território coronariano é crucial e especialmente relevante para anestesiologistas. Esta avaliação envolve a análise da perfusão e da função das paredes do ventrículo esquerdo, que estão diretamente relacionadas à irrigação sanguínea fornecida pelas artérias coronárias.

A doença arterial coronariana (DAC) é uma das principais causas de morbidade e mortalidade em pacientes cirúrgicos. A identificação de áreas de isquemia miocárdica ou infarto pode influenciar significativamente o manejo anestésico e cirúrgico. A ecocardiografia, tanto transtorácica quanto transesofágica, é utilizada

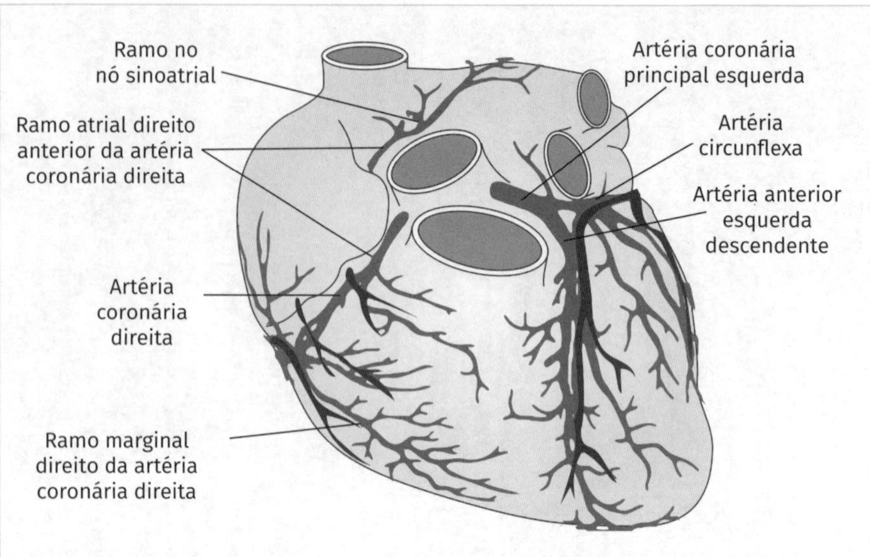

FIGURA 18 Anatomia das artérias coronárias.

para avaliar o território coronariano. A análise se concentra na identificação de anormalidades na motilidade das paredes do ventrículo esquerdo.

O coração é irrigado principalmente por três artérias coronárias: a artéria coronária direita, a artéria coronária esquerda (que se divide em ramo interventricular anterior e ramo circunflexo) e a artéria descendente posterior. Cada uma dessas artérias fornece sangue a diferentes segmentos do miocárdio. O ventrículo esquerdo é dividido em três níveis (basal, medial e apical), cada nível subdividido em vários segmentos (inferosseptal, anterolateral, anterior, posterior, anterosseptal, inferolateral), cada um suprido por diferentes ramos das artérias coronárias.

Identificando a isquemia e o infarto miocárdico

A isquemia miocárdica ocorre quando o suprimento de sangue a uma parte do miocárdio é insuficiente, geralmente em decorrência de uma obstrução nas artérias coronárias. Na ecocardiografia, a isquemia pode ser identificada por anormalidades na motilidade da parede, como hipocinesia (movimento reduzido).

O infarto é caracterizado pela morte de tecido cardíaco por causa da falta prolongada de suprimento sanguíneo. Na ecocardiografia, o infarto pode ser identificado por áreas de acinesia (ausência de movimento) ou discinesia (movimento paradoxal). Na prática clínica devemos avaliar a espessura e excursão

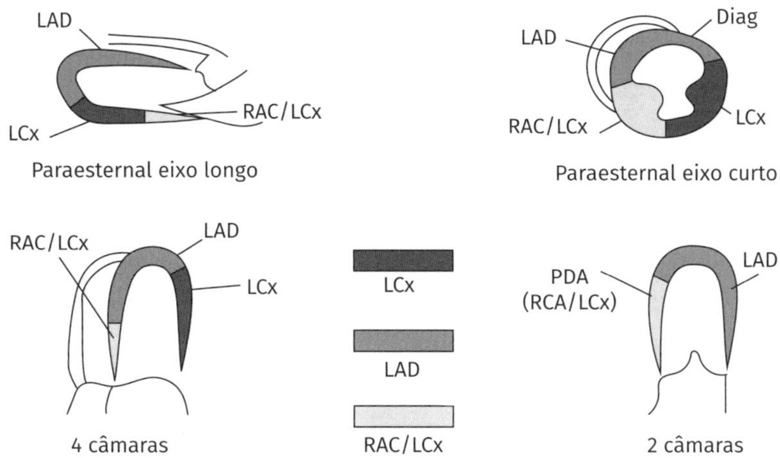

FIGURA 19 Relação entre os cortes ecocardiográficos transtorácicos e o território coronáriano.

LAD: artéria descendente anterior; LCx: artéria circunflexa; RCA: artéria coronária direita.

sistólica da parede ventricular para classificar o grau de alteração da contratilidade regional.

- Hipocinesia: caraterizada pela excursão sistólica e adequado espessamento sistólico reduzido.
- Acinesia: caraterizada pela ausência de excursão e espessamento sistólico.

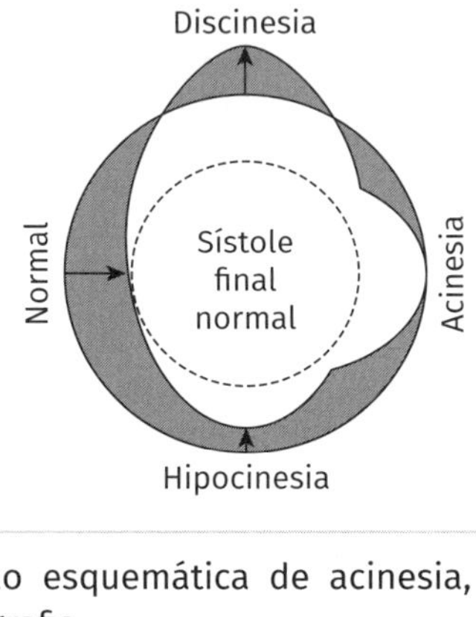

FIGURA 20 Representação esquemática de acinesia, hipocinesia e discinesia ventricular na ecocardiografia.

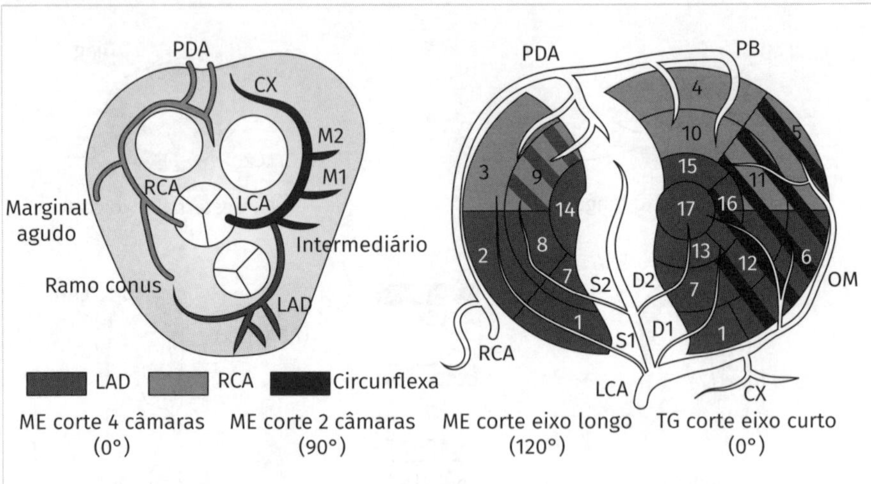

FIGURA 21 Relação entre os cortes ecocardiográficos transesofágicos e o território coronariano com segmentos e subsegmentos.

LAD: artéria descendente anterior; RCA: artéria coronária direita.

- Discinesia: caraterizada por movimento paradoxal da parede ventricular durante a sístole.

A avaliação do território coronariano é particularmente importante em pacientes com risco de DAC, como aqueles com história de angina, infarto prévio ou fatores de risco para doença cardiovascular. Essa avaliação pode influenciar a escolha de agentes anestésicos, a necessidade de monitorização invasiva e a estratégia de manejo intraoperatório. Além disso, ao realizar o ecocardiograma do paciente com suspeita de isquemia e/ou infarto, podemos definir se há alteração e inferir qual a artéria coronária envolvida.

FIGURA 21 Relação entre os cortes ecocardiográficos transesofágicos e o território coronariano com segmentos e subsegmentos.

LAD: artéria descendente anterior; RCA: artéria coronária direita.

BIBLIOGRAFIA RECOMENDADA

1. Oh TE, Davis NJ. Radial artery cannulation. Anaesth Intensive Care. 1975;3(1):12-8.
2. Davis FM, Stewart JM. Radial artery cannulation. A prospective study in patients undergoing cardiothoracic surgery. Br J Anaesth. 1980;52:42.
3. Menezes FH. Acesso venoso e arterial. In: Terzi RGG, Araújo S, eds. Monitorização hemodinâmica e suporte cardiocirculatório do paciente crítico. São Paulo: Atheneu; 1996. p.53-81.

4. Chung DH, Ziegler MM. Central venous catheter access. Nutrition. 1998;14:119-23.
5. Michard F, Teboul JL. Predicting fluid responsiveness in ICU patients: a critical analysis of the evidence. Chest. 2002;121:2000-8.
6. Michard F, Boussat S, Chemla D, Anguel N, Mercat A, Lecarpentier Y, et al. Relation between respiratory changes in arterial pulse pressure and fluid responsiveness in septic patients with acute circulatory failure. Am J Respir Crit Care Med. 2000;162:134-8.
7. Feissel M, Michard F, Mangin I, Ruyer O, Faller JP, Teboul JL. Respiratory changes in aortic blood velocity as an indicator of fluid responsiveness in ventilated patients with septic shock. Chest. 2001;119:867-73.
8. Monnet X, Rienzo M, Osman D, Anguel N, Richard C, Pinsky MR, et al. Esophageal Doppler monitoring predicts fluid responsiveness in critically ill ventilated patients. Intensive Care Med. 2005;31:1195-201.
9. Kircher BJ, Himelman RB, Schiller NB. Noninvasive estimation of right atrial pressure from the inspiratory collapse of the inferior vena cava. Am J Cardiol. 1990;66(4):493-6.
10. Barbier C, Jardin F, Vieillard-Baron A. Respiratory changes in inferior vena cava diameter are helpful in predicting fluid responsiveness in ventilated septic patients. Intensive Care Med. 2004;30(9):1740-6.
11. FeisselM, MichardF, FallerJP, TeboulJL The respiratory variation in inferior vena cava diameter as a guide to fluid therapy. Intensive Care Med. 2004;30(9):1834-7.
12. Stawicki SP, Braslow BM, Panebianco NL, Kirkpatrick JN, Gracias VH, Hayden GE, et al. Intensivist use of hand-carried ultrasonography to measure IVC collapsibility in estimating intravascular volume status: correlations with CVP. J Am Coll Surg. 2009;209(1):55-61.
13. Feissel M, Michard F, Faller JP, Teboul JL. The respiratory variation in inferior vena cava diameter as a guide to fluid therapy. Intensive Care Med. 2004;30:1834-7.
14. Caille V, Jabot J, Belliard G, Charron C, Jardin F, Vieillard-Baron A. Hemodynamic effects of passive leg raising: an echocardiographic study in patients with shock. Intensive Care Med. 2008,34:1239-45.
15. Maizel J, Airapetian N, Lorne E, Tribouilloy C, Massy Z, Slama M. Diagnosis of central hypovolemia by using passive leg raising. Intensive Care Med. 2007;33:1133-8.
16. Nagdev AD, Merchant RC, Tirado-Gonzalez A, Sisson CA, Murphy MC. Emergency department bedside ultrasonographic measurement of the caval index for noninvasive determination of low central venous pressure. Ann Emerg Med. 2010;55:290-5.
17. Brennan JM, Blair JE, Goonewardena S, Ronan A, Shah D, Vasaiwala S, et al. Reappraisal of the use of inferior vena cava for estimating right atrial pressure. J Am Soc Echocardiogr. 2007,20:857-61.
18. Sattin M, Burhani Z, Jaidka A, Millington SJ, Arntfield RT. Stroke volume determination by echocardiography. Chest. 2022;161(6):1598-605.
19. McLean AS. Echocardiography in shock management. Crit Care. 2016;20:275.
20. Grayburn PA, Thomas JD. Basic principles of the echocardiographic evaluation of mitral regurgitation. JACC Cardiovasc Imaging. 2021;14(4):843-53.
21. Nowak M, Rosenberger P, Felbinger TW, Götz AE, Shernan SK, Unertl K, Eltzschig HK. Perioperative Echokardiographie: Technische Grundlagen für den Kliniker [Perioperative echocardiography: basic principles]. Anaesthesist. 2006;55(3):337-61.
22. Spencer KT, Kimura BJ, Korcarz CE, Pellikka PA, Rahko PS, Siegel RJ. Focused cardiac ultrasound: recommendations from the American Society of Echocardiography. J Am Soc Echocardiogr. 2013;26(6):567-81.

Índice remissivo

B

D

E